Akutpsychiatrische Pflege

AF799433

Akutpsychiatrische Pflege

Markus Witzmann, Christoph Müller (Hrsg.)

Wissenschaftlicher Beirat Programmbereich Pflege:

André Fringer, Winterthur; Jürgen Osterbrink, Salzburg; Doris Schaeffer, Bielefeld;
Christine Sowinski, Köln; Angelika Zegelin, Dortmund

Markus Witzmann
Christoph Müller
(Hrsg.)

Akutpsychiatrische Pflege

Praxishandbuch für Pflegefachpersonen, Fachpflegende und ANPs

unter Mitarbeit von

Thomas Auerbach
Hanna Batzoni
Monika Brönner
Sabine Brüchmann
Johannes Edel
Andreas Fraunhofer
Saskia Flegel
Philipp Sören Gemes
Martin Girke
Thomas Hax-Schoppenhorst
Lena Heyelmann
Ruth Jordan
Johannes Kirchhof
Thomas Klie
Barbara Konstant
Elisa Kutsch
Norbert Liedtke
Carla Cristiana Marques de Freitas Korus
Rolf Marschner
Anna Nosenko
Esther Pausch
Kerstin Haller
Achim Richter
Hilde Schädle-Deininger
Thomas Schneider
Hermann Stemmler
Simon Stiehl
Christian Zechert

hogrefe

Markus Witzmann (Hrsg.) Prof. Dr. phil., Krankenpfleger, M. A. Medizinethik; M. A. Politik, Philosophie, Wirtschaft; Master Sozial-Management (M. S. M.); Bachelor of Business Administration (B. B. A.); Professur für Pflegewissenschaft an der Hochschule München
E-Mail: markus.witzmann@hm.edu

Christoph Müller (Hrsg.) Psychiatrisch Pflegender, Fachautor, Redakteur „Psychiatrische Pflege"
E-Mail: arscurae@web.de

Wichtiger Hinweis: Der Verlag hat gemeinsam mit den Autoren bzw. den Herausgebern große Mühe darauf verwandt, dass alle in diesem Buch enthaltenen Informationen (Programme, Verfahren, Mengen, Dosierungen, Applikationen, Internetlinks etc.) entsprechend dem Wissensstand bei Fertigstellung des Werkes abgedruckt oder in digitaler Form wiedergegeben wurden. Trotz sorgfältiger Manuskriptherstellung und Korrektur des Satzes und der digitalen Produkte können Fehler nicht ganz ausgeschlossen werden. Autoren bzw. Herausgeber und Verlag übernehmen infolgedessen keine Verantwortung und keine daraus folgende oder sonstige Haftung, die auf irgendeine Art aus der Benutzung der in dem Werk enthaltenen Informationen oder Teilen davon entsteht. Geschützte Warennamen (Warenzeichen) werden nicht besonders kenntlich gemacht. Aus dem Fehlen eines solchen Hinweises kann also nicht geschlossen werden, dass es sich um einen freien Warennamen handelt. Der Verlag weist ausdrücklich darauf hin, dass im Text enthaltene externe Links vom Verlag nur bis zum Zeitpunkt des Redaktionsschlusses eingesehen werden konnten. Auf spätere Veränderungen hat der Verlag keinerlei Einfluss. Eine Haftung des Verlags ist daher ausgeschlossen.

Bibliografische Information der Deutschen Nationalbibliothek
Die Deutsche Nationalbibliothek verzeichnet diese Publikation in der Deutschen Nationalbibliografie; detaillierte bibliografische Daten sind im Internet über http://www.dnb.de abrufbar.

Dieses Werk einschließlich aller seiner Teile ist urheberrechtlich geschützt. Jede Verwertung außerhalb der engen Grenzen des Urheberrechtes ist ohne Zustimmung des Verlages unzulässig und strafbar. Das gilt insbesondere für Kopien und Vervielfältigungen zu Lehr- und Unterrichtszwecken, Übersetzungen, Mikroverfilmungen sowie die Einspeicherung und Verarbeitung in elektronischen Systemen.

All rights, including for text and data mining (TDM), Artificial Intelligence (AI) training, and similar technologies, are reserved.
Alle Rechte, auch für Text- und Data-Mining (TDM), Training für künstliche Intelligenz (KI) und ähnliche Technologien, sind vorbehalten.

Verantwortliche Person in der EU: Hogrefe Verlag GmbH & CG, Merkelstraße 3,
37085 Göttingen, info@hogrefe.de.

Anregungen und Zuschriften bitte an den Hersteller:
Hogrefe AG
Lektorat Pflege
z.Hd. Jürgen Georg
Länggass-Strasse 76
3012 Bern
Schweiz
Tel. +41 31 300 45 00
info@hogrefe.ch
www.hogrefe.ch

Lektorat: Jürgen Georg, Alissa Leuthold
Redaktionelle Bearbeitung: Martina Kasper
Herstellung: René Tschirren
Umschlagabbildung: Getty Images/KatarzynaBialasiewicz
Umschlaggestaltung: Verlagsherstellung
Satz: punktgenau GmbH, Bühl
Druck und buchbinderische Verarbeitung: Finidr s. r. o., Český Těšín
Printed in Czech Republic

1. Auflage 2025
© 2025 Hogrefe Verlag, Bern
(E-Book-ISBN_PDF 978-3-456-96285-6)
(E-Book-ISBN_EPUB 978-3-456-76285-2)
ISBN 978-3-456-86285-9
https://doi.org/10.1024/86285-000

Inhaltsverzeichnis

Danksagung

Ein Buch herauszugeben ist immer auch Anlass, vielen Menschen Dank zu sagen. Den Autor_innen des Buchs „Akutpsychiatrische Pflege“ sagen wir herzlichen Dank für das Engagement und für die Geduld, die sie gezeigt haben. Sie spielen bei der Entstehung des Buches eine ebenso wichtige Rolle, wie die seelisch erkrankten Menschen und deren Angehörige, denen wir auf dem Berufsweg begegnet sind. Die Erfahrungen dieser Gruppen sind in das Buch eingeflossen.

Auch Jürgen Georg, dem Programmleiter Pflege beim Hogrefe-Verlag in Bern, sei Dank gesagt. Er hat das Buch „Akutpsychiatrische Pflege“ angestoßen und mit seinen Impulsen bereichert. Für seine Langmut beim Werden und Wachsen des Buchs sagen wir ein Vergelt`s Gott. Genauso ziehen wir den Hut vor Martina Kasper, die professionell und mit viel Sinn für Humor in schwierigen Phasen zum Gelingen des Buchs mit ihren redaktionellen Emfehlungen beigetragen hat.

München/Wesseling, im Herbst 2024
Markus Witzmann und Christoph Müller

Vorwort

Liebe Leser_innen,
liebe Kolleg_innen,

Sie halten das Buch „Akutpsychiatrische Pflege" in den Händen. Danke, dass Sie sich die Zeit nehmen, um sich mit dem pflegerischen Praxisfeld der akutpsychiatrischen Versorgung zu beschäftigen. Als Herausgeber haben wir uns mit der Entstehung des Buches auf eine Reise begeben, die viele Perspektiven der akutpsychiatrischen Pflege beleuchten soll. Dazu haben wir mit Pflegefachkräften, Pflegewissenschaftler_innen, Menschen mit psychischen Erkrankungen und deren Angehörigen als auch Expert_innen anderer Fachgebiete gesprochen und sie gebeten, zu beschreiben, was sie gerne Kolleg_innen in der akutpsychiatrischen Versorgung vermitteln möchten. Als Herausgeber war uns wichtig, dass wir Beiträge zusammenstellen, die für die Praxis bestimmt sind, die fachkompetent aufbereitet werden und die sowohl die persönlichen Erfahrungen der Autor_innen als auch die pflegewissenschaftliche Perspektive einfließen lassen.

Wir alle wissen, dass die Akutversorgung von psychisch erkrankten Menschen eine oft schwer zu bewältigende Aufgabe ist. Wenn Menschen aufgrund der fehlenden Balance im Seelenleben auffälliges Verhalten jeglicher Art zeigen, dann bedarf es viel Wissen, großer Erfahrung und einer vielfältigen Handlungskompetenz auf der Seite der begleitenden Personen. Dies betrifft die An- und Zugehörigen des seelisch angeschlagenen Menschen in gleicher Weise wie die psychiatrisch Tätigen.

Wir hatten die Veröffentlichung bereits 2022 geplant, aber wir haben uns Zeit genommen, um mit den Mitautor_innen die Themen auszuwählen und die Inhalte des Buchs zu definieren. Wir wollten Themen ansprechen, mit denen psychiatrisch Pflegende in der akutpsychiatrischen Pflege im Alltag konfrontiert werden. Ebenso hat die Covid-19-Pandemie den Schreibprozess verzögert, die Energie wurde vorwiegend in den Hauptberuf und somit in die Sicherstellung der gesundheitlichen Versorgung investiert anstatt in das gemeinsame Buchprojekt. Jede einzelne Pflegekraft wurde zur Bewältigung der Pandemie gebraucht. Aber mit vereinten Kräften haben wir es geschafft und als Herausgeber sind wir dankbar, dass mit dem gedruckten Buch nun unsere Ziellinie erreicht ist. Wir danken allen Mitautor_innen für Ihre Bereitschaft, an dem Buchprojekt mitzuwirken und für Ihre Kraft, trotz der Covid-19-Pandemie und den damit einhergehenden Herausforderungen dabei zu bleiben.

Wir hoffen, dass die Buchbeiträge den psychiatrisch-pflegerisch Tätigen in den stationären und ambulanten Settings hier oder dort eine Unterstützung bei der Gestaltung eines guten Pflegehandelns auch in herausfordernden Situationen bieten. Wir möchten Ihnen beim Erwerb und der Vertiefung von Wissen über das Praxisfeld der akutpsychiatrischen Pflege kompetent und praxisnah Anregungen geben. Wir beschäftigen uns in dem Buch mit Themen, die bei der persönlichen Reflexion des eigenen Wirkens als tätige psychiatrische Pflegekraft in der Akutversorgung hilfreich sind.

Der Wissenszuwachs, der aus der (psychiatrischen) Pflegewissenschaft erwächst, wird die Notwendigkeit einer Weiterentwicklung des Buches erforderlich machen. Wenn Bücher immer wieder mit Fachthemen erweitert werden können, dann zeigt dies, wie vielfältig und komplex das beschriebene Handlungsfeld ist. Als Herausgeber sind wir der Überzeugung, dass die psychiatrische Pflege als solche ein großes Potenzial hat.

Wir wünschen Ihnen eine aufschlussreiche und intensive Lektüre.

München/Wesseling, im Frühjahr 2024
Markus Witzmann und Christoph Müller

Einleitung

Markus Witzmann und Christoph Müller

Krisen gehören zum menschlichen Leben. Sie begegnen Menschen im Alltag, sie treten aber auch als besondere Ereignisse im Laufe eines Lebens auf. Menschen, die einer akutpsychiatrischen Begleitung bedürfen, erfahren Krisen als besondere Ereignisse, die sie von sich aus nur noch begrenzt bewältigen können. Situationen, wie der Tod eines nahen Angehörigen, die Kenntnis über eine schwere Erkrankung, die Trennung von Lebenspartner_innen oder die Kündigung eines Arbeitsplatzes können solche Ereignisse sein. Wenn Menschen die Erfahrung einer seelischen oder körperlichen Erkrankung machen, stehen sie oft an einem persönlichen Scheideweg.

Aus Sicht von Nienaber und Needham kann jeder Mensch in eine seelische Krise geraten. Sie sind davon überzeugt, „dass Krisen eine grundsätzliche menschliche Reaktion und Menschlichkeit sind" (Nienaber & Needham, 2023, S. 625). Pflegefachpersonen in der psychiatrischen Versorgung haben die Aufgabe, sich dieser Grundsätzlichkeit zu vergewissern.

Gemein ist den Situationen, dass sie die betroffenen Menschen auffordern, Lösungen für die vor ihnen stehenden Situationen zu finden. Seelische Krisen haben immer wieder ein so großes Ausmaß, dass es Betroffenen aus eigenen Kräften nicht gelingt, sich aus der misslichen Situation zu befreien. Deshalb kommt psychiatrischen Pflegefachpersonen eine Schlüsselrolle zu, wenn sie betroffene Menschen in ihren herausfordernden Lebens-/Krisensituationen begleiten.

Handlungsleitend kann in diesem Zusammenhang die Recovery-Idee sein (Amering & Schmolke, 2012), sie hat die Selbstwirksamkeit der Betroffenen im Blick. Nicht die Helfenden, sondern die in der Krise steckenden Menschen sind die Expert_innen ihrer Erfahrung. Sie brauchen in der Regel Unterstützung auf Augenhöhe, weniger ein paternalistisches Unter-den-Arm-Greifen. Hilfreich ist die Möglichkeit, die Geschwindigkeit der Veränderungen zu bestimmen. Zudem benötigen Betroffene ein offenes Ohr, wenn es um die Wirkungen und unerwünschten Wirkungen therapeutischer Interventionen oder gar der Gabe von Psychopharmaka geht.

An uns, an die psychiatrisch pflegenden Personen, stellen sich einhergehend mit dem o.g. Verständnis von Krisen viele Fragen, wie wir den betroffenen Menschen und Zu- und Angehörigen fachlich kompetent, menschlich wertschätzend und respektvoll sowie auf Basis wissenschaftlicher Erkenntnisse am besten begegnen können, um ihnen unsere kompetente Unterstützung anzubieten.

In diesem Buch haben wir uns mit vielen weiteren Autor_innen dazu Gedanken gemacht und möchten Ihnen diese vorstellen.

Literatur

Amering, M. & Schmolke, M. (2012). *Recovery – Das Ende der Unheilbarkeit* (5. Aufl.). Psychiatrie-Verlag.

Nienaber, A. & Needham, I. (2023). Krisen und Kriseninterventionen. In D. Sauter, C. Abderhalden, I. Needham & S. Wolff (Hrsg.), *Lehrbuch Psychiatrische Pflege* (S. 624–642). Hogrefe.

Teil I: Grundlagen der psychiatrischen Akutpflege

1 An der Stationstür

Markus Witzmann und Christoph Müller

Türen haben gewöhnlich die Funktion, architektonische Räume zu anderen Räumen abzugrenzen. Sie können auch verschlossen werden, um einzelnen Menschen oder auch einem Kollektiv (Wohngemeinschaft, Familie etc.) Privatheit zu gewährleisten. In der Regel wird von den eigenen vier Wänden gesprochen.

In der psychiatrischen Versorgung haben Türen v. a. die Funktion, für Schutz zu sorgen. Beispielsweise werden Menschen, die in seelische Krisen geraten sind, vor sich und anderen Menschen geschützt, wie es gewöhnlich deklariert wird. Im Zustand der eingeschränkten Selbstregulierungsfähigkeit werden Menschen in seelischen Krisen räumlich begrenzt, damit sie nichts symptombedingt „Impulsives" tun.

In der Gesellschaft gibt es Einigungen darüber, wie Menschen sich individuell, aber auch in sozialen Umgebungen verhalten sollen. Schaffen es Menschen aufgrund psychotischer, depressiver oder anderer Erfahrungen nicht, sich den Normen im Alltag anzupassen, kommt der Begriff der Normalität in den Fokus. Die Gesellschaft nimmt sich die Freiheit, Normalitätsannahmen zu formulieren. Entsprechen Menschen diesen Normen nicht, so liegt es oft nahe, sie als psychisch auffällig zu bezeichnen.

In einer psychiatrischen Klinik steht die Tür als Synonym für die Autonomie eines Menschen. Wird jemand hinter einer geschlossenen Tür aufgrund von Freiwilligkeit oder eines gerichtlichen Unterbringungsbeschlusses untergebracht, so ist die individuelle Selbstbestimmung eingeschränkt. Das Setting einer geschützten oder einer offenen Station ist ein wesentlicher Gradmesser der Autonomie eines Menschen während einer Krisenerfahrung.

Mit dem Bild der Tür ist bei psychiatrisch Pflegenden auch das Tragen eines Schlüssels verbunden. Mit diesem Schlüssel haben die Pflegefachpersonen die Möglichkeit, die Türen einer Station bzw. Teile einer Klinik zu schließen oder zu öffnen. Sie können Menschen in einer seelischen Krise die Gelegenheit gewähren, einen Ausgang wahrzunehmen – oder eben nicht. Es bedeutet, dass mit dem Tragen eines Schlüssels innerhalb einer psychiatrischen Einrichtung auch Fragen von Macht und Ohnmacht verbunden sind.

Erleben sich Menschen in seelischen Krisen, so hat nicht nur die Stationstür eine begrenzende Funktion. Selbst die Türen von Zimmern sind in manchen Situationen mit der Erfahrung verbunden, seinen unmittelbaren Willen nicht ausleben zu können. So kann es sein, dass eine Isolierung in einem Zimmer die Folge einer seelischen Ausnahmesituation sein kann. Pflegefachpersonen begleiten die betroffenen Menschen dann in räumlicher und persönlicher Nähe.

In der Auseinandersetzung mit der psychiatrischen Akutpflege geht es nicht nur um die Beschäftigung mit (extremen) seelischen Krisen. In der Begleitung von Menschen in Ausnahmesituationen geht es v. a. um Haltungen, mit denen Menschen in solchen Lebensphasen begegnet wird, und Selbstreflexion, ob bei Interventionen die Verhältnismäßigkeit der Mittel bedacht ist. So steht die Tür auch für Grundfragen, die sich mitunter täglich psychiatrisch Pflegenden stellen. Die Beurteilung dieser Grundfragen im Zusammenspiel zwischen Patient_innen und dem Behandlungsteam ist für das gesamte Setting der psychiatrischen Akutversorgung relevant. Es bedarf einer hohen Kompetenz (fachlich, methodisch, sozial und persönlich), sich damit auseinanderzusetzen und im Einzelfall die richtige, die angemessene Entscheidung für das bestmögliche Behandlungsangebot zu treffen. Dazu gehört auch die Entscheidung, wie viel „beschützendes Milieu" zum Wohle der jeweils individuellen Genesung der Person hilfreich ist. Diese Entscheidungen bedürfen der aktiven Beschäftigung mit einem psychisch kranken Menschen und einer Zusammenschau verfügbarer Informationen zur Situationsanalyse und Bewertung im multiprofessionellen Behandlungsteam. Dazu bedarf es auch grundlegender Kenntnisse über bereits vorliegende Wissensbestände zu den Ursachen, Symptomen, dem Verlauf und der Prognose von psychischen Erkrankungen.

2 Psychiatrische Erkrankungen – Heute

Hanna Batzoni, Monika Brönner und Elisa Kutsch

Das folgende Kapitel gibt einen kurzen Überblick über den diagnostischen Prozess bei psychischen Erkrankungen und damit verbundenen wichtigen pflegerischen und medizinischen Werkzeuge wie etwa die Anamnese oder psychopathologische Befunde. Außerdem vermittelt das Kapitel einen Überblick über medizinische und pflegerische Klassifizierungssysteme, welche dazu beitragen auf (inter-)nationaler Ebene eine einheitliche Sprache bzw. Kommunikationsebene zwischen verschiedenen Disziplinen zu schaffen und Diagnosen, Interventionen und Ergebnisse systematisch erfassen zu können. Außerdem wird kurz erläutert, welche Bedeutung und Relevanz Daten und Statistiken im Bereich der Medizin und der Pflege sind und wie die Klassifizierungssysteme hierbei unterstützen.

Das Ziel dieser Ausführungen ist es, ein Verständnis dafür zu entwickeln und zu erkennen, warum der Einsatz und die Anwendung der verschiedenen Klassifizierungssysteme, standardisierter Instrumente, Daten und Statistiken einen Mehrwert für die einzelnen Disziplinen in Medizin und Pflege, aber auch für deren gemeinsame Arbeit darstellt.

Eine Kurzbeschreibung der Psychopathologie und der Verlauf von psychiatrischen Störungsbildern rundet das Kapitel ab.

2.1 Diagnostik psychischer Erkrankungen

Monika Brönner

Der Begriff „Diagnose“ stammt aus dem Griechischen und bedeutet „Entscheidung“ bzw. „Urteil“. In der Medizin wird darunter das Erkennen und Benennen einer Krankheit verstanden. Die Diagnostik ist der Weg zur Diagnose oder auch der Untersuchungsgang. Zu den diagnostischen Verfahren gehören insbesondere die Befragung oder Exploration (Anamnese), standardisierte Befragungsinstrumente, körperliche und apparative sowie Labor-Untersuchungen. In der Psychiatrie nimmt die Anamnese einen besonderen Stellenwert ein.

2.2 Psychiatrische Anamnese

Zur Anamneseerhebung gehören die aktuellen Vorstellungsgründe und Symptome (aktuelle Anamnese), die psychiatrische und somatische Krankheitsvorgeschichte, die Suizidanamnese, die Suchtanamnese, die Medikamentenanamnese, die Familienanamnese (psychische Erkrankungen bei Eltern, Geschwistern), die Sozialanamnese bzw. Biografie, die Fremdanamnese und der psychopathologische Befund.

Standardisierte Befragungsinstrumente
Testpsychologische Erhebungsinstrumente (Fragebögen) zur Eigen- und Fremdbeurteilung ergänzen die Anamnese.

Körperliche, apparative und Laboruntersuchungen
Diese Untersuchungen dienen sowohl der Objektivierung organischer psychischer Störungen (z. B. demenzielle Erkrankungen) als auch dem Ausschluss körperlicher Erkrankungen (z. B. Hirntumor).

Der psychopathologische Befund
Unter Psychopathologie versteht man die Lehre von den psychischen Erkrankungen. Der psychopathologische Befund ist das Kernstück der psychiatrischen Anamnese-Erhebung und fasst Symptome und Syndrome zusammen. Dabei wird unterschieden zwischen den Symptomen subjektiver Art (= Beschwerden, z. B. Schlafstörungen) und objektiver Art (von außen zu erkennen, z. B. Tremor). Unter Syndromen versteht man charakteristische, miteinander verbundene Muster von Symptomen und Zeichen. Auf Grundlage des psychopathologischen Befundes wird eine (Verdachts-)Diagnose gestellt (**Tab. 2-1**).

Zur (internationalen) Vereinheitlichung der psychiatrischen Diagnostik wurde von der Arbeitsgemeinschaft für Methodik und Dokumentation in der Psychiatrie ein Manual zur Dokumentation psychiatrischer Befunde entwickelt, das sog. AMDP-System (**Tab. 2-2**). Das AMDP-System besteht aus einem Glossar aus 100 psychopathologischen Einzelsymptomen (gegliedert in verschiedene Bereiche) und aus mehreren Ratingbögen zur standardisierten Erfassung eines Befundes.

Zur diagnostischen Einordung existieren die beiden Klassifikationssysteme, die „International Classification of Diseases (ICD)“ der WHO und das „Diagnostic and Statistical Manual of Mental Disorders (DSM)“ der American Psychiatric Association (APA). Die ICD der WHO ist weltweit anerkannt und dient der Diagnoseklassifikation und Verschlüsselung von Erkrankungen. Am 1. Januar 2022 trat die elfte Version (ICD-11) in Kraft, in deutscher Sprache liegt aktuell lediglich eine Entwurffassung vor. Während einer mindestens fünfjährigen Übergangszeit kann sowohl nach der aktuell bestehenden zehnten Version (ICD-10) als auch nach ICD-11 kodiert werden. Die Systematik der psychischen Störungen ist seit der achten Revision Bestandteil der ICD und in der zehnten Revision im fünften Kapitel unter dem Buchstaben F zu finden (**Tab. 2-3**). Das nationale DSM der US-amerikanischen Psychiater-Vereinigung wird in der aktuellen fünften Revision vor allem bei wissenschaftlichen Untersuchungen verwendet. Es enthält teilweise genauere und speziellere diagnostische Kriterien als die ICD.

Zur diagnostischen Einordnung wird heute in beiden Klassifikationssystemen rein deskriptiv nach Symptomatik, Schweregrad und Verlauf vorgegangen. Grundlage bildet die Operationalisierung, die unabhängig von ätiologischen Vorannahmen mit Ein- und Ausschlusskriterien sowie Kriterienverbindungen für jede Diagnose arbeitet. Weitere Merkmale sind das Prinzip der Multiaxialität und der Komorbidität

Multiaxialität: Zusätzlich zur Achse der klinischen Diagnosen bzw. Störungen gibt es weitere Achsen (z. B. soziale Funktionseinschränkungen), die eine genauere Beurteilung ermöglichen.

Komorbidität: Verschiedene psychische Störungen können parallel oder auch überschneidend vorkommen.

Tabelle 2-1: Beispiel für die drei Ebenen des diagnostischen Prozesses (Eigendarstellung)

Symptom	Syndrom	Diagnose
Niedergeschlagenheit	Depressives Syndrom	Rezidivierende depressive Störung, gegenwärtig mittelgradige Episode (ICD10: F33.2)

Tabelle 2-2: Die AMDP-Merkmalsbereiche mit Beispielen. Eigendarstellung nach AMDP (Arbeitsgemeinschaft für Methodik und Dokumentation in der Psychiatrie) (2018)

Bewusstseinsstörungen	z. B. Bewusstseinstrübung
Orientierungsstörungen	z. B. zeitliche Orientierungsstörungen
Aufmerksamkeits- und Gedächtnisstörungen	z. B. Konzentrationsstörungen
Formale Denkstörungen	z. B. inkohärent/zerfahren
Befürchtungen und Zwänge	z. B. Phobien
Wahn	z. B. Beeinträchtigungs- und Verfolgungswahn
Sinnestäuschungen	z. B. Stimmenhören
Ich-Störungen	z. B. Gedankeneingebung
Störungen der Affektivität	z. B. hoffnungslos
Antriebs- und psychomotorische Störungen	z. B. antriebsgesteigert
Circadiane Besonderheiten	z. B. morgens schlechter
Andere Störungen	z. B. sozialer Rückzug

Tabelle 2-3: Diagnostische Hauptgruppen der ICD-10 im 5. Kapitel F (Leucht & Förstl, 2018, S. 18)

F0	Organische, einschließlich symptomatischer psychischer Störungen
F1	Psychische und Verhaltensstörungen durch psychotrope Substanzen
F2	Schizophrenie, schizotype und wahnhafte Störungen
F3	Affektive Störungen
F4	Neurotische, Belastungs- und somatoforme Störungen
F5	Verhaltensauffälligkeiten mit körperlichen Störungen und Faktoren
F6	Persönlichkeits- und Verhaltensstörungen
F7	Intelligenzstörung
F8	Entwicklungsstörungen
F9	Verhaltens- und emotionale Störungen mit Beginn in der Kindheit und Jugend

2.3 Das Klassifizierungssystem ICF

Hanna Batzoni

Die ICF (engl.: International Classification of Functioning, Disability and Health, deutsch: Internationale Klassifikation der Funktionsfähigkeit, Behinderung und Gesundheit) ist ein Klassifizierungssystem der Weltgesundheitsorganisation (WHO). „Der Begriff der Funktionsfähigkeit [...] umfasst alle Aspekte der funktionalen Gesundheit“ (DIMDI, 2017, S. vi). Das Bundesinstitut für Arzneimittel und Medizinprodukte (BfArM) schreibt auf seiner Homepage: Die ICF „dient fach- und länderübergreifend als einheitliche und standardisierte Sprache zur Beschreibung des funktionalen Gesundheitszustandes, der Behinderung, der sozialen Beeinträchtigung und der relevanten

Umgebungsfaktoren eines Menschen. Mit der ICF können die bio-psycho-sozialen Aspekte von Krankheitsfolgen unter Berücksichtigung der Kontextfaktoren systematisch erfasst werden" (BfArM, 2022c).

Funktional gesund ist eine Person laut der ICF, wenn:

- „ihre körperlichen Funktionen (einschließlich des mentalen Bereichs) und Körperstrukturen denen eines gesunden Menschen entsprechen (Konzept der Körperfunktionen und -strukturen),
- sie all das tut oder tun kann, was von einem Menschen ohne Gesundheitsprobleme (ICD, dt. Internationale Klassifikation der Krankheiten der WHO) erwartet wird (Konzept der Aktivitäten),
- sie ihr Dasein in allen Lebensbereichen, die ihr wichtig sind, in der Weise und dem Umfang entfalten kann, wie es von einem Menschen ohne gesundheitsbedingte Beeinträchtigung der Körperfunktionen oder -strukturen oder der Aktivitäten erwartet wird (Konzept der Partizipation [Teilhabe] an Lebensbereichen)" (DIMDI, 2017, S. vi).

Ziele der ICF

Bei der ICF handelt es sich um eine Mehrzweckklassifikation, die für diverse Disziplinen und Anwendungsbereiche entwickelt ist. Die ICF bietet eine wissenschaftliche Basis für das Verständnis des Gesundheitszustandes und der damit verbundenen Zuständen, der Resultate und der Determinanten und ermöglicht durch das Bereitstellen einer gemeinsamen Sprache eine verbesserte Kommunikation zwischen verschiedenen Benutzer_innen. Außerdem ermöglicht die ICF einen länder- und disziplinenübergreifenden Datenvergleich (DIMDI, 2017).

Anwendung der ICF

Die ICF bietet ein breites Anwendungsspektrum an, z. B.:

- System der sozialen Sicherheit
- konzeptioneller Rahmen für Informationen
- Gesundheitsförderung und Prävention
- Verbesserung der Partizipation durch die Reduzierung von gesellschaftsbedingten Barrieren
- Verbesserung der sozialen Unterstützung
- Evaluation und Formulierung von Richtlinien und Empfehlungen
- u. v. m. (DIMDI, 2017).

Überblick, Definitionen und Beurteilungsmerkmale der einzelnen Komponenten

Die ICF besteht aus zwei Teilen mit verschiedenen Komponenten, welche jeweils positiv oder negativ ausgedrückt werden können:

1. Funktionsfähigkeit und Behinderung mit Körperfunktionen und -strukturen sowie Aktivitäten und Partizipation/Teilhabe.
2. Kontextfaktoren einschließlich umwelt- und personenbezogenen Faktoren.

In **Tabelle 2-4** sind die ICF-Komponenten, Definitionen und Beurteilungsmerkmale dargestellt.

Durch den bio-psycho-sozialen Ansatz, welcher der ICF zugrunde liegt, ist das Klassifizierungssystem weniger defizit-, sondern mehr ressourcenorientiert. Eingegangen wird neben den Schädigungen der Körperstrukturen und -funktionen auch auf die möglicherweise beeinträchtigten Wechselwirkungen der Aktivität und Partizipation. Berücksichtigt sind zudem umwelt- und personenbezogenen Faktoren, welche hinderlich (Barrieren) oder förderlich (Förderfaktoren) sein können. **Abbildung 2-1** verdeutlicht die Wechselwirkungen zwischen den Komponenten der ICF.

2.4 Pflegerische Klassifikationssysteme

Hanna Batzoni

Das Kapitel gibt einen Überblick zu pflegerischen Klassifikationssystemen am Beispiel der NANDA-I-Taxonomie für Pflegediagnosen sowie für Pflegeinterventionen (NIC) und Pflegeergebnissen (NOC).

Tabelle 2-4: ICF-Komponenten, Definitionen und Beurteilungsmerkmale (Eigendarstellung nach DIMDI, 2017, S. 11)

Komponente	Definition	Beurteilungsmerkmale
Körperfunktionen (b)	Physiologische Funktionen von Körpersystemen (einschließlich psychologischen Funktionen)	1. mit negativer Skala, um Ausmaß oder Größe einer Störung anzugeben
Körperstrukturen (s)	Anatomische Teile des Körpers (Organe, Gliedmaßen und deren Bestandteile)	1. mit negativer Skala, um Ausmaß eines Strukturschemas anzugeben 2. zur Dokumentation der Art oder Veränderung in der entsprechenden Körperstruktur
Schädigung	Beeinträchtigungen einer Körperfunktion oder -struktur	
Aktivität & Partizipation/Teilhabe (d)	Durchführung einer Aufgabe oder Handlung durch einen Menschen & Einbezogensein in Lebenssituationen	1. Leistung (allgemeines Merkmal) – Problem in der gegenwärtigen Umwelt der Person 2. Leistungsfähigkeit (allgemeines Merkmal) – Einschränkung ohne Hilfsmittel/Assistenz
Beeinträchtigung der Aktivität	Schwierigkeiten, die ein Mensch bei der Durchführung einer Aktivität haben kann	
Beeinträchtigung der Partizipation/Teilhabe	Probleme, die ein Mensch beim Einbezogensein in eine Lebenssituation erlebt	
Umweltfaktoren (e)	Materielle, soziale und einstellungsbezogene Umwelt, in der Menschen leben und ihr Dasein entfalten	1. Mit negativer und positiver Skala, um das Ausmaß von Barrieren und Förderfaktoren anzugeben

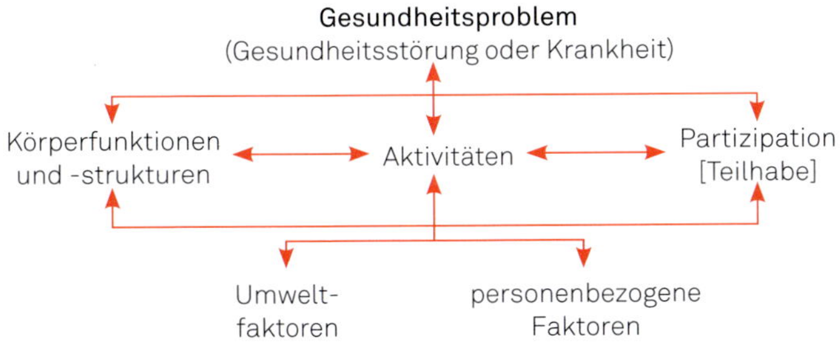

Abbildung 2-1: Wechselwirkungen zwischen den Komponenten der ICF (BfArM, 2022; DIMDI, 2017, S. 21)

NANDA-I-Pflegediagnosen

Pflegediagnosen sind klinische Beurteilungen einer „menschlichen Reaktion oder Neigung zu einer solchen Reaktion einer Person, pflegenden Person, Familie, Gruppe oder Gemeinde auf einen Gesundheitszustand und/oder Lebensprozess" (Herdman et al., 2022, S. 95). Sie bestehen in der Regel aus der Kombination eines Deskriptors oder Modifikators und dem Fokus der Diagnose bzw. dem Schlüsselkonzept der Diagnose. Pflegediagnosen können zum einen problemfokussiert sein, ein potenzielles Risiko abbilden oder zum anderen ein Zustand der Gesundheitsförderung sein (Herdman et al., 2022, S. 209–210):

- „**Problemfokussierte Pflegediagnosen**: klinische Beurteilung einer unerwünschten menschlichen Reaktion auf einen Gesundheitszustand/Lebensprozess [...],
- **Risikopflegediagnose:** klinische Beurteilung der Anfälligkeit dafür, eine unerwünschte Reaktion auf einen Gesundheitszustände/Lebensprozesse zu entwickeln,
- **Syndrompflegediagnosen:** klinische Beurteilung eines speziellen Clusters von Pflegediagnosen, die gemeinsam auftreten und
- **Gesundheitsförderungsdiagnosen:** klinische Beurteilung der Motivation und des Wunsches, das Wohlbefinden zu verbessern oder Gesundheitspotenzial zu nutzen".

Die Diagnosestellung durch Pflegefachpersonen oder Auszubildende umfasst alle bekannten Schritte des Pflegeprozesses – Pflegeassessment, Pflegediagnosen, Pflege-/Patientenziele, Pflegentervention und Pflegeevaluation (**Abb. 2-2**).

NANDA-I (North American Nursing Diagnosis Association International) hat eine Pflegediagnosenklassifikation entwickelt und beschreibt, wie bereits erwähnt, Reaktionen einer Person, einer Familie oder einer Gruppe/Gemeinschaft auf einen Gesundheitszustand bzw. Lebensprozess. Pflegediagnosen bilden die Grundlage für die Wahl der Pflegeinterventionen (NIC), für die zu erreichenden (Pflege-)Ergebnisse (NOC) und sind abhängig von dem

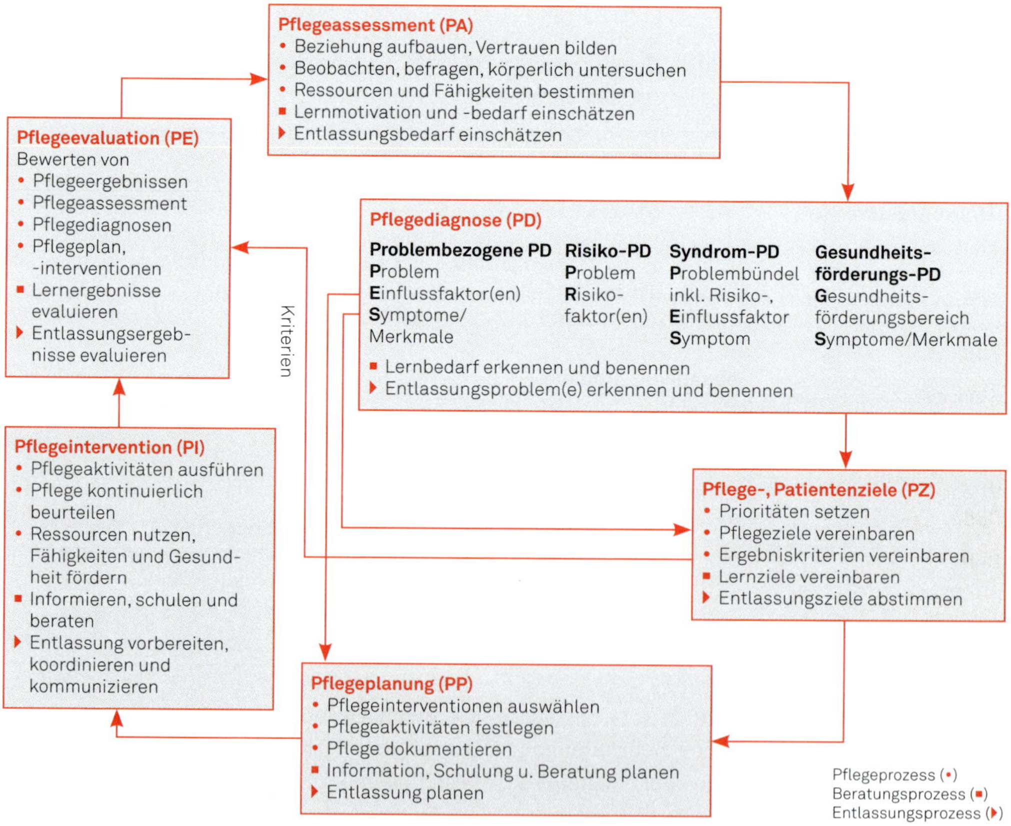

Abbildung 2-2: Sechs Schritte des Pflegeprozesses (Georg, 2024, S. 47)

verwendeten Assessment und dem Verständnis theoretischer Pflegekonzepte.

Alle in der NANDA genannten Pflegediagnosen sind einer von 13 Domänen (Gesundheitsförderung; Ernährung; Ausscheidung und Austausch; Aktivität/Ruhe; Wahrnehmung/Kognition; Selbstwahrnehmung; Rollenbeziehungen; Sexualität; Coping/Stresstoleranz; Lebensprinzipien; Sicherheit/Schutz; Wohlbefinden; Wachstum/Entwicklung) zugeordnet und haben eine Bezeichnung, eine Definition und einen Code. Jeder Diagnose ist zusätzlich eine eindeutige Definition zugeteilt und es werden bestimmende Merkmale, beeinflussende Faktoren oder Risikofaktoren der jeweiligen Pflegediagnose beschrieben (Herdman et al., 2022). Ein Beispiel zeigt **Tabelle 2-5.** Dieses standardisierte Vorgehen innerhalb des Klassifizierungsschemas der Pflegediagnosen nennt man auch NANDA-I-Taxonomie.

Pflegeinterventionsklassifikation (NIC)

Die NIC (Nursing Interventions Classification) definiert und differenziert Pflegeinterventionen und Pflegeaktivitäten. Hierzu benennt und definiert die NIC 554 Pflegeinterventionen und ordnet diese jeweils Pflegeaktivitäten zu, von welchen es insgesamt über 10000 gibt (Bulechek, et al., 2016, 2018). Die NIC beschreibt somit Handlungen oder Aktivitäten, welche Pflegefachpersonen ausführen, um den Gesundheitszustand der zu pflegenden Personen zu beeinflussen. Die beschriebenen pflegerischen Aktivitäten gehen von einfachen Handlungen, etwa dem Haarewaschen, bis hin zu hochkomplexen pflegerischen Handlungen, wie etwa dem Stimmungsmanagement, welches in **Tabelle 2-6** (S. 34) kurz beschrieben wird. Die NIC enthält somit sowohl physiologische als auch psychologische bzw. psychosoziale Interventionen (Stemmer, 2003). Zusätzlich werden NANDI-I-Pflegediagnosen mit der NIC verknüpft und 49 Kerninterventionen für verschiedene Pflegefachbereiche beschrieben, z.B. die psychiatrische und/oder palliative Pflege.

Pflegeergebnisklassifikation (NOC)

Die NOC (Nursing Outcomes Classification) beschreibt pflegerisch beeinflussbare Patient_innenergebnisse, die aus pflegerischen Interventi-

Tabelle 2-5: Beispiel einer NANDA-I-Pflegediagnose (Eigendarstellung nach Herdman et al., 2022).

Domäne 5: Wahrnehmung/ Kognition	„Das menschliche Informationsverarbeitungssystem einschließlich Aufmerksamkeit, Orientierung, Empfindung, Wahrnehmung, Kognition und Kommunikation" (Herdman et al., 2022, S. 365).
Klasse 4: Kognition	„Verwenden des Gedächtnisses, Lernens, Denkens, Problemlösens, Abstrahierens, Beurteilens, der Einsicht, der intellektuellen Fähigkeit, des Rechnens und der Sprache" (Herdman et al., 2022, S. 365).
Pflegediagnose Codes: 00251	„Labile emotionale Kontrolle" (Herdman et al., 2022, S. 372)
Definition	„Unkontrollierbare Ausbrüche von übertriebenem und unwillkürliche emotionalem Ausdruck" (Herdman et al., 2022, S. 372)
Bestimmende Merkmale	z.B. fehlender Augenkontakt; Schwierigkeit Mimik einzusetzen; Rückzug aus dem Arbeitsleben und aus gesellschaftlichen Situationen; übermäßiges Weinen, ohne sich traurig zu fühlen, u.v.m. (Herdman et al., 2022, S. 372)
Beeinflussende Faktoren	z.B. Verändertes Selbstwertgefühl; affektive Störung; emotionale Störung; psychiatrische Störung; sozialer Distress; pharmazeutische Wirkstoffe, u.v.m., z.B. „übermäßig emotionale Störung, Fatigue, unzureichendes Wissen über die Symptomkontrolle, unzureichendes Wissen über die Krankheit [...], sozialer Disstress, Stressoren, Substanzmittelmissbrauch" (Herdman et al., 2022, S. 372)

Tabelle 2-6: Beispiel für eine NIC-Pflegeintervention (Eigendarstellung nach Bulechek et al., 2016, S. 263)

Code 5330: Stimmungsmanagement	
Definition:	Bereitstellung von Sicherheit, Stabilisierung, Genesung und Aufrechterhaltung eines Patienten/ einer Patientin, welche an einer dysfunktionalen depressiven oder gehobenen (manischen) Stimmung leidet
Beispiele aus den 54 zugeordneten Aktivitäten	• Bewerten Sie bei Aufnahme und im Verlauf der Behandlung regelmäßig unter Einbezug von etwaigen Anzeichen, Symptomen und der persönlichen Vorgeschichte • Stellen Sie fest, ob der Patient/die Patientin ein (Sicherheits-) Risiko für sich oder andere darstellt • Verwenden Sie bei der Interaktion mit kognitiv beeinträchtigten Patient_innen eine einfache, konkrete Hier-und-Jetzt-Sprache • Begrenzen Sie die Zeit, in der Patient_innen negative Gefühle ausdrücken oder von vergangenen Misserfolgen berichten • u.v.m.

onen resultieren. Die NOC unterstützt durch eine standardisierte Fachsprache und Terminologie sowie Messinstrumente die Formulierung, Messung und Bewertung von Patient_innenergebnissen. Die NOC beschreibt 385 beeinflussbare Pflegeergebnisse zur Standardisierung von Pflegezielen, welche sich in sieben Bereiche (Funktionale Gesundheit; Physiologische Gesundheit; Psychosoziale Gesundheit; Gesundheitswissen und -verhalten; wahrgenommene Gesundheit; Familiengesundheit; Situationen der Gesundheitsversorgung in der Gemeinde) und 29 Klassen, welche verschiedene Codes zugeordnet sind. Zusätzlich beschreibt die NOC diverse Verknüpfungen zwischen der NOC und der ICF, zwischen der NOC und der NANDA-I-Pflegediagnosen sowie mit den funktionellen Gesundheitsverhaltensmustern nach Gordon. Diese Verknüpfungen dienen der Förderung des klinischen Entscheidungsprozesses (Moorhead et al., 2013). Ein Beispiel für ein NOC-Pflegeergebnis ist in **Tabelle 2-7** dargestellt.

Bei der Wahl der geeigneten Patient_innenergebnisse müssen verschiedene Faktoren einbezogen werden:

- Art des Gesundheitsproblems,
- Pflege- oder medizinische Diagnose,
- Merkmale, Ressourcen, Präferenzen und Kapazitäten der/des Patient_in und
- Behandlungspotential (Moorhead et al., 2013).

2.5 Relevanz und Daten

Elisa Kutsch

Die Erhebung, Auswertung und Interpretation statistischer Daten des Gesundheitswesens, der Medizin und Epidemiologie bildet die Grundlage für gesundheitspolitische Maßnahmen und Entscheidungen sowie den medizinischen Fortschritt. So basieren beispielsweise die Entwicklung neuer Therapieformen und Medikamente sowie die Qualitätssicherung in der Praxis auf der Interpretation erhobener Daten. Auch in der Pflegewissenschaft zeigt sich die Notwendigkeit der Datenerhebung und statistischen Betrachtung deutlich – Daten werden u.a. zur Beurteilung der Pflegequalität und Patientenbehandlung, Einschätzung der Pflegebedürftigkeit, Umsetzung der Pflegediagnostik sowie zur Messung der Mitarbeiterzufriedenheit und Arbeitsbelastung genutzt.

Länderübergreifende Standardisierung

Die beschriebenen Klassifikationssysteme (**Kap. 2.3, 2.4**) fungieren fach- und länderübergreifend als standardisierte Sprachrohre, die

Tabelle 2-7: Beispiel für ein NOC-Pflegeergebnis (Eigendarstellung nach Moorhead et al., 2013, S. 553)

Bereich 3: Psychosoziale Gesundheit	
Klasse: Psychisches Wohlbefinden – M (1204)	
Skala:	„<<Nie demonstriert>> bis <<ständig demonstriert>> und <<ständig demonstriert>> bis <<nie demonstriert>>" (Moorhead et al., 2013, S. 553)
Code: 1204 Stimmungsgleichgewicht	
Definition:	„Die angemessene Anpassung der vorherrschenden emotionalen Gestimmtheit in Reaktion auf die Umstände" (Moorhead et al., 2013, S. 553).
Indikator	Beispiele aus den 22 beschriebenen Indikatoren
(120402)	Lässt eine nichtlabile Stimmungslage erkennen
(120403)	Lässt Impulskontrolle erkennen
(120415)	Zeigt Interesse an der Umgebung
(120429)	Depression

eine homogene Einstufung gesundheitsbezogener Daten zulassen. So erfolgt im Rahmen der ICF eine standardisierte Beschreibung und Einschätzung des funktionalen Gesundheitszustands, der Behinderung, der sozialen Beeinträchtigung und der Umgebungsfaktoren einer Person (BfArM, 2022a). Im Zuge der ICD werden Diagnosen weltweit verschlüsselt und codiert (BfArM, 2022b). Die beschriebenen Klassifikationssysteme NANDA, NIC und NOC dienen speziell der Standardisierung pflegewissenschaftlicher Fragestellungen und der Erhebung von Pflegediagnosen. Dies ermöglicht eine Untersuchung von Patientenpopulationen und die Beurteilung des Outcomes von Pflegemaßnahmen (Kraus & Wieteck, 2018). Die Klassifizierung und Vereinheitlichung von Begrifflichkeiten sind dabei ein wesentlicher Teil der Professionalisierung und Akademisierung der Pflegewissenschaft (Güttner, 2014).

Der Einsatz von Pflegediagnostik dient der Stärkung der Pflege- und Behandlungsqualität, Assessment-Dokumentation sowie der erreichten Patientenergebnisse. Individuelle Bedürfnisse werden im Rahmen von dokumentierten Pflegediagnosen spezifischer wahrgenommen und der gesamte Pflegeprozess gewinnt an Qualität. Die gezielte Dokumentation von Pflegediagnosen, Interventionen und Ergebnissen ermöglicht Transparenz, umfassende Kommunikation im multiprofessionellen Team sowie eine standardisierte Evaluation des Pflegeprozesses. Die kodierten und dokumentierten Pflegediagnosen bilden zudem die Basis für weitere pflegewissenschaftliche Forschung – die erhobenen Daten können z. B. im Fokus epidemiologischer Studien zur Vorhersage des Pflegebedarfs von gewählten Populationen genutzt werden. Zudem kann durch standardisierte Pflegediagnosen die Evidenz und Transparenz für erbrachte Pflegeinterventionen und -leistungen gefördert werden (Kraus & Wieteck, 2018). Pflegediagnostik und die Arbeit mit standardisierten Pflegeklassifikationssystemen wie NANDA, NIC und NOC wird in der Praxis auch kritisch beleuchtet. So wird das Risiko einer Normierung oder Defizitorientierung und die Intransparenz von derzeit nicht klassifizierten pflegerelevanten Phänomenen und Interventionen befürchtet (Kraus & Wieteck, 2018).

Gesundheitsberichterstattung

Auf Basis der erhobenen Gesundheitsdaten erfolgt die Gesundheitsberichterstattung als Planungs-, Vermittlungs- und Kommunikationsgrundlage. Die Bereitstellung von Daten zur psychischen Gesundheit und Gesundheitsversorgung psychisch erkrankter Menschen erfolgt in Deutschland auf Bundesebene im Rahmen einer Zusammenarbeit des Robert-Koch-Instituts mit dem Statistischen Bundesamt als auch durch Berichte der Krankenkassen. Eine fachspezifische Berichterstattung erfolgt zudem auf Länderebene über verschiedene Gesundheitsberichte, eigenständige Psychiatriepläne oder Psychiatrieberichte, da die Psychiatrieplanung weitgehend in der Zuständigkeit der einzelnen Bundesländer liegt. Dafür werden Daten aus bundesweiten Gesundheitssurveys, amtlichen Statistiken, Abrechnungs- und Versorgungsdaten, Studien oder eigener Erhebungen zu heterogenen Themenfeldern analysiert und präsentiert (Blank et al., 2021).

„Das Themenspektrum reicht von der Beschreibung der epidemiologischen Lage, der Anzahl der Unterbringungen bis hin zur Dokumentation von Präventions- und Versorgungsangeboten in einzelnen Leistungsbereichen, zum Beispiel der medizinischen Versorgung, der Suchtberatung oder der Eingliederungshilfe nach Sozialgesetzbuch IX“ (Blank et al., 2021, S. 70).

Die unterschiedlichen Berichtsformate, Daten und inhaltlichen Themenbereiche verdeutlichen die Heterogenität der Psychiatrieberichterstattung. In Bayern erfolgte von 2020–2021 die Erarbeitung eines ersten Bayerischen Psychiatrieberichts gemäß des Psychisch-Kranken-Gesetzes. Als Datengrundlage werden hier Abrechnungs- und Versorgungsdaten der Kassenärztlichen Vereinigung Bayerns sowie Leistungsdaten der bayerischen Bezirke fokussiert (Blank et al., 2021). Die Datenlage zur psychischen Gesundheit ist derzeit noch lückenhaft – insbesondere Daten zu Belastungssituationen, Lebensqualität, wirtschaftliche und soziale Aspekte, spezifische Versorgungsangebote sowie Ergo- und Soziotherapie betreffend. Perspektivisch wird daher ein Ausbau der Berichterstattungssysteme aus Länder- und Bundesebene gefordert (Blank et al., 2021).

2.6 Psychiatrische Störungsbilder (ICD-10/DSM-5)

Monika Brönner

Die Beschreibung ausgewählter psychischer Erkrankungen orientiert sich im Wesentlichen an der ICD-10, Besonderheiten im DSM und Veränderungen in der ICD-11 werden an einigen Stellen ergänzt.

Organische psychische Störungen

Im ersten Abschnitt (F0) werden psychische Störungen behandelt, die im Rahmen einer Erkrankung oder Verletzung eine nachweisbare organische Ursache (Ätiologie) aufweisen. Hierbei kann es sich z. B. um einen Tumor oder eine Verletzung des Gehirns handeln. Demenzielle Erkrankungen, die mit strukturellen Veränderungen des Gehirns (Atrophie) einhergehen, und Verwirrtheitszustände (Delir), denen eine akute zerebrale Funktionsstörung zugrunde liegt, sind ebenfalls in diesem Abschnitt zu finden.

Delir (= Verwirrtheitszustand): Bei einem Delir handelt es sich um ein hirnorganisches Syndrom, das durch Störungen des Bewusstseins, der Aufmerksamkeit, der Wahrnehmung, des Denkens, des Gedächtnisses, der Psychomotorik und der Emotionalität gekennzeichnet ist. Typisch sind Fluktuationen im Tagesverlauf und Störungen des Schlaf-Wach-Rhythmus.

Dem Delir liegt eine akute und globale Funktionsstörung des Gehirns zugrunde, die häufig in Zusammenhang steht mit einer zerebralen Mangelversorgung und sich durch schwere Belastungen entwickeln kann. Ältere Menschen, z. B. nach einer längeren Operation, sind (auch aufgrund von bestehenden Vorerkrankungen) besonders vulnerabel.

Klinisch fallen die Patient_innen insbesondere durch Desorientiertheit, Schreckhaftigkeit und Reizbarkeit auf. Angst, Aggressivität, illusionäre Verkennungen und vegetative Auffälligkeiten wie Tachykardie, Schwitzen sind weitere mögliche Symptome.

Der Verlauf kann vollkommen reversibel sein, je älter die Betroffenen, desto größer allerdings ist die Wahrscheinlichkeit, dass eine vollständige Remission ausbleibt.

Verwirrtheitszustände, die in Zusammenhang mit psychotropen Substanzen stehen, z. B. das Alkoholentzugsdelir, werden entsprechend den psychischen und Verhaltensstörungen durch psychotrope Substanzen zugeordnet (ICD-10: F1)

Demenz: Beim demenziellen Syndrom kommt es aufgrund von Abbauprozessen im Gehirn zu einem schwerwiegenden Verlust kognitiver Leistungen. Ursächlich am häufigsten kommen die Alzheimer-Demenz und die vaskuläre (z. B. durch Hirninfarkte) Demenz vor. Zusätzlich zu Gedächtnisproblemen kommt es zur Beeinträchtigung der Alltagsleistungen und in manchen Fällen auch zu einer Veränderung des Verhaltens, der Persönlichkeit oder der Sprache. Es werden leichte (benötigt Unterstützung bei anspruchsvollen Aufgaben), mittelschwere (benötigt Unterstützung bei einfacheren Aufgaben) und schwere (benötigt ständige Unterstützung) Demenzformen unterschieden. Unter einer „Mild Cognitive Impairment (MCI)“ versteht man eine leichte kognitive Beeinträchtigung, die ein Vorstadium der Demenz sein kann.

Suchterkrankungen

Psychische und Verhaltensstörungen durch psychotrope (= das Bewusstsein oder die Psyche beeinflussende) Substanzen: Im Abschnitt F1 der ICD werden die stoffgebundenen Suchterkrankungen abgebildet. Die Einteilung erfolgt anhand der Substanzgruppen an dritter Stelle: Alkohol (F10), Opioide (F11), Cannabinoide (F12), Sedativa oder Hypnotika (F13), Kokain (F14), Sonstige Stimulanzien inkl. Koffein (F15), Halluzinogene (F16), Tabak (F17), Flüchtige Lösungsmittel (F18), Multipler Substanzgebrauch und Konsum sonstiger psychotroper Substanzen (F19). An vierter Stelle wird die jeweilige – durch die Substanz ausgelöste – klinische Erscheinungsform bzw. Störung kodiert, u. a. die akute Intoxikation (F1x.0), der schädliche Gebrauch/Missbrauch (F1x.1), die Abhängigkeit (F1x.2), das Entzugssyndrom (F1x.3), das Entzugssyndrom mit Delir (F1x.4), die psychotische Störung (F1x.5). Eine Alkoholabhängigkeit würde z. B. den Code F10.2 erhalten.

Akute Intoxikation: Vorübergehende Störung des Bewusstseins, der Kognition, der Wahrnehmung, des Affekts oder des Verhaltens und ggf. körperliche Symptome – unmittelbar nach dem Konsum der Substanz.

Schädlicher Gebrauch/Missbrauch: Der Substanzkonsum führt zu einer anhaltenden körperlichen und/oder psychischen Gesundheitsschädigung, z. B. einer depressiven Episode nach starkem Alkoholkonsum

Abhängigkeit: Eine Abhängigkeit ist gegeben, wenn während des vergangenen Jahres mindestens drei der folgenden Symptome vorhanden sind: starkes Verlangen nach der Substanz (Craving), verminderte Kontrolle über den Konsum, körperliches Entzugssyndrom nach Absetzen der Substanz, Toleranzentwicklung, Vernachlässigung von Interessen und/oder Verpflichtungen zugunsten des Substanzkonsums, fortdauernder Konsum trotz schädlicher Folgen.

Nicht stoffgebundene Abhängigkeitserkrankungen

Unter F63.0 nennt das ICD-10 das pathologische Spielen, das allerdings den Impulskontrollstörungen (innerhalb der Gruppe der Verhaltensstörungen) zugerechnet wird. Die Definition ist hierbei auf das Glücksspiel (Gambling Disorder) begrenzt. Erst in der ICD-11 wird den neueren Entwicklungen Rechnung getragen und der Begriff der Spielsucht aufgenommen, der u. a. zwischen einer Online- und einer Offline-Spielsucht differenziert. Hauptkennzeichen sind Kontrollverlust, zunehmende Intensivierung und eine erhebliche Beeinträchtigung des sozialen Funktionsniveaus.

Psychosen aus dem schizophrenen Formenkreis

Unter Psychosen versteht man allgemein sehr schwere psychische Erkrankungen, die nicht aus eigener Kraft bewältigt werden können und insbesondere mit Realitätsverlust einhergehen. Es wird zwischen schizophrenen, affektiven und schizo-affektiven Psychosen unterschieden.

Schizophrene Psychosen sind in der ICD-10 unter dem Punkt F2 abgebildet. Betroffene Menschen erleben zwei Wirklichkeiten, die allgemeine und die private Wirklichkeit. In der privaten Wirklichkeit spielen sich charakteristische Symptome wie z. B. Wahnerleben und Halluzinationen ab. Die allgemeine Wirklichkeit erleben sie wie andere Menschen ohne Erkrankung. Es werden mehrere Formen von schizophrenen Psychosen unterschieden, am häufigsten kommt die paranoid-halluzinatorische Psychose (F20.0) vor. Das Krankheitsbild ist einerseits gekennzeichnet durch Positiv (Plus-)Symptome wie inhaltliche Denkstörungen (Wahn, insbes. Verfolgungswahn), formale Denkstörungen (veränderte Struktur des Denkens, z. B. zerfahren/inkohärent), Halluzinationen (insbesondere akustischer Art, z. B. Stimmen hören), Ich-Störungen (z. B. Gedankeneingebung, Fremdbeeinflussungserleben), die schwerpunktmäßig die Akutphase der Erkrankung beherrschen. Andererseits finden sich Negativ (Minus-)Symptome wie Affektarmut, Antriebsmangel, Rückzug hauptsächlich in der postakuten und chronischen Phase der Erkrankung.

Schizophrene Psychosen verlaufen in der Regel episodenhaft, d. h. es kommt in gewissen Zeitabständen zu einer akuten Phase der Erkrankung, die nach Wochen bis Monaten wieder abklingt. Zwischen den Episoden können die gesundheitlichen Beeinträchtigungen vollständig verschwinden oder es bleibt eine Restsymptomatik (meist Negativsymptome) bestehen, die dann häufig eine Anpassung der Lebensplanung erfordern. Typischerweise kündigt sich eine akute Episode mit sog. Frühwarnzeichen (z. B. Konzentrations- oder Schlafstörungen) an, die individuell unterschiedlich ausgeprägt sein können, aber im Sinne der Psychoedukation den Betroffenen bekannt sein sollen, um rechtzeitig therapeutisch eingreifen zu können.

In schweren (seltenen) Fällen kann eine schizophrene Psychose auch primär chronisch verlaufen.

Affektive Störungen

Unter affektiven Störungen (im Abschnitt F3 der ICD) versteht man Erkrankungen, die insbesondere durch Veränderungen der Stimmung und des Antriebs gekennzeichnet sind. Man unterscheidet dabei die beiden Pole der Manie und der Depression. Gehen die Symptome nur in eine Richtung, spricht man von unipolaren Erkrankungen, gehen sie in beide Richtungen bezeichnet man sie als bipolare Erkrankungen.

Die Einteilung der affektiven Störungen erfolgt rein deskriptiv nach Symptomausprägung, Verlauf und Schweregrad.

Unipolare Depressionen: Unter Berücksichtigung des zeitlichen Verlaufs wird hier die depressive Episode und die rezidivierende depressive Störung unterschieden. Von „rezidivierend" spricht man ab zwei depressiven Episoden im Verlauf.

Leitsymptome einer depressiven Episode sind nach ICD-10 eine depressive Stimmung, Interessenverlust und/oder Freudlosigkeit und verminderter Antrieb mit gesteigerter Ermüdbarkeit. Weitere Symptome wie eine verminderte Denk-, Konzentrations- oder Entscheidungsfähigkeit, Verlust des Selbstvertrauens oder des Selbstwertgefühls, Selbstvorwürfe oder Schuldgefühle, Gefühl der Wertlosigkeit, Suizidgedanken bis hin zu suizidalem Verhalten, psychomotorische Unruhe oder Verlangsamung, Appetitverlust oder gesteigerter Appetit und Schlafstörungen kommen hinzu. Die Symptome müssen für mindestens zwei Wochen, die meiste Zeit des Tages bestehen. Je nach Ausprägung und Anzahl der Symptome unterscheidet man unterschiedliche Schweregrade (leicht, mittel, schwer).

In den meisten Fällen verlaufen depressive Erkrankungen phasenhaft, d. h. in gewissen Zeitabständen treten erneute Episoden auf, zwischen den Phasen bestehen in der Regel keine gesundheitlichen Beeinträchtigungen. Sobald eine zweite Episode auftritt, spricht man von einer rezidivierenden depressiven Störung.

Bipolare affektive Störungen: Unter bipolaren affektiven Störungen (auch: affektiven

Psychosen) versteht man das zeitlich versetzte Auftreten von manischen und depressiven Episoden.

Leitsymptome einer manischen Episode sind eine gehobene-euphorische oder gereizte Stimmung. Weitere Symptome wie Antriebssteigerung, Ruhelosigkeit, vermehrte Gesprächigkeit, Rededrang, Ideenflucht, subjektives Gefühl von Gedankenrasen, starke Ablenkbarkeit, andauernder Wechsel von Aktivitäten und Plänen, vermindertes Schlafbedürfnis, gesteigerte Libido, Wegfall sozialer Hemmungen, überhöhte Selbsteinschätzung oder Größenideen und leichtsinniges Verhalten kommen in unterschiedlicher Anzahl und Ausprägung hinzu. Die Symptome müssen für mindestens eine Woche die meiste Zeit des Tages bestehen.

Im DSM wird zusätzlich zwischen der Bipolar-I-Störung und der Bipolar-II-Störung unterschieden. Das einzige Unterscheidungsmerkmal betrifft dabei die Ausprägung der Manie, die bei der Bipolar-II-Störung leichter ist (hypoman) und nicht alle Kriterien einer Manie erfüllt.

Angststörungen

Angst ist primär normal und oft wichtig. Pathologisch wird Angst, wenn sie unbegründet, unangemessen stark, konsistent und überdauernd ist, zu Vermeidungsverhalten und einer massiven Beeinträchtigung des Lebensalltags führt.

Angststörungen werden in der ICD-10, wie z.B. auch die Zwangsstörungen, im Abschnitt F4 abgebildet und unter neurotischen, Belastungs- und somatoformen Störungen geführt.

Grundsätzlich wird zwischen objekt-/situationsbezogenen Ängsten (spezifische Phobien, z.B. Tierphobie, soziale Phobie, Agoraphobie) und nicht-objekt-/situationsbezogenen Ängsten (Panikstörung, generalisierte Angststörung) unterschieden.

Panikstörung: Hauptkennzeichen sind schwere wiederkehrende (zeitlich klar abgrenzbare) Angstattacken (Panikattacken), die nicht situations-/objektbezogen und nicht vorhersehbar sind. Typischerweise entwickelt sich mit der Zeit eine Erwartungsangst („Angst vor der Angst").

Posttraumatische Belastungsstörung

PTBS bzw. PTSD (Post traumatic stress disorder) tritt nach extremen, für beinahe jeden Menschen belastenden Erlebnissen (z.B. Naturkatastrophen, Unfälle, Folter, Vergewaltigung) auf, die an der eigenen Person, aber auch an anderen Personen erlebt werden können. In der Folge treten psychische Beeinträchtigungen auf, die gekennzeichnet sind durch Intrusion (z.B. Flashback, belastende Träume), Vermeidung und Hyperarousal (z.B. Schlafstörungen, Schreckhaftigkeit).

In der ICD-11 wird die komplexe posttraumatische Belastungsstörung (KPTBS) als neue und eigenständige Diagnose aufgenommen. Diese berücksichtigt zusätzliche psychische Beeinträchtigungen wie Probleme in der Emotionsregulation, ein negatives Selbstbild, Gefühle von Scham, Schuld oder Versagen sowie Schwierigkeiten in den Beziehungen zu anderen Personen.

Persönlichkeitsstörungen

Bei einer Persönlichkeitsstörung handelt es sich um ein Zustandsbild, das gekennzeichnet ist durch die überdauernde und einseitige Ausprägung eines Persönlichkeitszuges. Diese muss so schwerwiegend sein, dass es zu einem deutlichen Leidensdruck bei der Person selbst und/ oder der Umgebung kommt. Grundbedingung ist, dass das Störungsbild nicht auf eine Hirnschädigung oder eine andere psychische Erkrankung zurückzuführen ist. Weitere Diagnosekriterien nach ICD-10 sind eine deutliche Unausgeglichenheit in den Einstellungen und in mehreren Funktionsbereichen (z.B. Affekt, Impulskontrolle), ein anhaltender (nicht phasenhafter) Verlauf, ein Beginn in Kindheit/Jugend und Einschränkungen in der beruflichen und sozialen Leistungsfähigkeit.

Das DSM unterscheidet zehn Unterformen von Persönlichkeitsstörungen nach gemeinsamen Merkmalen, geordnet in drei Hauptgruppen (Cluster A: sonderbar-exzentrisch, Cluster B: dramatisch-emotional, Cluster C: ängstlich-vermeidend).

Die ICD-10 hingegen benennt (im Abschnitt F6) acht Unterformen, ohne diese jedoch Gruppen zuzuordnen. Diese sind die paranoide, die schizoide, die dissoziale, die emotional-instabile, die histrionische, die ängstliche, die abhängige, die anankastische und die sonstige spezifische Persönlichkeitsstörung. Die Borderline-Persönlichkeitsstörung wird dabei den emotional-instabilen Persönlichkeitsstörungen zugeordnet und ist insbesondere gekennzeichnet durch eine generalisierte Störung der Affektregulation.

In der ICD-11 tritt nun eine grundlegende Änderung im Konzept und im diagnostischen Vorgehen ein. Statt spezifischer Persönlichkeitsstörungskategorien geht man von dimensionalen Schweregradeinteilungen aus. Mit Ausnahme der Borderline-Persönlichkeitsstörung wird nun keine Persönlichkeitsstörung mehr näher spezifiziert. Im Vordergrund stehen allgemeine Funktionsbeeinträchtigungen in Aspekten des Selbst und der Beziehungsgestaltung. Zudem wird von der Annahme der hohen (lebenslangen) Stabilität der Persönlichkeitsstörungen Abstand genommen und nun eine Mindestdauer von zwei Jahren vorausgesetzt.

Wissens- und Transferfragen

- Welche Klassifizierungssysteme verbergen sich hinter den Abkürzungen NANDA-I, NIC und NOC?
- Wofür werden Daten in der Pflegewissenschaft genutzt?
- Stellen die ICD-10 und das DSM-5 ebenfalls pflegerische Klassifizierungssysteme dar?
- Welcher theoretische Ansatz liegt der ICF zugrunde?
- Wie gestaltet sich die psychiatrische Gesundheitsberichterstattung in Deutschland auf Bund- und Länderebene?
- Welche sechs Komponenten, die in Wechselwirkung zueinander stehen, beschreibt und definiert die ICF?
- Welche Werkzeuge gehören zu einem diagnostischen Verfahren?
- Wie können Klassifikationssysteme zur Standardisierung und Professionalisierung beitragen?

2.7 Literatur

AMDP (Arbeitsgemeinschaft für Methodik und Dokumentation in der Psychiatrie) (Hrsg.). (2018). *Manual zur Dokumentation psychiatrischer Befunde* (10. Aufl.). Hogrefe.

BfArM (Bundesinstitut für Arzneimittel und Medizinprodukte). (2022a). *ICF*. Verfügbar unter https://www.bfarm.de/DE/Kodiersysteme/Klassifikationen/ICF/_node.html

BfArM (Bundesinstitut für Arzneimittel und Medizinprodukte). (2022b). *ICD-11*. Verfügbar unter https://www.bfarm.de/DE/Kodiersysteme/Klassifikationen/ICD/ICD-11/_node.html

BfArM (Bundesinstitut für Arzneimittel und Medizinprodukte). (2022c). *ICF – Internationale Klassifikation der Funktionsfähigkeit, Behinderung und Gesundheit*. Verfügbar unter https://www.bfarm.de/DE/Kodiersysteme/Klassifikationen/ICF/_node.html

Blank, D., Redel, R., Tauscher, M. & Kuhn, J. (2021). Mental Health Surveillance auf Länderebene – Psychiatrieberichterstattung in Bayern. *Journal of Health Monitoring, 6*(4), 69–75.

Bulechek, G., Butcher, H., Dochterman, J. & Wagner, C. (Hrsg.). (2016). *Pflegeinterventionsklassifikation (NIC)*. Hogrefe.

Bulechek, G., Butcher, H., Dochterman, J. & Wagner, C. (Eds.). (2018). *Nursing interventions classification (NIC)* (7th ed). Mosby Elsevier.

DIMDI (Deutsches Institut für Medizinische Dokumentation und Information) (Hrsg.). (2017). *ICF – Internationale Klassifikation der Funktionsfähigkeit, Behinderung und Gesundheit*. DFS Druck Brecher GmbH.

Georg, J. (2024). Pflegeprozess. In M.E. Doenges, M.F. Moorhouse & A.C. Murr, *Pflegediagnosen und Pflegemaßnahmen* (7. Aufl.). Hogrefe.

Güttner, T. (2014). Klassifikationssysteme – Fluch oder Segen für die Pflege. *QM-Praxis in der Pflege, 11*, 26–29.

Herdman, T.H., Kamitsuru, S. & Lopes, C.T. (Hrsg.). (2022). *NANDA-I-Pflegediagnosen. Definitionen und Klassifikationen* 2021–2023. RECOM. https://doi.org/10.1055/b000000516

Kraus, S. & Wieteck, P. (2018). Der pflegediagnostische Prozess. *CNE.fortbildung, 4*, 2–10. https://doi.org/10.1055/s-0038-1668489

Leucht, S. & Förstl, H. (Hrsg.). (2018). *Kurzlehrbuch Psychiatrie und Psychotherapie* (2. Aufl.). Thieme. https://doi.org/10.1055/b-006-160281

Moorhead, S., Johnson, M., Maas, M. & Swanson, E. (Hrsg.). (2013). *Pflegeergebnisklassifikation (NOC)* (2. Aufl.). Verlag Hans Huber.

Stemmer, R. (2003). Pflegetheorien und Pflegeklassifikationen. *Pflege & Gesellschaft, 8*(2), 51–58.

Weiterführende Literatur

American Psychiatric Association (Hrsg.). (2018). *Diagnostisches und Statistisches Manual Psychischer Störungen DSM-5* (2. Aufl.). Hogrefe.

BfArM (Bundesinstitut für Arzneimittel und Medizinprodukte). (2022). *Internationale statistische Klassifikation der Krankheiten und verwandter Gesundheitsprobleme.* Verfügbar unter https://www.bfarm.de/DE/Kodiersysteme/Klassifikationen/ICD/_node.html

Bäuml, J. (2008). *Psychosen aus dem schizophrenen Formenkreis* (2. Aufl.). Springer.

Jeung-Maarse, H. & Herpetz, S.C. (2020). Neues zur Diagnostik und Therapie von Persönlichkeitsstörungen – Änderungen in ICD-11. *Nervenarzt, 91*, 863–871. https://doi.org/10.1007/s00115-020-00936-7

3 Ambulanter Krisendienst als innovativer Versorgungsansatz

Philipp Sören Gemes

Der Krisendienst ist ein innovativer Versorgungsansatz, der eine 24-Stunden Krisenversorgung für Menschen in seelischen Notlagen bietet. Das Angebot des Krisendienstes existiert in Form von telefonsicher Beratung. Zudem können Betroffene in seelischen Notlagen im häuslichen Umfeld aufgesucht werden. Der Folgende Beitrag stellt die Aufgaben und Ziele des Krisendienstes im Überblick dar. Zudem wird die Geschichte kurz umrissen sowie die Arbeitsweise des Krisendienstes vermittelt.

3.1 Relevanz für die Praxis

In der aktuellen psychiatrischen Versorgungslandschaft sind die Krisendienste das essenzielle Bindeglied zwischen den einzelnen Hilfsangeboten für Menschen mit psychischen Erkrankungen oder sie bieten Begleitung in Krisensituationen an. Durch die neuesten Psychisch-Kranken-Hilfe-Gesetze (PsychKHGs) in Bayern und Berlin sehen wir erstmals eine grundstrukturelle Veränderung der Versorgung psychisch kranker Menschen. Die Krisendienste sind in den PsychKHGs sowohl in Bayern (SGB IX, Art. 1, Abs. 2) als auch Berlin (Berliner Gesellschaft für Soziale Psychiatrie (o. J.) (BGSP) in der DGSP e. V., § 5) berücksichtigt und damit fester Bestandteil der Versorgungslandschaft. Der Krisendienst übernimmt vor oder nach einer Behandlung wichtige Aufgaben, unabhängig von der Behandlungsform. Dieser ist sowohl Ansprechpartner für akut kranke Menschen nach oder vor dem stationären Aufenthalt, für Menschen, die sich in teilstationärer Nachbetreuung befinden oder Menschen, die ambulant oder gar nicht betreut werden. Sei es die Vermittlung in psychiatrische Behandlung, die Nach- oder die Notfallbetreuung, der Krisendienst ist für Betroffene ein verlässlicher Partner. Auch für die Mitarbeitende innerhalb des psychiatrischen Versorgungsnetzes bietet der Krisendienst eine Chance, Betroffenen nach der Entlassung eine verlässliche Notfalladresse an die Hand zu geben. Seit ihrer Entstehung haben Krisendienste immer mehr Bedeutung in der psychiatrischen Behandlung gewonnen. Die Weiterentwicklung der ambulanten Krisenversorgung hing von unterschiedlichen Faktoren ab, die im Folgenden erläutert werden.

3.2 Die Geschichte der ambulanten Krisenversorgung in Bayern

In Bayern gibt es seit dem 1. Juli 2021 ein Soforthilfeangebot für Menschen, die sich in seelischen Notlagen befinden (Welschehold, 2021a). Dies ist ein Meilenstein in der deutschen Psychiatriegeschichte, nach der Psychiatrie-Enquete in den 1970er Jahren. Die Enquete war ein Bericht über die Lage der Psychiatrie in der Bundesrepublik Deutschland, herausgegeben von der Aktion psychisch Kranke e. V. Dieser enthüllte erhebliche Mängel in der Versorgung psychisch erkrankter Menschen (Deutscher Bundestag, 1975). Nach der Enquete veränderte sich die Versorgungslandschaft, mit der Umstrukturierung von Großkrankenhäusern und Anstalten. Die Fachwelt forderte immer mehr ambulante vor stationärer und mehr personen- statt institutszentrierter Versorgung (Welschehold, 2021a). Die Umsetzung weg von den Großkrankenhäusern gestaltete sich damals schwierig. In den einzelnen Städten waren wenig Strukturen vorhanden, die eine 24-Stunden-Krisenversorgung gewährleisten konnten. In den ländlichen Regionen gab es meist wenig bis keine Anlaufstellen. In Bayern wurden die ersten Krisendienste 1998 in Mittelfranken, 2007 in München und 2016 in Oberbayern gegründet (Welschehold, 2021b). Bis zu der Gründung der ersten Krisendienste, deckten die „komplementären" Pflegedienste einen großen Teil der Leistungen der Versorgung ab (Greve, 2021, S. 707). Finanziert wurde diese lange voll oder zumindest zum Teil von den einzelnen Kommunen (Greve, 2021). Für eine 24-Stunden-Hotline, wie es diese heute durch Länderrecht abgesichert in Bayern und Berlin gibt (SGB IX, 2016), war damals keine einheitliche gesetzlich abgesicherte Finanzierung möglich. Weder das SGB V noch das SGB XII und die Unterbringungsgesetze bzw. PsychKGs/PsychKHGs der Bundesländer beinhalteten eine Finanzierung. In Bayern ist die Kostenfrage erst mit dem Bayerischen Psychisch-Kranken-Hilfe-Gesetz (BayPsychKHG, 2018), das am 24. Juli 2018 erlassen wurde, geklärt. Heute wird deutlich, dass sich das Modell des Krisendienstes bewährt. Nach der Einführung des Bayerischen Psychisch-Kranken-Hilfe-Gesetzes erhielt der Krisendienst in Bayern bereits im Folgejahr 2019 über 30000 Anrufe von Menschen in seelischen Krisen. Seit der Corona-Pandemie kontaktieren täglich im Schnitt 170 Menschen den Krisendienst in Bayern (Büllesbach, 2021). Das multiprofessionelle Team, bestehend aus Krankenpfleger_innen, Sozialpädagog_innen und Psycholog_innen, übernimmt eine wichtige Rolle im Versorgungssystem, da es Menschen in seelischen Notlagen unbürokratisch Hilfe bietet. Zudem werden durch passende Vermittlung an psychiatrische Einrichtungen, durch Kurzinterventionen und Beratung, Stationen und Ambulanzen entlastet. Im kommenden wird auf die weiteren Ziele des Krisendienstes eingegangen.

Ziele des Krisendienstes

Die Ziele, Maßnahmen und Aufgaben des Krisendienstes können in vier Bereiche eingeteilt werden: Die telefonische Beratung, die ausrückenden Teams, die Kooperation mit der Polizei und die einheitlichen Qualitätsstandards. Durch das Zusammenspiel dieser vier Bereiche, garantiert der Krisendienst eine fachliche 24-Stunden-Versorgung für Menschen in seelischen Notlagen. Im Folgenden werden die einzelnen Angebote erläutert und die jeweiligen Ziele und deren Umsetzung dargestellt.

3.3 Telefonische Beratung

Über das sogenannte Krisentelefon werden Menschen in akuten Krisen beraten. Auch Angehörige (21,6 % der Anrufer_innen), Fachstellen (4,7 % der Anrufer_innen) und die Polizei oder Kreisverwaltungsbehörden (2,6 % der Anrufer_innen) können sich telefonisch an den Krisendienst Psychiatrie Oberbayern wenden (BIDAQ, o. J., S. 27). In den meisten Fällen, mit einem Anteil von 63,8 % der Anrufer_innen, rufen die Klient_innen selbst beim Krisendienst an (BIDAQ, o. J.). Durch das Angebot der telefonischen Beratung werden einige Ziele erfüllt. Primäres Ziel ist die Schaffung einer niederschwelligen Anlaufstelle für Menschen in psychiatrischen Notlagen (Welschehold, 2021b.) Diese fügt sich in das bestehende Versorgungsnetz ein und garantiert eine Möglichkeit, ohne Termin und unkompliziert per Telefon Hilfe zu erhalten, wenn diese benötigt wird (Welschehold, 2021b). Die Nummer des Krisendienstes wird aus verschiedenen Gründen genutzt. Die Anrufe können in folgende Kategorien eingeteilt werden: 1. Notfälle (1,3 % der Anrufe), 2.

Vermittlungen (4,7 % der Anrufe), 3. Empfehlungen (73,4 % der Anrufe) (BIDAQ, o. J.). Die meisten Anrufer_innen benötigen Unterstützung bei der Bewältigung ihrer aktuellen Lebenslage oder der akuten Bewältigung von Symptomen psychiatrischer Krankheiten, mitunter auch von Suizidalität (Welschehold, 2021a). Um den Anrufer_innen in Not zu helfen, wird per Telefon versucht, die Krise zu begleiten und zu intervenieren. Den Menschen in Not soll vermittelt werden, dass Lösungen für ihre individuelle Situation gefunden werden können. Oft können Paradigmenwechsel schon durch kurze Gespräche geschaffen werden. Je nach Notlage wird von den Mitarbeiter_innen versucht, die Anrufer_innen mit Hilfe der eigenen Fachkompetenz zu beraten, in eine Ambulanz oder stationäre Behandlung zu vermitteln oder falls notwendig ein Einsatzteam zu den Anrufer_innen zu senden (Welschehold, 2021a). Hohe Priorität hat die Einschätzung der Selbst- oder Fremdgefährdung der Anrufer_innen durch die Mitarbeiter_innen. Im Zuge dessen kann es von Vorteil sein, den Namen, den Standort und die Telefonnummer der Anrufer_innen zu erfragen. Diese Daten sind essenziell für die Ausrückteams oder die Polizei, wenn im Laufe des Anrufs deutlich wird, dass eine telefonische Intervention nicht ausreicht, um die Lage der Anrufer_innen zu stabilisieren.

3.4 Mobile Einsätze

„Wenn Situationen nicht eingeschätzt werden können, ob Personen möglicherweise angespannt oder suizidal sind, können mobile Einsatzteams direkt zu den Personen mit Hilfebedarf gesandt werden" (Welschehold, 2021a, S. 699–706). Hier sucht der Krisendienst Menschen zu Hause auf, fährt in Einrichtungen oder auf das Polizeirevier. Hohe Flexibilität ist in dem Umgang mit psychiatrischen Krisen wichtig. Deshalb gibt es auch die Möglichkeit, sich mit dem Krisendienst in einem Café oder auf einem öffentlichen Platz zu treffen, falls die Klient_innen keinen Hausbesuch wünschen (Welschehold, 2021a). Der Krisendienst versucht, mit den mobilen Einsatzteams im direkten Lebensumfeld der Betroffenen alltagsnah Lösungen für die individuellen Situationen zu finden (Welschehold, 2021a).

Im Jahre 2020 kamen die mobilen Einsatzteams bei 14,6 % aller Personen, die Kontakt mit dem Krisendienst hatten, zum Einsatz (BIDAQ, o. J., S. 23). Die mobilen Krisenteams erfüllen mehrere Ziele. In erster Linie sorgen die mobilen Teams für eine Deeskalation von Situationen, schätzen diese ein und leiten Maßnahmen auf freiwilliger Basis ein. Bei Bedarf kooperiert der Krisendienst mit der Polizei (Welschehold, 2021b). Eine wichtige Aufgabe der mobilen Einsatzteams ist zudem die Betreuung von Angehörigen, nachdem z. B. ein naher Angehöriger in psychiatrische Behandlung gebracht oder eine Ausnamesituation, wie ein Suizidversuch, beobachtet wurde. Weitere Aufgaben des Krisendienstes können hier die Nachbetreuung oder Beratung und Begleitung der An- und Zugehörigen sein. Denn auch Personen, die nicht im direkten Fokus des Kriseneinsatzes stehen können Hilfe benötigen.

3.5 Kooperation mit Polizei und Unterbringungsbehörden

Ein essenzieller Teil der Arbeit des Krisendienstes ist die Kooperation mit der Polizei oder Unterbringungsbehörden. Im Fall der Gefahr einer Zwangseinweisung ist die Polizei sogar verpflichtet, den Krisendienst hinzuzuziehen (SGB IX, Art. 5, Abs. 2). Zwangseingewiesen werden Betroffene, bei denen eine Selbst- oder Fremdgefährdung nicht auszuschließen ist. Zu bedenken ist hierbei, dass jede Zwangseinweisung mögliche Traumatisierungen mit sich bringen kann und deswegen (sofern möglich) vermieden werden sollte. So kann der Einsatz des Krisendienstes durch die Fachkompetenz und den geschulten Umgang der Mitarbeiter_innen die Betroffene dazu bewegen, sich in Begleitung des

Krisendienstes freiwillig in ambulante oder stationäre Behandlung zu begeben (Welschehold, 2021b). Eine freiwillige Aufnahme, kann Betroffene vor Zwangseinweisungen und möglicher Gewalt durch die Polizei schützen. Ob und welche Behandlung notwendig ist, wird den Betroffenen nach der fachlichen Einschätzung des Krisendienstes empfohlen. Wenn Zwang notwendig ist, führt diesen nie der Krisendienst aus, sondern die Polizei. Der Krisendienst kooperiert mit der Polizei, damit die Betroffenen in Not die bestmögliche und fachlich richtige Beratung in psychischen Ausnahmesituationen erhalten.

3.6 Einheitliche Qualitätsstandards

Um zu gewährleisten, dass alle Krisendienste nach denselben Standards arbeiten und keine Parallelstrukturen in der Versorgung aufgebaut werden, wurde 2019 im Bayerischen Bezirketag beschlossen, dass es festgelegte Qualitätsstandards für den Krisendienst geben soll (Bayerischer Bezirketag, 2019). Neben den zuvor beschriebenen Realleistungen (Krisentelefon und mobile Einsatzteams) ist ein wichtiges Ziel des Krisendienstes die Qualitätssicherung. Die Hilfe des Krisendienstes zeichnet sich vor allem durch die Verbindlichkeit, Niederschwelligkeit und dadurch aus, dass Hilfe vor allem schnell geleistet wird. So sichert der Krisendienst zu, innerhalb einer Stunde mit dem mobilen Team vor Ort sein zu können (Welschehold, 2021b). Durch die mobilen Einsatzteams, und die 24/7 rund um die Uhr erreichbare Rufnummer garantiert der Krisendienst ein Hilfeangebot für alle Krisensituationen (Welschehold, 2021a,). Zudem wird durch die Qualitätsstandards sichergestellt, dass die Hilfe qualitativ einheitlich bleibt (Welschehold, 2021a). Durch die Auswahl des Personals, Fortbildungen und Schulungen wird gewährleistet, dass die Mitarbeiter_innen auf dem gleichen Wissensstand sind und demnach qualitativ gute Arbeit leisten können (Bayerischer Bezirketag, 2019).

3.7 Fazit

Es lassen sich wichtige Kernaussagen bezüglich ambulanter Krisenversorgung als innovativen Versorgungsansatz treffen. Der Krisendienst ist ein wichtiger und viel genutzter Teil des Versorgungssystems. Der Krisendienst vermittelt Menschen zu ambulanten und stationären Angeboten und stellt für Betroffene eine wichtige 24/7-Anlaufstelle für Soforthilfe dar. So wird der Krisendienst im Schnitt von 170 Personen in Bayern genutzt, was erheblich ist (Büllesbach, 2021). Durch die telefonische Vorabklärung können Ambulanzen und stationäre Angebote entlastet werden. Durch die gezielte Vermittlung können Fehlaufnahmen vermieden werden. Hilfe kann auf verschiedenen Wegen geleistet werden. Die Arbeitsfelder des Krisendienstes sind divers. Dieser schätzt Situationen ein, deeskaliert, kooperiert mit der Polizei und vermittelt immer für das Wohl der Klient_innen (Welschehold, 2021b). Kontaktiert wird der Krisendienst von den Betroffenen selbst, Angehörigen, Fachstellen und der Polizei über die telefonisch erreichbare Krisennummer (Welschehold, 2021a). In der telefonischen Beratung und den ausrückenden Teams arbeiten Sozialpädagog_innen, Psycholog_innen und Fachkrankenpfleger_innen multiprofessionell zusammen und beraten die Klient_innen. Für psychiatrisch Pflegende bietet der Krisendienst ein innovatives Arbeitsfeld, weg vom stationären Alltag. Alle Berufsgruppen haben dieselben Aufgaben, es werden keine Unterschiede aufgrund der Profession gemacht. Die mobilen Einsatzteams versprechen innerhalb einer Stunde vor Ort sein zu können (Welschehold, 2021a). Durch die Qualitätsstandards können die Verlässlichkeit des Krisendienstes sowie ein fachliches Niveau garantiert werden (Bayerischer Bezirketag, 2019). Im Besonderen zeichnet sich der Krisendienst durch seine Erreichbarkeit, Verlässlichkeit und Niederschwelligkeit für den Nutzer aus. All dies bietet Menschen in Not die Möglichkeit, Hilfe zu erhalten, wenn sie diese brauchen.

Wissens- und Transferfragen

- Inwiefern entlastet der Krisendienst das Versorgungsnetz?
- Benenne die Teilgebiete des Krisendienstes! Welche Ziele verfolgen die einzelnen Teile?
- Welche Chancen bietet eine 24-Stunden-Krisenversorgung für Klient_innen mit psychiatrischen Problemen?
- Inwiefern könnte der Krisendienst Einfluss auf Zwangseinweisungen haben?

3.8 Literatur

Bayerischer Bezirketag. (2019). *Qualitätsstandards für Krisendienste.* Verfügbar unter https://www.bay-bezirke.de/data/download/qualitatsstandards-fuer-krisendienste_empfehlungen_2019.pdf

BayPsychKHG. (2018). *Bayerisches Psychisch-Kranken-Hilfe-Gesetz.* Verfügbar unter https://www.gesetze-bayern.de/Content/Document/BayPsychKHG/true

Berliner Gesellschaft für Soziale Psychiatrie. (o.J.). *Das Berliner „Gesetz über Hilfen und Schutzmaßnahmen bei psychischen Krankheiten (PsychKG)“.* Verfügbar unter https://www.khsb-berlin.de/sites/default/files/broschuere_psych_kg_1.pdf

BIDAQ (Bayerisches Institut für Daten, Analysen und Qualitätssicherung). (o.J.) *Abschlussbericht 2016–2020 Krisendienst Psychiatrie Oberbayern.* Krisendienst Psychiatrie Oberbayern.

Büllesbach, S. (2021). *Krisendienst Psychiatrie Oberbayern geht in Regelbetrieb.* Verfügbar unter https://kbo.de/themenwelt-kbo/service-praxis/krisendienst-psychiatrie-regelbetrieb

Deutscher Bundestag. (1975). *Unterrichtung durch die Bundesregierung. Bericht über die Lage der Psychiatrie in der Bundesrepublik Deutschland – zur psychiatrischen und psychotherapeutisch/psychosomatischen Versorgung in der Bevölkerung.* Verfügbar unter https://www.dgppn.de/_Resources/Persistent/80a99fbacaed5e58ef5c0733bdf8af78f8017e3c/Psychiatrie_Enquete_WEB.pdf

Greve, N. (2021). Gemeindepsychiatrische Krisenhilfen. *Nervenheilkunde, 9*(40), 707–711. https://doi.org/10.1055/a-1553-6477

SBG IX (2016). *Rehabilitation und Teilhabe von Menschen mit Behinderungen.* Verfügbar unter https://www.gesetze-im-internet.de/sgb_9_2018/BJNR323410016.html

Welschehold, M. (2021a). Krisendienst in Bayern. *Nervenheilkunde, 9*(40), 699–706. https://doi.org/10.1055/a-1528-4499

Welschehold, M. (2021b). Neu: Krisendienste in ganz Bayern. *Bayrisches Ärzteblatt, 5*(76), 212–213. Verfügbar unter https://www.bayerisches-aerzteblatt.de/fileadmin/aerzteblatt/ausgaben/2021/05/einzelpdf/BAB_5_2021_212_213.pdf

4
Der psychiatrische Pflegekonsil-/ Liaisondienst

Esther Pausch und Markus Witzmann

Konsil-/Liaisondienste in der Pflege durch Pflegeexpert_innen haben auch in Deutschland eine lange Tradition. Pflegeexpert_innen in der Stomatherapie, Diabetesberatung oder in der Wundversorgung sind in der stationären Versorgungsstruktur kaum mehr wegzudenken. Auch interprofessionelle Konsil-/Liaison-Teams wie der palliativmedizinische Dienst und Schmerzdienst konnten sich bereits etablieren.

Es stellt sich die Frage, warum eine entsprechende Versorgungsstruktur für Patient_innen mit psychiatrischen Komorbiditäten bisher nicht in der stationären Akutversorgung implementiert wurde bzw. dies regelhaft als Angebot zur Verfügung steht, obwohl einerseits Erkenntnisse, v. a. aus dem angloamerikanischen Sprachraum, eindeutig positive Ergebnisse im Behandlungsverlauf zeigen und andererseits stetig von einer Zunahme von Menschen mit psychischen Störungen, Komorbiditäten und herausfordernden Fallkonstellationen in der klinischen Akutversorgung gesprochen wird.

Bundesweit erfüllt mittlerweile mehr als jeder vierte Erwachsene im Zeitraum eines Jahres die Kriterien einer psychischen Erkrankung (DGPPN, 2022). Bis vor wenigen Jahren standen Menschen mit schizophrenen und affektiven Psychosen im Zentrum der stationären psychiatrischen Behandlung. Inzwischen beschäftigen sich die Behandler_innen zunehmend mit Suchterkrankungen, Angsterkrankungen, reaktiven depressiven Störungen, dekompensierten Persönlichkeitsstörungen sowie altersassoziierten psychischen Erkrankungen wie Demenz (Oberlerchner, 2017). Eine demenzielle Störung zählt zu den häufigsten Problemen in der Behandlung älterer Patient_innen und somit ist ein striktes Risikomanagement in der Versorgung einzuhalten, um eine Verschlechterung von deren Symptomatik zu vermeiden; hierzu gehören eine entsprechende Prävention, Diagnostik und Behandlung somatischer Erkrankungen wie u. a. Delir, Diabetes und Herzinsuffizienz (Hofmann, 2017; DGPPN, 2022). Die Behandlung einer komorbiden psychischen Erkrankung bei der Behandlung einer somatischen Erkrankung würde die Prognose und den Krankheitsverlauf der Patient_innen positiv beeinflussen (DGPPN, 2018; WHO, 2019).

Es kann davon ausgegangen werden, dass in somatisch ausgerichteten Institutionen und anderen an somatischer Pflege orientierten Einrichtungen ein hoher Bedarf an psychiatrischer Pflege besteht, von welchem die Betroffenen profitieren würden. Es ist nicht nachvollziehbar, warum psychiatrische Pflege nicht außerhalb der Psychiatrie tätig ist (Schulz, 2005).

„Psychiatrische Pflege findet statt, wo Menschen mit psychiatrischem Pflegebedarf sind, aber nicht überall, wo Menschen mit psychiatrischem Pflegebedarf sind, findet psychiatrische Pflege statt." (Schulz, 2005, S. 11).

Eine moderne psychiatrisch pflegerische Versorgung begrenzt sich nicht auf die klassischen psychiatrischen Institutionen und Angebote. Sie ist integraler Bestandteil einer ganzheitlichen Perspektive zum Wohle der Förderung und des Erhalts der Gesundheit des Einzelnen und der Gesellschaft.

4.1 Begriffsklärung pflegerischer Konsil- und Liaisondienst

Konsil-/Liaisonsdienste werden wie folgt definiert: Nach dem Medizinlexikon Pschyrembel definiert sich der Konsildienst als die „Konsultation eines Kollegen einer anderen Fachrichtung. Dabei wird eine patientenbezogene Sachfrage beraten, die in das Spezialgebiet des hinzugezogenen Kollegen fällt", die Liaisonpsychiatrie wird als „Teilgebiet der Psychiatrie, das die interdisziplinäre Zusammenarbeit mit Integration eines Psychiaters in das Arbeitsteam auf somatischen Krankenhausstationen umfasst" definiert (Pschyrembel, 2022).

Unter Pflegekonsil wird die Konsultation von Kolleg_innen mit spezifischem, durch Weiterbildung erworbenem Fachwissen oder einer anderen Fachrichtung zur Beratung spezieller Pflegeprobleme verstanden. Als Beispiele werden die Fixierung eines Patienten bzw. einer Patientin, psychiatrische Pflege bei Suizidpatient_innen und geriatrische Pflege genannt (Pschyrembel, 2022).

Die Konsiliar- und Liaisonpsychiatrie ist als mobiles Angebot in verschiedenen somatisch Kliniken und Abteilungen eines Allgemeinkrankenhauses tätig. Der diagnostische und therapeutische Fokus liegt auf der Behandlung von Patient_innen mit psychischen Störungen oder psychischen Auffälligkeiten bei somatisch-medizinischer Behandlung. Ein Nichterkennen bzw. das Nichtbehandeln psychischer Komorbiditäten in der medizinischen Akutversorgung hat Einfluss auf vorliegende somatische Erkrankungen und kann zu Chronifizierung führen und damit zur stärkeren Ausprägung der psychiatrischen Erkrankung und zu wiederholten Aufnahmen in den somatisch-medizinischen Kliniken. Zu unterscheiden sind die Tätigkeitsprofile, so wird im konsiliarpsychiatrischen Dienst der Psychiater_innen auf Anforderung der somatisch-medizinischen Kolleg_innen zu einzelnen Patient_innen hinzugezogen. Im Rahmen einer liaisonpsychiatrischen Tätigkeit werden dagegen Psychiater_innen in das gesamte Behandlungsteam einer klinisch medizinischen Station eingebunden (Kapfhammer, 2017; Sperner-Unterweger & Holzner, 2012).

In der Regel wird die Konsiliar- und Liaisonpsychiatrie durch Psychiater_innen durchgeführt: „Um den unterschiedlichen Anforderungen, die von der psychiatrisch/psychologisch/psychotherapeutischen Patientenbehandlung über die Angehörigenunterstützung bis hin zur Unterstützung des somatischen Behandlungsteams reichen, gerecht zu werden, ist die Zusammensetzung und Strukturierung eines Konsiliar-/Liaison-Dienstteams (CL-Dienstteams) von besonderer Bedeutung" (Sperner-Unterweger & Holzner, 2012, S. 498).

Sie befürworten den Einsatz von Psycholog_innen, „da durch diese unterschiedlichen Professionen in der Behandlung Synergien ausgenutzt werden können bzw. auch gegenseitige Entlastungen möglich sind" (Sperner-Unterweger & Holzner, 2012, S. 499).

Rießland-Seifert et al. (2006) stellen die Frage nach der personellen Zusammensetzung solcher Konsiliar-Liaison-Teams. Sie befürworten zur fachlichen Bereicherung neben den klassischen Berufsgruppen wie Fachärzt_innen für Psychiatrie und Psychotherapie sowie Fachärzt_innen für Psychosomatik (ausschließlich in Deutschland) und Psycholog_innen die Einbindung von Pflegefachpersonen und Sozialarbeiter_innen.

Warum ist aus psychiatrischer Pflegeperspektive eine Beteiligung oder eigenständige Durchführung an einem Konsil-/Laisondienst erforderlich?

Im Lehrbuch „Psychiatrische Pflege" definieren die Autor_innen, „dass nur ein kleiner Teil von Menschen mit psychiatrischen Problemen im Rahmen der engeren psychiatrischen Versorgung behandelt und gepflegt wird, [...] unabhängig davon, ob diese Menschen zuhause oder in einer Institution leben, ob sie in psychiatrischer oder allgemeinmedizinscher Behandlung sind. Unsere Spezialität ist neben der direkten Arbeit mit PatientInnen zunehmend auch die Beteiligung an Programmen zur Förderung psychischer Gesundheit sowie die Beratung und Unterstützung von KollegInnen und Einrichtungen beim Umgang mit den psychischen Problemen ihrer Klientel" (Abderhalden et al., 2011, S. 43).

Die Deutsche Fachgesellschaft Psychiatrische Pflege (DFPP) ist der Vision verpflichtet, dass Menschen mit psychischen Erkrankungen oder Einschränkungen und ihre Bezugspersonen die erforderliche Hilfe und Begleitung erhalten, um ihren Lebensalltag selbstbestimmt zu gestalten. Alle Menschen sollen integriert im nicht-stigmatisierenden Umfeld sein, Wohlbefinden erfahren und sich in ihren persönlichen Hoffnungen und Zielen unterstützt fühlen. Pflegehandeln dient diesen Zielen wie auch der Prävention von psychischen Krankheiten und Krisen (DFPP, 2019).

Die Angebote psychiatrischer Pflegekonsil-/Liaisondienste können bei der Realisierung der o.g. Aufgaben, Ziele bzw. Visionen unterstützen. Das übergeordnete Ziel ist eine den psychischen Pflegesymptomen entsprechende Versorgung in den somatisch-medizinischen Bereichen und Abteilungen. Die Behandlung einer komorbiden psychischen Erkrankung bei der Behandlung einer somatischen Erkrankung würde die Prognose und den Krankheitsverlauf der Patient_innen positiv beeinflussen (DGPPN, 2018).

Da psychiatrische Pflege eine Spezialisierung darstellt, kann und darf nicht davon ausgegangen werden, dass somatisch Pflegende bzw. Pflegende mit anderen Spezialisierungen psychische Symptome erkennen und entsprechend versorgen. Im Fokus stehen die Unterstützung in der psychiatrischen Pflegebedarfserhebung und die Durchführung des entsprechenden Pflegeprozesses. Somit sind im Rahmen der Erhebung des Pflegebedarfs neben den somatischen auch die psychischen bzw. psychiatrischen pflegerelevanten Symptome in den Pflegeprozess aufzunehmen (Pausch, 2020).

Im Rahmen eines durchgeführten Praxisprojektes mit dem Titel „Psychiatrie Sensible Pflege (PSP)" wurde der Bedarf an entsprechenden Angeboten bestätigt. Denn ausgehend von möglichen fehlenden Kompetenzen somatischer Pflegefachpersonen in der Pflege und Versorgung von psychiatrischen Patient_innen stellt sich die Frage, welchen Beitrag die psychiatrische Pflege im Konsil-/Liaisondienst bei der Bewältigung dieser Probleme leisten kann, um die „gesundheitlichen Ergebnisse für Patienten mit psychischen Gesundheitsproblemen zu verbessern" (Sharrock & Happel, 2002, S. 24–33). Ein weiteres Ergebnis verwies auf unerwünschte Ereignisse bei Patient_innen mit psychiatrischem Versorgungsbedarf in der stationären Versorgung in allgemeinen Krankenhäusern; außerdem, dass organisatorische Faktoren des Pflegeumfeldes mit den Ergebnissen unerwünschter Ereignisse verbunden seien. Die Weiterentwicklung einer evidenzbasierten Qualitäts- und Sicherheitsüberwachung von Patient_innen mit psychiatrischem Pflegebedarf in den Allgemeinkrankenhäusern ist somit dringend erforderlich (Hanrahan et al., 2010).

Für den aktuellen Wissensstand zur Versorgung von Patient_innen mit psychiatrischem Pflegebedarf in der somatischen Pflege sind im Rahmen der Entwicklung eines psychiatrischen Pflegekonsil-/Liaisondienstes die speziellen Tätigkeitsmerkmale und Kompetenzen von psychiatrisch Pflegenden in den unterschiedlichen Qualifikationsstufen in Zusammenhang mit der neuen Gesetzgebung von besonderer Relevanz.

4.2 Erkenntnisse über psychiatrische Pflegekonsil- / Liaisondienste

Entsprechend dem ärztlichen Konsil-/Liaisondienst steht eine psychiatrische Pflegefachperson den Pflegenden bzw. dem multiprofessionellen Team somatischer Bereiche zur Verfügung, um sich bei psychiatrischen Symptomen oder psychischen Auffälligkeiten der Patient_innen fachlich beraten zu lassen und eine pflegerische Versorgungsempfehlung einzuholen.

Wissenschaftliche Studien zeigen, dass die Erkennung psychischer Erkrankungen durch Schulungen und angemessene personelle Ausstattung des (somatischen) Pflegepersonals verbessert werden kann (Chen et al., 2016). Hinsichtlich der Einstellung oder Haltung der Pflegenden in der Betreuung von Menschen mit psychischen Gesundheitsproblemen können psychiatrisch Pflegende die Versorgung positiv beeinflussen.

So äußerten trotz insgesamt eher negativer Einstellungen zu Patient_innen mit psychischen Störungen in somatischen Abteilungen/Stationen über 50% der in einer Studie befragten Pflegenden den Wunsch, Menschen mit psychischen Gesundheitsproblemen in ihrem Krankenhaus versorgen zu können. Die Pflegenden gaben an, dass sie sich nur begrenzt in der Lage fühlen, diesen Menschen zu helfen und Schulungen sowie Unterstützung benötigten, um dieses Ziel zu erreichen (Reed & Fitzgerald, 2005).

Als Herausforderungen in der Versorgung dieser Patient_innen wurden von Pflegenden u.a. Angst, negative Einstellung zu Patient_innen und geringe Kenntnisse hinsichtlich psychiatrischer Pflegemaßnahmen genannt (Hendlmeier et al., 2018; Bickel et al., 2018). Um diese Ängste und Vorbehalte zu relativieren, braucht es aktuelle Konzepte, z.B. die Implementierung einer ganzheitlichen Pflege, um die Probleme, die Wahrnehmung und die Einstellung zu Patient_innen von Pflegenden positiv zu beeinflussen. In Übereinstimmung mit einem modernen Modell der patient_innenzentrierten Versorgung ist es für medizinisch-chirurgische Krankenpfleger_innen unerlässlich, das Wissen, die Fähigkeiten und die Einstellungen zu erwerben, welche für die Arbeit mit dieser Hochrisikopopulation erforderlich sind (Alexander et al., 2016).

In Bezug auf den demografischen Wandel und den damit einhergehenden Anstieg von alten und hochaltrigen Patient_innen mit psychiatrischer Komorbidität wird die Behebung von Wissenslücken in der Versorgung verwirrter älterer Patient_innen gefordert (Teodorczuk et al., 2010), ebenso wie organisatorische Unterstützung, um den Pflegenden eine ganzheitliche Versorgung von Patient_innen mit psychiatrischer Komorbidität zu ermöglichen (Giandinoto & Edward, 2014). Als Herausforderungen in der Versorgung dieser Patient_innen wurden von Pflegenden u.a. Angst, negative Einstellung zu Patient_innen und geringe Kenntnisse hinsichtlich psychiatrischer Pflegemaßnahmen genannt. Als positiv konnte in dem zugrunde liegenden Review festgehalten werden, dass die Pflegenden ihren Beruf insgesamt positiv und optimistisch wahrnehmen (Hendlmeier et al., 2018; Bickel et al., 2018).

Die repräsentativen Ergebnisse der General Hospital Study (GHoSt) zu demenzsensiblen Versorgungsangeboten im Allgemeinkrankenhaus zeigt, dass deutsche Allgemeinkrankenhäuser noch nicht ausreichend auf die Versorgung älterer Patient_innen mit komorbider Demenz und Delir vorbereitet sind. So mangelt es an professionellen Hilfsmitteln und Konzepten für bewegungsunruhige Patient_innen, die gefährdet sind, sich im Krankenhaus zu verirren. Als Konsequenz kommt es deshalb nach wie vor zum Einsatz von freiheitsentziehenden Maßnahmen. Die frühzeitige Identifizierung von Patient_innen mit kognitiven Beeinträchtigungen ist Voraussetzung für eine risikominimierende Versorgung und kann mithilfe von Screening-Instrumenten verbessert werden. Des Weiteren werden klinikinterne soziale Beratungsangebote für Patient_innen mit kognitiven Beeinträchtigungen und Angehörige vorgeschlagen; diese könnten unter Einbeziehung bestehender (Pflege-)Beratungsangebote ausgebaut werden.

Insgesamt wäre eine flächendeckende Implementierung dieser Maßnahmen und weitere in Modellprojekten erprobte, demenzsensible Angebote sowie die Durchführung methodisch qualifizierter Evaluationsstudien, die generalisierbare Aussagen zur Wirksamkeit der Maßnahmen erlauben, wünschenswert (Hendlmeier et al., 2018; Bickel et al., 2018). Zudem gilt seit 2018 die Umsetzung des Expertenstandards „Beziehungsgestaltung in der Pflege von Menschen mit Demenz" als richtungsweisend. Die vorgelegten Ergebnisse können allgemein auf die Versorgung mit psychiatrischen Pflegebedarf ausgeweitet werden.

Aus den oben dargestellten Erkenntnissen lassen sich die folgenden zentralen Aufgaben für ein psychiatrisches Pflegekonsil-/Liaisonangebot beschreiben:

- Unterstützung bei der Beratung und Ausführung direkter Pflegehandlungen an den Patient_innen
- Unterstützung und Schulung der Pflegenden in der personenzentrierten Beziehungsgestaltung mit Patient_innen,
- Erkennen pflegerelevanter psychischer Symptome und Pflegephänomene
- Erhebung des Pflegebedarfs
- Erstellen psychiatrischer Pflegediagnosen
- Festlegung von Pflegeinterventionen und des dazu erforderlichen Pflegeprozesses.

Dies erfolgt in enger Anlehnung an Evidence Based Nursing (EBN) und unter Mitwirkung der am Pflegeprozess bzw. der Behandlung beteiligten Personen.

4.3 Anforderungen an eine psychiatrische Pflegefachperson

Anforderungen zur Durchführung eines psychiatrischen Pflegekonsil-/Liaisiondienstes ist die vertiefte fachliche psychiatrische Pflegepraxis, welche erfahrene Pflegeexpert_innen mit Fachweiterbildung für „Pflege in der Psychiatrie" (DKG) oder erfahrene Pflegeexpert_innen der akademischen Pflege im Rahmen von Bachelorstudiengängen oder spezialisierten Studienangeboten wie „Psychiatrische Pflege" erworben haben.

Neben einer ausgeprägten Fach- und Methodenkompetenz im Kontext der psychiatrischen Versorgung bzw. der Früherkennung, Prävention, Diagnose und Behandlung psychischer Erkrankungen stellten eine für Patient_innen angemessene Kommunikation und Interaktion eine wesentliche Befähigung dar. Zu einer professionellen Kommunikation mit Menschen mit psychischen Störungen gehört eine kritische Analyse des Kommunikationsprozesses sowie der Reflexion der eigenen Rolle, um einen Kommunikationsprozess konstruktiv gestalten zu können, ebenso die Reflexion pflegerischen Handelns in komplexen Situationen sowie die Übernahmen der Verantwortung hierfür. Die Studiengänge befähigen zudem zu wissenschaftlichen Arbeiten und vereinfachen den Theorie-Praxistransfer im Rahmen von Evidence-Based-Nursing (EBN).

Vertieftes Pflegewissen mit Masterabschluss findet sich in den Studiengängen zu Advanced Nurse Practice (ANP). Nach Scheydt und Holzke (2018) würde sich in besonderem Maße der Einsatz von APN im psychiatrischen Pflegekonsil- und/oder -Liaisondienst als zielführend erweisen: So „übernehmen Psychiatrische Pflegeexperten APN in ihrem jeweiligen Fachgebiet die fachliche Leitung und zusätzlich die Koordination des dortigen ANP-Teams. Sie leiten interdisziplinäre Fallbesprechungen in Zusammenhang mit hochkomplexen Fällen, arbeiten an intra- und interdisziplinären Projekten zur inhaltlichen und strukturellen Weiterentwicklung der Patientenversorgung mit und leiten Projekte der pflegerischen Praxis- und Qualitätsentwicklung" (Scheydt & Holzke, 2018, S. 51).

4.4 Implementierung in die somatische Krankenhausversorgung

Bisher gibt es in Deutschland kaum Literatur zur Implementierung von entsprechenden Angeboten. Für den Bereich der Pflege und Versorgung von Menschen mit Demenz zeigen sich bereits einige Modellformen wie der gerontopsychiatrische Liaisondienst als Best-Practice-

Modell im Klinikum Gütersloh, der sich in den Wirkungsfeldern der Patient_innen-, Mitarbeiter_innen-, Struktur- und Prozessebene zeigt (DKG, 2018).

Koloff (2021) zeigt, dass Pflegeexpert_innen APN in deutschen Kliniken nicht flächendeckend etabliert sind und sich dies auf die Qualität der Versorgung von Menschen mit kognitiven Einschränkungen auswirkt. Mögliche Zuständigkeiten dieser Pflegeexperten oder APN sind neben dem direkten Patientenkontakt, Schulung der Mitarbeitenden, konsiliarische Tätigkeiten auf den Stationen sowie Beratung der Angehörigen.

4.5 Psychiatrische Pflege im Konsil-/Liaisondienst – Ländervergleich

In Deutschland wurde bisher kein allgemeinpsychiatrischer Pflegekonsil-/Liaisondienst etabliert und erforscht bzw. die psychiatrische Pflege in einen multiprofessionellen psychiatrischen Konsil-/Liasondienst integriert. Wie bereits erwähnt, gibt es Erfahrungen zu pflegerischen Konsildiensten mit dem Fokus auf psychiatrischem Versorgungsbedarf bisher nur zu einzelnen Krankheitsbildern, z. B. Demenz.

In einigen europäischen Nachbarländern zeigt sich die psychiatrische Pflege bereits als Expert_innen im Rahmen sogenannter psychiatrischer Konsil-/Liaisondienste, bestehend aus Psychiater_innen, psychosomatischer Ärzt_innen, Sozialpädagog_innen und psychiatrisch ausgebildeten Pflegenden zur Versorgung und Behandlung von Patient_innen mit psychiatrischen Komorbiditäten in den Allgemeinkrankenhäusern. Sie sind etabliert u. a. in Spanien, Großbritannien, Österreich und der Schweiz sowie in den Niederlanden (Rießland-Seifert et al., 2006).

Im angloamerikanischen Sprachbereich ist psychiatrische Pflege im Konsil-/Liasondienst bereits seit langem implementiert. Bereits 1989 beschreibt Sharrock (1989), die Bereitstellung einer psychiatrischen Konsil-/Liasion Pflege, zur bestmöglichen Versorgung von Patient_innen mit psychischen Problemen und zur Unterstützung der allgemeinen Pflegefachpersonen, die sie betreuen.

4.6 Normative Grundlagen

Neben den fachlichen Erfordernissen weisen auch allgemein geltende normative Grundlagen, wie das zum 1. Januar 2020 in Kraft getretene Pflegeberufegesetz (PflBG) (Bundesministerium für Gesundheit, 2020), durch gesetzlich definierte Vorbehaltsaufgaben in § 4:

1. Erhebung und Feststellung des individuellen Pflegebedarfs
2. Organisation, Gestaltung und Steuerung des Pflegeprozesses
3. Analyse, Evaluation, Sicherung und Entwicklung der Qualität der Pflege

eine notwendige Änderung in der bisherigen Versorgungsstruktur auf.

Auch die geltenden Expertenstandards des Deutschen Netzwerks für Qualitätsentwicklung in der Pflege (DNQP), insbesondere der Expertenstandard „Beziehungsgestaltung in der Pflege von Menschen mit Demenz“ (2018) zur Versorgung von Patient_innen mit psychiatrischem Pflegebedarf, sind von zentraler Bedeutung.

Zusätzlich zeigen die ärztlichen Leitlinien der Arbeitsgemeinschaft der Wissenschaftlichen Medizinischen Fachgesellschaften (AWMF) die Notwenigkeit interprofessioneller Zusammenarbeit durch den Einbezug von Pflegefachgesellschaften, Berufsverbänden und Organisation in der Versorgungsstruktur auf. Hier von Relevanz ist u. a. die S3-Leitlinie „Verhinderung von Zwang: Prävention und Therapie aggressiven Verhaltens bei Erwachsenen“ (2018), die S2k-Leitlinie „Notfallpsychiatrie“ (2019) sowie die S3-Leitlinie „Demenzen“ (2016). Entsprechend der normativen Grundlagen des PflBG scheint es dringend geboten, eine Sicherung der Pflegequalität zur Erhebung des individuellen Pflegebedarfs und des entsprechenden Pflegeprozesses durch entsprechende Pflegeexpert_innen sicherzustellen.

Die entsprechend vertiefte Pflegepraxis durch Pflegekonsil-/Liaisondienste ist nicht nur für Patient_innen mit psychiatrischem Pflegebedarf von äußerster Wichtigkeit, sondern betrifft auch weitere komplexe Versorgungsbereiche in der Pflege. Leider ist im Rahmen der Gesetzgebung versäumt worden, neue Aufgabenbereiche zu definieren und diese in den Tarifverträgen, entsprechend einzubinden und anzupassen. Die bestehenden Eingruppierungen erwiesen sich bezüglich der Qualifikationen als zu undifferenziert. Insbesondere zeigt sich diese Problematik im Rahmen der Konsil-/Liaisondienste, da diese klinikübergreifend sind und eine entsprechende Vergütung derzeit noch nicht umfassend geregelt ist. So konnte auch das o. g. Praxisprojekt PSP der Autorin aufgrund fehlender finanzieller Rahmenbedingungen bisher nicht implementiert werden.

4.7 Erfahrungen in einem Praxisentwicklungsprojekt

Im Rahmen des Praxisentwicklungsprojekts PSP zur Versorgung von Patient_innen mit psychiatrischen Pflegebedarf an einem Münchner Universitätsklinikum wurde für das Teilprojekt „Entwicklung eines psychiatrischen Pflegekonsil-/Liaisiondienstes für die somatischen Bereiche und Stationen" eine Bedarfsanalyse in einem qualitativen Forschungsdesign, welches sich an der Reflexive Grounded Theory orientierte, durchgeführt. Im Fokus standen zwei Fragestellungen: Fragestellung 1 – Bedarfsanalyse – psychiatrischer Pflegekonsil-Liaisondienst und Fragestellung 2 – Kommunikation, Interaktion und Haltung (der Pflegenden auf den somatischen Stationen). Durchgeführt wurden insgesamt 23 Konsile, davon zehn Konsile gemeinsam mit dem psychiatrisch ärztlichen Konsildienst und 13 Konsile alleine (durch die Autorin), um den Bedarf einer zusätzlichen Stationswache (Sitzwache) zur pflegerischen Versorgung von Patient_innen mit komplexen Pflegedarf zu eruieren.

Die gemeinsam mit dem ärztlichen psychiatrischen Konsildienst durchgeführten zehn Konsile, mit den Fragestellungen zur psychiatrischen Versorgungsempfehlung, zeigten bei der Durchsicht der aktuellen Pflegedokumentation, dass nur bei drei Patient_innen das vorherrschenden psychiatrische Pflegeproblem dokumentiert war, eine Weiterführung des Pflegeprozesses war nicht ersichtlich.

Ein ähnliches Ergebnis zeigte sich bei der psychiatrischen Pflegevisite zur Einschätzung der Notwendigkeit einer pflegerischen Unterstützung im Nachtdienst. Hier wurde zumindest bei zehn von insgesamt 13 Patient_innen das Pflegeproblem im Pflegebericht benannt, aber kein Pflegeprozess durchgeführt, lediglich in einem Fall wurde ein vollständiger Pflegeprozess erhoben.

Da im Rahmen des Praxisprojekts die Beobachtung im direkten Forschungsfeld und zugleich als Mitakteur stattfand, zeigte sich die teilnehmende Beobachtung als eine hierfür sinnvolle Methodenwahl. Für beide Konsilarten stand die Beobachtung der Pflegenden hinsichtlich ihrer Beziehungsgestaltung und Haltung zum Patienten im Vordergrund. Hierzu zählt auch das Wissen der zuständigen Pflegeperson zur aktuellen Pflegesituation und Pflegepraxis in Bezug auf die Fragestellung des ärztlichen Konsilantrags bzw. des Stations-/Sitzwachenantrags (**Abb. 4-1**, S. 56).

Im Rahmen der Konsildurchführung wurde gemeinsam mit den somatisch Pflegenden der psychiatrische Pflegedarf und der individuelle Pflegeprozess erhoben und in der Patient_innendokumentation verschriftlicht. Eine Evaluation wurde im Rahmen des Projekts nicht durchgeführt. Beispielhaft werden in **Abbildung 4-2 (S. 56)** die Pflegeziele der Konsilbegleitung im Rahmen des ärztlichen Konsils dargestellt.

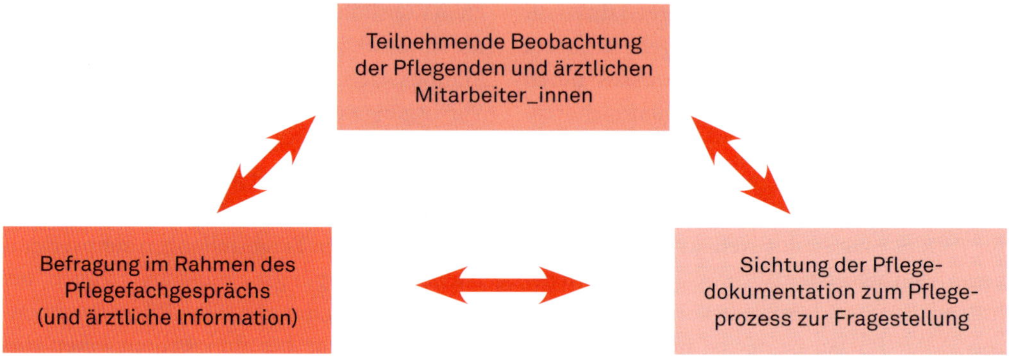

Abbildung 4-1: Aspekte der Konsildurchführung (Eigendarstellung)

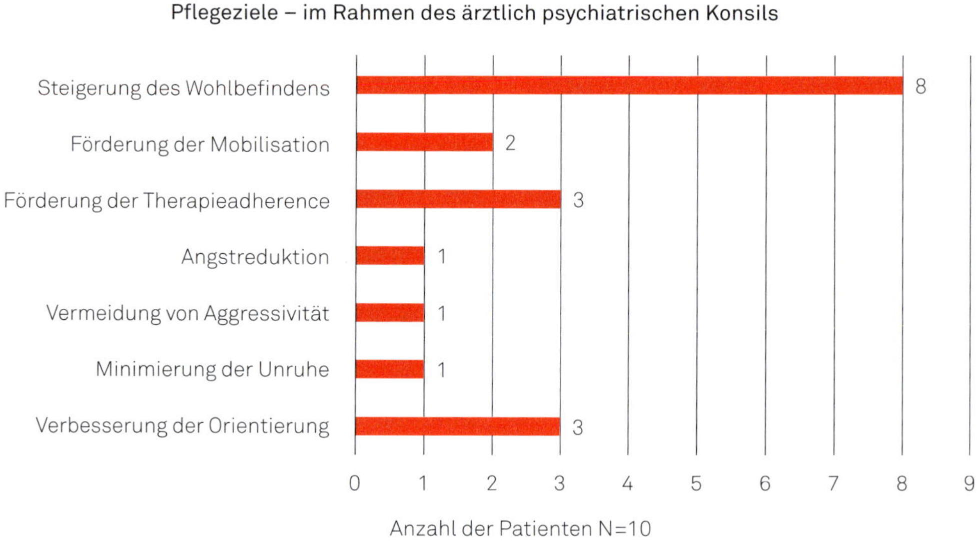

Abbildung 4-2: Pflegeziele im Rahmen des ärztlich-psychiatrischen Konsils (Eigendarstellung)

Zur Fragestellung der Kommunikation, Interaktion und Haltung der Pflegenden vor Ort zeigte die teilnehmende Beobachtung folgende Beispiele:

Pflege wirkt und zeigt sich unselbstständig
Arzt ordnet an, auch Pflegemaßnahmen (Matratze); ohne Arztrücksprache keine Anwendung (Dekubitusmatratze durch Arzt); die Pflegenden haben zur Problemstellung keinen Pflegeprozess erfasst; Pflegende zeigten sich erstaunt über die Zusammenarbeit von Arzt und psychiatrischer Pflegefachperson, äußern den Wunsch, auch so zu arbeiten: „Das ist toll, das kennen wir so nicht".

Wenig Interesse
Pflegende haben keine Zeit, *wirken wenig interessiert*; geben an, das Pflegekonsil sei gut und entlastend.

Überforderung
Pflegende fühlen sich durch die suizidale Symptomatik überfordert; Patientin fordert viel Zuwendung, ist anstrengend; im Rahmen der stationären Situation erscheint dies nachvollziehbar;

Entlastung der Pflegenden durch zeitnahe Übernahme in die Psychiatrie.

Mangelnde persönliche Bekanntschaft
Patient_in war den anwesenden Pflegenden kaum bekannt, Pflegeanamnese unvollständig, auch keine Information hinsichtlich des Verhaltens des Patienten zur Konsilanforderung. Das Fachgespräch zur Versorgungsempfehlung war sehr kurz, Pflegende gaben an, hierfür keine Zeit zu haben.

Verunsicherung
Pflegende beschreiben die Patientin als „auffällig", Patientin zeigt sich misstrauisch. Pflegende wirken verunsichert – keinerlei Pflegeprozess zur Symptomatik erhoben.

Als Ergebnis zu Beobachtung und Wahrnehmung in der pflegerischen Beziehungsgestaltung soll an den folgenden Beispielen dargestellt werden:

Patient A:
Psychiatrische Konsilanforderung bei Verdacht auf Suizidalität – Fragestellung: Mitbeurteilung erbeten.

Konsil: Der Patient zeigte im direkten Kontakt zu den Konsilgebern ein gesteigertes Redebedürfnis, mit dem Wunsch nach vermehrten Gesprächskontakten, da das Gedankenkreisen ihn quält, des Weiteren beklagt er Schlafmangel. Insgesamt wird das Gespräch als entlastend empfunden, Patient wünscht vermehrte Gespräche und bedankt sich. Mitbeurteilung: kein Hinweis auf Suizidalität.

Pflegebedarf: Mangel an Gesprächen, zur Entlastung und Unterbrechung des einer depressiven Symptomatik entsprechenden Gedankenkreisens und einer Verbesserung der Schlafdauer und Schlafqualität. Hinsichtlich der im Gespräch vom Patienten klar definierten Symptome war kein Pflegebedarf erhoben und Pflegeprozess erstellt; die zuständige Pflegefachperson zeigte sich wenig interessiert und gab an, keine Zeit für Gespräche mit dem Patienten zu haben.

Patientin B:
Psychiatrische Konsilanforderung: Postoperative Anpassungsstörung – Fragestellung: psychiatrische Beurteilung.

Konsil: Patientin gibt ein Gefühl der Unsicherheit und Bedrohung an (möglicherweise wahnhafte Gedanken), fühlt sich nicht ernst genommen und schlecht behandelt; zeigt sich dankbar für das Gespräch.

Pflegebedarf: entlastende Gespräche zu den von der Patientin geäußerten Gefühlen; die Pflegenden beschreiben die Patientin als „auffällig" und misstrauisch wirkend – zu dieser Beobachtung und Wahrnehmung erfolgte keine Erhebung des Pflegebedarfs und eines entsprechenden Pflegeprozesses.

Patient C:
Psychiatrische Konsilanforderung: Einwilligungsfähigkeit? – Fragestellung: Mitbeurteilung erbeten.

Konsil: Patient zeigt sich verwahrlost, in allen Bereichen orientiert, wenig Therapie-Adherence, möchte nach Hause und hat dort wichtige Dinge zu erledigen; Betroffener weiß nicht, warum er weiterhin hier sein muss. Im Gespräch sehr weitschweifig, nur schwer auf die Fragen eingrenzbar.

Pflegebedarf: Unterstützung nach Bedürfnis des Patienten; hier in seiner Autonomie stärken und akzeptieren; Pflegende beschreiben Patienten als desorientiert, im Kontakt freundlich; für diesen Patienten ist davon auszugehen, dass sich die Weitschweifigkeit (Weitschweifigkeit wird im psychopathologischen Befund unter Störung des formalen Denkens definiert und zeigt sich als fehlende Trennung von Wesentlichem und Unwesentlichen und dem Sichverlieren in unwichtigen Einzelheiten (Amboss, 2023), im Gesprächskontakt als Desorientierung dargestellt hat. Dieser lehnt aber das vom medizinischen Personal empfohlene, seiner Erkrankung entsprechende Therapieregime ab. Entsprechend einer sensiblen Wahrnehmung in der Pflegebeziehung ist die Autonomie des Patienten zu akzeptieren, auch wenn medizinische Gründe einen Aufenthalt im Klinikum begründen würden.

Als Gesamtergebnis konnte aufgezeigt werden, dass die Daten der Pflegekonsilbegleitung im Rahmen des ärztlichen Konsils und der Sitzwachenanforderung nahezu identisch waren und sich dadurch wechselseitig validierten.

Bei über 50 % der durchgeführten Konsile konnte keine professionelle Beziehungsgestaltung der Pflegenden oder eine Haltung, welche Empathie und Wertschätzung im Rahmen einer gelungenen Kommunikation und Interaktion vermittelt, festgestellt werden. Diese defizitäre Beziehungsgestaltung zieht sich durch die gesamte pflegerische Versorgung dieser Patient_innen und drückt sich in der „Nicht-Erhebung“ des Pflegebedarfs und eines entsprechenden Pflegeprozesses aus. Im direkten Kontakt während des Konsils zeigten diese Pflegenden kein Wissen zum aktuellen somatischen sowie psychiatrischen Befinden der Patient_innen. Auf gezieltes Nachfragen wurde zumeist mit einem „Ich kenne den Patienten nicht“ oder „Ich war im Frei“ geantwortet.

Trotzdem zeigten Pflegende bei etwa 46 % der durchgeführten Konsile eine empathische Grundhaltung gegenüber den Patient_innen. Ihre Kommunikation, Interaktion und Beziehungsgestaltung entsprachen dieser zugewandten Haltung. Sie zeigten sich interessiert an einer optimierten Versorgung. Das Konsil wurde als hilfreich und unterstützend für den weiteren Pflegeprozess befunden. Unsicherheiten in der Kommunikation und Interaktion sowie in den Formulierungen des Pflegeprozesses konnten angesprochen und aufgeklärt werden.

Eine Stationsleitung empfiehlt die Einführung des psychiatrischen Pflegekonsils als dringende Maßnahme, um den Mitarbeiter_innen in diesem Rahmen eine entsprechende Schulung zum direkten Umgang mit den Patient_innen zu ermöglichen sowie eine fachliche Unterstützung bei der Erhebung des Pflegebedarfs und der Ausformulierung des Pflegeprozesses zu gewährleisten. Sie geht davon aus, dass die Erhöhung der Fachkompetenz der Mitarbeiter_innen die Versorgung der Patient_innen unmittelbar und positiv beeinflussen kann und bezeichnet das Pflegekonsil als einen wichtigen Zwischenschritt vor einer möglichen ärztlichen psychiatrischen Konsilanforderung.

Hinsichtlich des ärztlichen Konsils gibt sie zu bedenken, dass die sich hieraus ergebenden Versorgungsempfehlungen den Pflegealltag durchaus vereinfachen können, aber nicht den Kern der Problematik treffen, da die primäre Unterstützung zu individuellen Pflegezielen und/-maßnahmen durch die Ärzt_innen nicht gegeben ist. Mit den qualitativen Ergebnissen korrelieren die quantitativen Ergebnisse, die in 40 % der Konsile eine Dokumentation des Pflegeprozesses in Form von Zielen und Maßnahmen im Pflegebericht festhielten.

4.8 Fazit und Ausblick

Aufgrund der internationalen Studienlage zum Thema ist davon auszugehen, dass auch in Deutschland ein psychiatrischer Pflegekonsil-/ Liasiondienst, ähnlich aufgebaut wie der Palliativmedizinische Dienst die Versorgung von Patient_innen mit psychiatrischen Pflegebedarf positiv beeinflussen würde.

Das Gesundheitssystem muss dringend auf diese Herausforderungen reagieren: Menschen mit psychischen Erkrankungen benötigen neue gestufte, bedarfsgerechte, personenzentrierte, sektoren- und settingübergreifende Versorgungsmodelle, die ihren spezifischen Bedürfnissen gerecht werden. Dabei stellt sich auch die Frage, wie die Empfehlungen der evidenzbasierten Leitlinien im Behandlungsalltag noch umfänglicher umsetzbar sind und wie sich die neuesten Erkenntnisse aus Wissenschaft und Forschung in die Praxis übersetzen lassen (DGPPN, 2022).

Wünschenswert wäre vor allem ein interprofessioneller psychiatrischer Konsil-/Liaisondienst, in seiner Ausstattung angelehnt an den Palliativmedizinischen Dienst.

Die Erhebung des psychiatrischen Pflegebedarfs bedarf der Expertise von psychiatrischen Pflegeexpert_innen, um ihren Kolleg_innen im allgemein somatischen Bereich als Äquivalent zum ärztlich psychiatrischen Konsildienst eine entsprechende Versorgungsempfehlung geben zu können. Insbesondere für die psychiatrische Pflege könnte ein Konsil-/Liaisondienst in genau dieser Funktion von besonderem Vorteil sein. So kann er neben der Versorgungsempfehlung im Konsil durch den erweiterten Liaisondienst den empfohlenen Pflegeprozess evaluieren und anpassen, gleichzeitig kann er durch seine vermehrte Anwesenheit auf den Stationen mehr Pflegende erreichen und diese im psychiatrischen Pflegeprozess unterstützen.

Reflexionsfragen

- Was könnten die zentralen Aufgaben eins psychiatrischen Pflegekonsil-/Liaisondienstes sein?
- Welches Kompetenzlevel im Rahmen der unterschiedlichen beruflichen Ausbildungen und Studien sind als sinnvoll zur Durchführung eins psychiatrischen Pflegekonsil-/Liaisondienstes zu betrachten?

4.9 Literatur

Abderhalden, C., Needham, I., Wolff, S. & Sauter, D. (2011). Auffassung von Pflege. In C. Abderhalden, I. Needham, S. Wolff & D. Sauter (Hrsg.), *Lehrbuch Psychiatrische Pflege* (3. Aufl., S. 43–56). Hans Huber.

Alexander, V., Ellis, H. & Barrett, B. (2016). Medical-Surgical Nurses' Perceptions of Psychiatric Patients: A Review of the Literature with Clinical and Practice Applications. *Archives of Psychiatric Nursing, 30*(2), 262–270. https://doi.org/10.1016/j.apnu.2015.06.018

Amboss. (2023). *Psychopathologischer Befund*. Verfügbar unter https://www.amboss.com/de/wissen/psychopathologischer-befund

AWMF (Arbeitsgemeinschaft der Wissenschaftlichen Medizinischen Fachgesellschaften). (2016). *S 3-Leitlinie Demenzen*. Verfügbar unter https://register.awmf.org/assets/guidelines/038-013l_S3_Demenzen-2023-11_1.pdf

AWMF (Arbeitsgemeinschaft der Wissenschaftlichen Medizinischen Fachgesellschaften). (2018). *S 3-Leitlinie „Verhinderung von Zwang: Prävention und Therapie aggressiven Verhaltens bei Erwachsenen"*. Verfügbar unter https://www.dgppn.de/_Resources/Persistent/121426d2cd6753c751db3a04869673dabe61ae15/S3%20LL%20Verhinderung%20von%20Zwang%20KURZ%20FINAL%2010.9.2018.pdf

AWMF (Arbeitsgemeinschaft der Wissenschaftlichen Medizinischen Fachgesellschaften). (2019). *S2k-Leitlinie „Notfallpsychiatrie"*. Verfügbar unter https://register.awmf.org/assets/guidelines/038-023l_S2k_Notfallpsychiatrie_2019-05_1-abgelaufen.pdf

Bickel, H., Hendlmeier, I., Heßler, J., Junge, M., Leonhardt-Achilles, S., Weber, J. & Schäufele, M. (2018). The prevalence of dementia and cognitive impairment in hospitals – results from the General Hospital Study (GhoSt). *Deutsches Ärzteblatt, 115*(44), 733–740. https://doi.org/10.3238/arztebl.2018.0733

Bundesministerium für Gesundheit. (2020). *Pflegeberufegesetz*. Verfügbar unter https://www.bundesgesundheitsministerium.de/pflegeberufegesetz.html

Chen, K.Y., Evans, R. & Larkins, S. (2016). Why are hospital doctors not referring to Consultation-Liaison Psychiatry? – a systemic review. *BMC Psychiatry, 16*(1), 390. https://doi.org/10.1186/s12888-016-1100-6

DFPP (Deutsche Fachgesellschaft Psychiatrische Pflege). (2019). *Stellungnahme zur Weiterentwicklung der Versorgung*. Verfügbar unter https://dfpp.de/stellungnahme-zur-weiterentwicklung-der-versorgung/

DGPPN (Deutsche Gesellschaft für Psychiatrie und Psychotherapie, Psychosomatik und Nervenheilkunde). (2018). *Psychische Erkrankungen in Deutschland: Schwerpunkt Versorgung*. Verfügbar unter https://www.dgppn.de/_Resources/Persistent/f80fb3f112b4eda48f6c5f3c68d23632a03ba599/DGPPN_Dossier web.pdf

DGPPN (Deutsche Gesellschaft für Psychiatrie und Psychotherapie, Psychosomatik und Nervenheilkunde). (2022). *Valide Antworten auf zahlreiche Fragen*. Verfügbar unter https://www.dgppn.de/schwerpunkte/zahlenundfakten.html

DKG (Deutsche Krankenhausgesellschaft). (2018). *Best-Practice-Beispiele Demenz – Klinikum Gütersloh*. Verfügbar unter https://www.dkgev.de/

themen/medizin-wissenschaft/versorgungsformen/demenz/best-practice-beispiele-demenz/klinikum-guetersloh-nordrhein-westfalen/

DNQP (Deutsches Netzwerk für Qualitätsentwicklung in der Pflege) (Hrsg.). (2018). *Expertenstandard Beziehungsgestaltung in der Pflege von Menschen mit Demenz*. Hochschule Osnabrück.

Giandinoto, J.A. & Edward, K.L. (2014). Challenges in acute care of people with co-morbid mental illness. *British Journal of Nursing, 23*(13), 728–732. https://doi.org/10.12968/bjon.2014.23.13.728

Hanrahan, N.P., Kumar, A. & Aiken, L.H. (2010). Adverse Events Associated with Organizational Factors of General Hospital Inpatient Psychiatric Care Environments. *Psychiatric Services, 61*(6), 569–574. https://doi.org/10.1176/ps.2010.61.6.569

Hendlmeier, I., Bickel, H., Hessler, J.B., Weber, J., Junge, M.N., Leonhardt, S. & Schäufele, M. (2018). Demenzsensible Versorgungsangebote im Allgemeinkrankenhaus. *Zeitschrift für Gerontologie und Geriatrie, 51*(5), 509–516. https://doi.org/10.1007/s00391-017-1339-7

Hofmann, W. (2017). Demenz und internistische Komorbidität. *Internist, 58*, 105–116. https://doi.org/10.1007/s00108-016-0182-z

Kapfhammer, H.P. (2017). Konsiliar- und Liaisonpsychiatrie. In H.J. Möller, G. Laux & H.P. Kapfhammer (Hrsg.), *Psychiatrie, Psychosomatik, Psychotherapie* (S. 2669–2992). Springer. https://doi.org/10.1007/978-3-662-49295-6_87

Koloff, A.K. (2021). Advanced Nursing Practice: Anspruch und Wirklichkeit. *Pflegezeitschrift, 74*(9), 60–63. https://doi.org/10.1007/s41906-021-1082-y

Oberlerchner, H. (2017). Psychiatrische Erkrankungen im Alter. In R. Likar, G. Bernatzky, G. Pinter, W. Pipam, H. Janig & A. Sadjak (Hrsg.), *Lebensqualität im Alter* (S. 173–182). Springer. Verfügbar unter https://link.springer.com/chapter/10.1007/978-3-662-53101-3_17 https://doi.org/10.1007/978-3-662-53101-3_17

Pausch, E. (2020). *Entwicklung eines psychiatrischen Pflegekonsil-/Liaisiondienstes für die somatischen Bereiche und Stationen des Klinikums Rechts der Isar der TU München*. Eine Bedarfsanalyse (nicht veröffentlicht).

Pschyrembel. (2022). *Konsil*. Verfügbar unter https://www.pschyrembel.de/Konsil/T02CW/doc/

Reed, F. & Fitzgerald, L. (2005). The mixed attitudes of nurse's to caring for people with mental illness in a rural general hospital. *International journal of mental health nursing, 14*(4), 249–257. https://doi.org/10.1111/j.1440-0979.2005.00389.x

Rießland-Seifert, A., Höcher, Z. & Erbert, S. (2006). Pflegepersonal in psychiatrisch-psychosomatischen Konsiliar-Liaison-Diensten. *Psychosomatik und Konsiliarpsychiatrie, 1*(1), 40–46. https://doi.org/10.1007/s11800-006-0007-3

Scheydt, S. & Holzke, M. (2018). Spezialisierte Rollenprofile in der psychiatrischen Pflege. *Pflegezeitschrift, 71*(12), 48–51. https://doi.org/10.1007/s41906-018-0813-1

Schulz, M. (2005). Neuorientierung und Paradigmenwechsel: Psychiatrische Pflege im Umbruch. *Psychiatrische Pflege Heute, 11*(5), 256–263. https://doi.org/10.1055/s-2005-858568

Sharrock, J. (1989). The psychiatric nurse specialist and the general hospital. *Journal of the Australian Congress of Mental Health Nurses Inc, 9*, 16–25.

Sharrock, J. & Happel, B. (2002). The psychiatric consultation-liaison nurse: Thriving in a general hospital setting. *International Journal of Mental Health Nursing, 11*, 24–33. https://doi.org/10.1046/j.1440-0979.2002.00205.x

Sperner-Unterweger, B. & Holzner, B. (2012). Konsiliar-/Liaisonpsychiatrie: Behandlung und Betreuung von Patienten mit psychischen Belastungen/Störungen im Allgemeinkrankenhaus. In W.W. Fleischhacker & H. Hinterhuber (Hrsg.), *Lehrbuch Psychiatrie* (S. 497–516). Springer. https://doi.org/10.1007/978-3-211-89865-9_17

Teodorczuk, A., Welfare, M., Corbett, S. & Mukaetova-Ladinska, E. (2010). Developing effective educational approaches for Liaison Old Age Psychiatry teams: a literature review of the learning needs of hospital staff in relation to managing the confused older patient. *International psychogeriatrics, 22*(6), 874–885. https://doi.org/10.1017/S1041610209991475

WHO (World Health Organization). (2019). *Psychische Gesundheit – Faktenblatt*. Verfügbar unter https://www.dv-idee.at/assets/PDFs/Faktenblatt-WHO_Psychische-Gesundheit.pdf

Teil II:
Spezifische Pflegekonzepte und Settings

5
Auf der Station

Markus Witzmann und Christoph Müller

Das Leben auf der psychiatrischen Akutstation hat seinen eigenen Rhythmus. Dies verwundert nicht. Wo viele Menschen viele Stunden, Tage und Wochen miteinander verbringen, muss es einen Rahmen geben. Dieser Rahmen ist mehrfach bestimmt. Sowohl durch die geltenden Werte und Normen auf der Station, die vorliegenden Behandlungskonzepte, das Miteinander und die Arbeitsteilung im Behandlungsteam als auch die Einstellung bzw. Haltung der einzelnen Akteure auf Station. Für uns ist hier wichtig, dass Handeln im eignen Wirkungsrahmen als Pflegefachperson zu betrachten, z. B. in Krisensituationen.

Dabei ist zu beachten, dass die psychiatrische Versorgung in unterschiedlichen Settings stattfindet. Einerseits orientieren sich die psychiatrischen Kliniken und Fachabteilungen an den Lebensaltern, so dass Kinder und Jugendliche in der Kinder- und Jugendpsychiatrie, alte Menschen in der Gerontopsychiatrie sowie die Menschen in den Lebensspannen dazwischen in der Allgemeinpsychiatrie versorgt werden. Seit einigen Jahren hat sich auch der Blick auf die Lebensphase der Adoleszenz, des Übergangs von Kindheit und Jugend zum Erwachsensein gerichtet. Diese ist im Besonderen durch Umbrüche und Veränderungen gekennzeichnet, die von großer Bedeutung für die weitere psychische Entwicklung sind. Ist eine spezifische Versorgung aufgrund der Krankheitsursachen, der Symptome bzw. deren Ausprägungen erforderlich, so werden die Menschen in Spezialstationen versorgt, z. B. Settings für Abhängigkeitserkrankungen und für psychosomatische Erkrankungen. Beispielhaft stellen Kolleg_innen die Arbeit in unterschiedlichen Settings vor.

Psychiatrische Pflege lebt davon, dass spezifische Konzepte umgesetzt werden. Dabei geht es darum, den seelisch erschütterten Menschen in seiner Individualität und mit dem Blick auf die Biografie im Blick zu haben. Schlüsselbegriffe sind in diesem Zusammenhang die Lebensweltorientierung und die Subjektorientierung. In den folgenden Beiträgen wird deutlich, wie spezifische Pflegekonzepte umgesetzt werden oder wie Pflegephänomene verstanden werden.

6 Handlungsskizzen in Krisenzeiten

Johannes Kirchhof

Krisen und psychiatrischen Notfällen zu begegnen, bedeutet nicht, beim Auftreten von Symptomen bestimmte Werkzeuge aus dem Werkzeugkasten zu ziehen. Vielmehr braucht es den Blick auf das subjektive Erleben. Mit dem Blick auf die subjektiven Erfahrungen lassen sich individuelle Bewältigungsmuster erarbeiten. Die Recovery-Orientierung zeigt sich als ein Schlüssel zur Bewältigung seelischer Krisen.

Handeln in psychiatrischen Krisen ist abhängig von dem Rahmen, in dem sich die Zuspitzung entwickelt. Während im stationären Setting in der Regel ein multiprofessionelles Team und ein ganzer medizinischer Apparat zur Verfügung stehen, müssen im häuslichen Rahmen Angehörige und einzelne Fachpersonen mit ihren verfügbaren Mitteln versuchen, die Sicherheit zu gewährleisten. In manchen Regionen stehen auch ambulante Krisendienste zur Verfügung, in den überwiegenden Fällen werden die Betroffenen – wenn es nicht gelingt vor Ort zu deeskalieren – dann doch in stationäre Behandlung übergeleitet. Das konkrete Handeln wird durch die Art und das Ausmaß der Krise bestimmt. Wird die psychische Symptomatik durch ein medizinisches Problem verursacht oder ist der emotionale Ausnahmezustand Folge einer Retraumatisierung? Im Folgenden werden die häufigsten Ursachen für psychiatrische Krisen vorgestellt und der Paradigmenwechsel im Umgang mit Krisen beleuchtet: vom Bemühen, durch Risikoeinschätzung und -minimierung Kontrolle zu erlangen, hin zu einem gemeinsamen Verständnis der Entwicklung und Anbahnung von Veränderung im Umgang mit der Problematik.

6.1 Definition

Der Begriff beschreibt im Allgemeinen eine „schwierige Lage, Situation, Zeit, Schwierigkeit, kritische Situation; Zeit der Gefährdung, des Gefährdetseins". Bei einem Krankheitsverlauf handelt es sich um den kritischen Wendepunkt, die „Krisis" (Dudenredaktion, 2020). So kann eine depressive Erkrankung schließlich in eine suizidalen Krise münden, ein Bedrohungserleben im Rahmen einer paranoiden Psychose zu einem aggressiven Ausbruch führen. In beiden Fällen werden oft erst durch die Krise das Ausmaß und die Schwere der Erkrankung ersichtlich. Betroffene versuchen häufig aus Scham und Angst vor Stigmatisierung und Ausgrenzung ihre psychische Problematik zu verbergen, in der Krise wird diese dann für alle Beteiligten offensichtlich und oftmals wird erst dann gezielte Hilfe möglich. Psychische Störungen oder Erkrankungen können ihrerseits selbst als Krisen im Lebensverlauf betrachtet werden, die sich über lange Zeiträume hinziehen können oder als akute, bedrohliche Zuspitzung in Form eines psychiatrischen Notfalls auftreten. Dieser ist gekennzeichnet durch unmittelbare Gefährdung der betroffenen Person oder von Personen im Umfeld.

6.2 Krise und Notfall

Rupp (2018) unterscheidet trennscharf: In der *Krise* ist das seelische Gleichgewicht sehr labil, Kommunikationsfähigkeit und Kooperationsbereitschaft sind aber noch vorhanden. Die Unterstützung kann im gegebenen Setting erfolgen. Im *Notfall* ist das psychische Gleichgewicht verloren, Kommunikationsfähigkeit und Kooperationsbereitschaft sind stark eingeschränkt. Notfallinterventionen verlaufen direktiv, ggf. unter Zwang.

Der psychiatrische Notfall ist ein Zustand, der einen unmittelbaren Handlungszwang zur Abwendung von Lebensgefahr oder von anderen schwerwiegenden Folgen mit sich bringt. Dieser erfordert eine sofortige, an der akuten Symptomatik orientierte gezielte Therapie, um eine Gefahr für die Gesundheit des Patienten und evtl. anderer Personen abzuwenden. Er entsteht meist auf der Grundlage einer psychiatrischen Erkrankung (Pajonk, 2015).

Psychiatrische Notfälle sind also eine besondere Form der Krise, die durch ihre Bedrohlichkeit medizinische Maßnahmen und intensive, engmaschige Betreuung erforderlich werden lassen. Störungen des Bewusstseins und der Orientierung werden hierzu gezählt. Intoxikation und Entzug sind typische Situationen, wo organisches Geschehen psychiatrische Symptomatik verursacht und in bedrohlichen Szenarien von Fremd- und Eigengefährdung münden kann. Aggressivität und Suizidalität, als weitere häufig auftretende Notfälle, sind dagegen in der Regel krisenhafte Zuspitzungen von primär psychiatrischen Erkrankungen oder Problemkonstellationen. Dem gegenüber stehen die durch psychosoziale Faktoren ausgelösten Krisen, die ihrerseits auch in Erregungszuständen, Angst- und Panikattacken münden können, aber eine andere Herangehensweise erfordern. Zu Beginn einer Krise ist meist noch gar nicht ersichtlich, wie und wo die Entwicklung ihren Ursprung gehabt hat. Wichtig ist hier, auf der einen Seite besonnen und umsichtig zu agieren, auf der anderen Seite aber auch sofortige Maßnahmen einzuleiten, um eine Zuspitzung hin zu einem bedrohlichen Zustand zu vermeiden.

6.3 Proaktiv statt Feuerwehr

Für die psychiatrische Pflege sollte obligat sein, unmittelbar nach Beginn einer pflegerischen Versorgung einer Person mit Unterstützungsbedarf diesen umfassend zu erheben. Auch und gerade, wenn die Person nicht freiwillig in die Einrichtung gekommen ist, ihr offen und zugewandt zu begegnen, um so erste Grundlagen für eine vertrauensvolle Zusammenarbeit zu legen. Hiervon wird abhängen, ob die Person offen über die Vorgeschichte und die Entwicklung der Krise berichtet. Hat es in der Vergangenheit Suizidversuche oder gewalttätige Auseinandersetzungen gegeben? Gab es regelmäßigen Konsum von Drogen, Arzneimitteln oder Alkohol? Ist die Person nicht willens oder in der Lage, Auskunft zu geben, muss man sich zunächst auf die Informationen von Angehörigen, Rettungssanitätern, Notärzten und den eigenen Augenschein verlassen. Medizinische Diagnostik und eine engmaschige Betreuung sorgen für Klarheit und Sicherheit.

Viele krisenhafte Zuspitzungen entwickeln sich im Rahmen der stationären Behandlung. Das Zusammensein von Menschen in unterschiedlichen Problemkonstellationen auf engem Raum, fehlende Privatsphäre, Einschränkungen in der Selbstbestimmung führen zu Belastungen und Konflikten. Grundsatz in der psychiatrischen Arbeit sollte immer sein, durch eine zugewandte Haltung und Offenheit eine vertrauensvolle Beziehung zu den von psychischer Erkrankung und Krise Betroffenen zu pflegen. Allein hierdurch kann es gelingen, frühzeitig kritische Zuspitzungen zu erkennen – oder viel besser noch – abzuwenden. Wenn das Pflegeteam im Rahmen einer aktiv gestalteten Bezugspflege offen auf die jeweiligen Patient_innen oder Klient_innen zugeht, können mögliche Krisenherde frühzeitig erkannt werden und es gelingt, durch präventive Interventionen einen kritischen Verlauf zu verhindern. Dies kann z. B. der Fall sein, wenn aus der Vorgeschichte oder durch die Information des Patienten/der Patientin selbst, ein regelmäßiger Konsum von Schmerz- oder Schlafmitteln bekannt ist. Diese Information sollte dem/der behandelnden Arzt/Ärztin vorliegen, wird aber aus Unkenntnis der Wichtigkeit oder aus Scham heraus nicht immer mitgeteilt. Der engere Kontakt der Pflegepersonen zu ihren Bezugspatient_innen kann hier hilfreich sein, die Entwicklung einer Entzugssymptomatik zu verhindern. Ein anderes Beispiel ist, wenn durch die regelmäßigen Gespräche Informationen über Partnerschaftskonflikte oder mögliche Streitpunkte mit Mitpatient_innen gewonnen werden. Hier kann sich die Pflegefachperson als Mittler_in anbieten oder über Anleitung zu gewaltfreier Kommunikation (siehe „Grundlegende Konzepte zur Kommunikation") eine mögliche Eskalation vermeiden helfen. Proaktive statt Feuerwehrpflege meint also, durch einen engen Kontakt und eine vertrauensvolle Beziehung frühzeitig kritische Entwicklungen zu erkennen und gegensteuern zu können. Leider erschweren die Rahmenbedingungen diese offensive Arbeitsweise, sodass es im psychiatrischen Alltag oft nur noch gelingt, von einem Brandherd zum nächsten zu eilen, um nur noch auf die Notfälle zu reagieren, statt präventiv agieren zu können.

Im Folgenden werden nun die häufigsten Krisen mit ihren Auslösern und Handlungsoptionen vorgestellt.

6.4 Delir

Delirante Zustände sind gekennzeichnet durch: Störung des Bewusstseins und der Aufmerksamkeit, Wahrnehmungsstörungen, Gedächtnis- und Orientierungsstörungen, Sprach- und Auffassungsstörungen, psychomotorische Störungen, Schlafstörungen, akuten Beginn und fluktuierenden Verlauf, Aggressivität und den Nachweis einer organischen Grundlage (ICD-10, 2023). Vor der Behandlung steht die medizinische Diagnostik der zahlreichen möglichen Ursachen:

- zentralnervöse Erkrankungen (Blutungen, Tumore, Schädel-Hirn-Trauma, Epilepsie, Meningitis, Enzephalitis, Schlafentzug)
- Postanästhesie, postoperativ
- systemische Erkrankungen (Infektionen)
- metabolische Störungen, Elektrolytstörungen (Na, K, Ca, Mg, HCO_3, PO_4, Dehydratation)
- Medikamente (medikamenteninduzierte Nebenwirkungen, Medikamentenintoxikation, Medikamentenentzug)
- Drogen (v. a. Alkohol und weitere Drogen)
- Hypoxie, Hyperkapnie, Fieber.

Die Pflegeinterventionen beginnen bereits mit der Erfassung der Risiken im Aufnahmeassessment. Im Verlauf sind die genaue Beobachtung und Dokumentation der Zufuhr von Flüssigkeit, Nahrung und die Regelmäßigkeit der Medikamenteneinnahme von großer Wichtigkeit. Bedeutung haben natürlich auch Hinweise auf zusätzliche Einnahme von Beruhigungs-, Schmerz- oder Schlafmitteln. Körperliche Untersuchungen gehören nicht zum Standard der psychiatrischen Pflege. Die Prüfung, ob Patient_innen über auf den Oberarmen, dem Rücken oder der Brust angebrachte Pflaster Morphingaben erhalten, ist unerlässlich, wenn von den Betroffenen oder ihren Angehörigen keine zuverlässigen Informationen gegeben werden können. Die regelmäßige Vitalzeichenkontrolle gefährdeter Personen gibt häufig schon frühzeitige Hinweise auf eine mögliche Entgleisung, hier vor allem die Erhöhung der Herz- und Atemfrequenz sowie der Anstieg der Körpertemperatur.

Beobachtungen auf der Verhaltensebene (Anspannung, Unruhe) und die soziale Interaktion geben weitere Hinweise auf eine bevorstehende delirante Entwicklung. Im Delir selbst ist Intensivbetreuung angezeigt. Die Steuerungsfähigkeit und Orientierung der betroffenen Person ist nicht mehr gegeben, hieraus resultieren weitere erhebliche Risiken. Im direkten Kontakt ist alles zu vermeiden, was die Verwirrung oder das Bedrohungserleben der Betroffenen verstärken könnte. Ruhiger, besonnener Umgang und Klarheit in der Kommunikation sind hilfreich. Einfache Sprache und Vermeidung von Überforderung ebenso. In jedem Einzelfall ist zu entscheiden, ob eine behutsame Rückführung in die Realität oder, zur Vermeidung einer Eskalation, auch eine Bestätigung im Sinne der Validation sinnvoll sein kann.

6.5 Panikstörung

Angst und Panikattacken sind die am weitesten verbreiteten Formen von psychiatrischen Krisen. Die generalisierte Angststörung (Becker & Hoyer, 2005) ist durch ständiges Sorgen über das Wohlbefinden der Familie, die Arbeit, die finanzielle Lage oder die Gesundheit gekennzeichnet. Dieses Grübeln kann man als „Problemlöseprozess ohne Problemlösung" verstehen. Die Betroffenen spielen gedanklich alle möglichen Katastrophen durch, ohne jemals zu Lösungen zu gelangen, wie diese Katastrophen vermieden werden könnten. Die Krise wird hierbei zum Dauerzustand. Ganz anders und dramatisch im Erleben verlaufen dagegen Panikattacken:

- Atemnot, Herzrasen, Schweißausbrüche und Ohnmachtsgefühle, die sich bis zur Todesangst steigern können, jedoch binnen einer Stunde meist wieder vollständig abklingen
- Viele Betroffene leben mit der ständigen Sorge vor der nächsten Angstattacke, oft wird die Angst vor der Angst zum Hauptproblem, was das alltägliche Leben massiv einschränken kann.
- Typisch ist auch hier das Auftreten von Vermeidungsverhalten, die Betroffenen umgehen jede Situation, die die nächste Panikattacke heraufbeschwören könnte.

Im klinischen Alltag werden Angst und Panik häufig nur als Symptome einer Erkrankung gesehen. Mit der Gabe von Bedarfsmedikation und verbaler Beruhigung wird versucht, das Problem in den Griff zu bekommen. Für die Betroffenen führt dies zur Erkenntnis, dass nur Beruhigungsmittel helfen können. So wird die Abhängigkeit von äußerer Hilfe gefördert und die Entwicklung von Kompetenzen im Umgang mit den eigenen Gefühlen gehemmt. Im Rahmen der Psychotherapie und der Psychoedukation werden zwar Konzepte zum Verständnis der Problematik vermittelt, für eine nachhaltige Veränderung und die Wiedererlangung der Kontrolle durch den Betroffenen müssen die verschiedenen Perspektiven der beteiligten Berufsgruppen ineinandergreifen:

- Medizin: Angst als Symptom der Erkrankung
- Psychotherapie: tieferliegende Ursachen ergründen und im Sinne kognitiver Umstrukturierung zu anderen Bewertungen verhelfen
- Verhaltenstherapie: Angsthierarchie, Habituation, Exposition
- Pflege: Beruhigung, Sicherheit, Individuelle Bedeutung, Person soll Kontrolle wiedererlangen.

Da die Betroffenen ihre Ängste als existenziell bedrohlich erleben, ist es für eine kompetente Begleitung durch die Pflegenden bedeutsam, Erklärungsmodelle zu vermitteln und angepasste Interventionen durchführen zu können. Die Tiefenpsychologie geht davon aus, dass alle Menschen Ängste haben, es aber auch viele Ängste gibt, die allen Menschen gemein sind. Es gibt praktisch nichts, wovor man nicht Angst entwickeln kann. Ängste sind nichts Schlechtes, sie lassen den Menschen auch über sich selbst hinauswachsen. Riemann (2019) teilt die Ängste unseres Lebens auf vier Grundängste ein:

- Der schizoide Typ hat Angst vor der Selbsthingabe, fordert die Selbstwerdung (Grundangst vor Nähe).
- Der depressive Typ hat Angst vor der Selbstwerdung (= Grundangst) und fordert die Selbsthingabe.
- Der zwanghafte Typ hat Angst vor Veränderung, fordert die Beständigkeit (Grundangst vor Veränderung).

- Der hysterische Typ wiederum hat Angst vor Beständigkeit und fordert die Veränderung (Grundangst vor der Endgültigkeit).

Systemische Therapie sieht die Entstehung im Zusammenhang mit den Erfahrungen im unmittelbaren sozialen Umfeld, in der Regel der Familie. Frühe oder dramatische Verluste im eigenen Leben oder in der Herkunftsfamilie: Der frühe Tod naher Familienangehöriger oder Ereignisse, die mit Gewalt verbunden sind. Häufig auch Familiensituationen, die frühes Erwachsenwerden nötig machten und mit einer Überforderung verbunden sind. Wenn Kinder aufwachsen ohne die Bestätigung, dass ihre Gefühle „richtig" oder berechtigt sind, spricht man von einem invalidierenden Umfeld. Die Entwicklung von Emotionskompetenz wird so erschwert. Schließlich wird auch die Funktion, die Angstsymptomatik zur Bindung und Nähe- Distanz-Regulation einnehmen kann, ins Blickfeld genommen.

Im biologischen Verständnis von Angst und Panik spielt das limbische System die wesentliche Rolle. Die Amygdala schätzt Gefahren ein und steuert die Kaskade der Angstreaktionen. Die Wahrnehmung körperlicher Reaktionen wie Schweißausbruch und Herzrasen führt zu Bewertungen, die die Ängste bis hin zur Todesangst steigern, die letztlich immer mit Panikattacken verbunden ist. Dieses Erklärungsmodell, der Angstkreislauf, verdeutlicht den Betroffenen die Dynamik ihrer Problematik und bietet auch die Basis für spezifische Interventionen. Die Stabilisierung des vegetativen Systems über Entspannungstechniken und Sport führt dazu, dass die körperlichen Reaktionen auf angstauslösende Gedanken weniger gravierend ausfallen und nicht zu erneuten, überwertigen Befürchtungen führen. Psychotherapeutisch wird angestrebt, durch alternative Bewertungen den Kreislauf zu unterbrechen.

Im akuten Krisenfall einer Panikattacke ist es v.a. die physische Präsenz einer helfenden Person, die zur Beruhigung beitragen kann. Ausstrahlung von Ruhe und Sicherheit, begleitet von Erklärungen der Abläufe mit der Gewissheit, dass in wenigen Minuten das überschießende Alarmsystem des Körpers zur Ruhe kommen wird, sorgt in der Regel für baldige Besserung. Wenn es gelingt, den Betroffenen trotz der Panik verbal zu erreichen, kann man ihn dazu auffordern, seine Ängste zu beschreiben und zu skalieren. Über die Art und das Ausmaß der Angst zu sprechen ist ein erster Schritt, wieder Kontrolle zu erlangen, geeignete Fragen sind zum Beispiel:

- Wann treten die Ängste auf?
- Welcher Art sind Ihre Ängste?
- Wie lange halten sie an?
- Wie spüren Sie die Angst in Ihrem Körper?
- Was denken Sie, wenn...?
- Gibt es etwas, das zur Reduzierung der Ängste beiträgt?

Kurzfristige Hilfe ist also v.a. durch die zugewandte Haltung, physische Präsenz und beruhigende Erklärungen zu erreichen. Im akuten Notfall schließt es nicht den Einsatz von beruhigender Medikation aus. Wenn diese Medikamente, mit dem Hinweis auf die negativen Folgen, vorenthalten werden, wird dies von den Betroffenen häufig als Machtmissbrauch durch die Pflege erlebt: „Der Arzt hat es mir doch verordnet". Der angestrebte Erwerb von Emotionskompetenz ist ein langwieriger Prozess, der nicht schon zu Beginn durch frühzeitige Konfrontation erschwert werden sollte. Mittelfristig kann die Pflege durch ihre Beteiligung an verhaltenstherapeutischen Interventionen Unterstützung leisten (Hoyer et al., 2016). Die Erstellung einer Angsthierarchie und die sorgsam geplante Durchführung von Schritten der Gewöhnung (Habituation) und die Konfrontation mit den angstbesetzten Situationen (Exposition) sind die erfolgversprechendsten Maßnahmen in der Angstbehandlung. Um nachhaltig wirksam zu sein, müssen Behandlung und Pflege die reale Lebenswelt der Betroffenen einbeziehen. Hier ist die Problematik entstanden und allzu häufig wird sie sich hier auch wieder einstellen, trotz erfolgreicher Behandlung im künstlichen Schonraum einer Klinik. Unter welchen Bedingungen sind die Ängste entstanden und was hält sie aufrecht? Welche Funktion haben sie im Leben der Betroffenen? Was und wer könnte diese Funktion ersetzen? Lebensweltorientierung ist gerade bei Angsterkrankungen für eine nachhaltige Behandlung unerlässlich.

6.6 Aggression

Eine seelische Krise kann sich auch im Ausbruch von Aggression ausdrücken. Diese Aggression kann verbaler Natur sein, sich in Gewalt gegen Sachen oder schließlich auch auf körperlichen Attacken gegenüber Mitpatient_innen oder Mitarbeitenden erstrecken. Pflegefachpersonen sind am häufigsten von Aggressionen betroffen. Deshalb ist ein Verständnis über die Entstehung und den Umgang mit Aggression von großer Bedeutung für den pflegerischen Alltag. Erhöhtes Auftreten von Aggression ist mit folgenden Konstellationen verbunden:

- früheres gewalttätiges Verhalten
- Aufnahme gegen den Willen
- Drogenmissbrauch oder -abhängigkeit
- ausgeprägter Wahn, formale Denkstörungen, Manie
- komorbide Persönlichkeitsstörung (v.a. dissozialer oder emotional-instabiler Typ bzw. entsprechende Traits)
- Sprachschwierigkeiten
- Minderbegabung.

Die Angaben zur Häufigkeit von gewalttätigen Ereignissen variieren in der Literatur sehr stark. In moderneren Konzepten zur Gewaltprävention (Safewards) wird neben den Personenassoziierten Merkmalen v.a. die soziale Interaktion (das Eindämmen von Konflikten) als Auslöser identifiziert. Allein die Unterbringung auf einer geschlossenen Station scheint das Risiko für Aggressionen zu erhöhen, weshalb laut PsychKG NRW auch bei gesetzlich untergebrachten Personen die Behandlung „möglichst im offenen Setting" anzustreben ist (Ministerium des Innern des Landes Nordrhein-Westfalen, 2023). Typische Kennzeichen von drohender Aggression können Misstrauen und Feindseligkeit sein. Anspannung, psychomotorische Erregung, verbale Aggressivität und Gewaltandrohung sind weitere häufige Anzeichen für einen bevorstehenden Gewaltausbruch. Ein verbreitetes, evidenzbasiertes Verfahren zur Einschätzung des Gewaltrisikos ist die „Brøset-Gewalt-Checkliste" (Wegmann, 2019, S. 112). Hier wird zu festgelegten Zeiten das Vorliegen von sechs Kriterien geprüft: Verwirrt, Reizbar, Lärmig, Körperliches Drohen, Verbales Drohen, Angriff auf Gegenstände. Jedem Item wird ein Punkt zugeordnet, addiert mit der subjektiven Risikoeinschätzung auf einer Skala von 0–6:

- 0–3 Punkte: sehr geringes Risiko
- 4–6 Punkte: geringes Risiko (etwa 1 Prozent der Pat. mit diesem Risiko wird gegen Personen gewalttätig)
- 7–9 Punkte: erhebliches Risiko (etwa 10 Prozent der Pat. mit diesem Risiko werden gegen Personen gewalttätig)
- 10–12 Punkte: hohes Risiko (etwa 20–25 Prozent der Pat. mit diesem Risiko werden gegen Personen gewalttätig).

Die Stärke des Instruments ist, neben der Objektivierung der Einschätzung des Gewaltrisikos, die Auflistung möglicher präventiver Maßnahmen:

1. keine spezifische gewaltpräventive Maßnahme
2. gezielte Beobachtung
3. gezielte erhöhte Zuwendung (i.S. von Ablenkung: allgemeines Gespräch, Spiele etc.)
4. begleiteter Spaziergang einzeln
5. begleiteter Spaziergang in der Gruppe
6. Reduktion der Anforderungen (Reizabschirmung)
7. körperliche Entspannung (Übung, Massage, Sport, Entspannungsbad...)
8. gezielte Konfrontation mit Stationsregeln
9. gezieltes Gespräch über das Gewaltrisiko
10. gezieltes längeres Gespräch zur Deeskalation und Beruhigung (Talk-down, mindestens ½ Stunde)
11. Verlegung in Beobachtungsbereich

12. 1:1-Betreuung und Überwachung
13. Erhöhung der Medikation
14. präventive Gabe von Bedarfsmedikation (oral)
15. offene Isolation oder Aufenthalt im eigenen Zimmer (Time-out)
16. Injektion von Psychopharmaka (z= Zwang, f= freiwillig)
17. 5-Punkt-Fixierung
18. Tisch-Stuhl-Kombination.

Auch und gerade in der Betreuung von angespannten und latent aggressiven Patient_innen bewährt es sich, proaktiv auf die Betroffenen zuzugehen. Statt abzuwarten und auf eine mögliche Aggression zu reagieren, bieten sich eine frühzeitige Kontaktaufnahme und Gesprächsangebote an: wertschätzend zuhören, ernst nehmen, validieren, besprechen auslösender Situationen, insbesondere auch über mögliche Kränkungen. Hierbei ist alles zu vermeiden, was von der Person als Bevormundung oder Reglementierung erlebt werden könnte. Ultimative Forderungen (Wenn Sie nicht..., dann...) sind unbedingt zu unterlassen! Gleichwohl wird eine deutliche Haltung zur Ausübung von Gewalt vertreten. Diese ist weder gegen Personen noch gegen Dinge zu tolerieren, die Klinik ist kein rechtsfreier Raum.

6.7 Suizidalität

Ein vollzogener Suizid hat nicht nur für die Betroffenen, die Hinterbliebenen, Mitpatient_innen und alle Fachpersonen, die mit der Behandlung und Betreuung befasst waren, verheerende Auswirkungen. Deshalb ist das Handeln in suizidalen Krisen von großer Bedeutung und Tragweite. Die meisten Menschen mit psychischer Erkrankung oder Krise kennen Suizidgedanken. Wenn ein Zustand von starkem psychischem Schmerz mit dem Gefühl der Hoffnungslosigkeit und Ausweglosigkeit zusammenkommt, erwägen suizidale Menschen den eigenen Tod als mögliche Lösung, um der subjektiv unaushaltbaren Situation zu entrinnen. Die aktuelle Forschung betrachtet Suizidalität mit dem Ziel, Interventionsmöglichkeiten zu identifizieren, die geeignet sind, an dem Punkt der Umsetzung von Gedanken hin zu Planung und Vollzug einzuwirken (Ideation to Action). Hierfür ist ein Verständnis der auslösenden und modulierenden Faktoren erforderlich. So beschreibt die Interpersonale Theorie suizidalen Verhaltens (ITSV) von Joiner zwei Risikofaktoren für Suizidgedanken und -wünsche:

1. Die wahrgenommene Belastung für andere bezieht sich auf die subjektive Überzeugung, dass die eigene Existenz für Familie, Freunde oder die Gesellschaft eine Belastung darstellt und der eigene Tod eine Erleichterung für das eigene Umfeld wäre („Meiner Familie wird es besser gehen, wenn ich tot bin“).
2. Trotz des eigentlichen Wunsches nach sozialer Zugehörigkeit nicht zu einer wertgeschätzten Gruppe wie etwa der Familie oder einem Freundeskreis zu gehören („Ich habe niemanden, an den ich mich wenden kann“).

In seiner Theorie geht er davon aus, dass bereits eine dieser Annahmen passive Suizidgedanken („Ich wünschte, ich wäre tot“) auslösen kann. Wenn beide Annahmen auftreten, treten aktive Suizidgedanken auf („Ich möchte mir das Leben nehmen“). Zu suizidalen Handlungen kommt es der Theorie zufolge erst dann, wenn ein dritter Faktor vorliegt: Die Fähigkeit, sich zu töten (Forkmann, 2021).

Das Integrative Motivational-Volitionale Modell suizidalen Verhaltens (IMV-Modell) von O'Connor baut auf diesen Überlegungen auf und betrachtet das Geschehen ebenfalls als Prozess (Forkmann, 2021):

1. die Übergänge von der Bewertung eines Erlebnisses als niederschmetternd/demütigend zum Eindruck des Gefangenseins
2. die Übergänge vom Eindruck des Gefangenseins hin zu Suizidgedanken
3. die Übergänge von Suizidgedanken hin zu suizidalen Handlungen durch diverse Moderator_innen, also Faktoren, die die suizidale Entwicklung hemmen oder fördern.

Moderator_innen in diesem Sinne können dann die Fähigkeit, sich zu töten, und die Möglichkeiten zur Umsetzung sein. Während es im klinischen Setting noch gelingen mag, für eine sichere Umgebung zu sorgen und Intensivbetreuung zumindest kurzfristig die Umsetzung von Suizidabsichten erschwert, ist mittel- und langfristig die Verhinderung eines Suizides durch Sicherungsmaßnahmen schlichtweg unmöglich, sie wirken sich oft sogar kontraproduktiv aus. Die Schaffung einer äußeren Sicherheit steht so der Entwicklung einer inneren Sicherheit entgegen.

Frühzeitig zu erkennen, was zu Suizidgedanken geführt hat und was möglicherweise die Absicht zur Umsetzung beeinflusst, scheint nach dem heutigen Stand des Wissens der erfolgversprechendere Weg zur Verhinderung eines Suizides zu sein. Teismann und Friedrich (2021) fassen zusammen, dass eine Vorhersage suizidalen Verhaltens – trotz intensiver Forschung – bislang nicht mit ausreichender Präzision möglich ist. Es wird daher empfohlen, in Gesprächen mit Patient_innen mit suizidalem Erleben und Verhalten eine Fokusverlagerung vorzunehmen. Es geht weniger darum, auf Basis erfasster Informationen eine Risikoabschätzung vorzunehmen, als darum, Ansatzpunkte für Krisenintervention und Therapieplanung zu gewinnen. Es handelt sich um einen kollaborativen Patient_innen-Therapeut_innen-Prozess, in dem die behandelnde Person anerkennt, dass sie kein ausreichendes Expert_innenwissen zur Abschätzung des Gefährdungspotenzials der Patient_innen besitzt. Narrative Ansätze, in denen die Fachpersonen die Betroffenen mit offenen Fragen bitten, ihre individuelle Geschichte zu berichten, bieten hingegen die Möglichkeit zur unmittelbaren Entlastung und erleichtern den Beziehungsaufbau. Aus der geteilten Betrachtung des Geschehens entsteht ein Verständnis und eine verbindende Zusammenarbeit. Behutsam können dann subjektive Deutungen und Schuldzuschreibungen hinterfragt werden. Hierbei sind vorschnelle Beschwichtigungen und Ratschläge unbedingt zu vermeiden. Akzeptanz und Wertschätzung sind auch in diesen Situationen der Schlüssel für einen Zugang zu Menschen, die in ihrer Krise von Scham und Schuldgefühlen geprägt sind. Jegliche Äußerungen, die als Bagatellisierung interpretiert werden könnten, sind zu vermeiden!

Die Methode der „Motivierenden Gesprächsführung“ (Miller & Rollnick, 2015), in der die beschriebene Haltung zum Prinzip der Kommunikation erhoben wird, kann auch in suizidalen Krisen sehr hilfreich zur Anwendung kommen. Die Ambivalenz „So nicht mehr leben und doch am Leben bleiben zu wollen“ wird herausgearbeitet und die betroffene Person durch Reflexion ihrer Äußerungen in Richtung Veränderung (change-talk) dabei unterstützt, Gründe für ein Weiterleben zu benennen.

Biografische Interviews bieten ebenfalls die Möglichkeit, gemeinsam die Entwicklung und mögliche Wege aus dem Dilemma zu ergründen. Barker und Buchanan-Barker stellen mit ihrem umfassenden Assessment des Gezeitenmodells (2020) diesen narrativen Ansatz in strukturierter Form zur Verfügung. Ein spezielles Formblatt für Krisensituationen verdeutlicht hier das Bemühen um die Einbeziehung der Betroffenen. „Die Einschätzung der Gefährdung“ wird von der betroffenen Person und der Fachperson gemeinsam vorgenommen, im „Persönlichen Sicherheitsplan“ wird schließlich festgehalten, was die Person selbst beitragen kann, um sich sicherer und geborgener zu fühlen, und was die Fachpersonen ihrerseits hierzu beitragen können (**Kap. 12**). So wird die Entwicklung einer inneren Sicherheit und Selbstwirksamkeit angestrebt. Diese zielt wiederum auf eine nachhaltige Veränderung ab. Die Person in der Krise macht die Erfahrung, dass sie durch eigenes Tun Veränderung bewirken kann. Krise als Chance!

6.8 Psychosoziale Krisen

Diese Form der psychischen Krise beschreibt eine akute vorübergehende psychische Störung als Reaktion auf außergewöhnliche Ereignisse und Lebensumstände, sodass dringliches therapeutisches Handeln erforderlich wird (DIMDI, 2020). Typische Auslöser können Ankündigungen von Trennungsabsichten von Partnern, drohende Entlassung aus dem Arbeitsverhältnis, Wohnungsverlust oder ähnliche schwerwiegende Ereignisse sein. Da die Betroffenen ohnehin durch ihre Erkrankung belastet sind, fehlen ihnen die Ressourcen zur Bewältigung weiterer Rückschläge. Es können aber auch weniger drastische Ereignisse zu stärkeren emotionalen Reaktionen führen, die von außen betrachtet „der Aufregung nicht wert seien". Viele Patient_innen sind durch ihre Erkrankung in der Wahrnehmung und Bewertung von Ereignissen „verzerrt", nehmen kleinere Anlässe oder Zurückweisungen als bedrohlich und gegen sie gerichtet wahr. Hier ist es nicht sinnvoll, ihnen mit Appellen an die Vernunft oder Hinweisen auf Unverhältnismäßigkeit gegenüberzutreten. Auch hier ist es geboten, mit Ruhe und Besonnenheit zu reagieren und sich im Dialog um ein Verständnis der Lage aus Sicht der Betroffenen zu bemühen. Dann lassen sich auch Ansätze konkreter Hilfestellung finden. Unterstützung bei der Problembewältigung wird von den Betroffenen immer wieder als Schlüsselerlebnis für Veränderung erlebt. Das können auch oft ganz profane Dinge sein, die aber im Krisenmodus häufig nicht angegangen werden können.

6.9 Fazit

Abschließend sei auf eine übergeordnete Intervention zur Krisenbewältigung verwiesen: eine recovery-orientierte Haltung. Ein Kernelement des Recovery-Ansatzes sind Selbstmanagementtechniken, z. B. der Umgang mit Suizidgedanken. Beziehungen und soziale Inklusion sind weitere Bestandteile. Soziales Eingebundensein schützt vor psychischen Krisen im Allgemeinen und vor suizidalen Krisen im Besonderen. Für nachhaltige Wirkung aller Kriseninterventionen ist dieser Aspekt wichtig, für suizidale Menschen kann er lebenserhaltend sein. Auch sehr niedrigschwellige Maßnahmen zur Fortführung der Kontakte über die stationäre Behandlung hinaus (Outreach-Elemente) reduzieren das Risiko für suizidales Verhalten nachweislich (Maillart, 2021). Die Zeit nach der Entlassung aus einer stationären Einrichtung ist eine besonders riskante Phase, hier gilt es anzusetzen: Schon während der stationären Behandlung das soziale Netz, die Angehörigen einbeziehen oder Kontakte zu professionellen Helfern oder der Selbsthilfe etablieren. Entlassung in die soziale Isolation und die daraus meist resultierende Einsamkeit stellt ein fatales Versagen der behandelnden Institutionen dar.

Der aus der Betroffenen-Bewegung entstandene Recovery-Ansatz will dem Negativismus und Pessimismus, mit denen Laien und auch Fachpersonen psychischen Erkrankungen gegenüberstehen, Hoffnung auf ein erfülltes, sinnvolles Leben entgegensetzen. Gerade in der Arbeit mit suizidalen Menschen ist die Grundhaltung „Heilung ist möglich" eine Voraussetzung, um sie dabei zu unterstützen, einen Weg aus der Resignation und Hoffnungslosigkeit zu finden. Der Pflege kommt mit ihrer besonderen Nähe zu den Betroffenen eine Schlüsselrolle zu, diese durch positive Haltung und Ermutigung bei der Überwindung ihrer Krisen zu unterstützen.

Reflexionsfragen

- Was macht in der Bewältigung seelischer Krisen Offenheit und eine zugewandte Haltung aus?
- Was zeichnet eine proaktive Haltung in der akutpsychiatrischen Pflege aus?
- Welche Ziele werden mit dem Recovery-Ansatz in der akutpsychiatrischen Versorgung verfolgt?

6.10 Literatur

Barker, P. & Buchanan-Barker, P. (2020). *Das Gezeitenmodell* (2. Aufl.). Hogrefe. https://doi.org/10.1024/86034-000

Becker, E. S. & Hoyer, J. (2005). *Generalisierte Angststörung*. Hogrefe.

DIMDI. (2020). *Katalog der Operationen und Prozeduren. OPS Version.* Verfügbar unter https://www.bfarm.de/DE/Kodiersysteme/Klassifikationen/OPS-ICHI/OPS/Kode-Suche/_node.html

Dudenredaktion. (2020). Krisis. *Duden Online*. Abgerufen am 27. Februar 2023, verfügbar unter https://www.duden.de/rechtschreibung/Krisis#Bedeutung-2

Forkmann, T. (2021). Psychologische Erklärungsmodelle suizidalen Erlebens und Verhaltens. In T. Teismann, T. Forkmann & H. Glaesmer (Hrsg.), *Suizidales Erleben und Verhalten – Ein Handbuch* (S. 69–89). Psychiatrie-Verlag. https://doi.org/10.5771/9783966051255-69

Hoyer, J., Beesdo-Baum, K. & Becker, E. S. (2016). *Ratgeber Generalisierte Angststörung*. Hogrefe.

ICD-10. (2023). *Delir*. Abgerufen am 27. Februar 2023, verfügbar unter https://www.icd-code.de/icd/code/F05.-.html

Maillart, A. G. (2021). Evidenzbasierte Psychotherapie im Erwachsenenalter. In T. Teismann, T. Forkmann & H. Glaesmer (Hrsg.), *Suizidales Erleben und Verhalten – Ein Handbuch* (S. 136–157). Psychiatrie-Verlag. https://doi.org/10.5771/9783966051255-136

Miller, W. & Rollnick, S. (2015). *Motivierende Gesprächsführung*. Lambertus.

Ministerium des Innern des Landes Nordrhein-Westfalen. (2023). *Gesetz über Hilfen und Schutzmaßnahmen bei psychischen Krankheiten (PsychKG)*. Verfügbar unter https://recht.nrw.de/lmi/owa/br_text_anzeigen?v_id=10000000000000000086

Pajonk, F.-G. B. (2015). Zur Situation der Notfall- und Akutpsychiatrie in Deutschland. *Der Nervenarzt, 86*(9), 1081–1090. https://doi.org/10.1007/s00115-014-4146-z

Riemann, F. (2019). *Grundformen der Angst* (44. Aufl.). Ernst Reinhardt.

Rupp, M. (2018). *Psychiatrische Krisenintervention*. Psychiatrie-Verlag. https://doi.org/10.5771/9783884149430

Teismann, T. & Friedrich, S. (2021). Risikoabschätzung und Diagnostik. In T. Teismann, T. Forkmann & H. Glaesmer (Hrsg.), *Suizidales Erleben und Verhalten – Ein Handbuch* (S. 115–134). Psychiatrie-Verlag. https://doi.org/10.5771/9783966051255-115

Wegmann, D. (2019). Aggressions-Assessment im stationären Bereich. *Psych. Pflege Heute, 25*, 110–115. Verfügbar unter https://www.thieme-connect.com/products/ejournals/pdf/10.1055/a-0864-7347.pdf

7 Kinder- und jugendpsychiatrische Pflege und Erziehung im Akutsetting

Lena Heyelmann und Barbara Konstant

Der Bedarf an kinder- und jugendpsychiatrischer Behandlung ist in Deutschland zuletzt mit der Pandemie gestiegen (Plötner et al., 2022). Einrichtungen der Kinder- und Jugendpsychiatrie und -psychotherapie (KJP) sind für Patient_innen zuständig, die das 18. Lebensjahr noch nicht vollendet haben (bei deutlichen Entwicklungsdefiziten auch für Heranwachsende bis zum vollendeten 21. Lebensjahr) und aufgrund einer seelischen Erkrankung das Versorgungsangebot einer psychiatrischen Institutsambulanz benötigen oder bei denen eine Krankenhausbehandlungsbedürftigkeit vorliegt. Das Akutsetting der KJP ist für Patient_innen, die infolge einer psychischen Erkrankung akut selbst- oder fremdgefährdend sind, indiziert. Der Beziehungsaufbau im Akutsetting der kinder- und jugendpsychiatrisch-klinischen Versorgung ist wichtig, aber nicht einfach zu gestalten. Die Autorinnen machen auf Möglichkeiten aufmerksam, diesen zu fördern.

Der viel beschriebene und in unterschiedlichen Kontexten untersuchte Grade- und Skillmix in der Pflege ist in der Kinder- und Jugendpsychiatrie systemimmanent und über die Gruppe „Pflege- und Erziehungsdienst" (PED) auch namentlich festgehalten. In den Teams arbeiten Mitarbeitende mit erzieherischer, gesundheits- und krankenpflegerischer oder heilerziehungspflegerischer Qualifikation zusammen. Jenseits dieser Multiprofessionalität lebt selbstverständlich auch die Kinder- und Jugendpsychiatrie vom Zusammenspiel mit den ärztlichen, psychologischen und therapeutischen Kolleg_innen, Gemeinsames Ziel aller Beteiligten ist es, den Kindern und Jugendlichen, wenn möglich unter Einbeziehung der Angehörigen, den bestmöglichen Rahmen zu bieten. Das bedeutet, sich auf die Behandlung der psychiatrischen Krise oder Erkrankung einzulassen, gemeinsam Ziele zu entwickeln und dabei zu unterstützen, dass die Patient_innen ihre Ziele erreichen. Die Mitarbeitenden des PED haben die professionelle, psychiatrische Pflege, Erziehung und Betreuung der Patient_innen zur Aufgabe, die sowohl in der Gestaltung und Begleitung des Alltags als auch der Durchführung von alltags- und milieugestaltenden therapeutischen Einzelangeboten und Gruppen während der Behandlung besteht.

Das Handeln des Pflege- und Erziehungsdienstes im Akutsetting unterscheidet sich von Settings, in denen Patient_innen mit geringerer Akuität behandelt werden, aber die wesentlichen Ziele für die Behandlung und Betreuung durch den PED und Konzepte ähneln sich. Wir gliedern diese im Folgenden in die Beziehungsgestaltung als Basis der professionellen Betreuung und Behandlung, den geplanten Pflege- und Erziehungsprozess inklusive seiner Bestandteile und die Aspekte der Sicherheit, die insbesondere in den Akutsettings eine große Rolle spielen.

7.1 Beziehung als Basis und Wirkfaktor

Die Grundannahme ist, dass die Ziele des Pflege- und Erziehungsdienstes über den Aufbau einer Beziehung zwischen PED-Mitarbeitenden und Patient_innen erreicht werden, damit folgen wir zahlreichen Autor_innen, z. B. Travelbee in Galgon (Galgon, 2001). Die professionelle Beziehungsgestaltung wird als Grundlage allen therapeutischen, dabei auch pädagogischen und pflegerischen Handelns in der Psychiatrie beschrieben (Löhr et al., 2020). Professionelle Pflege und pädagogische Betreuung, als Beziehungs- und Problemlösungsprozess betrachtet, umfasst alle patient_innenbezogenen pflegerisch-pädagogisch-psychiatrischen Maßnahmen und findet ihre Ansatzpunkte in der Beobachtung und Begleitung von Patient_innen im Alltag der Behandlungseinheit. Sie impliziert, dass auch in schwierigen Situationen die Beziehungsfähigkeit und – auf der Grundlage eines gemeinsamen Arbeitsbündnisses – die Arbeitsfähigkeit erhalten bleiben (Löhr et al., 2020). Die DGPPN (2018) weist zu Recht darauf hin, dass Beziehungsgestaltung in der psychiatrischen Behandlung kein alleiniges Thema einer Berufsgruppe sei.

Im Akutsetting von Kinder- und- Jugendpsychiatrien ist Beziehungsarbeit als besondere Herausforderung zu bezeichnen. Ausgangspunkt ist das bewusste Miteinander aller Beteiligten, also der gemeinsame Wunsch, Vertrauen aufzubauen, gemeinsam Veränderungen einzuleiten und Probleme zu lösen. Herausfordernd deshalb, weil viele Patient_innen in ihrer Sozialisation teils massive „Störungen und Defizite in der Bindungs- und Beziehungsfähigkeit erworben haben. Gänzlich fehlende Bindungspersonen, Gewalt- und Missbrauchserfahrungen, unzuverlässige und unsichere Familiensituationen sind nur einige der möglichen Gründe dafür" (Rothballer, 2018, S. 14) – und erschwerend, weil die Aufnahme in die Akutsettings bei krisenhaften Zuspitzungen häufig nicht freiwillig erfolgt.

Erstes Ziel des PED in der KJP ist es also, eine tragfähige Beziehung anzubahnen: Vertrauen aufzubauen ist als wesentlichste Voraussetzung für eine gelungene Beziehung zu sehen (Wagenblass, 2016), Widerstände und Abwehr auszuhalten, zu akzeptieren und mit Verständnis und Empathie Hilfe anzubieten, dabei aber – auch bei Gegenwehr – respektvoll und klar aufzutreten, das eigene Agieren und Reagieren immer wieder selbst im Sinne einer „emotionalen Selbstkontrolle" und auch im Team zu reflektieren (Bowers, o. J.).

Immer kürzer werdende Verweildauern im stationären Akutsetting sind ökonomisch, aber auch qualitativ sehr gut begründbar. Auf allen Stationen, die nicht in integrierte Versorgungsstrukturen eingebettet sind, wo also PED-Mitarbeitende ausschließlich innerhalb dieses Settings agieren, führen diese Veränderungen zu neuen Kontaktstrukturen mit den Patient_innen. Der Zeitraum, in dem eine tragfähige, professionelle Beziehung aufgebaut werden soll und kann, ist verkürzt, der Hilfebedarf während des Akutsettings ist erhöht, denn die Behandlung der Patient_innen soll möglichst schnell in offeneren, teilstationären oder ambulanten Strukturen weitergeführt werden. Der Aufbau professioneller Nähe vermindert das Risiko emotionaler Abhängigkeit und impliziert die Aufrechterhaltung einer Ausgeglichenheit von Nähe und Distanz. In vielen psychiatrischen Organisationen wurde zur Unterstützung des Aufbaus professioneller Beziehungen das Strukturmodell der Bezugspflege etabliert, sodass Patient_innen von Beginn der Behandlung an wissen, welche/r Mitarbeitende während des Aufenthaltes für die Pflege- und Erziehungsprozessplanung zuständig ist und sie über regelmäßige Einzelkontakte intensiver kennenlernen. Wenn organisatorische Gründe sich als hinderlich erweisen, kann nach Meinung der Autorinnen von dem Strukturkonstrukt abgewichen werden.

7.2 Der erste Eindruck zählt

Eine feste Ansprechperson aus dem PED am Aufnahmetag, die federführend die Begleitung übernimmt, hat sich in der Praxis als für das gute Ankommen im Setting sehr unterstützend erwiesen. Wichtige Informationen werden gegeben, die Station wird vorgestellt, Räumlichkeiten gezeigt, wobei hierbei auch der erste, begleitete, also geschützte Kontakt zu den Mitpatient_innen stattfinden kann, ohne dass den Kindern und Jugendlichen zu viel eigene soziale Interaktion abverlangt wird. Ohne auf den eigentlichen Grund der Aufnahme, also die akute Krise einzugehen, können Vorlieben, Hobbies, Freizeitverhalten und Ressourcen erfragt und wichtige anamnestische Punkte (Allergien, Besonderheiten hinsichtlich der Nahrungsaufnahme, Religionszugehörigkeit etc.) erhoben und Beobachtungen zum Verhalten gemacht werden. Hierbei beachtet die Kontaktperson, dass eine möglichst entspannte Atmosphäre entsteht, Informationen umfassend, aber verständlich vermittelt und Grenzen emphatisch gespürt und zwingend geachtet werden.

Die Kleidung der Mitarbeiter_innen spielt eine bemerkenswerte Rolle beim Beziehungsaufbau. Nicht zuletzt die Rückmeldung eines Vaters über das Rückmeldeportal der Heckscher-Klinik veranlasste die Autorinnen, sich mit dem Aspekt der „Dienstkleidung“ zu beschäftigen, die in der KJP aus „ordentlicher“ Alltagskleidung mit Namensschild besteht. Der Vater meldete zurück, dass seine Zweifel an der Aufnahme seiner Tochter sich deutlich milderten, als er die angemessen und „gut“ gekleideten Mitarbeitende auf der Station gesehen habe. Schon in der Erzählung „Kleider machen Leute“ des Dichters Gottfried Keller aus dem Jahr 1874 wird die Effektivität von Kleidung als (zumindest scheinbar) entscheidender Faktor in der Außenwirkung von Menschen thematisiert. Schaffen Uniformen in anderen Institutionen Respekt, z. B. bei der Polizei, so ist die Individualität des Kleidungsstiles auf Seiten des PED ein gutes Mittel, einschätzbar und somit mittelbarer zu werden, was ein angestrebtes Vertrauensverhältnis begünstigen kann.

7.3 Der geplante Pflege- und Erziehungsprozess

Die Beziehungsangebote zwischen PED-Mitarbeitenden und Patient_innen während der Behandlungsdauer finden u. a. über die Gestaltung der Freizeit einzeln oder in der Gruppe statt. Sie sind individuell auf die Bedürfnisse der Patient_innen ausgerichtet und im Pflege- und Erziehungsplan festgehalten. Die Ziele des Pflege- und Erziehungsplanes würden mit den Patient_innen im Einzelnen erarbeitet. Ein schwieriger Schritt, wie auch Carl Rogers beschreibt: „Auf meine Erwartungen, wie ich ihn haben möchte oder wie er für mich sein sollte, zu verzichten, meinen Wunsch aufzugeben, diesen Menschen nach meinen Bedürfnissen zu ändern, dies ist ein überwiegend schwieriger, aber gewinnbringender Weg“ (Rogers, 1977, zitiert in Rothballer, 2018, S. 16). Nach der gemeinsamen Zielsetzung erfolgt die Erarbeitung der Inhalte/Maßnahmen in Abstimmung, wobei sowohl die Neigungen der Patient_innen als auch der therapeutisch-pädagogische Benefit beachtet werden müssen und die Planung im Einklang mit der multiprofessionellen Gesamtbehandlungsplanung stehen muss.

Die milieutherapeutische und heilpädagogische Tagesgestaltung wird von der Bundesarbeitsgemeinschaft für Mitarbeitende im Pflege- und Erziehungsdienst (BAG-PED) getragen und ausgestaltet (BAG-PED, 2022). Die dabei anzubietenden Möglichkeiten zur Gestaltung der Freizeit und zur Beziehungsaufnahme sind mannigfach, sie umfassen verschiedenste Aktivitäten von Achtsamkeitsübungen über Klettern, Musizieren, Spielen, Sport, Yoga bis hin zum Zeichnen.

Beispiel Klettern: Klettern bedeutet nicht allein, sich sportlich zu betätigen. Viele kostet es Mut, Überwinden der Angst zu scheitern, Vertrauen zuzulassen, auch richtig gesichert zu werden, Konkurrenz auszuhalten. Das Angebot einer Klettergruppe kann demnach gut in den allgemeinen Kontext der Station eingebunden und genutzt werden. Zusammenhalt, Klärung von Konflikten, soziales Lernen durch eine aktive Beteiligung der Klientel am Milieuprozess mit dem nicht zu unterschätzenden Effekt der im Idealfall positiven Erfahrung, seine Freizeit anders als vielleicht gewohnt gestalten zu können, konstatieren Niggehoff (2003) und Spross (2013).

Ein weiteres, zielführendes Instrument der Beziehungsgestaltung kann der Tagesrückblick darstellen. Die Jugendlichen erhalten ein Stimmungsbarometer, das sie täglich ausfüllen und gegen Abend im Einzelkontakt mit einem PED besprechen. Durch die Auswertung erleben sie einerseits ungeteilte Aufmerksamkeit, andererseits Unterstützung im Benennen und Spüren der eigenen Gefühle. Die Selbst- und Fremdwahrnehmung können einander gegenübergestellt werden und somit auch zu einem besseren gegenseitigen Verständnis beitragen, Lernerfahrungen können benannt und somit erkannt werden (Fleischhaker et al., 2020).

Milieutherapie soll hier als Überbegriff aller therapeutisch-pädagogischen Maßnahmen der Behandlung der Kinder und Jugendlichen im Akutbereich verwendet werden, die den Zielen der schnellen Stabilisierung und Vermeidung von Hospitalisation dienen. Sie umfasst ein bewusst gestaltetes Umfeld, das Sicherheit und Vertrauen schafft, um weitere therapeutische Maßnahmen zu effektivieren. Das Safewards-Modell fasst Faktoren zusammen, die die Häufigkeit von Konflikten und Eindämmungsversuchen auf Stationen beeinflussen. Im Rahmen der Konzepteinführung zur Reduktion der Konflikte auf Stationen werden zehn spezifische Interventionen umgesetzt, eine davon sind die „Entlassnachrichten" (Löhr et al., 2020). Im Zuge der Implementierung dieser Intervention entsteht (Umfeldgestaltung) eine für alle offen ersichtliche Wand mit Abschiedsbotschaften. Die Patient_innen werden vor der unmittelbaren Entlassung ermuntert, für die Gruppe einen Abschiedsgruß zu hinterlassen, der Mut machen und neuen Jugendlichen den Einstieg erleichtern soll.

Klar strukturierte Abläufe, Wochen- und Tagespläne sind ein weiteres, wichtiges Instrument der therapeutischen Milieugestaltung im Akutsetting. Sowohl für Patient_innen als auch Mitarbeitende bieten die Strukturen Sicherheit und Klarheit und tragen dazu bei, Missverständnissen oder Komplikationen vorzubeugen oder Spaltungstendenzen zu minimieren, sie schaffen Orientierung und stellen somit die Basis verlässlicher Beziehungen für die Kinder und Jugendlichen dar (Gahleitner, 2021).

So ist der Tag vom Wecken über Vormittagsangebote (Schule, Lernzeit, Zeitungsrunde), festgelegte Essenszeiten, Zimmerzeiten, Mittagsrunde (Planung des Nachmittags, Besprechen gruppendynamisch relevanter Themen) über die Abendgestaltung bis zur Schlafenszeit für alle nachvollziehbar getaktet. Erstellen der Wochenziele und Wochenpläne, Vergabe der wöchentlich wechselnden Dienste, Zimmer- und Stationsputz sind feste Bestandteile der Routine auf Station. Die eben beschriebenen Reinigungsdienste sind ein Teil des lebenspraktischen Trainings, Kochgruppen stellen ein weiteres Beispiel dar: Mit und für die Gruppe zu kochen dient nicht allein der Nahrungsaufnahme, sondern kann Steigerung des Selbstwertes, Fördern von schlummernden Ressourcen, die Möglichkeit neue Erfahrungen zu wagen beinhalten und nicht zuletzt den Gruppenzusammenhalt und soziale Kompetenzen fördern. Lieb und Kollegen (2008) konstatieren, dass die Kochgruppe für die Patient_innen eine Vielzahl von Herausforderungen, aber auch Möglichkeiten bietet: Schon bei der gemeinsamen Planung gilt es, auf Besonderheiten (z. B. Allergien, Vorlieben, Abneigungen Einzelner, Religionszugehörigkeit) zu achten, die unterschiedlichen Bedürfnisse und Ideen zu bündeln und letztlich zu einer Einigung zu kommen. Dass diese gemeinsame Entscheidungsfindung auch dem Wunsch nach Mitbestimmung der Patient_innen entspricht, zeigen die Ergebnisse von Zerbe und Autorenteam (2021). Einkaufslisten werden erstellt, Vorräte durchforstet, Vorbereitungen und Aufgaben werden in der Gruppe koordiniert, wobei je nach Gruppenkonstellation die Mitarbeiter_innen des PED eine mehr oder weniger begleitende, wenn nötig regulierende Rolle spielen, mit dem Hauptaugenmerk, die Eigenständigkeit der Patient_innen zu fördern. Die Einkäufe werden von den Patient_innen getätigt, je nach Akuität mit oder ohne Begleitung. Die Jugendlichen bestärken und unterstützen sich gegenseitig.

Die Arbeit von Zerbe und Kollegen (2021) macht deutlich, dass Wunsch und Erleben von Partizipation innerhalb der stationären Kinder- und Jugendpsychiatrie bislang in vergleichsweise wenig Studien untersucht wurden. Bekannt war, dass es einen Unterschied zwischen Wunsch und Erleben der Beteiligung gibt (Rothärmel et al., 2006) und das Erleben von Beteiligung in den letzten Jahren zugenommen hat (Nolkemper et al., 2019). Im Rahmen der prospektiven, multizentrischen Fragebogenerhebung im Querschnittsdesign von Zerbe und Team (2021) konnten Fragebögen von 81 Kindern und Jugendlichen aus fünf teilnehmenden Kliniken ausgewertet werden. Aus den Ergebnissen wird deutlich, dass die Patientenzufriedenheit bei erhöhter Beteiligung steigt. In der Arbeit werden die Ergebnisse mit denen der empirischen Studien von Schepker et al. (2000) sowie Wiethoff und Autorenteam (2003) bewertet, die zu dem Schluss kamen, dass erlebte Mitbestimmung einen signifikanten Beitrag zur Symptomreduktion leistet. Deshalb sollte aus klinischer Sicht die Differenz zwischen Partizipationswunsch und -erleben reduziert werden (Zerbe et al., 2021).

Auch hier bietet das Safewards-Konzept (Safewards, 2022) eine Intervention, deren Ziel die Steigerung des Beteiligungserlebens ist. Im Rahmen einer Implementierung von „Gegenseitige Erwartungen klären“ werden insbesondere die von den PED-Mitarbeiter_innen im Alltag durchzusetzenden Regelungen auf den Prüfstein gelegt, den Patient_innen die Hintergründe bei den weiter bestehenden Regeln erklärt und offengelegt, wie Einwände erhoben werden können. Insbesondere dem Wunsch der Interaktion mit Freunden und Familie sollte zukünftig in den KJPs in diesem Prozess Beachtung geschenkt werden (Zerbe et al., 2021). Die Anstrengungen, Regeln immer wieder zu erklären und transparent zu sein, hilft Vertrauen zu kreieren (Rothballer, 2018), was sich positiv auf die Beziehungsgestaltung auswirkt. Die Interaktion mit den Angehörigen ist für die Patient_innen selbst und für den Behandlungsverlauf insgesamt wichtig. Hierzu verweisen Becker und Correll (2020) auf die Ergebnisse mehrerer Studien, die dann gesteigerte Effektstärken hinsichtlich der Verminderung der Suizidgedanken bei der psychotherapeutischen Intervention herausfanden, wenn die Familienangehörigen einbezogen wurden. Wie die Expertise des PED aus dem Alltag mit den Patient_innen verstärkt für den Therapieprozess nutzbar gemacht werden kann, ist auf unterschiedliche Weise strukturiert. Neben „sich ergebenden“ Kontakten/„Tür- und Angel-Gesprächen“ bei Besuchen und/oder dem Abholen der Patient_innen, Telefonaten oder Begegnungsprogrammen werden Eindrücke abgeglichen und professionelle pädagogische Anstöße gegeben, um damit das System Familie bei der Umsetzung der individuellen Ziele zu unterstützen.

7.4 Sicherheit bieten und sicher sein

Die Aufnahmeindikation von Patient_innen auf Akutaufnahmestationen ist wesentlich vom Vorhandensein akuter Selbst- oder Fremdgefährdung geprägt. Suizidalität als Ausdruck einer existenziellen Zuspitzung einer psychischen Krise spielt bei Jugendlichen eine große Rolle (Frey, 2021). In einer von Freisleder und Autorenteam (2019) geschilderten Fallvignette „musste (Anna) auf der geschlossenen Station in den ersten Tagen vom Pflege- und Erziehungsdienst kontinuierlich eng überwacht werden. Sie beschäftigte sich anfangs noch stark mit Suizidgedanken, suchte auch auf der Station nach Möglichkeiten, sich selbst zu verletzen“ (S. 81). Die Patientin profitierte binnen weniger Tage von der multimodalen Behandlung und zeigte sich absprachefähig, die Überwachungsmaßnahmen konnten schrittweise gelockert werden (Freisleder et al., 2019). Neben psychotherapeutischen und medikamentösen Behandlungsansätzen spielt die Grundhaltung gegenüber suizidalen Patient_innen eine große Rolle. „Eine angemessene Haltung basiert einerseits auf einer Anerkennung der Suizidwünsche (angesichts der vom Patienten/der Patientin empfundenen Ausweglosigkeit) und andererseits auf der Überzeugung, dass der oder die Heranwachsende – unter veränderten Bedingungen – ein Leben vor sich hat, das lebenswert ist" (Becker & Correll, 2020, S. 261–267). Folglich muss diese Haltung von den PED-Mitarbeiter-Innen bei allen oben genannten Patientenkontakten stets vermittelt werden.

Aber auch wenn diese Grundhaltung multiprofessionell bei allen Beteiligten vorhanden ist und im besten Fall für die Patient_innen immer spürbar, können Situationen eskalieren. Bei der Durchführung von Maßnahmen zur Deeskalation herausfordernder Verhaltensweisen und potenziell gefährlicher Risikosituationen müssen die Mitarbeitenden des PED situativ-beurteilend handeln. Hier zeigt sich die Kompetenz des PED „in ihrer Anforderung von Wahrnehmen, Beurteilen und adäquatem Handeln im Rahmen einer Gesamtsituation" (Olbrich, 2020, S. 46). Das adäquate Handeln umfasst die Vorbereitung, Durchführung und Nachbereitung von deeskalierenden Maßnahmen, ggf. auch die mit freiheitsentziehenden Maßnahmen (FEM) im Zusammenhang stehenden Aktivitäten. Das Erleben von FEM hat sowohl auf Seiten der Patient_innen als auch der Mitarbeitenden Einfluss darauf, ob einer/beide belastet oder gar traumatisiert auf das Geschehen reagieren. Wenn die Maßnahmen auf Basis einer wertschätzenden Haltung erfolgen, wird das Erleben positiv beeinflusst. Yang und Kollegen (2014) konnten feststellen, dass Mitarbeitende mit hohem Empathievermögen weniger Zwangsmaßnahmen anwenden. Wenn aufgrund von Impulskontrollverlust doch eine FEM notwendig gewesen sein sollte, dienen strukturierte Nachbesprechungen als Instrument, der wertschätzenden Haltung einen Rahmen zu geben und sie zu verdeutlichen. Nach Empfehlung der S3-Leitlinie „Verhinderung von Zwang: Prävention und Therapie aggressiven Verhaltens bei Erwachsenen" (DGPPN, 2018) sollte die Nachbesprechung gemeinsam mit einer pflegerischen Bezugsperson und dem zuständigen Therapeuten erfolgen. Die Autorinnen halten die Einführung strukturierter Nachbesprechungen auch in der Kinder- und Jugendpsychiatrie für sinnvoll.

7.5 Fazit

Der Pflege- und Erziehungsdienst hat vielfältige Möglichkeiten, im Akutsetting einen wirksamen Beitrag zur Behandlung zu leisten, da viele seiner Aufgaben und Ausgestaltungsmöglichkeiten den Aufbau einer Beziehung zu den Kindern/Jugendlichen ermöglichen und das Selbstwertgefühl der Patient_innen fördern, die für die Sicherheit während des Aufenthaltes und für den Genesungsprozess so wichtig sind. Da in vielen Fällen schon nach kurzer Zeit in dem Akutsetting eine Stabilisierung erreicht und damit der Weg für eine Weiterbehandlung geebnet ist, ist der akutstationäre Bereich der KJP nach Meinung der Autorinnen herausfordernd und gleichzeitig erfolgversprechend.

Reflexionsfragen

1. Welche Vorteile birgt eine feste Ansprechperson durch den PED am Aufnahmetag? Nennen Sie drei Beispiele aus der milieutherapeutischen und heilpädagogischen Tagesgestaltung, die das Selbstwertgefühl der Patient_innen positiv beeinflussen können.
2. Welchen Nutzen bietet eine angeleitete Kochgruppe?
3. Durch welches Instrument kann das Benennen und Spüren der eigenen Gefühle gefördert werden?
4. Welche zwei Haltungsaspekte sollen sich im Umgang mit suizidalen Patient_innen zeigen?

7.6 Literatur

BAG-PED (Bundesarbeitsgemeinschaft für Mitarbeitende im Pflege- und Erziehungsdienst). (2022). *Leitlinien*. Verfügbar unter https://www.bag-ped.de/leitlinien

Becker, M. & Correll, C. (2020). Suicidality in childhood and adolescence. *Deutsches Ärzteblatt International, 117*(15), 261–267. https://doi.org/10.3238/arztebl.2020.0261

Bowers, L. (o. J.). *Safewards: ein neues Modell für Konflikte und deren Eindämmung auf psychiatrischen Stationen*. Verfügbar unter https://www.safewards.net/images/German_PDF/3_DAS_SAFEWARDS_MODELL.pdf

DGPPN (Deutsche Gesellschaft für Psychiatrie und Psychotherapie, Psychosomatik und Nervenheilkunde) (Hrsg.). (2018). *S3-Leitlinie „Verhinderung von Zwang: Prävention und Therapie aggressiven Verhaltens bei Erwachsenen"*. Verfügbar unter https://www.dgppn.de/_Resources/Persistent/121426d2cd6753c751db3a04869673dabe61ae15/S3%20LL%20Verhinderung%20von%20Zwang%20KURZ%20FINAL%2010.9.2018.pdf

Fleischhaker, C., Sixt, B. & Schulz, E. (2020). *DBT-A: Dialektisch-behaviorale Therapie für Jugendliche. Ein Therapiemanual*. Springer.

Freisleder, J., Mannhart, A., Hutzelmeyer-Nickels, A. & Huppert, R. (2019). Drei Highlights aus der Kinder- und Jugendpsychiatrie. *Bayerisches Ärzteblatt, 3*, 80–85.

Frey, M. (2021). Psychische Krisen bei Kindern und Jugendlichen. *Nervenheilkunde, 40*, 691–696. https://doi.org/10.1055/a-1524-8628

Gahleitner, S. B. (2021). *Das pädagogisch-therapeutische Milieu in der Arbeit mit Kindern und Jugendlichen*. Psychiatrie-Verlag. https://doi.org/10.5771/9783966051163

Galgon, S. (2001). Die Beziehung zwischen Pflegenden und Patienten ist der therapeutische Wirkfaktor in der ambulanten Suchtkrankenpflege. *Psychiatrische Pflege, 7*(6), 343–349. https://doi.org/10.1055/s-2001-18940

Lieb, K., Frauenknecht, S. & Brunnhuber, S. (2008). *Intensivkurs Psychiatrie und Psychotherapie*. Urban & Fischer.

Löhr, M., Schulz, M. & Nienaber, A. (2020). *Safewards – Sicherheit durch Beziehung und Milieu*. Psychiatrie-Verlag. https://doi.org/10.5771/9783966050487

Niggehoff, S. (2003). Klettern als entwicklungspädagogisches Medium in der Erlebnispädagogik Drogenabhängiger. *Praxis der Psychomotorik, 28*(3), 191–195.

Nolkemper, D., Wiggert, N., Müller, S., Fegert, J. M. & Kölch, M. (2019). Partizipation und Informationspraxis in der Kinder- und Jugendpsychiatrie. *Praxis der Kinderpsychologie und Kinderpsychiatrie, 68*(4), 271–285. https://doi.org/10.13109/prkk.2019.68.4.271

Olbrich, C. (2020). Pflegekompetenz aus Patientensicht. *Die Schwester – Der Pfleger, 10*(59), 44–47.

Plötner, M., Moldt, K., In-Albon, T. & Schmitz, J. (2022). Einfluss der COVID-19-Pandemie auf die ambulante psychotherapeutische Versorgung von Kindern und Jugendlichen in Deutschland. *Die Psychotherapie, 67*, 469–477. https://doi.org/10.1007/s00278-022-00604-y

Rothärmel, S., Dippold, I., Wiethoff, K., Wolfslast, G. & Fegert, J. M. (2006). *Patientenaufklärung, Informationsbedürfnis und Informationspraxis in der Kinder- und Jugendpsychiatrie und Psychotherapie*. Vandenhoeck & Ruprecht. https://doi.org/10.13109/9783666453168

Rothballer, M. (2018). Beziehung wirkt! Professionelle Beziehungsarbeit in der Kinder- und Jugendhilfe. *Fachzeitschrift der Aktion Jugendschutz, 54*(2), 13–17.

Safewards. (2022). *Mittel und Wege für Safewards*. Verfügbar unter https://www.safewards.net/de/

Schepker, R., Wirtz, M. & Jahn, K. (2000). Verlaufsprädiktoren mittelfristiger Behandlungen in der stationären Kinder- und Jugendpsychiatrie. *Praxis der Kinderpsychologie und Kinderpsychiatrie, 49*, 764–770.

Spross, M. (2013). *Klettern als erlebnispädagogische Möglichkeit zur Entwicklung von sozialer Kompetenz für Jugendliche in der Jugendhilfe* (Bachelorarbeit, Hochschule Mittweida). MOnAMi. Verfügbar unter https://monami.hs-mittweida.de/frontdoor/deliver/index/docId/3221/file/Klettern_als_erlebnispaedagogische_Moeglichkeit_zur_Entwicklung_von_sozialer_Kompetenz_fuer_Jugendliche_in_der_Jugendhilfe.pdf

Wagenblass, S. (2016). Vertrauen als Basis für Beziehungsarbeit. *Jugendhilfe, 54*(1), 27–32.

Wiethoff, K., Dippold, I., Rothärmel, S., Wolfslast, G., Konopka, L., Naumann, A., Keller, F. & Fegert, J. M. (2003). Ich durfte ja nichts sagen, ich musste hier rein – Bedingungen und Folgen der stationären Aufnahme aus der Sicht minderjähriger Patienten. In U. Lehmkuhl (Hrsg.), *Ethische Grundlagen in der Kinder- und Jugendpsychiatrie und Psychotherapie* (S. 89–104). Vandenhoeck & Ruprecht.

Yang, C., Hargreaves, W. & Bostrom, A. (2014). Association of empathy of nursing staff with reduction of seclusion and restraint in psychiatric inpatient care. *Psychiatric Services, 65*(2), 251–254. https://doi.org/10.1176/appi.ps.201200531

Zerbe, P.-S., Schulz, E., Dixius, A. & Körner, M. (2021). Wunsch und Erleben von Partizipation für Kinder und Jugendliche in der stationären Psychiatrie. *Zeitschrift für Kinder- und Jugendpsychiatrie und Psychotherapie, 49*(3), 213–226. https://doi.org/10.1024/1422-4917/a000797

Weiterführende Literatur

Bauer, R. (2001). Grundlagen pflegerischer Beziehungsarbeit. *Psychiatrische Pflege heute, 7*(6), 309–314. https://doi.org/10.1055/s-2001-18943

Rosenberg, M.B. (2016). *Gewaltfreie Kommunikation*. Junfermann.

Sauter, D., Abderhalden, C., Needham, I. & Wolff, S. (2023). *Lehrbuch psychiatrischer Pflege* (4. Aufl.). Hogrefe. https://doi.org/10.1024/85673-000

Schulz von Thun, F. (2013). *Miteinander reden: 3. Das „Innere Team" und situationsgerechte Kommunikation: Kommunikation, Person, Situation*. Rowohlt.

Tölle, R. (1985). *Psychiatrie. Kinder- und Jugendpsychiatrische Bearbeitung von R. Lempp*. Springer.

8 Allgemeinpsychiatrische Versorgung im Akutsetting

Martin Girke

Dieses Kapitel gibt Ihnen einen Überblick über das Milieu einer allgemeinpsychiatrischen Station und den Zusammenhang mit Gewalt und Zwangsmaßnahmen sowie Hintergrundinformationen und Interventionsmöglichkeiten bei Suizidalität. Sie lernen häufige Pflegediagnosen und entsprechende Pflegemaßnahmen kennen und sind über die spezifischen Aufgaben der psychiatrischen Pflege in diesem Fachbereich informiert.

8.1 Relevanz für die Praxis

Gewaltereignisse, Situationen, in denen Zwangsmaßnahmen angezeigt sind und durchgeführt werden sowie suizidale Krisen von Patient_innen treten auf allgemeinpsychiatrischen Stationen auf. Sie können durch milieugestaltende Maßnahmen positiv beeinflusst werden. Das oftmals geschlossene Setting einer Station kann dazu verleiten, dass Pflegepersonen einen gesteigerten Wert auf Kontrollmaßnahmen legen, z. B. Sicherung der geschlossenen Tür und rigide Stationsregeln zur Gewährleistung eines geregelten Miteinanders. Die gewünschte Erhöhung der Sicherheit kann durch diese Maßnahmen jedoch konterkariert werden.

Im Fachbereich der Allgemeinpsychiatrie werden erwachsene Menschen zwischen 18 und 65 Jahren mit einer seelischen Erkrankung behandelt. Hierzu zählen u.a. affektive (Depression, Manie) und psychotische Störungen, Angst- und Zwangsstörungen sowie Persönlichkeitsstörungen. Auch Menschen in akuten Lebenskrisen werden häufig in der Allgemeinpsychiatrie behandelt.

Die Aufnahme auf einer allgemeinpsychiatrischen Station kann auf Menschen beängstigend und befremdlich wirken. Patient_innen in akuten seelischen Krisen und mit hohem Leidensdruck sind dort in oft hoher räumlicher Dichte untergebracht. Das Potenzial für Konflikte ist hoch. Innerhalb von Kliniken existieren verschiedene Formen von allgemeinpsychiatrischen Stationen, die sich z. B. im Schwerpunkt auf ein bestimmtes Krankheitsbild oder einen Symptomenkomplex (z. B. affektive Störungen, Psychose) spezialisiert haben.

Andere Kliniken haben psychiatrische Intensivstationen etabliert mit höherer personeller Besetzung für Patient_innen bei hohem Betreuungsaufwand. Es existieren auch gemischt geführte Stationen, die Behandlung anbieten für verschiedenste Krankheitsbilder sowie Akuität. Es konnte bis dato für keine dieser Stationskonzepte eine wissenschaftlich belegte Wirkung bzw. ein Vorzug nachgewiesen werden (DGPPN, 2018).

Allgemeinpsychiatrische Stationen können offen, halboffen oder geschlossen sein. Es ist zu vermuten, dass dies weniger der Krankheitsschwere der dort behandelten Patient_innen, sondern dem Sicherheitsbedürfnis der dort tätigen Behandler_innen bzw. der Haltung der Leitung oder der Klinik geschuldet ist. Studien zeigen eine Verbesserung des Stationsmilieus, eine Erhöhung des Sicherheitserlebens der Mitarbeitenden sowie eine Reduktion von Gewalt und Zwangsmaßnahmen bei offener Stationstüre (Lo et al., 2018).

Allein das Öffnen der Türe hat jedoch wissenschaftlich betrachtet keinen Einfluss auf Zwang und Gewalt (Pollmächer, 2019), sondern muss eingebettet sein in ein umfassenderes Präventions- und Behandlungskonzept. Den Mitarbeitenden kommt hierbei eine besondere Rolle und Funktion zu. Sie halten einen engen Kontakt zu den Patient_innen und pflegen eine vertrauensvolle, fachliche gestützte Beziehung. Diese ermöglicht es ihnen, möglichst frühzeitig Krisensituationen, Risiken von Aggression und Gewalthandlungen zu erkennen und proaktiv Interventionen durchführen zu können.

Es gilt zu bedenken, dass der Anteil an untergebrachten und auch von Zwangsmaßnahmen betroffenen Personen in der Allgemeinpsychiatrie über alle psychiatrischen Fachbereiche am höchsten ist (Steinert et al., 2014). Diese Betrachtung schließt Menschen aus, die aufgrund von § 63 oder § 64 Strafgesetzbuch im Maßregelvollzug untergebracht sind. Neben Menschen mit organischen psychischen Erkrankungen (z. B. demenzieller Störung) sind Menschen mit schizophrenen Störungen am häufigsten von Zwangsmaßnahmen betroffen (Flammer & Steinert, 2019).

In der psychiatrischen Akutversorgung werden wesentliche Bedürfnisse wie Selbstbestimmung, Sicherheit, Geborgenheit und viele weitere oft nicht erfüllt. Die Nichterfüllung von Bedürfnissen, begleitet von einer psychischen Grunderkrankung, kann zu negativen Gefühlen wie Wut, Ärger und Aggression führen. Es erscheint vor diesem Hintergrund unausweichlich, dass aus einer zunehmenden Anspannung ein sich nach innen und/oder außen gerichtetes aggressives Verhalten entwickelt und es zu Gewalt- und Zwangsmaßnahmen kommen kann.

Dies bedeutet für die pflegerische Begleitung im allgemeinpsychiatrischen Setting, ein besonderes Augenmerk auf die Gruppe der Patient_innen zu legen, welche aufgrund der vorhandenen psychischen Störung und des gegeben Stationsmilieus eine starke innere Anspannung aufzeigen und die über wenige Ressourcen der Selbstregulation verfügt; dies schließt auch die Gruppe der unfreiwillig aufgenommenen Patient_innen mit ein.

Gleichzeitig variiert die Rate der von Zwangsmaßnahmen betroffenen Menschen innerhalb der Länder und Einrichtungen in Deutschland stark. Eine Erhebung in Baden-Württemberg fand eine Varianz von 0,3–17,5 % (Flammer & Steinert, 2019). Die Ursachen für diese Unterschiede können laut den Autoren in Patient_innen-, Klinik- und Strukturmerkmalen liegen, jedoch auch in den Werten, Einstellungen und der Tradition des Personals begründet sein. Unter Berücksichtigung, dass 39 % der Auslösesituationen von Gewalt und Aggression auf die Interaktion zwischen Personal und Patient_in zurückzuführen sind (Papadopoulos et al., 2012), und damit den häufigsten Grund einer Eskalation darstellen, ergibt sich hier statt Ohnmacht eine große Chance. Denn Interaktion ist, anders als das Verhalten des/der Patient_in oder dessen/deren Symptome, jederzeit veränderbar.

Hier setzen neuere komplexere Interventionen an, z. B. „Safewards". Das Safewards-Modell erklärt auf wissenschaftlicher Grundlage die Entstehung von Aggression und Eindämmungsversuchen (Reaktionen des Personals, um Konflikte vorzubeugen oder die Folgen einzudämmen). Daneben empfiehlt es die Implementierung von zehn Interventionen, um Konflikte und Eindämmungsmaßnahmen zu reduzieren. Die Interventionen zielen v. a. auf die Verbesserung der Interaktion zwischen Personal und Patient_innen, innerhalb der Patient_innengruppe sowie des Stationsmilieus ab. Es liegen Erkenntnisse vor, dass eine vollständige Implementierung von Safewards auf einer Station dazu beitragen kann, aggressivem Verhalten präventiv zu begegnen sowie Zwangsmaßnahmen und Gewalthandlungen zu reduzieren (Finch et al., 2022).

2018 wurde erstmals in Deutschland eine S3-Leitlinie zur „Verhinderung von Zwang: Prävention und Therapie aggressiven Verhaltens bei Erwachsenen" (DGPPN, 2018) publiziert. Diese bietet – v.a. in der Praxisversion – eine umfangreiche, wissenschaftlich begründete Darstellung von Maßnahmen zur Prävention von Zwang und Gewalt.

Daneben stellt die Beziehungspflege auf Augenhöhe das wichtigste Instrument der psychiatrischen Pflege dar, welches bei allen Tätigkeiten begleitend einfließt. Weitere spezifische Handlungen in der Allgemeinpsychiatrie können sein (Scheydt et al., 2019):

- regelmäßige geplante Gesprächskontakte (Bezugspflegegespräche, Reflexionsgespräche, Evaluationsgepräche)
- Leitung oder Begleitung von (pflege-)therapeutischen Gruppenangeboten
- Krisenintervention bei Patient_innen in akuten Gefährdungssituationen
- Vorbereitung, Durchführung und Nachbereitung von freiheitsentziehenden Maßnahmen
- Durchführung von Assessments und Beobachtung zur Abschätzung von Risiken (Suizidalität, Aggression)
- Deeskalation und Prävention von herausfordernden Verhaltensweisen
- Durchführung von Aktivitäten zur Gestaltung einer sicheren, therapeutischen bzw. heilungsfördernden Umgebung (Umgebungsmanagement/Milieugestaltung).

8.2 Der Pflegeprozess in der Allgemeinpsychiatrie

Exemplarische Pflegediagnosen (NANDA-I) und Pflegeinterventionen (NIC)

Es gibt Pflegediagnosen, die häufig in Verbindung mit Krankheitsbildern in der Psychiatrie zu finden sind. Die individuelle Ausprägung der Erkrankung kann jedoch zu einer Vielzahl von weiteren Pflegediagnosen führen. Deshalb ist bei der Diagnostik auf die spezifischen Probleme des Menschen zu achten, um keine Diagnose zu übersehen.

Fallbeispiele

Hr. Winter (56 Jahre) wird auf einer allgemeinpsychiatrischen Station mit der Diagnose F32.2 (schwere depressive Episode ohne psychotische Symptome) aufgenommen. Er klagt über Suizidgedanken, Antriebs- und Freudlosigkeit sowie einen verminderten Appetit. Seit dem Tod seiner Frau vor sechs Monaten habe er alle Kontakte zu seinem Umfeld abgebrochen.

Herr Fröhlich (34 Jahre) wird am selben Tag mit der Diagnose F20.0 (paranoide Schizophrenie) aufgenommen. Es ist die fünfte Aufnahme in der Klinik. Er trägt abgenutzte, schmutzige Kleidung. Hr. Fröhlich lebt allein und berichtet, sein Nachbar arbeite für den amerikanischen Geheimdienst und spioniere ihn über versteckte Abhörgeräte ab. Deshalb fühle er sich in seiner Wohnung nicht mehr sicher. Seine Arbeit hat er vor vier Jahren verloren und verbringt den Tag meist allein in seiner Wohnung. Die Medikation hat er einige Wochen nach dem letzten stationären Aufenthalt abgesetzt.

Die **Tabellen 8-1** und **8-2** (S. 86) listen mögliche Pflegediagnosen nach NANDA-I und mögliche Interventionen nach der Pflegeinterventionsklassifikation auf.

Aus den möglichen Pflegediagnosen können Maßnahmen aus der Pflegeinterventionsklassifikation (Bulechek et al., 2016) abgeleitet werden. Die vorgeschlagenen Interventionen sind zum Teil bei mehreren Pflegediagnosen anwendbar.

Essenziell für eine tragfähige Pflegediagnose und -intervention ist ein ausführliches und fortlaufendes Assessment, da hinter psychiatrischen Diagnosen häufig verschiedenste, auf den ersten Blick nicht sichtbare, begleitende Einflussfaktoren liegen können. Zum Beispiel können sich nach Bewältigung der suizidalen Krise von Hr. Winter ein niedriger Selbstwert, Vereinsamungsängste oder Ängste allein in seinem großen Haus herauskristallisieren, die ein angepasstes Vorgehen der Pflegeperson erfordern.

Tabelle 8-1: Pflegediagnosen der NANDA-I bezogen auf die Fallbeispiele (Eigendarstellung nach Herdman et al., 2022).

Diagnosetitel	Code	Hr. Winter	Hr. Fröhlich
Risiko eines suizidalen Verhaltens	00289	P	
Schlafstörung	00095		
Unausgeglichene Ernährung weniger als Körper benötigt	00002	P	
Fehlangepasstes Trauern	00301	P	
Gestörter Denkprozess	00279		P
Hoffnungslosigkeit	00124	P	
Beeinträchtigte soziale Interaktion	00052	P	
Selbstvernachlässigung	00193		P
Angst	00146		P

Tabelle 8-2: Pflegeinterventionen der Pflegeinterventionsklassifikation (NIC) bezogen auf die Fallbeispiele (Eigendarstellung nach Bulechek et al., 2016)

Pflegeinterventionsklassifikation (NIC)	Code
• Pflegeassessment	6650
• Vertragsschließung mit Patient/Patientin	4420
• Suizidprävention	6340
• Eigenverantwortungsförderung	4480
• Komplexer Beziehungsaufbau	5000
• Emotionale Unterstützung	5270
• Trauerarbeitserleichterung	5290
• Stimmungsmanagement	5330
• Selbstwirksamkeitsverbesserung	5395
• Wahnmanagement	6450
• Halluzinationsmanagement	6510
• Angstminderung	5820
• Sicherheitsförderung	5380
• Selbstwertgefühlsverbesserung	5400
• Hoffnungsvermittlung	5310
• Emotionale Unterstützung	5270
• Milieutherapie	4390
• Krisenintervention	6160
• Entweichungsprävention	6470

8.3 Suizidalität

Suizidalität ist Störungsbild-übergreifend ein häufiges Phänomen im allgemeinpsychiatrischen Kontext. In einer suizidalen Krise erlebt die Person starke Gefühle von Verzweiflung, Selbsthass und Hoffnungslosigkeit, die sie keinen Ausweg aus der Situation mehr sehen lassen (Kozel, 2015).

„Suizidalität ist die Summe aller Denk- und Verhaltensweisen von Menschen oder Gruppen von Menschen, die in Gedanken, durch aktives

Handeln, Handelnlassen oder passives Unterlassen den eigenen Tod anstreben bzw. als möglichen Ausgang einer Handlung in Kauf nehmen" (Wolfersdorf & Etzersdorfer, 2011, S. 27).

Suizidalität kann also erstmal nur gedacht, aber nicht umgesetzt werden. Es entsteht viel eher ein sich mit der Zeit aufbauender Leidensdruck und Bedarf nach Ruhe im Leben, der sich dann bei anhaltender Belastung in einen Todeswunsch oder aktive Suizidabsichten wandeln kann. Allgemein wird also eher von einer suizidalen Entwicklung ausgegangen, wie in **Abbildung 8-1** dargestellt. Davon abzugrenzen sind Handlungen im Affekt, z. B. nach sehr schweren Schicksalsschlägen.

Nach der o. g. Definition von Wolfersdorf und Etzersdorfer muss auch unterschieden werden, zwischen der Suizidhandlung mit dem Ziel, sein Leben zu beenden und einer parasuizidalen Handlung. Letztere nimmt das eigene Versterben in Kauf, hat aber eher die Intention eines Rufs nach Veränderung. Die Einnahme einer höheren Medikamentendosierung als verordnet oder der Sprung aus dem ersten Stock eines Hauses können Beispiele von parasuizidalen Handlungen sein.

Selbstverletzendes Verhalten kann in extremen Formen einen parasuizidalen Charakter haben, dient jedoch meist als dysfunktionale Form des Spannungsabbaus bei Menschen mit einer emotional instabilen Persönlichkeitsstörung.

Bei suizidalen Gedanken jeglicher Art kann die NANDA-I-Pflegediagnose „Risiko eines suizidalen Verhaltens" (Code: 00289) gestellt werden. Diese definiert: „Anfälligkeit für selbstverletzende Handlungen, die mit einer gewissen Tötungsabsicht in Verbindung stehen" (Herdman et al., 2022, S. 593).

Hinweis

Eine suizidale Person, die allein in einem leeren Zimmer, ohne Schnürsenkel und Gürtel, von Plastikgeschirr Essen und Trinken muss, verliert ihre Würde und noch mehr ihre Hoffnung. Interventionen zur Prävention suizidalen Verhaltens haben immer auch die Würde der Person und ihre individuellen Bedürfnisse und Ressourcen zu berücksichtigen. Eine Verletzung der Menschenwürde oder traumatische Erfahrungen müssen zwingend vermieden werden.

Beschreibung	Beschreibung
Wunsch nach Ruhe, Pause, Unterbrechung (Das Risiko von Versterben wird in Kauf genommen.)	„Ich wollte nur mal einen Tag Ruhe vor den Gedanken haben."
Todeswunsch	„Es wäre besser, wenn ich nicht mehr leben würde."
Suizidgedanke	„Mich umzubringen würde mein Leid beenden."
Suizidalabsicht (mit oder ohne Plan)	„Ich werde mein Leben beenden (indem ich ...)."
Suizidhandlung	

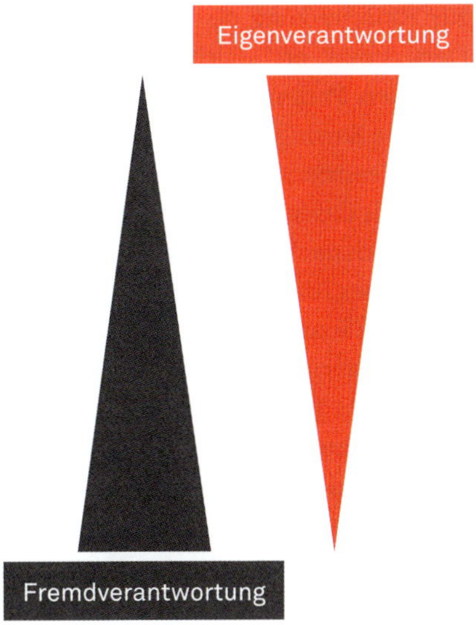

Abbildung 8-1: Spannungsfeld Eigen- und Fremdgefährdung (Eigendarstellung in Anlehnung an Schneider et al., 2017)

8.4 Einschätzung der Suizidalität

Die Einschätzung der Suizidalität erfolgt immer über ein persönliches Gespräch mit dem betroffenen Menschen. Die weitverbreitete Sorge, das Sprechen über Todeswünsche würde die Ideen erst befördern, ist unbegründet. Vielmehr bietet ein Gespräch über diese quälenden Gedanken eine erste Entlastung, signalisiert Interesse an der Person und baut dadurch eine erste Beziehung auf. Beobachtet die Pflegefachkraft im Verlauf der Behandlung eine plötzliche Veränderung, z. B. wenn Patient_innen anfangen, persönliche Gegenstände zu verschenken oder plötzlich nach Wochen voll starker Emotionalität sehr ruhig oder sehr positiver Stimmung werden, können dies Hinweise darauf sein, dass der Mensch den Entschluss gefasst hat, sein Leben zu beenden und darüber eine gewisse Entlastung erhält (Rudd, 2008).

Zur Einschätzung der Suizidalität liegt in Deutschland noch keine Leitlinie vor, befindet sich aber aktuell in der Entwicklung und wird 2024 erwartet (Schneider et al., 2022). Das australische Department of Health empfiehlt in einer Leitlinie ein strukturiertes Vorgehen zur Einschätzung der Suizidalität (Victorian Department of Health, 2010). Demnach soll bei allen Patient_innen unabhängig von bekannten Suizidgedanken zur Aufnahme ein Risikoassessment durchgeführt werden. Dieses ermittelt das statistische Risiko eines Suizids. Sollte sich nach dem Screening ein hohes oder sehr hohes Risiko ergeben, findet eine vertiefte Einschätzung mit einem Fokusassessment statt. In der anschließenden Dokumentation wird das Ergebnis des Prozesses festgehalten und die daraus folgenden Interventionen werden beschrieben.

In deutscher Sprache liegt zur Risikoerfassung beispielsweise das Nurses Gobal Assessment of Suicide Risk (NGASR) vor (Kozel et al., 2007). Materialien und Arbeitshilfen zur Einschätzung der Suizidalität sind in Kozel (2014) verfügbar. Nach des NGASR können folgende starke Faktoren die Suizidalität maßgeblich beeinflussen:

- Hoffnungslosigkeit
- depressive Störung, Verlust an Freude
- Suizidplan
- kürzlicher Verlust einer nahestehenden Person
- frühere Suizidversuche.

Das „Suicide Status Form II" (SSF-II) (Conrad et al., 2009) ist ein Fokusassessment zur gemeinsamen (Patient_in und Pflegekraft) Einschätzung der Suizidalität. Das SSF-II basiert auf der Grundannahme, dass der Todeswunsch des Menschen aus seiner Sicht Sinn macht und verfolgt dabei drei Ziele (Kozel, 2015):

- differenzierte Beurteilung der Suizidgefährdung durch das Verständnis des subjektiven Erlebens
- Aufbau einer Beziehung
- Informationen für weiterführende Maßnahmen, z. B. Notfall- und Krisenpläne.

Die Pflegeinterventionsklassifikation (NIC) (Bulechek et al., 2016, S. 736–738) führt unter der Klassifikation „Suizidprävention" (Code: 6340) eine ganze Reihe von Maßnahmen auf. An erster Stelle steht auch hier die Feststellung der Suizidgefahr:

- Feststellen des Bestehens von Suizidgefahr und ihres Ausmaßes
- Behandeln und Managen einer psychiatrischen Erkrankung...
- Abschluss eines Non-Suizid-Vertrags mit dem Patienten
- Regelmäßige Interaktion mit dem Patienten, Fürsorge und Offenheit vermitteln, Raum für Gefühle geben
- Erarbeitung eines Krisenplans im Rahmen des Entlassmanagements.

Aus der langen Liste an Maßnahmen sollten möglichst immer die am wenigsten restriktiven Maßnahmen ausgewählt werden, um den Menschen in seiner Eigenverantwortung zu stärken. Der suizidprophylaktische Nutzen der Verlegung eines suizidalen Menschen auf eine geschlossene Station ist nicht belegt. Vielmehr könnte dies als Beziehungsabbruch oder „Aufgeben" verstanden werden und eine Suizidalität sogar verstärken (Lang, 2012).

In Studien aus der Schweiz und den Vereinigten Staaten wurde Erhängen als häufigste Art des Suizids innerhalb der Klinik identifiziert (Ruff et al., 2018; Williams et al., 2018), weshalb der vermeintliche Schutz durch die geschlossene Tür irreführend sein kann.

8.5 Zusammenfassung

Die Allgemeinpsychiatrie ist ein vielseitiges und anspruchsvolles Arbeitsgebiet. Aufgrund der oftmals hohen Akuität der Patient_innen ist ein hohes Maß an fachlicher, sozialer und persönlicher Kompetenz erforderlich. Mithilfe von intensiver Beziehungsarbeit, Maßnahmen der Milieugestaltung und des Deeskalationsmanagements kann auch Personen in seelischen Krisen und mit aggressivem Verhalten bzw. Gewalthandlungen begegnet werden, um sie bestmöglich begleiten und zu behandeln.

Die Waage zwischen Kontroll- und Schutzmaßnahmen einerseits und offen geführten, möglichst frei gestaltbaren Settings andererseits sollte innerhalb des Teams regelmäßig reflektiert werden. Die vermeintliche Sicherheit, die Zwangsmaßnahmen, geschlossene Stationstüren oder das Verbot der Nutzung bestimmter Gegenstände bieten, kann sich schnell auflösen, wenn ein Klima der Angst und Enge zu weiteren Maßnahmen zwingt. Seelische Krisen können auf beiden Seiten (re)traumatisieren. Eine psychiatrische Fachkraft sollte sich deshalb stets mit der Frage auseinandersetzen, ob die aktuelle Behandlung vielleicht auch mehr schaden als nutzen kann und welche Handlungsalternativen sich anbieten.

Wissens- und Transferfragen

1. Wenn Sie auf einer allgemeinpsychiatrischen Station arbeiten, stellen Sie sich die Frage: Welche drei Dinge würden mich hier am meisten stören, wenn ich Patient_in wäre?
2. Hat ein Mensch mit einem hohen Suizidrisiko laut NGASR automatisch Suizidgedanken? Welche Pflegeintervention ist in diesem Fall indiziert?
3. Welche Maßnahmen und Interventionen können helfen, Zwang und Gewalt zu reduzieren?

8.6 Literatur

Bulechek, G.M., Butcher, H.K., Dochterman, J.M. & Wagner, C.H. (2016). *Pflegeinterventionsklassifikation (NIC)*. Hogrefe.

Conrad, A.K., Jacoby, A.M., Jobes, D.A., Lineberry, T.W., Shea, C.E., Arnold Ewing, T.D., Schmid, P.J., Ellenbecker, S.M., Lee, J.L., Fritsche, K., Grenell, J.A., Gehin, J.M. & Kung, S. (2009). A psychometric investigation of the Suicide Status Form II with a psychiatric inpatient sample. *Suicide & Life-Threatening Behavior, 39*(3), 307–320.

DGPPN (Deutsche Gesellschaft für Psychiatrie und Psychotherapie, Psychosomatik und Nervenheilkunde) (Hrsg.). (2018). *S3-Leitlinie „Verhinderung von Zwang: Prävention und Therapie aggressiven Verhaltens bei Erwachsenen" – Langversion*. Verfügbar unter https://www.dgppn.de/_Resources/Persistent/154528053e2d1464d9788c0b2d298ee4a9d1cca3/S3%20LL%20Verhinderung%20von%20Zwang%20LANG%2BLITERATUR%20FINAL%2010.9.2018.pdf

Finch, K., Lawrence, D., Williams, M.O., Thompson, A.R. & Hartwright, C. (2022). A Systematic Review of the Effectiveness of Safewards: Has Enthusiasm Exceeded Evidence? *Issues in Mental Health Nursing, 43*(2), 119–136. https://doi.org/10.1080/01612840.2021.1967533

Flammer, E. & Steinert, T. (2019). Das Fallregister für Zwangsmaßnahmen nach dem baden-württembergischen Psychisch-Kranken-Hilfe-Gesetz: Konzeption und erste Auswertungen. *Psychiatrische Praxis, 46*(2), 82–89. https://doi.org/10.1055/a-0665-6728

Herdman, T.H., Kamitsuru, S. & Lopes, C.T. (Hrsg.). (2022). *NANDA-I-Pflegediagnosen. Definitionen und Klassifikationen* 2021–2023. RECOM. https://doi.org/10.1055/b000000516

Kozel, B. (2014). *Professionelle Pflege bei Suizidalität Arbeitsblätter*. Psychiatrie Verlag, Verfügbar unter https://psychiatrie-verlag.de/wp-content/uploads/2019/01/578_PPS_download.pdf

Kozel, B. (2015). *Professionelle Pflege bei Suizidalität*. Psychiatrie-Verlag.

Kozel, B., Grieser, M., Rieder, P., Seifritz, E. & Abderhalden, C. (2007). Nurses' Global Assessment of Suicide Risk-Scale (NGASR): Die Interrater-Reliabilität eines Instrumentes zur systematisierten pflegerischen Einschätzung der Suizidalität. *Zeitschrift für Pflegewissenschaft und psychische Gesundheit, 1*(1), 17–26.

Lang, U. (2012). *Innovative Psychiatrie mit offenen Türen*. Springer. https://doi.org/10.1007/978-3-642-32030-9

Lo, S.B., Gaupp, R., Huber, C., Schneeberger, A., Gabric, G., Voulgaris, A., Walter, M., Borgwarth, S. & Lang, U.E. (2018). Einfluss einer Offenen-Tür-Politik auf die Stationsatmosphäre: Auswirkungen auf die Behandlungsqualität. *Psychiatrische Praxis, 45*(3), 133–139

Papadopoulos, C., Ross, J., Stewart, D., Dack, C., James, K. & Bowers, L. (2012). The antecedents of violence and aggression within psychiatric inpatient settings. *Acta Psychiatrica Scandinavica, 125*(6), 425–439. https://doi.org/10.1111/j.1600-0447.2012.01827.x

Pollmächer, T. (2019). Autonomiefokussierung als Leitgedanke einer minimal-restriktiven Psychiatrie. *Der Nervenarzt, 90*, 669–674. https://doi.org/10.1007/s00115-019-0714-6

Rudd, M.D. (2008). Suicide warning signs in clinical practice. *Current Psychiatry Reports, 10*, 87–90. https://doi.org/10.1007/s11920-008-0015-4

Ruff, F., Hemmer, A., Bartsch, C., Glasow, N. & Reisch, T. (2018). Suizide während psychiatrischen Hospitalisationen: Eine systematische Erfassung für die Schweiz zwischen 2000 und 2010. *Psychiatrische Praxis, 45*(06), 307–313. https://doi.org/10.1055/s-0043-120888

Scheydt, S., Holzke, M. & Sauter, D. (2019). Aufgaben und Tätigkeiten der Pflege in der stationären Allgemeinpsychiatrie – Ergebnisse einer Delphi-Studie. *Psychiatrische Praxis, 46*(06), 324–329. https://doi.org/10.1055/a-0853-0187

Schneider, B., Wolfersdorf, M. & Wurst, F.M. (2017). Suizid und Suizidprävention im psychiatrischen Krankenhaus. *PSYCH up2date, 11*(05), 445–462. https://doi.org/10.1055/s-0043-112228

Schneider, B., Reif, A., Wagner, B. & Wolfersdorf, M. (2022). Warum brauchen wir Leitlinien für Suizidprävention?. *Bundesgesundheitsblatt, 65*, 58–66. https://doi.org/10.1007/s00103-021-03468-w

Steinert, T., Zinkler, M., Elsässer-Gaißmaier, H.-P., Starrach, A., Hoppstock, S. & Flammer, E. (2014). Langzeittendenzen in der Anwendung von Fixierungen und Isolierungen in fünf psychiatrischen Kliniken. *Psychiatrische Praxis, 42*(7), 377–383. https://doi.org/10.1055/s-0034-1370174

Victorian Department of Health. (2010). *Working with the suicidal person. Clinical practice guidelines for emergency departments and mental health services*. Verfügbar unter https://www.health.vic.gov.au/publications/suicide-working-with-the-suicidal-person-clinical-practice-guidelines-for-emergency

Williams, S.C., Schmaltz, S.P., Castro, G.M. & Baker, D.W. (2018). Incidence and Method of Suicide in Hospitals in the United States. *Joint Commission Journal on Quality and Patient Safety, 44*(11), 643–650. https://doi.org/10.1016/j.jcjq.2018.08.002

Wolfersdorf, M. & Etzersdorfer, E. (2011). *Suizid und Suizidprävention*. Kohlhammer. https://doi.org/10.17433/978-3-17-022702-6

Weiterführende Literatur

Gerngroß, J. (2020). *Suizidalität und Suizidprävention bei Kindern, Jugendlichen und Erwachsenen*. Schattauer.

9 Abhängigkeitserkrankungen im Akutsetting

Saskia Flegel

Dieses Kapitel widmet sich dem professionellen Verstehen und Handeln in der Begleitung von Menschen mit einer Alkoholabhängigkeit. Neben einem Verständnis für die Person sowie für die Komplexität der Betroffenheit ist besonders die Reflexion der eigenen (professionellen) Haltung und Denkweise das Fundament für die gemeinsame Arbeit. So gilt es, Herausforderungen neu zu definieren und den Blick auf die Stärkung der betroffenen Person zu legen. Anhand von Fallbeispielen wird versucht, eigene Lernprozesse anzuregen und mögliche Handlungsoptionen aufzuzeigen.

Im internationalen Vergleich verzeichnet Deutschland einen anhaltend hohen Alkoholkonsum mit einem geschätzten Pro-Kopf-Konsum von 10,2 Liter Reinalkohol im Jahr 2019 ab dem 15. Lebensalter. Dies gilt als bedeutender Risikofaktor für u.a. Leber-/Pankreas-Erkrankungen, Herz-Kreislauf-Erkrankungen sowie Erkrankungen des zentralen und peripheren Nervensystems und Diabetes (John et al., 2022). Mit steigender Tendenz ist der Konsum von Cannabis die am häufigsten konsumierte illegale Droge (Kreider et al., 2022). Auswertungen zufolge leiden 1,6 Mio. der 18- bis 64-jährigen an einer alkoholbezogenen Störung nach DSM-IV (Atzendorf et al., 2019) und 1,5–1,9 Mio. Menschen an einer Abhängigkeit von Medikamenten, wie z.B. opioidhaltige Schmerzmittel oder Benzodiazepine (Kreider et al., 2022). Zunehmende Bedeutung gewinnt nach Aussicht der Deutschen Hauptstelle für Suchtgefahren (DHS) die Anzahl der Betroffenen mit Störungen des Ess- und Bewegungsverhaltens sowie pathologischem Spielverhalten (DHS, 2024).

Neben gesundheitlichen körperlichen Auswirkungen kann ein missbräuchlicher und/oder regelmäßiger Konsum von Alkohol mit familiären, sozialen und psychischen Folgen einhergehen, wie Depression, Armut, Erleben von Einsamkeit und Belastung der Angehörigen. Leidet der/die Betroffene neben der Abhängigkeitserkrankung unter begleitenden psychischen oder somatischen Symptomen, wird von einer Komorbidität gesprochen. Dies macht eine ganzheitliche Versorgung und Betreuung der betroffenen Person unabdingbar.

Sind bei einer Alkoholintoxikation oder dem Alkoholentzug mögliche Entzugskomplikationen, z.B. Delirien oder Entzugskrampfanfälle zu erwarten, kann die Qualifizierte Entzugsbehandlung (QE) im stationären Rahmen angebracht sein. Die QE berücksichtigt neben einer multiprofessionellen Begleitung und Behandlung von psychischen und somatischen Begleiterscheinungen die Förderung von Änderungsbereitschaft und Vermittlung in ein weiterführendes Hilfesystem (Preuss et al., 2020).

9.1 Professionelles Begegnen und Handeln

Praxisbeispiel

Fr. L. stellt sich zur stationären Aufnahme für einen Alkoholentzug in einer psychiatrischen

Klinik vor. Dieser Aufenthalt ist ihr erster in einem psychiatrischen Setting und sie äußert Sorge vor möglichen Entzugserscheinungen. Begleitet ist diese Unsicherheit von Unwohlsein gegenüber der unbekannten Situation und Schamgefühlen, dass sie es bisher nicht aus eigener Kraft geschafft hat auf den Alkohol zu verzichten.

Die Aufnahme auf einer Station zum Alkoholentzug ist oftmals gezeichnet von einer langwierigen Auseinandersetzung mit dem eigenen (Trink-)Verhalten sowie begleitenden körperlichen und seelischen Belastungen. Die betroffene Person erlebt dabei Gefühle wie Scham, Aussichtslosigkeit, Schuld oder Wut auf sich und andere sowie Unsicherheit und Sorge, vor dem, was auf sie zukommt. Der Kontakt zu einem professionellen Hilfesystem erweckt vielfach Hoffnung auf Besserung der belastenden Situation. Auf der Basis eines professionellen Arbeitsbündnisses bedarf es daher eines empathischen und wertschätzenden Handelns gegenüber den Gefühlen und Bedürfnissen der Patient_innen (Büker & Lademann, 2019; Schober et al., 2013). Primär geht es darum, miteinander ins Gespräch zu kommen und die Patient_innen in ihren aktuellen Gefühls-, Bedürfnis- und Bedarfslagen aufzufangen und zu begleiten (Büker & Lademann, 2019; Kremer & Schulz, 2020).

Reflexionsfragen

Die folgenden Fragen sollen dazu anregen, sich mit der eigenen Gefühlslage und aufkommenden Gedanken auseinanderzusetzen, um Menschen mit einem komplexen Hilfebedarf professionell begegnen zu können:

- Welches Verständnis für die Person nehme ich an mir wahr?
- Mit welchen Gedanken und Emotionen begegne ich der/dem Hilfesuchenden?
- Was bedeutet das in der Begleitung von Menschen mit einer Abhängigkeit?

9.2 Haltung und Rollenverständnis

Der gemeinsame Austausch auf Augenhöhe erfordert eine patientenorientierte, hoffnungsgebende und ehrliche Grundhaltung (Hammer & Plößl, 2017; Kremer & Schulz, 2020). Diese nimmt Einfluss auf die Stärkung des Selbstwirksamkeitserlebens seitens der Patient_innen und hilft der Förderung zur Selbsthilfe hinsichtlich der eigenen Krankheitsbewältigung (s. Empowerment-Ansatz) (Hammer & Plößl, 2017). Neben einer offenen und wertfreien Haltung bedarf es des Interesses für die Person, deren Bedürfnis- und Bedarfslage sowie für den Hintergrund des Konsumgeschehens. So sollte die Kenntnis vorherrschen, dass der Konsum von Alkohol trotz langfristiger gesundheitlicher Folgeschäden auch positive Aspekte bewirken kann, z.B. Minderung von Trauer, Sorgen und Angst, oder dass ein gutes Gefühl noch intensiviert wird (wie Freude und Spaß). Die Rolle der professionell Helfenden in der Begleitung von Menschen mit einer Abhängigkeit bildet sich somit aus einer trostspendenden, hoffnungsvermittelnden, motivierenden, beratenden und unterstützenden Position (Büker & Lademann, 2019; Kremer & Schulz, 2020).

Praxisbeispiel

Fr. L. hat durch vermehrtes Fehlen bei der Arbeit ein Kündigungsschreiben erhalten. So ist unsicher, ob sie durch den Arbeitsverlust weiterhin ihre Wohnung finanzieren kann. Fr. L. ist betrübt und sieht für sich wenig Motivation darin, die aktuelle Behandlung weiterzuführen. Ihr innerer Druck nach Erleichterung und dem Konsum von Alkohol steigt.

9.3 Hoffnung vermitteln und Motivation stärken

Wie im Transtheoretischen Modell von Prochaska und DiClemente (1983) dargestellt (**Abb. 9-1**, S. 92), unterteilt sich der Prozess einer Verhaltensänderung in unterschiedliche Phasen. So kann bereits die gedankliche Auseinandersetzung mit dem problematischen Konsum ein erster Schritt zur Verhaltensänderung sein (Schober et al., 2013). Die Planung jeglicher Interventionen orientiert sich dabei an der aktuellen Motivationslage der Patientin bzw. des Patienten und bedarf der Akzeptanz ambivalenter Denk- und Verhaltensweisen (Büker & Lademann, 2019; Kremer & Schulz, 2020). An dieser Stelle kann die Motivierende Gesprächsführung ansetzen, welche die Klärung und Stärkung von Veränderungsbereitschaft zum Ziel hat (Kremer & Schulz, 2020). Für ein vertrauensvolles sowie sicherheitsvermittelndes Milieu ist eine gemeinsame Haltung und Zielverfolgung im multiprofessionellen Team erstrebenswert (Hammer & Plößl, 2017; Indermaur, 2016; Schober et al., 2013).

Merke

Unterstützende aus dem professionellen Hilfesystem können zur Problemlösung anleiten, beraten und dabei begleiten. Die letztendliche Entscheidung für den Veränderungsprozess trägt der Patient oder die Patientin selbst. Denn nur wenn die Zielsetzung authentisch ist, kann sie realisiert werden (Kremer & Schulz, 2020).

9.4 Zielsetzung prüfen und Orientierung geben

Für die Formulierung einer individuellen Zielsetzung bedarf es der Identifizierung des Ist-Zustandes, um die aktuelle Lebenssituation und Bereitschaft der Patientin in den Blick zu nehmen. Hierfür können mögliche Leitfragen zu Beginn hilfreich sein, dargestellt in **Abbildung 9-2** (S. 94). So lässt sich im Gespräch ein erster Überblick über den aktuellen Hilfebedarf definieren, an dem sich dann die Zielformulierung (z. B. nach den SMART-Kriterien) und die Planung konkreter Maßnahmen anschließen. Dabei können belastbare Faktoren erkannt und mögliche kurzfristige Ziele (z. B. Reduzierung von Entzugssymptomen, Umgang mit Trauer und Ohnmachtsgefühlen) sowie auch längerfristige Ziele (z. B. Wiedererlangen eines Arbeitsverhältnisses, angemessener Umgang mit rückfallgefährdenden Situationen) erarbeitet werden. Hierfür erscheint ein kleinschrittiges Denken und Handeln zur Stärkung des Selbstwirksamkeitserlebens förderlich (Hammer & Plößl, 2017).

Aufgrund verschiedener Einflussfaktoren, z. B. des unbekannten Stationssettings oder des Vorherrschens von Entzugssymptomen oder Suchtdruck, kann die Zielformulierung herausfordernd oder sogar kaum möglich sein. Daher erfordert eine attraktive und erreichbare Zielvorstellung die Wahrnehmung der vorhandenen Ressourcen- und Bedürfnislage sowie eine Identifikation von Grenzen (Barker & Buchanan-Barker, 2020; Meyers & Smith, 2017). Durch Vermittlung von Zuversicht kann das Vertrauen in die eigenen Fähigkeiten und eine lösungsorientierte Blickweise der Patient_innen bestärkt werden (Fröhlich-Gildhoff & Rönnau-Böse, 2019; Meyers & Smith, 2017). Hierfür ist es wichtig, das problematische Verhalten nicht als solches zu definieren, sondern viel eher als Übungsfeld, in der die/der Betroffene für sich neue Strategien erarbeiten kann. Unterstützend können niederschwellige Gesprächsangebote verabredet oder die Teilnah-

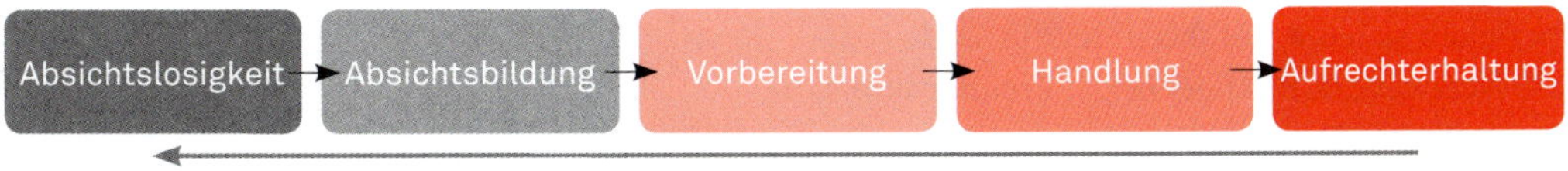

Abbildung 9-1: Das Transtheoretische Modell: Phasen der Verhaltensänderung (Eigendarstellung in Anlehnung an Kremer & Schulz, 2020)

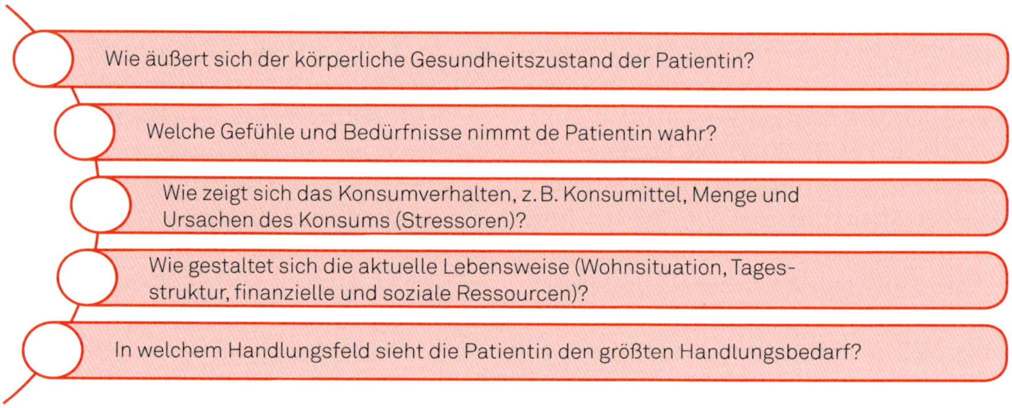

Abbildung 9-2: Im Gespräch mit der Patientin: Leitfragen (Eigendarstellung)

me an festen Tagespunkten geplant werden, z.B. ein gemeinsames Frühstück (Barker & Buchanan-Barker, 2020).

Praxisbeispiel
Im Gespräch mit Fr. L. wird deutlich, dass sie sich zunehmend von sozialen Kontakten zurückgezogen hat. Die regelmäßigen Treffen ihrer Tanzgruppe hatte sie schon vor längerer Zeit pausiert und auch das letzte Telefonat mit ihrem Bruder liegt bereits einige Wochen zurück. Gerne würde sie den Kontakt wieder aufnehmen, doch die Sorge vor Überlastung oder einem erneuten Streit hindert sie daran. Fr. L. fühlt sich hilflos und zunehmend einsam.

9.5 Unterstützende Ressourcen

Für die Realisierbarkeit der Zielvorstellung und Auseinandersetzung mit dem Konsumverhalten ist der Einbezug vorhandener Ressourcen bedeutsam. Hierbei wird zwischen persönlichen und sozialen (aktuell) verfügbaren Ressourcen unterschieden. Soziale (Umwelt-)Ressourcen beziehen sich u.a. auf das unterstützende soziale Netzwerk (z.B. Angehörige, Freundeskreis, Sportvereine, Beruf, Bildung) und nehmen Einfluss auf die persönlichen Ressourcen, welche die kognitiven und körperlichen Fertigkeiten, Kenntnisse und Charaktereigenschaften vereinen (Petermann & Schmidt, 2006). Die Wahrnehmung und Aktivierung vorhandener Ressourcen nehmen zudem Einfluss auf das Selbstwirksamkeitserleben der/des Betroffenen. Dadurch kann ein positives Selbstbild bestärkt werden, was sich wiederum förderlich auf die Motivationslage auswirken kann (Fröhlich-Gildhoff & Rönnau-Böse, 2019). Somit fällt es der betroffenen Person möglicherweise leichter, benennen zu können, welches Ziel realisierbar ist und an welchen Stellen Unterstützungsbedarf besteht (Barker & Buchanan-Barker, 2020).

Hinweis
Um Krisen besser bewältigen zu können, bedarf es einer Stärkung der persönlichen Ressourcen, wie (u.a.) Selbstwahrnehmung, Entscheidungsfähigkeit, Bewältigungskompetenz, Selbstwirksamkeit, Problemlösefähigkeit und Zielorientierung. Diese nehmen Einfluss auf die psychische Widerstandsfähigkeit (Resilienz) der Person (Fröhlich-Gildhoff & Rönnau-Böse, 2019).

9.6 Angehörigenarbeit

Auch die Einbeziehung von Angehörigen als soziale Ressource ist ein wesentlicher Baustein in der Begleitung von Menschen mit einer Abhängigkeit. Oftmals sind nahe Angehörige fest in das (möglicherweise konsumerhaltende) System der Patient_innen integriert und somit als unterstützender Teil des Hilfesystems anzusehen. Dabei ist zu beachten, inwieweit innerfamiliäre Spannungen vorliegen oder anderweitige Konflikte bestehen. In der gemeinsamen Arbeit sollte demnach der Blick auf die Gefühlslage, Persönlichkeitsstrukturen und Grenzen aller Teilnehmenden gelenkt werden. Im Gespräch gilt es, mögliche Belastungen wahrzunehmen und eine wertschätzende Kommunikation zwischen den Betroffenen und ihren Angehörigen zu begleiten (hilfreich: Aktives Zuhören) (Meyers & Smith, 2017). Der Einbezug des sozialen Netzwerks setzt die Zustimmung und Bereitschaft aller Teilnehmenden voraus.

9.7 Umgang mit Herausforderungen

Die Auseinandersetzung mit dem (Konsum-) Verhalten kann bei einigen Patient_innen das Gefühl von Unsicherheit, Überforderungserleben und mangelnder Zuversicht in die Zukunft auslösen (Stefan et al., 2022). Dies führt vielfach zu Rückzug, innerer Unruhe und Einschränkungen einer gesunderhaltenden Lebensweise, z. B. Schlafproblemen oder einem gestörten Essverhalten. In der gemeinsamen Arbeit liegt der Fokus daher auf einem präventiven Handeln und dem Annehmen von erlebten Herausforderungen. Somit ist zu prüfen, inwieweit das gesetzte Ziel oder die geplanten Maßnahmen für die Patient_innen zum aktuellen Zeitpunkt angemessen und umsetzbar scheinen. Ein gedanklicher „Schritt zurück" kann dabei helfen, eine neue Sichtweise zu schaffen und alternative Handlungsoptionen (neu) zu formulieren. Allgegenwärtig sollten mögliche Hindernisse wahrgenommen und die Motivationslage der Patientin bzw. des Patienten im Blick behalten werden (Büker & Lademann, 2019; Hammer & Plößl, 2017; Meyers & Smith, 2017).

Merke

Verständliche und wertfreie Rückmeldungen sowie das Anerkennen von Bemühungen bestärken die Motivationslage und das Selbstvertrauen der Patienten und Patientinnen (Meyers & Smith, 2017; Schober et al., 2013).

9.8 Hindernisse als Lernfeld verstehen

Das Auftreten von Craving (starkes Verlangen nach dem Suchtmittel) oder anderen belastenden Symptomen (z. B. bei Komorbidität) kann als kaum überwindbares Hindernis wahrgenommen werden. Zur Entlastung von dem aufkommenden ‚Gedanken- und Gefühlschaos' verhilft die Erarbeitung kurzfristig wirkender Bewältigungsstrategien (z. B. körperliche Reize durch kaltes Duschen, scharfe Chili essen). Die bewusste Auseinandersetzung mit dem eigenen Empfinden und den eigenen Bedürfnissen stellt demnach ein Lernfeld für den gegenwärtigen Moment dar. Die Patientin bzw. der Patient wird darin begleitet, sich ganz bewusst mit ihrem/seinem Erleben des Suchtdrucks auseinanderzusetzen, bis die Intensität spürbar abnimmt (z. B. mithilfe von Achtsamkeitsübungen oder einem ‚Notfallkoffer'). Die betroffene Person erlernt so aktiv und anhand von herausfordernden (Alltags-)Situationen eigene Handlungsoptionen im Umgang mit konsumfördernden Bedürfnissen. Präventiv können Aktivitäten (angepasst an die jeweiligen Bedürfnisse) eine Steigerung des Wohlbefindens bewirken (z. B. Sport) oder die Festigung einer Tagesstruktur unterstützen (z. B. Teilnahme an Gruppenangeboten) (Schober et al., 2013; Stefan et al., 2022).

Praxisbeispiel

Hr. K. stellt sich das dritte Mal in diesem Monat zum Alkoholentzug vor. Er hat es nicht geschafft, den Kiosk an der Ecke zu meiden. In der vergangenen Woche hat er dort viel Geld für Alkohol ausgegeben, sodass für den Rest des Monats kaum noch etwas übrig ist. Hr. K. ist froh über die Aufnahme auf der Station. Er kennt das Pflegefachpersonal schon viele Jahre und fühlt sich gut umsorgt. Hr. K. freut sich auf die warme Mahlzeit und sehnt sich nach körperlicher Ruhe.

9.9 Reflexion eigener Bewältigungsstrategien

Ein wiederkehrender Anlass zur Aufnahme erklärt sich möglicherweise in einem komplexen Hilfebedarf, welcher eine multifaktorielle Unterstützung erforderlich macht. Somit ist ein ganzheitlicher Blick auf die (Lebens-)Situation des betroffenen Menschen maßgebend (Große & Gahleitner, 2021). Es ist wichtig zu verstehen, dass der Aufenthalt im klinischen Setting oftmals nur einen kleinen Teil im Leben der Betroffenen darstellt und deren Lebensalltag auch begleitet sein kann von (sozialer) Abgrenzung und Missachtung. Das professionelle Hilfesystem fungiert demnach als „stärkende Beziehung“ und soziale Ressource mit dem Ziel der körperlichen Erholung und seelischen Entlastung. Primär geht es darum, dem betroffenen Menschen empathisch zu begegnen und Akzeptanz sowie ihm ein offenes Ohr entgegenzubringen. Damit dies gelingen kann, ist die Auseinandersetzung mit eigenen (persönlichen) Bewältigungsstrategien (z. B. in der Aufarbeitung negativer Gefühle, belastender Erlebnisse oder bei Handlungsunsicherheit) hilfreich.

Hinweis
Werden aufkommende Gefühle, z. B. innere Distanzierung, Ohnmachtsgefühl oder Unverständnis gegenüber dem Patienten bzw. der Patientin gespürt, sollte für sich geprüft werden, durch welche konkreten Auslöser und aus welchen Erfahrungen heraus diese auftreten. Hierfür kann der kollegiale Austausch im Team Klarheit und eigene Entlastung bringen.

9.10 Relevanz für die Praxis

Die Komplexität einer Abhängigkeitserkrankung begleitet die Betroffenen vielfach in einem langwierigen Prozess aus persönlichen Höhen und Tiefen, in dessen unterschiedlichen Phasen Begegnungen mit einem professionellen Hilfesystem stattfinden können. In der Begleitung der Patient_innen ist zu berücksichtigen, dass durch den Wegfall des Konsummittels veränderte Verhaltensmuster (z. B. starke Zunahme des Kaffeekonsums) und komorbide Begleitsymptome in den Vordergrund treten können (z. B. Auftreten einer Angstsymptomatik oder Depression). Gleichwohl sind mögliche Widerstände oder begleitende Phänomene (z. B. Suchtdruck, Rückfallgeschehen) als Lernfeld zu verstehen und in den Behandlungskontext zu integrieren (Flegel & Rixe, 2021; Schober et al., 2013). Dies macht die Bedeutung eines wertfreien (Schutz-)Raums für die Hilfesuchenden unumgänglich, in dem ein Verständnis für individuelle Lebensmuster sowie multifaktorielle Hilfebedarfe vorherrschen sollten.

Wissens- und Transferfragen für die Praxis

- Welche Herausforderungen können in der Begleitung von Menschen mit einer Abhängigkeit auftreten und wie kann diesen begegnet werden?
- Inwiefern ist die Reflexion der eigenen Haltung sowie der Denk- und Handlungsweise hilfreich?
- Wie können Zuversicht und Hoffnung bestärkt werden?

9.11 Fazit

Neben multiplen körperlichen und seelischen Gefährdungslagen (sei es körperliche Entgleisungen oder anhaltende seelische Belastungen) beeinflusst das breite Spektrum einer Abhängigkeit auf verschiedenen Ebenen das

Leben der/des Betroffenen. Ein ganzheitlicher Blick auf die Person und die Fähigkeit zur Selbstreflexion sind wesentliche Bausteine in der Begleitung eines Menschen mit einer Alkoholabhängigkeit. Der gemeinsame Dialog, das Annehmen des Ist-Zustands sowie die Möglichkeit zu einer offenen Zielorientierung verhelfen dabei, dass sich die betroffene Person verstanden fühlt (Peplau, 2015). Es erfordert somit eine personenzentrierte, motivationsfördernde und wertschätzende Grundhaltung als Fundament professionellen Handelns, um die Betroffenen in ihrem Selbstwirksamkeitserleben zu stärken und bei der Bewältigung von Krankheitserleben zu unterstützen.

Reflexionsfragen

- Welchen Einfluss hat die Selbstwirksamkeit abhängigkeitserkrankter Menschen auf die Selbsthilfe?
- Was hat die aktuelle Lebenssituation suchterkrankter Menschen mit den Zielen der therapeutischen Begleitung zu tun, die formuliert werden?
- Wie gelingt es betroffenen Menschen, Hindernisse auf dem therapeutischen Weg als Lernfelder zu verstehen?

9.12 Literatur

Atzendorf, J., Rauschert, C., Seitz, N.-N., Lochbühler, K. & Kraus, L. (2019). Gebrauch von Alkohol, Tabak, illegalen Drogen und Medikamenten Schätzungen zu Konsum und substanzbezogenen Störungen in Deutschland. *Deutsches Ärzteblatt, 116*(35-36), 577-584.

Barker, P. & Buchanan-Barker, P. (2020). *Das Gezeitenmodell. Der Kompass für die recovery-orientierte psychiatrische Pflege* (2. Aufl.). Hogrefe.

Büker, C. & Lademann, J. (2019). *Beziehungsgestaltung in der Pflege*. Kohlhammer. https://doi.org/10.17433/978-3-17-032114-4

DHS. (Hrsg.). (2024). *DHS Jahrbuch Sucht 2024*. Pabst.

Flegel, S. & Rixe, J. (2021). Rückfälle als Chance nutzen. Zum professionellen Umgang mit Rückfällen. *Psychiatrische Pflege, 6*(5), 13-16. https://doi.org/10.1024/2297-6965/a000382

Fröhlich-Gildhoff, K. & Rönnau-Böse, M. (2019). *Resilienz* (5. Aufl.). Ernst Reinhardt. https://doi.org/10.36198/9783838552064

Große, L. & Gahleitner, S.B. (2021). Hilfeprozesse bei Hard-to-reach-Klientel beziehungsorientiert ermöglichen. In K. Giertz, L. Große & S.B. Gahleitner (Hrsg.), *Hard to reach: Schwer erreichbare Klientel unterstützen* (S. 95-104). Psychiatrie-Verlag. https://doi.org/10.5771/9783966050166-95

Hammer, M. & Plößl, I. (2017). *Irre verständlich: Menschen mit psychischer Erkrankung wirksam unterstützen*. Psychiatrie-Verlag. https://doi.org/10.5771/9783884149133

Indermaur, E. (2016). *Recoveryorientierte Pflege bei Suchterkrankungen*. Psychiatrie-Verlag.

John, U., Hanke, M., Freyer-Adam, J., Baumann, S. & Meyer, C. (2022). Alkohol. In DHS (Deutsche Hauptstelle für Suchtgefahren) (Hrsg.), *DHS-Jahrbuch Sucht 2022* (S. 33-52). Pabst Science Publishers.

Kreider, C., Lehner, B. & Kepp, J. (2022). Daten, Zahlen und Fakten. In DHS (Deutsche Hauptstelle für Suchtgefahren) (Hrsg.), *DHS-Jahrbuch Sucht 2022* (S. 9-32). Pabst Science Publishers.

Kremer, G. & Schulz, M. (2020). *Motivierende Gesprächsführung in der Psychiatrie*. Psychiatrie-Verlag. https://doi.org/10.5771/9783966050821

Meyers, R.J. & Smith, J.E. (2017). *CRA-Manual zur Behandlung von Alkoholabhängigkeit* (5. Aufl.). Psychiatrie-Verlag.

Peplau, H.E. (2015). *Zwischenmenschliche Beziehungen in der Pflege. Ausgewählte Werke* (2. Aufl.). Hans Huber.

Petermann, F. & Schmidt, M.H. (2006). Ressourcen - ein Grundbegriff der Entwicklungspsychologie und Entwicklungspsychopathologie?. *Kindheit und Entwicklung, 15*(2), 118-127. https://doi.org/10.1026/0942-5403.15.2.118

Preuss, U.W., Bonnet, U., Hermann, D., Fennen, U., Hoch, E., Krüger, T., Mann, K., Polak, T., Reymann, G., Veltrup, C., Schäfer, M., Schröder, W., Wessel, B., Wieczorek, A., Wodarz, N., Hoffmann, S. & Kiefer, F. (2020). Körperliche Entgiftung. In Arbeitsgemeinschaft der Wissenschaftlichen Medizinischen Fachgesellschaften (AWMF), Deutsche Gesellschaft für Psychiatrie und Psychotherapie, Psychosomatik und Nervenheilkunde (DGPPN) & DG-SUCHT (Deutsche Gesellschaft für Suchtforschung und Suchttherapie) (Hrsg.), *S3 Leitlinie „Screening, Diagnose und Behandlung alkoholbezogener Störungen*" (S. 72–84). Verfügbar unter https://register.awmf.org/assets/guidelines/076-001l_S3-Screening-Diagnose-Behandlung-alkoholbezogene-Stoerungen_2021-02.pdf

Prochaska, J.O. & DiClemente, C.C. (1983). Stages and processes of self-change of smoking: toward an integrative model of change. *Journal of Consulting and Clinical Psychology, 51*(3), 390–395. https://doi.org/10.1037/0022-006X.51.3.390

Schober, F., Peukert, P., Wernz, F. & Batra, A. (2013). *Psychoedukatives Training bei Abhängigkeitserkrankungen*. Kohlhammer. https://doi.org/10.17433/978-3-17-023830-5

Stefan, H., Allmer, F., Schalek, K., Eberl, J., Hansmann, R., Jedelsky, E., Pandzic, R., Tomacek, D. & Vencour, M.C. (2022). *POP – PraxisOrientierte Pflegediagnostik. Pflegediagnosen – Ziele – Maßnahmen* (4. Aufl.). Springer. https://doi.org/10.1007/978-3-662-62673-3

10 Gerontopsychiatrie

Kerstin Redzinski

Die Gerontopsychiatrie ist ein facettenreiches Arbeitsfeld, welches ein breitgefächertes Wissen der Pflegefachkräfte erfordert. Im Sinne der Autonomie sollten auch älteren Menschen so lange wie möglich Strategien für ein eigenständiges Krankheitsmanagement vermittelt werden, z. B. durch Psychoedukation oder auch psychosoziale Interventionen. Durch Validation kann dem demenziell veränderten Menschen ein Gefühl von Sicherheit vermittelt werden, welches Ängste und Aggressionen mildern oder verhindern kann.

In der Gerontopsychiatrie werden in der Regel Menschen ab einem Alter von 65 Jahren behandelt. Aufgrund des demografischen Wandels steigt der Anteil der über 65-Jährigen immer weiter an, so ist jede/r fünfte älter als 66 Jahre (Destatis, 2022). Ebenso steigt die Lebenserwartung und damit auch der Bedarf an Einrichtungen und Diensten, die die gesundheitliche Versorgung im Krankheitsfall sicherstellen und die Lebensqualität auch im hohen Alter verbessern (Glaser, 2018). Neben der diagnostischen Abklärung und Behandlung von psychischen Erkrankungen werden in der Gerontopsychiatrie auch im Rahmen der Akutversorgung verschiedenste Lebenskrisen bewältigt, und es wird versucht, fortschreitende Erkrankungen im Verlauf aufzuhalten oder zumindest zu verlangsamen. Das Arbeitsfeld der Gerontopsychiatrie zeigt sich als sehr facettenreich, natürlich gibt es die Erkrankungen, die im Alter gehäuft auftreten, wie Demenzerkrankungen, suizidale und nichtsuizidale Lebenskrisen durch den Verlust des langjährigen Lebenspartners, Depressionen und delirante Zustandsbilder, aber auch Abhängigkeitserkrankungen. Zudem ist die Multimorbidität und somit auch häufig die Pflegebedürftigkeit der älteren Menschen höher als die der jüngeren Generation (Mayr & Waibel, 2011). Es kommt durch einen altersbedingten Abbau zu Einschränkungen des Hör- und Sehvermögens und der Beweglichkeit des Körpers, zu chronischen Schmerzen und dem Verlust des sozialen Umfelds.

10.1 Unterstützendes Begleiten

Anders als in der Erwachsenenpsychiatrie werden die gerontopsychiatrischen Stationen selten in diagnosespezifische Zentren aufgeteilt. So gibt es meist für Abhängigkeitserkrankungen in der Gerontopsychiatrie keinen gesonderten Bereich. Abhängigkeitserkrankte ältere Menschen werden meist auf derselben Station behandelt wie an Demenz Erkrankte. Dies führt an verschiedenen Stellen immer wieder zu besonderen Herausforderungen für die Patient_innen, aber auch der Pflegefachpersonen auf den jeweiligen Akutstationen. Pflegefachkräfte der Akutstation der Gerontopsychiatrie benötigen somit ein breitgefächertes und komplexes Wissen, um jederzeit sowohl spezifisch und kompetent als auch individuell handeln zu können. Dieses Wissen beinhaltet neben den psychiatrischen Krankheitsbildern auch die der somatischen, im Besonderen die geriatrischen Erkrankungen, welche im Alter gehäuft auftreten, sowie Kompetenzen in der Sterbebegleitung und im Umgang mit dem Tod. Die Pflegefachpersonen haben im psychiatrischen Setting grundsätzlich die Aufgabe, die Patient_innen in den aktuellen Krisen unterstützend zu begleiten und mit ihnen Strategien für ein längerfristiges Krankheitsmanagement zu entwickeln. In der Gerontopsychiatrie sind die Patient_innen aufgrund ihres Lebensalters und -erfahrung geprägter als junge Menschen. Aus diesem Grund benötigen ältere Menschen länger, um sich auf neue oder unbekannte Situationen einzustellen und neue Dinge umzusetzen. Gerade hier ist ein hohes Maß an Empathie erforderlich, um die Menschen, die akut aufgenommen werden, nicht noch mehr Ängsten auszusetzen und so zunächst über die Emotion der Patient_innen zu versuchen, in Beziehung zu treten. Die Validation ist dabei ein nützliches Handwerkszeug in der Kommunikation, um Menschen auf der emotionalen Ebene zu begegnen (Feil & de Klerk-Rubin, 2023). Es bedeutet, aktiv zuzuhören und die Realität des demenziell erkrankten Menschen als solche anzunehmen. Dies bedeutet jedoch nicht, jemanden, der seine Mutter sucht, bei der Suche zu unterstützen, sondern beispielsweise ein Gespräch über die Familie einzuleiten und die Emotionen dahinter wahrzunehmen. Die Validation als solche kann gezielt eingesetzt werden, um Menschen, die in einem Verwirrtheitszustand stecken, zu erreichen und ihnen ein Gefühl von Sicherheit vermitteln. Sind ihre Worte und Zusammenhänge nicht immer zu verstehen, sind die Erfassung und Verbalisierung der Emotion der Patient_innen und das Eingehen darauf meist der Schlüssel zum Beginn einer Verständigung, so können Aggressionen, Unruhe und Angst gemindert oder auch verhindert werden. Entgegen der Annahme, dass der alternde Mensch nicht mehr die Fähigkeit zum Lernen besitzt, konnte in den letzten Jahren das Gegenteil bewiesen werden. Somit gilt Psychotherapie im Alter – gerade bei Angststörungen und psychosomatischen Erkrankungen – als gut wirksam (Noelle, 2015). In der S3-Leitlinie Demenzen (2017) werden die Wirkfaktoren der Anwendung von psychosozialen Interventionen beschrieben. Sie kann die Gabe von Antipsychotika erheblich reduzieren. In einer cluster-randomisierten Studie mit insgesamt 346 Teilnehmenden konnte im Rahmen eines 10-monatigen Projektes mit der Durchführung intensiver psychosozialer Interventionen die Gabe von Antipsychotika von 42,1 % auf 23 % der Teilnehmenden gesenkt werden. In Einrichtungen, in denen diese Maßnahmen nicht durchgeführt worden sind, ergab sich eine Reduktion von 49,7 % auf 47 % (Deutsche Gesellschaft für Psychiatrie und Psychotherapie, Psychosomatik und Nervenheilkunde & Deutsche Gesellschaft für Neurologie, 2017). Des Weiteren wurde festgestellt, dass auch die Angehörigenedukation positiv beeinflusst wird. Schulungsprogramme für Pflegende zeigen langfristig positive Effekte (Bartholomeyczik et al., 2006).

10.2 Empathie und Haltung

Pflegefachkräfte benötigen also nicht nur von sich aus Empathie und die Haltung, sich auf die alten Menschen einzulassen, sondern auch Aus-, Fort- und Weiterbildung, damit sie den Herausforderungen auf der Akutstation gewachsen sind. Neben diesem Aspekt ist auch der strukturelle Rahmen der Institution wichtig, denn er muss den Spielraum und die personellen Ressourcen zur Verfügung stellen, damit ein individuelles Arbeiten mit dieser vulnerablen Klient_innengruppe möglich ist. Ein weiterer Punkt, der vom strukturellen Rahmen mitbedacht werden muss, ist der Zeitfaktor, um ressourcenorientiertes Arbeiten von psychiatrisch Pflegenden (Sauter & Needham, 2011; Sauter et al., 2023) zu ermöglichen. Das Sein eines jeden Menschen muss ganzheitlich wahrgenommen werden. Dies wiederum erfordert von uns konsequenterweise, dass wir mit den Fähigkeiten und Stärken eines jeden, also individuell ressourcenorientiert, arbeiten und gleichzeitig auch auf die Befähigungen achten, die fehlen oder verloren gehen. Ebenso ist die Lebensweisheit der Menschen, mit denen wir arbeiten, nicht außer Acht zu lassen. Diese gilt es genau wie die Biografie eines/einer jeden Patient_in zu würdigen und zu wertschätzen (Noelle, 2015). Hilfreich ist dafür im akuten Setting der Einsatz von Biografiearbeit. Sie hilft, den Menschen besser zu verstehen und einzuschätzen sowie die Interventionen individueller zu planen und durchzuführen, um für mehr Sicherheit und Wohlbefinden zu sorgen. Für diese zu beobachtende Dinge sind nicht nur Zeit und Fachwissen von Bedeutung, sondern auch die konkrete Haltung der Pflegenden. Dies ist allerdings nicht nur in der Gerontopsychiatrie, sondern allgemein in der psychiatrischen Versorgung elementar. Das beobachtbare Verhalten kann helfen, gerade die Menschen zu verstehen, die sich aktuell oder auch dauerhaft nicht mehr verbal verständlich machen können. Zum richtigen Einordnen des Verhaltens sollte innerhalb des Teams ein Austausch erfolgen. Hierbei kann ein mögliches Verhaltensmuster der Person entstehen, welches hilft, die Klient_innen zu verstehen. Davon lassen sich Maßnahmen ableiten.

Reflexionsfragen

- Welche Grundvoraussetzungen sollten gegeben sein, um eine gute professionelle Pflege in der Gerontopsychiatrie durchzuführen?
- Was bedeutet Validation?
- Wieso kann die Biografiearbeit auf einer Akutstation hilfreich sein?

10.3 Literatur

Bartholomeyczik, S., Halek, M., Sowinski, C., Besselmann, K., Dürrmann, P., Haupt, M., Kuhn, C., Müller-Hergl, C., Perrar, K.M., Riesner, C., Rüsing, D., Schwerdt, R., van der Kooij, C. & Zegelin, A. (2006). *Rahmenempfehlungen zum Umgang mit herausforderndem Verhalten bei Menschen mit Demenz in der stationären Altenhilfe*. Bundesministerium für Gesundheit. Verfügbar unter https://www.bundesgesundheitsministerium.de/service/publikationen/details/rahmenempfehlungen-zum-umgang-mit-herausforderndem-verhalten-bei-menschen-mit-demenz-in-der-stationaeren-altenhilfe

Destatis (Statistisches Bundesamt) (Hrsg.). (2022). *Bevölkerung. Mitten im demografischen Wandel.* Verfügbar unter https://www.destatis.de/DE/Themen/Querschnitt/Demografischer-Wandel/Aeltere-Menschen/bevoelkerung-ab-65-j.html#:~:text=Die%20zunehmende%20Zahl%20älterer%20Menschen%20in

Deutsche Gesellschaft für Psychiatrie und Psychotherapie, Psychosomatik und Nervenheilkunde (DGPPN) & Deutsche Gesellschaft für Neurologie (DGN) (Hrsg.). (2017). *S3-Leitlinie Demenzen.* Interdisziplinäre S3-Praxisleitlinien. Verfügbar unter https://www.dgppn.de/leitlinien-publikationen/leitlinien.html.

Feil, N. & de Klerk-Rubin, V. (2023). *Validation – Ein Weg zum Verständnis verwirrter alter Menschen* (12. Aufl.). Ernst Reinhardt.

Glaser, M. (2018). *Gerontopsychiatrische Einrichtungen.* Verfügbar unter https://www.betanet.de/gerontopsychiatrische-einrichtungen.html.

Mayr, W. & Waibel, M. (2011). Psychische Störungen im Alter. In H. Thiel & D. Arenz (Hrsg.), *Psychiatrie für Pflegeberufe* (5. Aufl., S. 182–215). Urban & Fischer.

Noelle, R. (2015). *Grundlagen und Praxis gerontopsychiatrischer Pflege*. Psychiatrie-Verlag.

Sauter, D. & Needham, I. (2011). Gerontopsychiatrie. Aufgaben der Pflegenden. In D. Sauter, C. Abderhalden, I. Needham & S. Wolff (Hrsg.), *Lehrbuch Psychiatrische Pflege* (3., vollst. überarb. und erw. Aufl., S. 1146–1153). Hans Huber.

Sauter, D., Abderhalden, C., Needham, I. & Wolff, S. (Hrsg.). (2023). *Lehrbuch Psychiatrische Pflege* (4., Aufl.). Hogrefe. https://doi.org/10.1024/85673-000

11 Versorgungsoptimierung von Menschen im Autismus-Spektrum (ASS)

Simon Stiehl, Markus Witzmann und Thomas Schneider

In der traditionell polynesischen Sprache des indigenen Volkes der Māori (Te Reo Māori) existiert für den Begriff „Autismus“ der wunderbare Ausdruck „Takiwatanga“, welcher auf Deutsch übersetzt „in der eigenen Zeit und im eigenen Raum“ bedeutet.

11.1 Annäherung an die klinisch-interdisziplinäre Akutversorgung

Mit der Grundsteinlegung einer modernen psychosozialen Versorgung, im Kontext der allgegenwärtig bedeutsamen Psychiatrie-Enquete-Reform im Jahr 1975 (Häfner, 2016; Armbuster et al., 2015) hat ein regelrechter Paradigmenwechsel in der Akutpsychiatrie stattgefunden. So wurde das klinische Setting an qualitative, hochwertige Standards der Akutversorgung angepasst und weitestgehend optimiert. Es wurde in moderne Diagnostik- und Behandlungsmöglichkeiten investiert und stetig geforscht, sowie der Ausbau der ambulant psychiatrisch-, psychotherapeutischen Versorgung inklusive Krisenversorgung vorangebracht. Bestehende Versorgungsmissstände im erwähnten Versorgungsspektrum sollen z. B. über unabhängige regionale Beschwerdestellen und ein Mehr an Regulierung durch Aufsichtsbehörden aufgedeckt und behoben werden. Im Zuge erster Bemühungen der UN-Behindertenrechtskonvention (UN-BRK), durch die Generalversammlung der Vereinten Nationen im Jahr 2006, erfolgte neben einer Sensibilisierung auf die allgemeinen Menschenrechte und deren Umsetzung in Hilfesystemen auch eine Intensivierung der Analyse von Barrieren des Zugangs und von Versorgungssystemen mit Fokus auf Menschen mit Behinderung und spezifische Zielgruppen. Insgesamt wird angestrebt, die Versorgung von Menschen mit psychischen Störungen auf die individuellen Bedürfnislagen (also die Stärkung der Subjektorientierung), der Lebensfeldorientierung auszurichten, welche auch die Bereitstellung barrierefreier Zugänge zur Gesundheitsversorgung beinhaltet.

In der aktuellen Leitlinie *Guidance on community mental health services – Promoting person-centred and rights-based approaches* der Weltgesundheitsorganisation (World Health Organization [WHO], 2021) wird der Fokus bekräftigt, seelisch erkrankte Menschen menschenrechtswürdig, personzentriert, gemeindenah und möglichst frei von Barrieren/Lücken in psychosozialen Versorgungs- und Hilfsangeboten zu unterstützen, beziehungsweise nachhaltig zu behandeln. Als erste und wichtige Kernbotschaft der internationalen Leitlinie wird rückschließend mit hohem Appell beigepflichtet, dass immer noch eine beachtliche Anzahl an Menschen mit psychischen Gesundheitsproblematiken und psychosozialen Behinderungen/Beeinträchtigungen mit mangelhafter Versorgung und Menschenrechtsverletzungen konfrontiert ist, was tiefgreifende Veränderungen in den (sub-) institutionellen Systemen der psychischen Gesundheit und der Leistungserbringung erfordert (WHO [World Health Organization], 2021). Aus diesem Grund gilt es den Blick auch auf die derzeitige Ausprägung klinischer Akutversorgung zu richten.

Im Folgenden soll dies anhand der besonderen Situation von Menschen mit Autismus-Spektrum-Störung (ASS) erfolgen. Dabei sind laut der *Lancet Commission on the future of care and clinical research in autism* mindestens 78 Millionen Menschen weltweit von Autismus betroffen, wobei die Mehrheit keine Unterstützung oder Zugang zu einer angemessenen Gesundheitsversorgung, Bildung und Sozialfürsorge erhält (Lord et al., 2022). Im heutigen hochstrukturierten institutionellen Versorgungsalltag mit überwiegend Diagnose-geclusterten stationären Settings besteht ein Risiko, dass spezifische Patient_innengruppen wie Menschen mit einer Autismus-Spektrum-Störung (ASS) durch das multimodale Diagnostik- und Behandlungsraster vieler Fachkliniken fallen. Warum ist dies so? Gründe hierfür sehen die Autoren auch in den mit der Patient_innengruppe einhergehenden spezifischen Anforderungen samt hoher Ressourcenanwendung, die in dem vielschichtigen Störungsbild impliziert sind. Abseits der sich ergebenden institutionellen Problematiken erweist sich auch die autistische Wahrnehmungs- und Erlebniswelt als Herausforderung und Barriere, die nur durch intensive Auseinandersetzungen seitens des Personals und der Führungskräfte der Einrichtung überwunden werden kann.

„Das fast vollständige Fehlen spezifischer Therapiekonzepte und die fehlende Schulung des medizinisch-therapeutischen Personals führt nach klinischem Eindruck immer wieder zu unvollständigen oder falschen Diagnosen, therapeutischen und kommunikativen Missverständnissen und daraus resultierenden Fehldeutungen ungewöhnlicher Kommunikations- und Verhaltensweisen von Menschen mit ASS." (AWMF, 2021, S. 416).

Hinweis

Um Barrierefreiheit für autistische Personen herstellen zu können, bedarf es z. B.:

- „akustischer und visueller Hilfsmittel
- Mittel zur Verringerung von akustischen, optischen und olfaktorischen Reizen
- einer Verwendung von unmissverständlicher Sprache
- des Verzichts auf Redewendungen und Ironie
- alternativer Formen der Kommunikation
- eine Anpassung von Regeln auf die Bedürfnisse der Betroffenen
- einer angepassten Raumgestaltung, die z. B. eine gute Orientierung bietet und nicht ‚überladen ist', aber auch
- fester Ansprechpartner_innen und Bezugspersonen" (Preißmann, 2017a, S. 7).

Bei dem voreiligen Versuch, Patient_innen mit ASS die „Schablone" der akutpsychiatrischen Regelversorgung aufzulegen, entstehen unterschiedlichste Problematiken in der professionell-pflegerischen Fürsorge und der neuropsychiatrischen Versorgung. Eine rückblickende Literaturrecherche von Gilmore und Kollegen untersuchte Literaturbestände von 2017 bis 2022 zur Inanspruchnahme von psychiatrischen Versorgungsleistungen durch autistische Erwachsene und die vorhandenen Barrieren dieser Patient_innengruppe. Dabei wurden drei Punkte hervorgehoben:

1. ein Mangel an Versorgungsanbietern, welche sich mit dem Thema Autismus auskennen,
2. die Nutzung von Behandlungsoptionen, die möglicherweise nicht den individuellen Bedürfnissen zusagen, und
3. erhöhte Schwierigkeiten, sich im komplexen Gesundheitssystem zurechtzufinden. (Gilmore et al., 2022).

Fortführend stehen die bereits lange aufrechterhaltenen psychokognitiven Barrieren für Menschen mit Autismus-Spektrum-Störung in keiner Relation zu körperlichen Barrieren für z.B. Menschen mit einer physischen Bewegungseinschränkung. Dabei unterstreicht der Artikel 25 der allgemein geltenden UN-Behindertenrechtskonvention zur gesundheitlichen Versorgung, „eine unentgeltliche oder erschwingliche Gesundheitsversorgung in derselben Bandbreite, von derselben Qualität und auf demselben Standard zur Verfügung [zu stellen,] wie anderen Menschen [...].“ (Bundesministerium für Arbeit und Soziales [BMAS], 2018, S. 22). Diese Ausgangslage repräsentiert das Ergebnis der seitens der Autoren beurteilten ungenügenden Umsetzung normativer Vorgaben, wie dem Bundesteilhabegesetz (Bundesministerium für Arbeit und Soziales [BMAS], 2016) oder auch der Behindertenrechtskonvention der Vereinten Nationen, Art. 25–26 (Bundesministerium für Arbeit und Soziales [BMAS], 2018, S. 22) zur Stärkung der Teilhabe und eines selbstbestimmten Lebens von Personen mit ASS.

Aufeinander abgestimmte, flexible Hilfen und Konzepte müssen, mittels speziell auf Menschen mit ASS ausgerichteter Versorgungsteams, als Antwort auf die besondere Lebenswelt und die vielgestaltigen Bedürfnisse von autistischen Menschen von fachlicher Seite erkannt und in den Kontext interdisziplinär-psychiatrischer Akutversorgung eingebunden werden. Der vorliegende Buchbeitrag versucht, die Unterschiede zwischen der besonderen Lebenswelt von Menschen mit ASS im Vergleich zur neurotypischen Welt aufzuzeigen. Er versucht bestehende Barrieren oder auch Herausforderungen in der professionellen Betreuung in der klinischen Akutpsychiatrie zu benennen und Inkongruenzen zwischen der speziellen Patient_innengruppe und dem akutpsychiatrischen Versorgungssetting zu identifizieren.

11.2 Annäherung an Perspektiven

„Autismusspezifische kommunikative, interaktionelle und sensorische Besonderheiten erschweren den Betroffenen eine adäquate medizinische Versorgung.“ (Sappok & Dern, 2012, S. 41).

Versorgungsbarrieren in der Behandlung von Menschen mit einer Autismus-Spektrum-Störung können daher in erster Linie auf die persönliche Interaktion bezogen werden. Dabei besteht seitens der professionellen Akteur_innen vielerorts eine ausgeprägte Unkenntnis über das Autismus-Spektrum als facettenreiche Summationsdiagnose, welche sich durch Missverständnisse, Klischees und sogar Berührungsängste seitens des multiprofessionellen Teams weiter verstärkt. Um die hinderliche Ausgangslage zu verbessern, erscheint es wichtig, sich intensiv mit der autistischen Erlebnis- und Wahrnehmungswelt auseinanderzusetzen, um Störungen im Versorgungsalltag frühzeitig erkennen und ihnen präventiv begegnen zu können.

Bei der genaueren Betrachtung der Versorgungslage von Patient_innen im Autismus-Spektrum wird außerdem deutlich, dass die meisten zu pflegenden Personen nicht allein psychiatrisch versorgt werden müssen. Oftmals zeigt sich anhand der andersartigen Persönlichkeitsstruktur, Lebens- und Erlebniswelt der Menschen mit Autismus, samt essenziell erlebter Erfahrungen, neben dem psychiatrischen Hauptanliegen (d.h. der Einweisungs- bzw. Aufnahmegrund), ein weitreichendes psycho-somatisches Bild in der Akutversorgung, welches offensichtlich nur durch ein enges Ineinandergreifen zwischen den Versorgerdisziplinen, genaue medizinische Diagnostik und Therapie sowie fundierte Pflegekompetenz bewältigt werden kann. Welche Voraussetzungen die Versorgungssituation von Menschen mit ASS an ein optimiertes, interdisziplinäres Handeln bzw. einen interprofessionellen Austausch stellen kann, wird an anderer Stelle näher thematisiert (Verweis auf weitere Literatur der Autoren). Fallkomplexität entsteht im Detail nicht nur durch die Schwierigkeit in der regulären Behandlung der einzelnen Gesundheitsprobleme oder Erkrankungsbilder, sondern weiterführend auch durch die Interaktionen zwischen einzelnen Persönlichkeits-, Krankheits-und Störungsausprägungen bzw. Pflegeproblematiken, woraus sich wiederum neue Schwierigkeiten in der Versorgung ergeben können. Durch das breite Spektrum an Komorbiditäten bei ASS-Patient_innen muss auf diesen erschwerenden Faktor in Fürsorge und Behandlung vertieft eingegangen und sich mit neu auftretenden Problematiken gemeinschaftlich auseinandergesetzt werden.

Die Begrifflichkeit der Autismus-Spektrum-Störungen (ASS) beschreibt als Sammelbezeichnung eine Gruppierung von tiefgreifenden Entwicklungsstörungen und umfasst die Subtypen des Asperger-Autismus, frühkindlichen Autismus und atypischen Autismus. Dabei ist es entscheidend, dass es nicht „den einen Typus eines Autisten" gibt, sondern die Spannbreite an Ausprägungen im autistischen Spektrum hochvariabel sein kann (Kamp-Becker & Bölte, 2021). Nach derzeitig evidentem Forschungsstand liegt die Prävalenz der ASS bei 0,9–1,1 % der Bevölkerung (AWMF, 2016, S. 22). „[...] Überall und in jedem Bereich trifft man also auch auf Menschen mit Autismus" (Preißmann, 2016, S. 166). Die geschlechtliche Verteilung bei den Autismus-Spektrum-Störungen weist einen heterogenen Charakter auf und zeigt nach aktuellen Studien eine Dominanz auf Seiten des männlichen Geschlechts gegenüber dem Weiblichen mit 2–3:1 [m:w] (AWMF, 2016). Im internationalen Klassifikationssystem ICD-10 der Weltgesundheitsorganisation (WHO, 2001) unter der Auflistung der psychischen Störungen wird Autismus der nicht-homogenen Gruppe der „tiefgreifenden Entwicklungsstörungen" (F84) zugeordnet und eine Einteilung in mehrere Störungsbilder vorgenommen, die deren breites Spektrum umfassen; diese sind: der frühkindliche Autismus, der atypische Autismus, das Rett-Syndrom, die andere desintegrative Störung des Kindesalters und das Asperger-Syndrom. Diese Störungen treten bereits in den ersten Lebensjahren in Erscheinung und ihnen liegen dieselben Kernsymptome zugrunde, jedoch müssen nicht immer dieselben Kriterien im gleichen Maße erfüllt werden (Dilling et al., 2011, S. 343).

Mit dem amerikanischen Diagnostikmanual psychischer Störungen DSM-5 (APA, 2013) hat sich hingegen die Bezeichnung Autism Spectrum Disorder (ASD) durchgesetzt, die die oben genannten Störungen zu einer Kategorie zusammenfasst und im Deutschen unter dem Begriff Autismus-Spektrum-Störungen häufig in Publikationen wiederzufinden ist. Dabei wird die Auffassung vertreten, dass die Bandbreite der Auffälligkeiten und Ausprägungen auf einem Kontinuum bzw. Spektrum einer einzigen Störung liegt und sich insbesondere „auf die Intensität der ASS-Symptomatik bezieht" (Kamp-Becker et al., 2020, S. 458). Die *S3-Leitlinie Diagnostik* stellt zu der Klassifikation von ASS folgendes fest:

„Autismus-Spektrum-Störungen zeichnen sich durch Störungen in der sozialen Interaktion, Störungen der Kommunikation und repetitive, stereotype Verhaltensweisen und Spezialinteressen aus. Relevant für die Diagnosestellung in Deutschland ist die ICD-10. Das DSM-5, mit dem die ICD-11 harmonisiert werden soll, sieht Veränderungen vor, darunter i) die Überführung aller autistischen Störungen in eine einzige diagnostische Kategorie der Autismus-Spektrum-Störung, ii) die Veränderung der diagnostischen Kriterien selbst, iii) die zusätzliche Einteilung hinsichtlich klinischer Schweregrade. Die empirische Evidenz zeigt, dass sich Untergruppen, wie sie in der ICD-10 vorgeschlagen werden, nicht verlässlich abgrenzen lassen" (AWMF, 2016, S. 18).

Die Autismus-Spektrum-Störung zeichnet sich als mehrschichtiger, inhomogener Symptomkomplex durch klinisch relevante Auffälligkeiten aus, die bis in das Erwachsenenalter manifest bleiben. Leitliniengestützt beschreibt sich die Kernsymptomatik bei ASS wie folgt:

„[...] altersunabhängige Defizite in der sozialen Interaktion und Kommunikation sowie eingeschränkte, repetitive Verhaltensmuster, Interessen oder Aktivitäten. Störungen der Interaktion beziehen sich auf die Initiierung, Aufrechterhaltung und Gestaltung von zwischenmenschlichen Beziehungen im Rahmen von Familie, Freundschaft, Partnerschaft sowie Gleichaltrigen in Kindergarten, Schule und Beruf. Störungen der Kommunikation beziehen sich einerseits auf die Sprachenentwicklung, andererseits insbesondere auf die nonverbale Kommunikation einschließlich Gestik, Mimik oder Blickverhalten. Hinzu kommen bei kognitiv gut begabten Betroffenen auch paraverbale Leistungen wie das Verstehen von übertragener Bedeutung in Sprichwörtern und Humor oder Ironie. Eingeschränkte, repetitive Verhaltensweisen, Interessen oder Aktivitäten umfassen Spezialinteressen, ritualisierte Tagesabläufe und eine starke Abneigung gegenüber Veränderungen der eigenen Lebensumstände. Diese Phänomene müssen von frühester Kindheit an bestehen und bleiben lebenslang präsent. Das klinische Erscheinungsbild verändert sich erheblich über die Lebensspanne vom Kleinkind- über das Schulalter und die Pubertät bis hin zum (selbständigen) Leben als Erwachsener. Alle Lebensphasen halten unterschiedliche Anforderungen an die sozialen Interaktions- und Kommunikationsfähigkeiten bereit" (AWMF, 2016, S. 13.).

Abbildung 11-1 zeigt die Kernsymptomatik des Autismus-Spektrums.

11.3 Versorgungsbarrieren auf Ebene der persönlichen Interaktion

Zentrale Problematik in der persönlichen Interaktion zwischen Menschen im Autismus-Spektrum und ihren behandelnden Mitmenschen, ist das Aufeinandertreffen der autistischen mit der neurotypischen Welt im Kontext gesundheitlicher Akutversorgung. Durch eine bestehende Unkenntnis des pflegerisch-therapeutischen Teams und die nicht angesprochene spezielle, kognitive Auffassungs- und Verarbeitungsstruktur von Menschen mit ASS werden beide sich gegenüberstehenden Gesprächspartner_innen Probleme haben, sich eine gemeinsame Interaktionsgrundlage zu erarbeiten. Die Analyse zeigt dabei, dass nicht selten die Mitarbeitenden des Gesundheitswesens Schwierigkeiten haben, sich die subjektive Erlebniswelt autistischer Menschen zu erschließen bzw. dieser im Rahmen der professionellen Begegnung

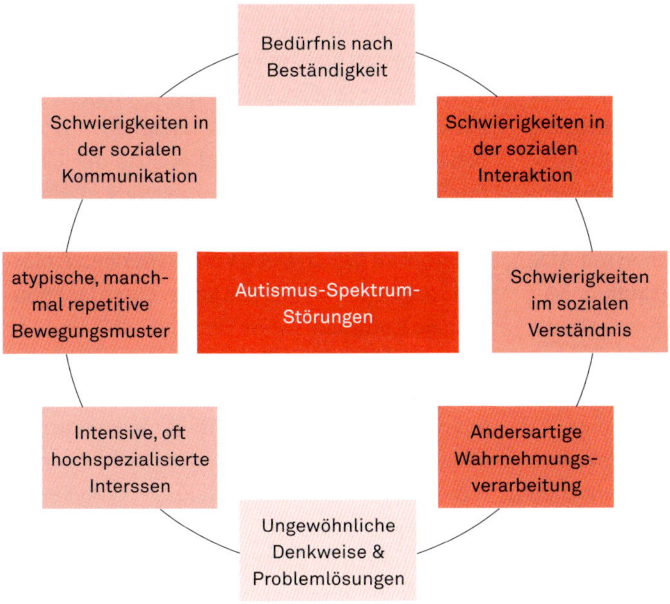

Abbildung 11-1: Kernsymptomatik des Autismus-Spektrum, in kooperativer Zusammenarbeit mit einem autistischen Peer-Mitarbeitenden (Quelle: Eigendarstellung Stiehl, Witzmann, Schneider).

zu öffnen. Es zeigt sich, „dass Klinikmitarbeiter meist nur geringe Kenntnisse über ASS und zum Teil sogar Angst vor den Betroffenen haben, da sie deren Verhalten nicht verstehen und nicht richtig einordnen können" (Preißmann, 2018, S. 755). Verhaltensauffälligkeiten, die oftmalig bei Autisten im Kontext von Coping-Strategien oder repetitiven Verhaltensmustern (z. B.: Hin- und Herwippen des Körpers, Wiederholen von Lauten oder Wörtern etc.) stehen, werden seitens der Außenstehenden fehlinterpretiert, lösen Angst, Distanzierung oder Überforderung aus. Bestehendes Wissen über Autismus liegt meistens nur für Extremformen vor. Doch nicht nur die Unwissenheit professionell Pflegender soll angesprochen werden, sondern auch das Wissen des medizinisch-therapeutischen Personals. So zeigte ein partizipatives Projektvorhaben von erwachsenen Menschen mit Autismus-Spektrum-Störungen und einer Berliner Forschungsgruppe in Koproduktion, dass Fachärzt_innen der Allgemeinmedizin mit ihrer medizinischen Expertise über diagnostische Kriterien und Stärken von Menschen mit ASS nicht beträchtlich mehr über das autistische Spektrum wussten als die durchschnittliche Bevölkerung (Kirchner et al., 2010).

Kommunikative Anforderungen an das pflegerische (sowie medizinisch-therapeutische) Personal ergeben sich durch die bereits einleitend aufgezeigten Besonderheiten. Zentrale Anforderung für eine nachhaltige Entwicklung eines Zugangs, ist demnach die Anpassung bzw. das Einstellen auf die speziellen Kommunikationsweisen, die Wahrnehmungswelt und das spezifische Verständnis von Menschen mit ASS. Im kommunikativen Beziehungsaufbau mit dem Patienten bzw. der Patientin verlangt es die elementare pflegerische Kompetenz „mit den Augen des zu pflegenden Menschen sehen" (Sander & Schneider, 2001, S. 9) zu können. Es bedarf der Fokussierung eigener Sinneswelten und des Perspektivwechsels der pflegerischen Profession in Interaktion mit seinen Schwesterdisziplinen (Sieger et al., 2010). Eine einfache, deutliche und situationsbezogene Kommunikationsführung mit geringem Interpretationsspielraum und geschlossenen Fragen ist in der Kommunikation mit Autisten signifikant wichtig, damit Patient_innen zum einen Anweisungen oder Instruktionen kontextuell nachvollziehen können und zum anderen mit der flüchtigen Sprache nicht überfordert werden (Dodd, 2007). Simple Visualisierung oder die kurze schriftliche Mitteilung von bevorstehenden (Pflege-)Interventionen, können das kognitive Verständnis in Verarbeitungsprozessen unterstützen. Förderlich für die kommunikative Interaktion sind zudem auch klare Gesprächsregeln und das Einüben von typischen Konversationsbestandteilen, wie die Anbahnung eines Gespräches, das Äußern von Bedürfnissen oder Verabschiedungen, um die soziale Interaktion zu trainieren.

Weiterführend wird empfohlen, dass die handelnden Professionellen ihre Botschaften an die Patient_innen mit ASS sehr bewusst und klar formulieren, damit dem Verstehen genügend Zeit zur Verarbeitung gegeben wird, um Zustände wie einen sensorischen Overload zu vermeiden. Das Minimieren von Reizen ist, insbesondere in der Akutpsychiatrie, eine weitere Anforderung für eine effektive Kommunikation und Versorgung. Besagten Fachpersonen der Versorgung, insbesondere der Profession Pflege, kommt in diesem reizintensiven und hochanspruchsvollen Setting die Aufgabe zu, Patient_innen mit ASS einschätzend vor risikobehafteten Situationen und ebenso der Überfrachtung mit Eindrücken zu schützen, damit sich die zu pflegende Person weiterhin auf die Pflege- und Behandlungsinterventionen einlassen kann. Die Fachperson sollte eine klare nonverbale Kommunikation mittels Gestik und Mimik verkörpern, um keine Verunsicherung bei dem Patienten/der Patientin zu erzeugen und auf rhetorische Mittel wie Redewendungen oder Ironie verzichten bzw. diese sachlich erklären (Dodd, 2007). Ankündigungen von Veränderungen im pflegerischen Ablauf sollten rechtzeitig erfolgen und genau mit Patient_innen der Patientin besprochen werden. Um Stress und

Ängsten vorzubeugen, muss den getroffenen Aussagen eine hohe Verlässlichkeit zu entnehmen sein (Dodd, 2007).

Abseits des Sich-Mitteilens wird die pflegefachliche Zugangsfindung und -erhaltung zu autistischen Menschen weitestgehend durch ein unreflektiertes, Autismus-unsensibles Versorgungsverhalten sichtlich erschwert (Stiehl, 2020). Anstatt den Versuch zu initiieren, die besagten hochspezialisierten Interessen vieler Autist_innen zu erfassen und anzusprechen (Dißmann, 2018), führen eigentlich wohlwollendgemeinte und grundlegende Handlungen wie das Anlegen und Aufpumpen der Blutdruckmanschette zur Vitalzeichenerhebung, die schnelle Abdomen-Untersuchung des Stationsarztes auf der hypersensorischen Haut bis hin zu invasiveren Maßnahmen wie die Blutentnahme der Funktionsbereichsassistentin ohne jeweilige Voraussicht und Erklärung zu einer Versperrung des Zugangs in die Erlebniswelt und Bedürfnislage von autistischen Menschen. Dabei gilt es jedoch auch, die Möglichkeit einer vorliegenden Hyposensitivität in die Betrachtung miteinzubeziehen, da eine verringerte Schmerzwahrnehmung zu Verletzungen während der Behandlung führen kann oder eine bereits vorliegende Verletzung nicht bzw. falsch diagnostiziert wird. Ein ausführliches Gespräch über die jeweiligen sensorischen Besonderheiten und den Ablauf der Untersuchung im Vorfeld der Behandlung würde das Risiko einer Fehleinschätzung deutlich reduzieren und darüber hinaus zur Beruhigung der Patient_innen beitragen.

Ähnliche Schwierigkeiten entstehen zudem bei der Einbindung autistischer Menschen in (pflege-)therapeutische Gruppenangebote, die weitere Überforderung mit sich bringen können. Dementsprechend fördert die Situation aufseiten der Betroffenen negative Empfindungen wie Anspannung, Unsicherheit, Angst und insbesondere Stress, sodass Krankenhausaufenthalte eher traumatisierend-belastend als fürsorglich-klärend empfunden werden. Die Antwort der autistisch veranlagten Patient_innen auf die für sie nicht greifbare Situation und das Umfeld wird in den meisten Situationen über externalisierte Verhaltensweisen (Theunissen, 2018) wie Weinen, Schreien, Schlagen oder Wegwerfen von Gegenständen, im Sinne einer Coping-Strategie kompensiert. Für Krisensituationen wird in der Literatur diesbezüglich darauf hingewiesen, dass die Bewertung potenziell auslösender Umweltbedingungen und psychosozialer oder physischer Stressoren der erste Schritt bei der Bewertung von Verhaltensstörungen und psychiatrischen Darstellungen sein sollte, da eine Umgebung, die autismusspezifische Erfordernisse nicht berücksichtigt, Auslöser für eine Krisensituation sein könnte (Lai et al., 2020). Dieses herausfordernde Extremverhalten gipfelt ohne solch eine Berücksichtigung häufig im frustrierenden Resultat des Einsatzes von Sedativa (Beruhigungsmedikamenten) und akuten Neuroleptika bis hin zu Fixierungssituationen, um die Menschen „pflegeleichter zu machen" (Preißmann, 2016, S. 166).

Im Rahmen pflegerisch-therapeutischen Handelns ist es essenziell, autistischen Patient_innen die oft fremde klinische Versorgungssituation und Unterstützungs- sowie Untersuchungsleistungen verstehbar, vorausschaubar, handhabbar und zuordnenbar (Antonowsky, 1997) zu gestalten, sodass die Person in einem für sich selbst größtmöglichen Maße das Geschehen kohärent bewältigen kann. Ein bedeutsamer Aspekt ist es, sich bei der pflegerischen Versorgung besonders viel Zeit für Menschen mit ASS zu nehmen, um den Bedürfnissen gerecht zu werden. „Eine große Rolle spielt zudem die [vom pflegerisch-therapeutischen Team] geforderte Flexibilität, so kann der gewohnte Tagesablauf nicht durchgezogen werden, was oft allein schon ausreicht, um eine Krise auszulösen." (Preißmann, 2016, S. 165). Das „eingefahrene" Abarbeiten von Pflegemaßnahmen und Interventionen sowie Auflegen des durch zeitliche Engpässe geprägten Routinebetriebes wirkt sich kontraproduktiv aus und fördert eher herausforderndes Verhalten der sich uns anvertrauenden Patient_innen mit ASS.

Streng getaktete Zeitfenster innerhalb der Visite oder systematisierter Routinemaßnahmen in der Patientenversorgung, bleibt Menschen mit ASS eine ausführliche Problem- und Bedürfnisschilderung zunehmend verwehrt. Aufgrund dieses Umstands fällt es autistischen Menschen häufig noch schwerer, den Weg ins Krankenhaus auf sich zu nehmen und sich mit gesundheitlichen Problemen dem multiprofessionellen Team zu öffnen bzw. vorerst einen Zugang zu finden. (Preißmann, 2016).

Auf der Ebene der stationären, pflegerischen Organisationsstruktur sind ein systematischer, phasenbezogener Beziehungsaufbau sowie -gestaltung, mit nahestehenden, gleichbleibenden Ansprechpartner_innen und Angehörigen mit einem engmaschigen Bezugspflegesystem anhand der interpersonalen Beziehungstheorie nach Peplau (Peplau, 1995) entlang des Pflegeprozesses entscheidend. Aus pflegefachlicher Perspektive ist es förderlich, frühestmöglich den Kontakt mit autistischen Patient_innen aufzunehmen, bestenfalls schon vor der Orientierungsphase (Peplau, 1995) im Rahmen der Präinteraktionsphase (Townsend, 2012) in Bezug auf Pflegephänomene oder Gesundheitsprobleme. Ein strukturierter Beziehungsaufbau, im schnelllebigen und volatilen Krankenhausalltag, vermittelt den autistischen Patient_innen Sicherheit und Kontrolle über die Situation und macht Interaktionen für sie besser vorhersehbar. Ersichtlich wird an dieser Stelle, dass für eine förderliche und nachhaltige Beziehungs- und Versorgungsgestaltung für Menschen mit ASS in der Akutpsychiatrie spezielle fachliche Kompetenzen seitens der Pflegenden und Behandelnden sowie eine speziell abgestimmte Teamkonstellation für die Versorgung unumgänglich erscheinen.

Es ist festzuhalten: Autismus erscheint heterogen und erfordert personalisierte, evidenzbasierte Bewertungen und Interventionen, die für jeden Menschen nutzbar und erschwinglich sind, die das Leben von Einzelpersonen (mit ASS) und ihren Familien verbessern können (Lord et al., 2022). Um den Hilfebedarf von autistischen Menschen angemessen abbilden und ihm fachlich begegnen zu können, bedarf es einer intensivierten, engen Zusammenarbeit zwischen den einzelnen Professionen und wie über die umfassende AWMF S3 LL zur Therapie von Autismus zu entnehmen ist, auch eins hohen Maßes an Spezialwissen bzw. -kompetenzen. Die oft gegebene traditionell organisierte klinische Akutversorgung in Deutschland stellt in der Regel sowohl für Menschen mit ASS als auch für das professionelle Pflege- und Behandlungsteam keine optimalen Rahmenbedingungen für eine gelungenen Diagnostik und Behandlung bereit. Es mangelt unter Berücksichtigung der Gesamtheit bestehender Barrieren und Herausforderungen in einer autismussensiblen psychiatrischen Akutversorgung an effizienten Team-Konzepten, um Menschen mit hohem Ressourcenaufwand zu versorgen. Es fehlt an spezifischen Kompetenzen, wie bei Menschen mit Autismus, patient_innenspezifisch und bedürfniszentriert zu versorgen waren.

11.4 Menschen mit subjektivem Erfahrungswissen

Peers, auch bezeichnet als Gleichgesinnte oder Gleicherfahrene, sind Menschen mit Psychiatrieerfahrungen bzw. Expert_innen aus eigener Erfahrung mit einer seelischen Erkrankung bzw. Krisenerfahrungen. Die Friedrich-Ebert-Stiftung betont in ihrem Positionspapier hierzu, dass das Peer-Involvement ein wichtiger Baustein moderner sozialpsychiatrischer Versorgung sei (Friedrich-Ebert-Stiftung [FES], 2019).

Eine stärkere Einbindung von Menschen im Autismus-Spektrum, in therapeutische Prozesse wie z. B. im Rahmen einer Peer-Beratung oder Supervision des Behandlungsteams, erscheint sinnvoll. Viele Autistinnen haben die Gabe, ihre Situation selbst gut zu beleuchten bzw. reflektiert wiederzugeben, sodass sie auch im klinischen Kontext andere autistische Menschen sowie Angehörige beratend und in der Begleitung zur Verfügung stehen (Preißmann,

2017b). Somit können auch professionell agierende Akteur_innen bzw. Teams diesen wertvollen Einblick in die autistische Lebenswelt in vielerlei Hinsicht nutzen. Peers, die selbst mit einer Autismus-Spektrum-Störung leben, können sich unvoreingenommen, mit einem kongruenten Verständnis in die Betroffenen und deren Situation und Probleme (mit bspw. psychischen Komorbiditäten) hineinversetzen und die Schwierigkeiten von außenstehenden Menschen mit ASS besser nachvollziehen, da sie selbst erlernen mussten, in der nichtautistischen, neurotypischen Welt und demnach auch mit den Barrieren in der gesundheitlichen Versorgung zurecht zu kommen (Homann, 2019).

„Peerbegleiter_innen stellen schneller eine vertrauensvolle Beziehung mit dem Betroffenen auf der Basis geteilter Erfahrung her, die eine Selbstoffenbarung und das Zuhören und Annehmen von Ratschlägen erleichtert […]. Sie stellen eine Brücke in die Gesellschaft und ins Hilfssystem dar. Durch die Stärkung der therapeutischen Allianz können vorherige negative Erfahrungen mit dem Hilfssystem, aus denen Misstrauen und Ablehnung resultieren können, überbrückt werden und zwischen Patient_innen und z. B. als bedrohlich erlebtem Personal kann vermittelt werden" (Mahlke et al., 2019, S. 216).

Diesbezüglich kann eine Peer-Begleitung mit ASS, Fachpersonen in multiprofessionellen Teams nicht nur in der fortwährenden Zugangsfindung beraten, sondern auch Versorgungsleistungen, z. B. Planung und Durchführung des Pflegeprozesses und spezieller Pflegemaßnahmen, auf ihre Autismus-Sensibilität und -Kompatibilität überprüfen. So können pflegerische Versorgungsleistungen noch stärker auf die Bedarfe und Lebenswelt des autistischen Patient_innen zugeschnitten werden.

Abschließend ist die *S3-Leitlinie für Psychosoziale Therapien bei Menschen mit schweren psychischen Erkrankungen* heranzuführen, welche empfiehlt, dass „Menschen mit schweren psychischen Erkrankungen […] Peer-Support unter Berücksichtigung ihrer Wünsche und Bedarfe zur Stärkung des Recovery-Prozesses und zur Förderung der Beteiligung an der Behandlung angeboten werden" (Deutsche Gesellschaft für Psychiatrie und Psychotherapie, Psychosomatik und Nervenheilkunde [DGPPN], 2019, S. 90) sollte.

Wir stellen fest: Um Barrieren in Pflege und Behandlung für Menschen mit ASS wahrlich identifizieren und abbauen zu können, erfordert es in diesem Bezug letztlich die Perspektiven und Schilderungen aus der autistischen Lebenswelt von autistischen Peers, um das (akutpsychiatrische) Krankenhaussetting autismus-sensibler umzugestalten. Hierbei sollten insbesondere Institutionen und Fachpersonen den ersten Schritt tun.

11.5 Ausblick

In der Auseinandersetzung mit der momentan bestehenden Versorgungslage für Menschen mit Autismus-Spektrum-Störung wird ersichtlich, dass ein nicht ausreichend ASS-sensibles Versorgungssystem in der Akutpsychiatrie besteht. Nicht allein im gesellschaftlichen Kontext sollte das Phänomen der *Neurodiversität* als „Achse menschlicher Vielfalt nicht nur im soziokulturellen Lebenskontext" begriffen und respektiert werden (Walker & Raymaker, 2020; Vanecek, 2022), sondern vielmehr im Kontext ganzheitlicher Gesundheitsversorgung und Sozialpolitik. Ein Handlungs- bzw. Optimierungsbedarf besteht dabei nicht nur im Zuge der Therapie und Diagnostik, sondern umso mehr auf personaler, konzeptueller und struktureller Seite. Versorgungsbarrieren zeigen sich sowohl im Zugang zu den erforderlichen Hilfen wie einer fachlichen Diagnostik als auch in der Akut- und Langzeitbehandlung. Als hilfreich für eine ASS-orientierte psychiatrische Praxis können hierbei die fünf herausgestellten Maximen von Gilmore et al. (2022) hinzugezogen werden, um die Bedürfnisse von autistischen Menschen im (psychiatrischen) Pflegealltag nachhaltiger zu erfüllen. Diese fünf Maximen sollten vor allem im interprofessionellen Kontext alltäglicher Versorgung ausreichende Beachtung erfahren:

- Seien Sie ein Vorreiter der Veränderung am Arbeitsplatz; z. B. durch den Aufbau eines autismus-sensibilisiertes Umfeldes.
- Treffen Sie durchdachte Sprachentscheidungen; z. B: in der Kommunikation mit autistischen Menschen.
- Wählen Sie einen individuellen Ansatz für die psychische Behandlung und Begleitung autistischer Erwachsener.
- Nutzen Sie die Ressourcen und Fähigkeiten autistischer Erwachsener in der Behandlung.
- Stellen Sie umsetzbare Versorgungsschritte zur Förderung des Patient_innenfortschrittes bereit (Gilmore et al., 2022) (Übers. der Autoren).

Die Stärkung der interdisziplinären Zusammenarbeit benötigt jedoch ein hohes Maß an Wandlungsprozessen auf diversen Ebenen, die leitbildartig von institutioneller Seite getragen werden müssen, um eine Umsetzungschance zu erhalten. Für gelingende Versorgungsangebote für Menschen mit Autismus in der Akutpsychiatrie bedarf es von personeller Seite hochspezialisierter und intrinsisch motivierter Teams für das Autismus-Spektrum, welche in enger Kooperation arbeiten und den oben beschriebenen AWMF-Anforderungen nachkommen können.

Auf Autismus bezogene Konzepte wie TEACCH u. v. m. sollten im Zuge eines engen Patient_innen-Bezugssystems in das Versorgungs- und Behandlungsschema von interdisziplinären Teamkonstellationen eingebaut werden, um die Behandlungsqualität und -kontinuität zu verbessern. Hier ist weitere und damit entscheidende Transferarbeit für den klinischen Kontext erforderlich. Weiter müssen Fachpersonen den eigenen professionellen Anspruch in der Arbeit mit Menschen mit ASS aufweisen, die neurokognitiven Besonderheiten der autistischen Auffassungsgabe und die autistische Wahrnehmungswelt verstehen zu wollen, um aufkommende Barrieren frühzeitig sensibel zu erkennen und präventiv agieren zu können. Des Weiteren können Peers als effiziente Vermittlerrolle (im Zuge der Bezugspflege) hilfreiche Brücken zwischen der neurotypischen und autistischen Wahrnehmungswelt schlagen, um dem Patienten, aber auch dem interprofessionellen Team aus Behandelnden den Zugang zur Diagnostik und Therapie zu erleichtern.

Als vielversprechendes und zukunftweisendes Vorhaben von wissenschaftlicher Seite kann das G-BA geförderte Projekt *BarrierefreiASS* genannt werden (Gemeinsamer Bundesausschuss Innovationsausschuss, 2021), das sich mit einer Versorgungs- und Bedarfsanalyse zur barrierefreien Teilhabe an Diagnostik und Therapie von Erwachsenen mit Autismus-Spektrum-Störungen beschäftigt, um Strukturen der Unterversorgung abzubauen. Weiterhin sollen Faktoren individueller, struktureller und professioneller Natur identifiziert werden, die eine zielgruppengerechte Versorgung auf allen drei Ebenen fördern bzw. hemmen (David et al., 2022). Darauf aufbauend kann die Versorgungslandschaft auf ein Modellkonzept hoffen, das Unterstützungserfordernisse sowie Bedarfe berücksichtigt und die Verwendungsmöglichkeiten bewertet. Auch gesundheitsökonomische Faktoren werden evaluiert (Gemeinsamer Bundesausschuss Innovationsausschuss, 2021). Ebenso sollte geprüft werden, ob die im Bundesland Bayern erarbeiteten Empfehlungen für eine Autismus-Strategie-Bayern (Witzmann & Kunerl, 2021) nicht auf Bundesebene aufgegriffen und zu einer bundesweiten Autismus-Strategie für Menschen mit ASS weiterentwickelt werden. Dies würde dem Beispiel anderer EU-Länder folgen (Kunerl & Witzmann, 2020), welche auf der Basis entsprechender Strategien konkrete Rahmenbedingungen zur Optimierung des Versorgungssystems für Menschen mit ASS umsetzen und somit auch einen Beitrag zur Reduktion von Barrieren beim Zugang zur psychiatrisch-klinischen Akutversorgung für Menschen im Autismus-Spektrum leisten.

Als weiteren Punkt lässt sich feststellen, dass sich am Beispiel von Menschen mit ASS-Versorgungsbarrieren und Herausforderungen herausarbeiten lassen, welche mit den der Personengruppe einhergehenden Anforderungen an eine qualitativ hochwertige Diagnostik und Behandlung und mit den traditionellen Organisationsstrukturen, -prozessen und deren Finanzierung in Verbindung stehen. Es zeigt sich, dass eine Spezialisierung auf der Kompetenz- und Organisationsebene Lösungsansätze bietet, die sowohl zur Stärkung einer fachlichen Patient_innenversorgung als auch zur Steigerung der Effizienz- und Effektivität des Versorgungssystems als Ganzes beitragen können. (Antoni, 2010).

Als Fazit für die Profession Pflege lässt sich festhalten, dass Pflegefachpersonen letzten Endes wesentlich zum Gelingen einer optimalen Versorgung von autistischen Menschen in akuten Behandlungssituationen im Krankenhaus beitragen können. Sie sind nah an den einzelnen Patient_innen und deren Angehörigen, koordinieren Versorgungsprozesse und stellen die pflegerische Versorgung bei Aufnahme, im Diagnostik- und Behandlungsverlauf sowie in der pflegerischen Nachsorge sicher. Sie sind fester Bestandteil interdisziplinärer Versorgungsteams im klinischen und außerklinischen Setting. Als solche tragen sie als Profession eine besondere Verantwortung für eine hochwertige qualitative Versorgung, die im Besonderen bei komplexen Patientengruppen oder Einzelfällen hergestellt werden muss. Durch die Forderung nach spezifischen Versorgungsansätzen und deren Einführung in das klinische Feld, die Mitwirkung bei der Entwicklung und Umsetzung entsprechend innovativer Ansätze (z.B. ein klinisch-tranferiertes TEACCH) sowie deren aktive Unterstützung bei der Implementierung und Verstetigung optimierter Versorgungsprozesse kommt ihnen eine hervorgehobene Rolle und führende Funktion zu.

Durch den Mut zur Veränderung, das fortwährende Überarbeiten und Optimieren der ASS-Behandlung und pflegerischen Fürsorge kann es gelingen, dass passende Versorgungsprozesse und -angebote im akutpsychiatrischen Setting für diese besondere Patient_innengruppe geschaffen wird, damit dieser herausfordernde Weg mit den Betroffenen vereint bewältigt werden kann.

Reflexionsfragen

Fragensammlung zu Autismus und Pflegeinteraktionen

1. Reflektieren Sie, welche Stressoren im akutpsychiatrischen Setting für Menschen mit Autismus vorliegen.
2. Kommunikation ist ein Schlüsselaspekt in der Zugangsfindung zu Menschen im Autismus-Spektrum. Wie sollte im pflegerischen Alltag eine autismus-sensible Kommunikation gestaltet sein? Nutzen Sie den Text.
3. Welche allgemeinen Handlungsempfehlungen können Sie für die pflegerische Interaktion für Patient_innen mit ASS herausstellen? Nutzen Sie hierfür die inhaltlichen Angaben im Text (z.B. die ASS-Kernsymptomatik) und das Literaturverzeichnis.
4. Fassen Sie textbezogen die potenziellen Herausforderungen für die Pflege und Versorgung von Menschen mit Autismus zusammen und reflektieren sie weiter, welche pflegerischen Interventionen (auf Basis der Kernsymptomatik) im Pflegealltag für Menschen mit ASS herausfordernd sein können.
5. **Fall:** *Sie sind Auszubildende_r zur Pflegefachperson und im Einsatz auf einer akutpsychiatrischen Aufnahmestation. Ein Patient mit einem Asperger-Autismus (ASS) hat eine psychisch bedingte Bewegungsstörung, die ihn hindert, sich zu mobilisieren – ein Patientenlifter wird notwendig, damit der Patient nicht bettlägerig wird. Der Patient hat bei der ersten Anwendung des Lifters panische Angst vor der Mobilisation.*
   Frage: Wie und mit welchen pflegerischen Ansätzen kann der Angstzustand des Patienten eingeschätzt und vermindert werden? Beschäftigen Sie sich mit dem Aspekt der „Desensitivierung" (Attwood, 2010, S. 180). (Literaturempfehlung zu Attwood s. Literaturverzeichnis.)

6. Inwiefern unterscheidet sich die pflegerische Versorgung von Menschen im Autismus-Spektrum (ASS) im Vergleich zu Patient_innen mit häufig auftretenden psychiatrischen Erkrankungen (z. B. einer Bipolaren Störung, Psychose)? Erstellen Sie eine Tabelle und vergleichen Sie die pflegerische Versorgung beider Krankheitsbilder.
7. **Fall:** *Eine autistische Patientin kann dem Ablauf im Stationsalltag nicht folgen und gerät bei Überforderung oftmals in repetitive Verhaltensweisen und verschließt sich dem Stationsteam. Aus der pflegerischen Anamnese können Sie entnehmen, dass die Patientin zu Hause den Alltag mit visuellen Hilfen gut meistern kann und externalisierte Verhaltensweisen selten bis nicht auftreten.*

   Frage: Setzen Sie sich mit dem, im Text thematisierten TEACCH-Ansatz auseinander und entwickeln Sie für die zu pflegende Patientin (visuelle) Unterstützungsmöglichkeiten für den akutpsychiatrischen Versorgungsalltag.

11.6 Literatur

Antoni, C. H. (2010). Interprofessionelle Teamarbeit im Gesundheitsbereich. *Zeitschrift für Evidenz, Fortbildung und Qualität im Gesundheitswesen (ZEFQ), 104*(10), 18–24. https://doi.org/10.1016/j.zefq.2009.12.027

Antonowsky, A. (1997). *Salutogenese – Zur Entmystifizierung der Gesundheit*. DGVT-Verlag.

APA (American Psychiatric Association). (2013). *Diagnostic and statistical manual of mental disorders: DSM-5™* (5. Aufl.). American Psychiatric Publishing. https://doi.org/10.1176/appi.books.9780890425596

Armbuster, J., Dieterich, A., Hahn, D. & Ratzke, K. (Hrsg.). (2015). *40 Jahre Psychiatrie-Enquete. Blick zurück nach vorn*. Psychiatrie-Verlag. https://doi.org/10.5771/9783884148723

Attwood, T. (2010). *Asperger-Syndrom. Das erfolgreiche Praxis-Handbuch für Eltern und Therapeuten* (3. Aufl.). TRIAS-Verlag.

AWMF (Arbeitsgemeinschaft der Wissenschaftlichen Medizinischen Fachgesellschaften) – Ständige Kommission (Hrsg.). (2016). *Autismus-Spektrum-Störungen im Kindes-, Jugend- und Erwachsenenalter. Teil 1: Diagnostik*. Verfügbar unter https://register.awmf.org/assets/guidelines/028-018l_S3_Autismus-Spektrum-Stoerungen_ASS-Diagnostik_2016-05-abgelaufen.pdf

AWMF (Arbeitsgemeinschaft der Wissenschaftlichen Medizinischen Fachgesellschaften) – Ständige Kommission (Hrsg.). (2021). *Leitlinien: Autismus-Spektrum-Störungen im Kindes-, Jugend- und Erwachsenenalter – Teil 2: Therapie*. Verfügbar unter https://www.awmf.org/uploads/tx_szleitlinien/028-047l_S3_Autismus-Spektrum-Stoerungen-Kindes-Jugend-Erwachsenenalter-Therapie_2021-04_1.pdf

Bundesministerium für Arbeit und Soziales (BMAS). (Dezember 2016). *Auszug aus dem BGBl 2016 Teil I Nr. 66, vom 29. Dezember 2016: Gesetz zur Stärkung der Teilhabe und Selbstbestimmung von Menschen mit Behinderungen (Bundesteilhabegesetz – BHTG)*. Verfügbar unter https://www.bmas.de/SharedDocs/Downloads/DE/Gesetze/bthg.pdf?__blob=publicationFile&v=1

Bundesministerium für Arbeit und Soziales (BMAS). (2018). *UN-Behindertenrechtskonvention* [UN-BRK]. *Übereinkommen über die Rechte von Menschen mit Behinderungen*. Verfügbar unter https://www.institut-fuer-menschenrechte.de/fileadmin/Redaktion/PDF/DB_Menschenrechtsschutz/CRPD/CRPD_Konvention_und_Fakultativprotokoll.pdf

David, N., Dückert, S., Gewohn, P., König, H., Rahlff, P., Erik, F., Vogeley, K., Schöttle, D., Konnopka, A., Schulz, H. & Peth, J. (2022). Mixed-methods investigation of barriers and needs in mental healthcare of adults with autism and recommendations for future care (Barrierfree ASD): study protocol. *British Medical Journal Open, 12*(8), e061773. https://doi.org/10.1136/bmjopen-2022-061773

Deutsche Gesellschaft für Psychiatrie und Psychotherapie, Psychosomatik und Nervenheilkunde (DGPPN) (Hrsg.). (2019). *S3-Leitlinie Psychosoziale Therapien bei schweren psychischen Erkrankungen. S3-Praxisleitlinien in Psychiatrie und Psychotherapie*. Springer.

Dilling, H., Mombour, W. & Schmidt, M. H. (Hrsg.). (2011). *Internationale Klassifikation psychischer Störungen ICD* (8. Aufl.). Hogrefe.

Dißmann, S. (2018). Autismus. Flexible Hilfen. *Psychiatrische Pflege Heute, 24*(2), 66–69. https://doi.org/10.1055/s-0043-125159

Dodd, S. (2007). *Autismus. Was Betreuer und Eltern wissen müssen.* Spektrum Akademischer Verlag.

Friedrich-Ebert-Stiftung (FES) (Hrsg.). (2019). *„Es ist Zeit für einen neuen Aufbruch! Handlungsbedarfe zur Reform der psychosozialen Versorgung 44 Jahre nach der Psychiatrie- Enquete“* (Positionspapier). Verfügbar unter http://library.fes.de/pdf-files/wiso/15479.pdf

Gemeinsamer Bundesausschuss Innovationsausschuss (g-BA). (2021). *BarrierefreiASS – Versorgungs- und Bedarfsanalyse zur barrierefreien Teilhabe an Diagnostik und Therapie von Erwachsenen mit Autismus-Spektrum-Störung.* Verfügbar unter https://innovationsfonds.g-ba.de/projekte/versorgungsforschung/barrierefreiass-versorgungs-und-bedarfsanalyse-zur-barrierefreien-teilhabe-an-diagnostik-und-therapie-von-erwachsenen-mit-autismus-spektrum-stoerung.303

Gilmore, D., Longo, A., Krantz, M., Radford, D. & Hand, B. N. (2022). Five Ways Providers Can Improve Mental Healthcare for Autistic Adults: A Review of Mental Healthcare Use, Barriers to Care, and Evidence-Based Recommendations. *Current psychiatry reports, 24*, 565–571. https://doi.org/10.1007/s11920-022-01362-z

Häfner, H. (2016). Psychiatriereform in Deutschland. Vorgeschichte, Durchführung und Nachwirkungen der Psychiatrie-Enquete. Ein Erfahrungsbericht. In M. Wick, & J. Funke (Hrsg.). *Stabilität im Wandel* (S. 119-145). Heidelberger Jahrbücher Online 1, 119–145. Verfügbar unter https://heiup.uni-heidelberg.de/journals/hdjbo/issue/view/2355

Homann, B. (2019). *Gesundheit – „Wie Autisten die Welt sehen“- „Als würde man durch ein Mikroskop sehen“.* Beobachter. Verfügbar unter https://www.beobachter.ch/gesundheit/autismus-als-wurde-man-die-welt-durch-ein-mikroskop-sehen

Kamp-Becker, I. & Bölte, S. (2021). *Autismus* (3. Aufl.). Ernst Reinhardt. https://doi.org/10.36198/9783838556246

Kamp-Becker, I., Stroth, S. & Stehr, T. (2020). Autismus-Spektrum-Störungen im Kindes- und Erwachsenenalter: Diagnose und Differenzialdiagnosen. *Der Nervenarzt, 91*, 457–470. https://doi.org/10.1007/s00115-020-00901-4

Kirchner, J., Appelmann, S., Chwiekowsky, C., Dern, S., Döhle, R., Elias, R., Goetz, E., Gottschlich, P., Grambert, C., Kliemann, D., Melzow, F., Speer, O., Purwins, S. & Dziobek, I. (2010). *Wissen und Unwissen über Autismus bei deutschen Allgemeinmedizinern.* (Abstract). Verfügbar unter https://www.autismus-forschungs-kooperation.de/wissen-ueber-autismus-bei-allgemeinmedizinern/

Kunerl, E. & Witzmann, M. (2020). *Autismus-Strategien im europäischen Vergleich. Projekt: Entwicklung einer Autismus-Strategie-Bayern.* Hochschule für angewandte Wissenschaften München. Verfügbar unter https://nbn-resolving.org/urn:nbn:de:bvb:m347-dtl-0000001807

Lai, M.-C., Anagnostou, E., Wiznitzer, M., Allison, C. & Baron-Cohen, S. (2020). Evidence-based support for autistic people across the lifespan: maximising potential, minimising barriers, and optimising the person–environment fit. *The Lancet Neurology, 19*(5), 434–451. https://doi.org/10.1016/S1474-4422(20)30034-X

Lord, C., Charman, T., Havdahl, A., Carbone, P., Anagnostou, E., Boyd, B., Carr, T., de Vries, P. J., Dissanayake, C., Divan, G., Freitag, C. M., Gotelli, M. M., Kasari, C., Knapp, M., Mundy, P., Plank, A., Scahill, L., Servili, C., Shattuck, P., … McCauley, J. B. (2022). The Lancet Commission on the future of care and clinical research in autism. *Lancet, 399*(10321), 271–334.

Mahlke, C., Schulz, G., Gyöngyver, S., Nixdorf, R. & Bock, T. (2019). Einsatzmöglichkeiten von Peerbegleitung in der psychiatrischen Versorgung. *Bundesgesundheitsblatt, 62*, 214–221. https://doi.org/10.1007/s00103-018-2875-z

Peplau, H. E. (1995). *Interpersonale Beziehungen in der Pflege. Ein konzeptueller Bezugsrahmen für eine psychodynamische Pflege.* RECOM.

Preißmann, C. (2016). *Glück und Lebenszufriedenheit für Menschen mit Autismus.* Kohlhammer. https://doi.org/10.17433/978-3-17-026869-2

Preißmann, C. (2017a). Barrierefreiheit im Alltag für Menschen mit Autismus. *Autismus, 84*, 6–14.

Preißmann, C. (2017b). *Autismus und Gesundheit. Besonderheiten erkennen – Hürden überwinden – Ressourcen fördern.* Kohlhammer. https://doi.org/10.17433/978-3-17-032028-4

Preißmann, C. (2018). Barrierefreiheit. Medizinische Versorgung von Menschen mit Autismus. *Deutsches Ärzteblatt, 115*(16), 774–775.

Sander, K. & Schneider, K. (2001). *Pflegemodelle, Pflegetheorien, Pflegekonzepte.* Prodos.

Sappok, T. & Dern, S. (2012). Menschen mit Autismus. Barrierefreier Zugang zur Versorgung. *Deutsches Ärzteblatt, 1*, 40–42.

Sieger, M., Ertl-Schmuck, R. & Bögemann-Großheim, E. (2010). Interprofessionelles Lernen als Voraussetzung für interprofessionelles Handeln – am Beispiel eines interprofessionell angelegten

Bildungs- und Entwicklungsprojektes für Gesundheitsberufe. *Pflege & Gesellschaft, 15*(3), 197–216.

Stiehl, S. (2020). *Multiple chronisch psychische Störungen: Anforderungen an Kommunikation und Edukation – eine Fallanalyse* (unveröffentlichte Bachelorarbeit). Hochschule Osnabrück, Fakultät Wirtschafts- und Sozialwissenschaften.

Theunissen, G. (2018). *Autismus und herausforderndes Verhalten. Praxisleitfaden Positive Verhaltensunterstützung* (2. Aufl.). Lambertus.

Townsend, M.-C. (2012). *Pflegediagnosen und Pflegemaßnahmen für die psychiatrische Pflege. Handbuch zur Pflegeplanerstellung*. Hans Huber.

Vanecek, J. (2022). Neurodiversität. Ein Kontrast zu pathologisierenden Betrachtungsweisen von ADHS. *Psychiatrische Pflege, 7*(4), 7–8. https://doi.org/10.1024/2297-6965/a000437

Walker, N. & Raymaker, D.M. (2020). Toward a Neuroqueer Future: An Interview with Nick Walker. *Autism in Adulthood, 3*(1), 5–10. https://doi.org/10.1089/aut.2020.29014.njw

WHO (World Health Organization). (2001). *International Classification of Functioning, Disability and Health: ICF*. WHO Publishing.

WHO (World Health Organization). (2021). *Guidance on community mental health services: promoting person-centred and rights-based approaches*. WHO Publishing. Verfügbar unter https://www.who.int/publications/i/item/9789240025707?search-result=true&query=Guidance+on+community+mental+health+services:+Promoting+person-centred+and+rights-based+approaches&scope=&rpp=10&sort_by=score&order=desc

Witzmann, M. & Kunerl, E. (2021). *Empfehlungen für eine Autismus-Strategie Bayern. Ergebnisse aus dem Projekt „Entwicklung einer Autismus-Strategie-Bayern“ im Zeitraum von 2018–2021*. Hochschule für angewandte Wissenschaften München. Verfügbar unter https://nbn-resolving.org/urn:nbn:de:bvb:m347-dtl-0000002057

Weiterführende Literatur

Falkai, P. & Wittchen, H.-U. (Hrsg.). (2015). *Diagnostisches und statistisches Manual psychischer Störungen DSM*-5. Hogrefe.

Frost, L.A. & Bondy, A.S. (1996). *PECS – The Picture Exchange Communication System. Training Manual*. Pyramid Educational Consultants.

Häußler, A. (2016). *Der TEACCH Ansatz zur Förderung von Menschen mit Autismus. Einführung in Theorie und Praxis* (5. Aufl.). Modernes Lernen Borgmann.

Health Professions Networks, Nursing & Midwifery & Human Resources for Health. (2010). *Framework for Action on Interprofessional Education & Collaborative Practice*. World Health Organization (WHO). Verfügbar unter http://apps.who.int/iris/bitstream/handle/10665/70185/WHO_HRH_HPN_10.3_eng.pdf;jsessionid=92E368A17FD0129F57FEC30657F2E856?sequence=1

Hofer, J. & Fellinger, J. (2022). Autismus-Spektrum-Störungen – Von der Früherfassung zu Intervention und Begleitung. *Monatsschrift Kinderheilkunde, 170*, 443–452. https://doi.org/10.1007/s00112-020-01116-2

Kienitz, L., Diefenbacher, A. & Sappok, T. (2011). Autismusspezifisches Basisassessment bei Krankenhauseinweisung: Optimierung des Übergangs. *Medizin für Menschen mit geistiger oder mehrfacher Behinderung, 8*(1), 14–20.

Lai, M.-C., Kassee, C., Besney, R., Bonato, S., Hull, L., Mandy, W., Szatmari, P. & Ameis, S.H. (2019). Prevalence of co-occurring mental health diagnoses in the autism population: a systematic review and meta-analysis. *Lancet Psychiatry, 10*(6), 819–829. https://doi.org/10.1016/S2215-0366(19)30289-5

Lerna, A., Esposito, D., Conson, M., Russo, L. & Massagli, A. (2012). Social-communicative effects of the Picture Exchange Communication System (PECS) in Autism Spectrum Disorders. *International Journal of Language & Communication Disorders, 47*(5), 609–617. https://doi.org/10.1111/j.1460-6984.2012.00172.x

Symalla, R. (2008). Das TEACCH-Konzept. Zur Therapie bei autistischen Störungen. *Geistige Behinderung, 9*(2), 148–151. https://doi.org/10.1055/s-2008-1067392

Westman Andersson, G., Miniscalco, M. & Gillberg, C. (2013). Autism in Preschoolers: Does Individual Clinician's First Visit Diagnosis Agree with Final Comprehensive Diagnosis? *Scientific World Journal, 2013*, 716267. https://doi.org/10.1155/2013/716267

World Health Organization (WHO). (2016). *Internationale Klassifikation psychischer Störungen: ICD-10* (8. Aufl.). Hogrefe.

12 Das Gezeitenmodell

Johannes Kirchhof

Das Gezeitenmodell ist ein hilfreiches Konstrukt für die psychiatrische Arbeit. Mit der Metapher wird das Interesse der Patient_innen geweckt und psychopathologische Festlegungen werden vermieden. Die Wertegrundlage (zehn Verpflichtungen) beschreibt eine recovery-orientierte Haltung, die durch Wertschätzung, Respekt und echtes Interesse gekennzeichnet ist. Gruppen wirken dem sozialen Rückzug entgegen und verstärken das Verständnis und den Zusammenhalt der Betroffenen. Die praktische Arbeitsgrundlage wird durch ein Assessment gebildet, in dem die wesentlichen therapeutischen Wirkfaktoren umgesetzt sind. Durch die Anwendung werden nicht nur wichtige Informationen aus Sicht der Betroffenen gewonnen, sondern gleichzeitig erste Wirksamkeit entfaltet.

Als das Modell – der Kompass für eine recovery-orientierte psychiatrische Pflege im Jahr 2013 aus dem Englischen ins Deutsche übersetzt und veröffentlicht wurde, begann in der Psychiatrischen Klinik der Uniklinik Köln unmittelbar die Pilotphase der Implementierung. Hier sollte es zunächst als Standard für die Bezugspflege fungieren, die auf den fünf Stationen und in der Tagesklinik sehr unterschiedlich gehandhabt wurde. Die Auswertung der Erfahrungen der ersten sechs Monate der Anwendung zeigte bereits deutliche Auswirkungen: Die Pflegenden berichteten von einer veränderten Beziehung zu den Patient_innen, ein größeres Verständnis und eine verbesserte Zusammenarbeit seien spürbar. „Endlich Schluss mit der Küchenpsychologie, endlich haben wir ein eigenes Instrumentarium und eine Struktur, die uns in der Arbeit mit den Patient_innen führt".

Erst in den folgenden Jahren wurde in den Schulungen zum Modell dem Thema Recovery und Haltung größerer Raum gegeben. Die Betroffenen als Expert_innen ihrer Geschichte zu betrachten, ihre Wünsche und Bedürfnisse ins Zentrum pflegerischer Arbeit zu stellen, fällt nicht allen Pflegenden leicht. Therapeutischer Negativismus und Paternalismus hindern manche Pflegeperson bis heute daran, sich auf die Arbeit mit dem Modell einzulassen und somit die Wirksamkeit unmittelbar zu erleben. Die Wirkung der Anwendung des Assessments ist natürlich auch von einer entsprechenden Haltung abhängig. Nur wer sich mit echtem Interesse der betroffenen Person zuwendet und sich die kommunikativen Fähigkeiten angeeignet hat, die die „Motivierende Gesprächsführung" für therapeutisch Tätige bereitstellt, kann die Betroffenen wirkungsvoll und zielgerichtet begleiten und unterstützen auf ihrem individuellen Weg zur Genesung.

12.1 Die Metapher

Das Leben als Reise über den Ozean der Erfahrungen zu betrachten ist sehr nah an dem, was Betroffene selbst häufig zum Ausdruck bringen: „Ich bin gestrandet“, „Mir steht das Wasser bis zum Hals“, oder „Mir droht der Untergang“ sind Äußerungen von Patient_innen, die wohl schon jede/r in der Psychiatrie Tätige so oder ähnlich vernommen hat. Die Metapher des Wassers hat auch schon Antonovski in seinem Salutogenese-Ansatz verwandt, wie Barker überhaupt sein Modell aus Anleihen verschiedener Ansätze und Verfahren zusammengefügt hat. Wenn nun also die Reise über den Ozean der Erfahrungen in eine schwierige Passage geführt hat oder gar Stürme und Unwetter das Schiff in Schieflage bringen, die Segel zerreißen oder Wasser eindringt und der Untergang droht, dann will das Krankenhaus, die Psychiatrie, so etwas wie der sichere Hafen sein. Hier soll die betroffene Person wieder Kraft schöpfen, gemeinsam mit den Hafenarbeiter_innen das Schiff wieder instandsetzen, den Werkzeugkoffer füllen und ggf. den Kompass neu ausrichten, um nun eine sicherere Route anzusteuern. Diese Metapher wird im psychiatrischen Home Treatment, wie es jetzt als „Stationsäquivalente Behandlung“ durchgeführt werden kann, abgewandelt: Das bedrohte Schiff muss nun nicht mehr in den Hafen, die Helfer kommen stattdessen als Lotsen an Bord, um gemeinsam durch die schwierigen Passagen zu navigieren.

Häufig kommen Menschen in psychischen Krisen in das Hilfesystem, ohne die diagnostischen Zuordnungen für sich akzeptiert zu haben. Insbesondere Menschen mit den Diagnosen „Abhängigkeit“, „Psychose“, „Borderline“ oder anderen Formen von „Persönlichkeitsstörung“ fühlen sich in ihrer Problematik unverstanden und häufig „in eine Schublade gesteckt“. Hier ist die Metapher des Modells hilfreich, um den Beziehungsaufbau nicht durch stigmatisierende Diagnosen zu erschweren. Stattdessen wird Interesse geweckt, was psychiatrische Pflege konkret an Unterstützung leisten kann. So hat es sich in den zehn Jahren praktischer Erfahrung mit dem Modell sehr bewährt, zu Beginn der gemeinsamen Arbeit den Betroffenen diese bildhafte Beschreibung nahezubringen.

12.2 Die Zehn Verpflichtungen

„Haltung ist alles...“ hört man im psychiatrischen Kontext häufig und gemeint ist damit wohl die persönliche Einstellung zum Umgang mit Menschen in seelischen Krisen oder Erkrankungen. Die besondere Stärke des Gezeitenmodells ist hier, nicht im Unverbindlichen zu verbleiben, sondern sehr konkret zu beschreiben, wie der Recovery-Prozess durch eine entsprechende Haltung gefördert werden kann. Barker listet zehn eigenständige Werte auf, die menschliches Erleben, menschliche Erfahrungen und helfende Beziehungen beschreiben. Auf Wunsch von Pflegenden wurden die Verpflichtungen um jeweils zwei Befähigungen ergänzt, die die erforderlichen Fertigkeiten beschreiben (Barker & Buchanan-Barker, 2020):

1. **Die persönliche Stimme wertschätzen**
   Befähigung 1: Praktiker_innen weisen die Kompetenz auf, der Geschichte eines Menschen aktiv zuzuhören.
   Befähigung 2: Praktiker_innen beweisen Engagement, dem Menschen zu helfen, seine eigene Geschichte in seinen eigenen Worten festzuhalten als einen kontinuierlichen Aspekt des Pflege- und Versorgungsprozesses.
2. **Die Sprache respektieren**
   Befähigung 3: Praktiker_innen helfen dem Menschen, sich jederzeit in seiner eigenen Sprache auszudrücken.
   Befähigung 4: Praktiker_innen helfen dem Menschen, sein Verständnis spezifischer Erfahrungen durch persönliche Geschichten, Anekdoten, Gleichnisse oder Metaphern auszudrücken.
3. **Eine ehrliche Neugierde entwickeln**
   Befähigung 5: Praktiker_innen bezeugen Interesse an der Geschichte des Menschen, indem er nach Klärung von spezifischen Punkten, weiteren Beispielen und Einzelheiten fragt.
   Befähigung 6: Praktiker_innen sind willens, dem Menschen zu helfen, seine Geschichte in seinem eigenen Tempo zu entfalten.

4. **Zum Lehrling werden**
   Befähigung 7: Praktiker_innen entwickeln einen Pflegeplan, der, wenn immer möglich, die Bedürfnisse, Begehren und Wünsche des Menschen ausdrückt.
   Befähigung 8: Praktiker_innen helfen dem Menschen, spezifische Probleme des täglichen Lebens zu identifizieren und diese anzugehen.
5. **Verfügbare Mittel und Wege nutzen**
   Befähigung 9: Praktiker_innen helfen dem Menschen, seine Wahrnehmung zu schärfen für das, was ihm hinsichtlich spezifischer Probleme des Lebens hilft oder nicht hilft.
   Befähigung 10: Praktiker_innen interessieren sich dafür zu erkennen, was der Mensch glaubt, welche individuellen Personen ihm in der Auseinandersetzung mit spezifischen Problemen des Lebens helfen können oder könnten.
6. **Den nächsten Schritt formulieren**
   Befähigung 11: Praktiker_innen helfen dem Menschen zu erkennen, welche Veränderung einen Schritt in die Richtung, ein spezifisches Problem des Lebens zu lösen oder zu vermindern, darstellen würde.
   Befähigung 12: Praktiker_innen helfen dem Menschen zu erkennen, was in der unmittelbaren Zukunft geschehen muss, damit ihm zu der Erfahrung verholfen werden kann, diesen „positiven Schritt“ in die Richtung seines erwünschten Zieles zu tun
7. **Ein Geschenk deiner Zeit machen**
   Befähigung 13: Praktiker_innen helfen dem Menschen, seine Wahrnehmung zu erhöhen, dass ihm zugewandte Zeit zukommt, um seine spezifischen Bedürfnisse anzusprechen.
   Befähigung 14: Praktiker_innen erkennen den Wert der Zeit an, die der Mensch zu dem Prozess des Assessments und der Pflege beiträgt.
8. **Persönliche Lebensweisheit enthüllen**
   Befähigung 15: Praktiker_innen verhelfen dem Menschen, die Wahrnehmung seiner persönlichen Stärken und Schwächen zu erkennen und weiterzuentwickeln.
   Befähigung 16: Praktiker_innen helfen dem Menschen, Selbstvertrauen zu entwickeln und damit die Fähigkeit, sich selbst zu helfen
9. **Wissen, dass Veränderung immerwährend ist**
   Befähigung 17: Praktiker_innen helfen dem Menschen, ein Gespür für die kleinsten Veränderungen zu entwickeln – im Denken, Fühlen und Handeln.
   Befähigung 18: Praktiker_innen helfen dem Menschen, zunehmend wahrzunehmen, wie er andere oder ein Geschehen dieser Veränderungen beeinflusst hat.
10. **Transparent sein**
   Befähigung 19: Praktiker_innen versichern sich, dass der Mensch zu allen Zeiten den Zweck aller therapeutischen und pflegerischen Prozesse kennt.
   Befähigung 20: Praktiker_innen versichern sich, dass der Mensch Kopien aller Assessment- und Pflegeplanungsdokumente zu seiner eigenen Verfügung erhält.

Alle Verpflichtungen und die erforderlichen Fertigkeiten zielen darauf ab, die betroffene Person in ihrer Autonomie zu stärken. Wenn die Pflegenden ihnen mit echtem Interesse, Respekt und Wertschätzung begegnen, ist dies bereits eine heilsame Erfahrung. Pflegende unterstützen den Prozess der Veränderung, in dem sie die Betroffenen in der Identifikation geeigneter Schritte begleiten und ihr Bewusstsein für den eigenen Anteil an der Entwicklung fördern. Selbstwirksamkeit zu erleben ist hier das Ziel und stellt einen bedeutenden Schritt dar, um aus der erlebten Hilflosigkeit und Ohnmacht herauszukommen. So bieten die zehn Verpflichtungen mit der beschriebenen Haltung die Basis für die Arbeit mit dem Gezeitenmodell.

12.3 Die Gezeitengruppen

Im Gezeitenbuch werden drei Formen von Gruppensitzungen beschrieben. Allesamt haben sie das Ziel, dem sozialen Rückzug vorzubeugen, durch den Austausch mit anderen eine neue Perspektive auf das eigene Leben einzunehmen und von den Erfahrungen anderer zu lernen.

In der „Entdeckungsgruppe“ wird mit Umschlägen gearbeitet, die verschiedene Fragen zu Themen beinhalten, die die Teilnehmenden zum Austausch anregen sollen, um sich so besser kennenzulernen: Die anderen und sich selbst zu entdecken. Die Moderator_innen bringen die Gruppe nur in Gang, verstehen sich dann selbst als Teil der Gruppe und beteiligen sich entsprechend.

Die „Informationsgruppe“ fokussiert dagegen auf alle Formen von Hilfen und Unterstützung, die von Institutionen auf kommunaler Ebene oder auf therapeutischem Weg verfügbar sind.

Schließlich die „Lösungsgruppe“: Sie ist auf Gespräche über Veränderung ausgerichtet, wobei häufig Gemeinsamkeiten der Teilnehmenden und gemeinsame Grundlagen gefunden werden. Sie dient der Fortsetzung der Einzelsitzungen, in denen bereits bestimmte Probleme angeklungen sind, die jetzt der Gruppe vorgestellt werden. Hier sind die Moderator_innen mehr gefordert, eine Atmosphäre zu schaffen, in der die Betroffenen bereit sind, Themen einzubringen und sich zu öffnen. Sie präsentieren aber auch hier keine Lösungen, sind keinesfalls die Wissenden oder Expert_innen! Bei der Einführung des Gezeitenmodells in der Uniklinik Köln wurde für die Gruppensitzung ein eigener Name gewählt: Die Genesungsgruppe. Sie wird mittlerweile auf allen Stationen und in der Tagesklinik von Genesungsbegleitenden und/oder Pflegepersonen moderiert. Sie vereint die Inhalte der drei genannten Gruppen in einem Format. Die Ziele der Gruppe sind das gegenseitige Kennenlernen und das Erleben von Gemeinsamkeiten auf dem Weg zur Genesung. Da zu Beginn der Sitzungen immer die Bedeutung der Gruppe als eigenes Forum der Betroffenen hervorgehoben wird, entsteht eine Verantwortlichkeit der Teilnehmenden für den Ablauf und sie beteiligen und öffnen sich, wie es in vorherigen Formaten nie gelungen ist. Sie berichten sehr offen auch über Themen, die häufig tabuisiert sind: Ängste, Einsamkeit, Verlust, Scham, Umgang mit Stigma etc. Hierdurch verbessert sich das gegenseitige Verständnis und der Zusammenhalt den Patient_innen wird spürbar gestärkt. Häufig werden die Gespräche noch über die Gruppensitzung hinaus fortgeführt. Weitere soziotherapeutische Angebote, wie „Gemeinsam Genießen“ unterstützen diese Entwicklung und bieten auch Menschen mit kognitiver Einschränkung einen Rahmen der Teilhabe.

12.4 Das Assessment

Aufnahmeassessment und Bezugspflegeprotokoll stellen die praktische Arbeitsgrundlage dar. Die Anwendung ist eine anspruchsvolle pflegerische Intervention. Sie dient der Sammlung von Informationen aus Sicht der Betroffenen und wird von diesen gleichzeitig als Klärungsprozess erlebt. Die Gestaltung orientiert sich an der Methode der „Motivierenden Gesprächsführung“ von Miller & Rollnick. Die Pflegeperson kann durch aktives Zuhören und Reflektieren der Antworten die Betroffenen ermutigen, in ihrer Selbsterkundung fortzufahren. So wird zunächst eruiert, wo die Krise/Erkrankung ihren Ursprung genommen hat. „Wie hat es sich weiterentwickelt? Wie hat es sich auf die Beziehungen ausgewirkt?“ Hiermit werden in vielen Fällen Zusammenhänge ersichtlich, die sich als krankheitsauslösend oder -förderlich ausgewirkt haben. Auf der anderen Seite wird die Bedeutung des Geschehens beleuchtet. „Was sagt das alles über die betroffene Person aus?“ Internalisiert sie die Ursachen, wie es meist in einer Depression geschieht, wo der Zeiger der Schuld immer auf die Person zielt. Oder sieht sie die Ursache im Außen, externalisiert sie also, wie es häufig bei Menschen mit psychotischem Erleben der Fall ist. Hier wird ersichtlich, ob und welches Krankheitskonzept die Person hat. Im Anschluss wird ein Angebot zur Zusammenarbeit gemacht, um auch von den Personen, die sich von außen bedroht fühlen, nicht als Verfolger_innen, sondern Unterstützer_innen wahrgenommen zu werden: „Was kann ich als Pflegeperson jetzt unmittelbar für Sie tun?"

Eine Forschergruppe um Klaus Grawe hat in den 1990er-Jahren alle therapeutischen Ansätze auf ihre Wirksamkeit hin untersucht. Diese Ergebnisse wurden in späteren Wirksamkeitsstudien bestätigt (Grawe, 2005). Die ermittelten Wirkfaktoren haben Barker und Buchanan-Barker (2020) allesamt in das Assessment des Gezeitenmodells integriert. Neben der überragenden Wichtigkeit der Beziehung zwischen der betroffenen Person und dem professionellen Helfer hat Grawe (2005) die „motivationale Klärung, Ressourcenaktivierung, Problemaktualisierung und Unterstützung in der Problembewältigung" ermittelt. Das Bewusstsein für belastende Situationen oder Lebensumstände, für die krankheitsauslösenden und -erhaltenden Faktoren ist aber oftmals genau das, was in der stationären Behandlung verloren geht. Zu Beginn der Behandlung mag es vielleicht auch erforderlich sein zu vergessen und verdrängen, um sich erholen und wieder zu Kräften zu kommen. Wenn im Verlauf der Behandlung und Pflege aber keine Problemaktualisierung betrieben wird, geht die betroffene Person in ihr unverändertes Lebensumfeld zurück oder hält an ihren Grundüberzeugungen und Verhaltensmustern fest. Dann befindet sie sich häufig schon wenige Wochen nach Entlassung erneut in einer problematischen Situation oder gar manifesten Krise. Deshalb wird im Aufnahmeassessment diesem Thema eine eigene Seite gewidmet. Die einleitende Frage lautet hier: „Nach der Klärung des Ursprungs und der Bedeutung – welche Probleme oder unerfüllten Bedürfnisse haben dazu geführt, dass Sie jetzt in Behandlung gekommen sind?" Dann werden häufig Erschöpfung, Überforderung, Verzweiflung, Hoffnungslosigkeit, Schlaflosigkeit, Lebensmüdigkeit und ähnliche Themen genannt. Um nun das Bewusstsein für das Problem zu aktualisieren, wird quasi der Finger noch in die Wunde gelegt: „Auf einer Skala von 1 bis 10, wie stark leiden Sie unter diesem Problem?" Die zweite Frage richtet sich auf den Grad der Einschränkung, die das Problem mit sich bringt: „Wie weit beeinträchtigt Sie das Problem im Alltag?" Schließlich die dritte Frage, die auf Veränderung und Selbstwirksamkeit abzielt: „Inwieweit können Sie das Problem beeinflussen oder kontrollieren? In welchen Momenten tritt es weniger auf?" Mit diesen Fragen wird also das Problembewusstsein geschärft und somit auch die Bereitschaft zur Veränderung gefördert. Gleichzeitig wird eine Priorisierung ermöglicht. So haben akute Suizidgedanken natürlich Vorrang vor allen anderen Problemen, mögen sie auch leidvoll sein und den Alltag erschweren. Die Beantwortung der letzten Frage kann auch schon sehr hilfreich sein für die Festlegung der Maßnahmen in der Pflegeplanung. Bevor aber die Zielformulierung und die Schritte dorthin angesprochen werden, werden zunächst die Ressourcen ins Blickfeld genommen. „Welche Menschen, welche Dinge, welche Werte sind mir wichtig?" Nachdem die Person über die Ursprünge und die Entwicklung, über die Bedeutung und die aktuelle Problematik gesprochen und sich hiermit schon Entlastung verschaffen konnte, ist es jetzt möglich, auch positive Aspekte zu sehen und zu benennen. Insbesondere mit der Frage nach den Dingen, welche für die Person Bedeutung haben, kommt häufig eine neue Richtung in das Gespräch, das bis hierhin meistens von Not und Leid geprägt gewesen ist. Die Frage nach den Interessen und Hobbies, die mit den „Dingen" gemeint sind, aktiviert häufig positive Emotionen. Wenn auch aktuell oft keine Freude oder Interesse empfunden werden kann, erinnern sich Betroffene aber an Dinge aus der Vergangenheit, für die sie sich begeistern konnten. Dies schafft den Raum und die Atmosphäre für die Zielfrage: „Sie werden es sich im Moment kaum vorstellen können, aber in einigen Wochen werden wir hier zum Abschlussgespräch sitzen. Ich bin ganz fest überzeugt, dass es nicht ihr Versagen/Schicksaal/Schuld ist, dass Sie jetzt hier sind. Wir werden gemeinsam alles tun, damit Sie ihre Krise überwinden. Wie müsste Ihr Zustand sein, damit Sie die Klinik verlassen und Sie Ihr Leben draußen fortführen können? Was müsste anders sein als jetzt?“ Wenn die Zielfrage derartig formuliert wird, vorbereitet durch die Entlastung und die Aktivierung des positiven emotionalen Gedächtnisses, dann können auch Menschen, die in tiefer Verzweiflung und Resignation zur Aufnahme gekommen sind, einen Zielzustand formulieren. Diese Imagination hat eine eigene Kraft, sie ist der erste Schritt auf dem Weg der Veränderung und ein erstes zartes Pflänzchen Hoffnung keimt auf. Wenn die Durchführung des Assessments getragen ist von einer Haltung von echtem Interesse und Mitgefühl, wenn die Person ungeteilte Aufmerksamkeit widerfährt und sie sich entlasten kann, ist der Beginn für eine fruchtbare Zusammenarbeit geebnet. Sie findet ihre Fortsetzung neben täglichen Kontakten in der Durchführung von regelmäßigen Bezugspflegegesprächen, die der gemeinsamen Reflexion und Standortbestimmung dienen. Hier lauten die Fragen (in Anlehnung an das kognitive Dreieck der Verhaltenstherapie):

- „Was hat sich verändert? (Wie fühlen Sie sich heute im Vergleich zur letzten Woche – die emotionale Ebene)
- „Was heben Sie getan?“ (Was ist passiert – die Handlungsebene)
- „Was folgt hieraus? Was denken Sie darüber?“ (Wie bewerten Sie das Geschehen – die kognitive Ebene).

Negative Gefühle werden häufig als unveränderlich erlebt und gehen einher mit Ohnmacht und Hilflosigkeit. Wenn die emotionale Ebene, die Handlungsebene und die kognitive Ebene getrennt betrachtet werden, können Ansätze der Veränderung leichter ermittelt werden. Wird zum Beispiel auf der Handlungsebene der Aufbau von positiven Aktivitäten vereinbart, wie Sport, soziale Interaktion, Kreativität, wird dies in der Folge auch zumindest punktuell veränderte Emotionen mit sich bringen. Häufig ist initial aber eher Passivität und Akzeptanz der Schlüssel für Veränderung. Menschen in seelischer Krise glauben oft nicht, dass Besserung überhaupt möglich ist. Wenn sie nun aufgefordert sind – oder sich selbst unter Druck setzen – gegen die Beschwernisse und Probleme anzugehen, so tun sie das häufig mit untauglichen Mitteln oder in viel zu großen Schritten. Diese sogenannte dysfunktionale Herangehensweise endet dann mit dem erwarteten Scheitern: Self-fullfilling prophecy. Bei der Arbeit mit dem Bezugspflegeprotokoll werden durch die getrennten Fragen diese Aspekte Woche für Woche besprochen: Wie fühle ich mich, was habe ich getan, wie denke ich darüber, was könnte der nächste Schritt sein und welches Ziel verbinde ich damit? Abschließend die Frage: Wie kann die Pflegeperson hierbei Unterstützung leisten? Durch diese gemeinsame Reflexion wird der Prozess der Pflege und Behandlung fortlaufend evaluiert. Die Person wird für die Wahrnehmung der Veränderungen sensibilisiert und findet Anerkennung für den großen Anteil, den sie selbst hierzu beigetragen hat: Das Selbstwirksamkeitserleben wird gesteigert. Hierdurch erlebt aber auch die Pflegeperson, Betroffene wirksam unterstützen zu können. Dieser Effekt hat sich in der Arbeit mit dem Modell in der Praxis immer wieder bestätigt und zu größerer Zufriedenheit von Patient_innen- und Mitarbeitenden geführt.

12.5 Implementierung

Mit dem Gezeitenmodell stellen Barker und Buchanan-Barker (2020) der psychiatrischen Pflege ein umfassendes Konzept zur Verfügung. Es verzichtet auf psychopathologische Festlegungen, sondern orientiert sich am subjektiven Erleben der von seelischer Krise Betroffenen. Durch den narrativen Ansatz werden diese in ihrer Selbsterkundung begleitet, erhalten so die Möglichkeit der Entlastung, der Klärung und Ermutigung. Die Autonomie wird gestärkt, sie selbst sind in der Verantwortung, Ziele und die Schritte dorthin zu benennen, werden hierbei aber kontinuierlich begleitet und unterstützt. Diese Arbeitsweise bringt für die Pflegepersonen Veränderung ihrer Rolle als Expert_innen und Wissende mit sich: Anzuerkennen, dass Menschen in Krankheit oder Krise als Expert_innen betrachtet werden, die nur dann nachhaltige Veränderungen erleben werden, wenn sie sich selbst hierfür entscheiden, fällt vielen Pflegenden schwer. So werden mannigfaltige Gründe benannt, weshalb diese gemeinsame Arbeit mit dem Modell nicht möglich ist: Zu wenig Zeit und der Zustand der Patient_innen sind die beiden häufigsten Gründe für das Festhalten an vermeintlich bewährten Arbeitsweisen. Tatsächlich ist der Faktor Zeit ein Argument für die Arbeit mit dem Modell. Wenn proaktiv das Erleben, die Wünsche und Bedürfnisse der Betroffenen erhoben und besprochen werden, fühlen diese sich gesehen und verstanden. Wenn sich die Pflege in ihrer Arbeit als verbindlich und transparent erweist, erübrigen sich all die alltäglichen Fälle von Bevormundung, Demütigung und Zurückweisung. Die Atmosphäre auf der Station verändert sich hin zu einem verständnisvollen Miteinander. Proaktive Pflege nach diesem Modell spart letztlich Zeit gegenüber der gängigen Pflege nach dem Feuerwehrprinzip, von einem Brand- und Krisenherd zum nächsten eilen zu müssen. Limitation erfährt das Modell lediglich dort, wo gemeinsame Gespräche nur schwer oder gar nicht möglich sind. Im akuten Erregungszustand oder im Zustand tiefer Versunkenheit einer Demenz beispielsweise. Aber auch in diesen Fällen kann die Haltung, wie sie in den Zehn Verpflichtungen beschrieben ist, zum Tragen kommen und Wirkung entfalten.

Institutionen, die das Modell implementiert haben, sind teilweise sehr unterschiedliche Wege gegangen. Manche haben das Assessment eingeführt und durch die veränderte Arbeitsweise auch die Veränderung der Haltung bewirkt. Die meisten Kliniken haben sich aber zunächst mit dem Thema Haltung und Recovery auseinandergesetzt, bevor sie dann mit der Arbeit mit dem Assessment begonnen haben. Andere haben nur Recovery-Gruppen eingeführt. Wie bei allen Neuerungen ist es auch in der Praxisentwicklung der psychiatrischen Pflege: Ein Teil der Mitarbeitenden ist offen und interessiert, ein Teil schaut zu und wartet erstmal ab, ein Teil wehrt jede Veränderung ab. Das Gezeitenmodell basiert auf evidenzbasierten Methoden, Erkenntnissen der Motivationsforschung und wird in der aktuellen Leitlinie Psychosoziale Interventionen ausdrücklich genannt als Methode der Umsetzung des Recovery-Prozesses. Die Barkers stellen es jedem und jeder Institution kosten- und lizenzfrei zur Verfügung. Die Erfahrungen aus der Praxis sind eindeutig. Das Modell befähigt die Pflegenden, Betroffene zielgerichtet auf ihrem Genesungsweg zu begleiten und zu unterstützen. Johann Behrens beschreibt es in seinem Buch „Theorie der Pflege und Therapie" (Behrens, 2019): „Viele Menschen in Krisen haben ihre Präferenzen nicht abfragbar parat. Sie müssen sie sich selber erst bilden. Es hat etwas Zynisches, ihnen in dieser Situation einfach eine Check-Liste vorzulegen und sie zu bitten, ihre Präferenzen anzugeben. Es muss sich jemand mit ihnen hinsetzen, der alle Ergebnisse aus der externen Evidenz kennt und bereit ist, ihnen in ihren Ängsten und Versuchen beizustehen, sich über sich selbst und ihre Ziele, Optionen und Entscheidungen klar zu werden" (Behrens, S. 127).

Reflexionsfragen

- In welcher Weise kann die Metapher der Gezeiten die Biografie eines Menschen beschreiben?
- Welchen Zweck erfüllen die Zehn Verpflichtungen im Gezeitenmodell?
- Inwieweit unterscheiden sich die unterschiedlichen Formen der Gezeitengruppen beispielsweise von psychoedukativen Gruppen?
- Welche Vorteile bringt das Gezeiten-Assessment gegenüber anderen Formen der Informationssammlung und Pflegeprozessplanung?

12.6 Literatur

Barker, P. & Buchanan-Barker, P. (2020). *Das Gezeitenmodell* (2. Aufl.). Hogrefe. https://doi.org/10.1024/86034-000

Behrens, J. (2019). *Theorie der Pflege und der Therapie*. Hogrefe. https://doi.org/10.1024/85916-000

Grawe, K. (2005). (Wie) kann Psychotherapie durch empirische Validierung wirksamer werden? *Psychotherapeutenjournal, 4*(1), 4–11.

13 Gruppenangebote in der Akutpsychiatrie

Christoph Müller und Markus Witzmann

Gruppenangebote gehören zum Alltag der psychiatrischen Versorgung. In den Angeboten können seelisch erkrankte Menschen sich für den Alltag erproben, aber auch Alltags- und Lebensthemen zur Sprache bringen.

Auch für psychiatrisch Pflegende muss es eine Selbstverständlichkeit sein, Gruppen als Standardrepertoire anzubieten. Dabei ist der Begriff der Gruppe ein weitgefasster. Als Gruppen können unterschiedliche Angebote beschrieben werden, z. B. Morgenrunde und Abendrunde, Genussgruppe und Entspannungsgruppe, Koch- und Laufgruppe, Genesungs- und Stimmenhörer-Gruppe, psychoedukative und Freizeitgruppe.

Mit pflegerischen Gruppenangeboten leisten psychiatrisch Pflegende einen eigenen berufsspezifischen Beitrag zur Genesung eines seelisch aus dem Gleichgewicht geratenen Menschen. Mit den Gruppenangeboten orientieren sich die psychiatrisch Pflegenden am Normalisierungsprinzip und gestalten den Alltag im Hier und Jetzt.

Für die Leitung oder Moderation einer Gruppe müssen sich psychiatrisch Pflegende über den Sinn und Nutzen sowie über die individuellen wie kollektiven Ziele der Intervention bewusst sein. Damit verbunden ist die Klärung der eigenen Rolle in der Dynamik einer Gruppe. Gleichzeitig ist es die Aufgabe der psychiatrisch Pflegenden, sich zahlreiche Fertigkeiten und Methoden anzueignen, die für die Moderation einer Gruppe erforderlich sind.

In der akutpsychiatrischen Versorgung erfahren die Gruppen ungewöhnliche Spezifika. Nach Stich (2013) treffen Klient_innen in unterschiedlichen Phasen der seelischen Erschütterung aufeinander. In der Regel geht es bei pflegerisch angebotenen Gruppen um die Inhalte und die Fertigkeiten, die eingeübt werden. Dies bedeutet, dass manche Teilnehmer_innen im Übergang zur eigenen Häuslichkeit sind, während andere Teilnehmer_innen kurz nach der Aufnahme in eine Gruppe aufgenommen werden. Dies erfordert seitens der Moderator_innen eine große Sensibilität für das Atmosphärische und die Stimmungen in der Gruppe. Gleichzeitig ist es für Moderator_innen wichtig, über eine weite Methodenkompetenz zur Leitung einer Gruppe zu verfügen, um eventuell herausfordernden Situationen angemessen begegnen zu können. Die Unterschiedlichkeit der Menschen kann dazu führen, dass ein akut auffällig depressiver Mensch mit einem Minimum an Antrieb und Stimmung mit einem manisch auffälligen Menschen in einer Runde sitzt, der kurz vor der Entlassung situationsangemessen auf Aufgaben reagiert.

Was die Teilnehmer_innen in einem akutpsychiatrischen Setting eint, sind die Lebens- und Krankheitsgeschichten, die oft von schwierigen Ereignissen und einer langen Odyssee des Nicht-verstanden-Werdens geprägt sind (Stich, 2013). Die Betroffenen sind nicht nur krankheitsbedingt in verschiedenen Bereichen eingeschränkt, sondern erleben v. a. auch eine mangelnde Flexibilität in der Interaktion (Stich, 2013). Beispielsweise haben psychotisch veränderte Menschen deutliche Grenzen in der Wahrnehmung der Menschen um sich herum. Das psychotische Erleben sorgt dafür, dass sie nicht unbedingt die Inhalte und die Tragweite einer Interaktion erfassen können. Das Gedankenkreisen depressiv auffälliger Menschen reduziert die Möglichkeiten, an dem jeweiligen Gruppengeschehen in vollem Umfang teilnehmen zu können.

Wissens- und Transferfragen

- Können Klient_innen über eine bestimmte Zeit in der Gesellschaft von mehreren Menschen verweilen?
- Werden eventuelle Beeinträchtigungen die Gruppe stören?
- Ist die Zielerreichung durch die Beeinträchtigung gefährdet?
- Führen Inhalte und Methoden zu einer Unter- oder Überforderung?
- Sind die Klient_innen absprachefähig? (Stich, 2013).

13.1 Gruppen und Milieu

Schädle-Deininger schreibt: „Milieu ist zu verstehen als ‘Umfeld und Umgebung’ und bezeichnet die Gesamtheit der natürlichen, wirtschaftlichen, sozialen und kulturellen Gegebenheiten, die auf einen Menschen, eine soziale Gruppe oder eine Bevölkerungsschicht einwirken. [...] Das Milieu beeinflusst maßgeblich unsere Erfahrungen und die Art und Weise unseres Denkens, Wertens und Entscheidens“ (Schädle-Deininger, 2020, S. 100). Gruppen zu gestalten und zu moderieren ist ein wichtiger Beitrag zur Gestaltung des Milieus in einem Versorgungssetting. Im besten Fall machen seelisch erschütterte Menschen Erfahrungen in der Gruppe, die sie lange Zeit vermisst oder vielleicht ihr Leben lang nicht kennengelernt haben.

Unter anderem strukturieren Gruppen den einzelnen Tag oder auch den Wochenplan, den Betroffene in der akutpsychiatrischen Versorgung abarbeiten. Für die betroffenen Menschen sind Gruppen „ein Übungsfeld, um die eigenen Fähigkeiten einzusetzen“ (Schädle-Deininger, 2020, S. 103) und das Selbstbewusstsein zu fördern. In einer Kochgruppe kann es seelisch erkrankten Menschen gelingen, mit wenig wirtschaftlichen Ressourcen gesundes und preiswertes Kochen zu erlernen. In einer Genesungsgruppe, die ein großes Selbsthilfepotenzial hat, lernen Betroffene möglicherweise, über alltägliche Sorgen im Zusammenhang mit der seelischen Krise zu sprechen und von Mitbetroffenen Unterstützung zur Bewältigung zu bekommen. In der Freizeitgruppe machen sie die Erfahrung, der eigenen freien Zeit einen neuen Wert zu geben, weil sie Möglichkeiten der Gestaltung kennenlernen (die oft wenig bis nichts kosten).

„Soziales Lernen und das Leben in der Gemeinschaft unterstützen die Integration der Patientinnen und Patienten in ihr soziales Umfeld. Soziales Lernen vollzieht sich durch Vorbilder und durch Auseinandersetzung mit anderen sowie Interessensausgleich und Kompromisse“, ist Schädle-Deininger überzeugt (Schädle-Deininger, 2020, S. 103). Wenn sich psychiatrisch Pflegende als Modell für die seelisch angeschlagenen Menschen verstehen, dann hat der Betroffene die Gelegenheit, Neues auszuprobieren und soziale Fähigkeiten zu erweitern (Schädle-Deininger & Villinger, 1996). Eine Gruppe bietet Freiraum, „so zu sein, wie jemand ist, und zu sagen, was jemand will, ohne Gefahr zu laufen, zurückgewiesen zu werden“ (Schädle-Deininger & Villinger, 1996, S. 130). In der Gruppe werden zwischenmenschliche Bedürfnisse nach Akzeptanz, Anerkennung und Rückmeldung befriedigt (Schädle-Deininger & Villinger, 1996)

Auf natürliche Weise kommt es in einem pflegerischen Gruppenangebot zur Kommunikation untereinander und damit zum wechselseitigen Erfahrungsaustausch und zur gegenseitigen Unterstützung. Dies führt zu emotionaler Entlastung und zur Reflexion eigener Bewältigungsstrategien, zur Definition nächster konkreter Schritte sowie zur Stärkung und Vermittlung von Hoffnung (Stich, 2013).

Psychiatrisch Pflegende orientieren sich zunehmend am Recovery-Konzept. Dabei wird ausgegangen „von der Wiedererlangung von etwas, das verlorenging" (Schoßmaier, 2019, S. 62). „Beim Akzeptieren dessen, was Menschen nicht tun oder sein können, beginnen sie zu entdecken, wer sie sein und was sie tun können", schreibt der Autor (Schoßmaier, 2019, S. 63). Bezüglich der Gruppenangebote ist es notwendig, einen Paradigmenwechsel zu durchleben: „... verlangt wird nicht eine Be-Handlung der Teilnehmenden aus einer (fach-) wissenden Position, sondern ein authentisches, transparentes und partnerschaftliches Aufeinandereinlassen" (von Peter et al., 2019, S. 43). Dabei ist festzustellen, dass es „um einen partnerschaftlichen Bildungsprozess" geht (von Peter et al., 2019, S. 43).

Für von Peter und Autorenteam ist Recovery das, „was die Menschen mit seelischen Krisenerfahrungen selbst und langfristig tun" (von Peter et al., 2019, S. 22). Das Ziel einer recovery-orientierten Gruppe könne nur sein, „dass die Teilnehmenden ihre eigenen Wege finden, sich selbst auf den Weg machen und sich mit der eigenen Geschichte – anstatt mit Symptomen und Krankheitsbildern – auseinandersetzen" (von Peter et al., 2019, S. 25).

Dies erfordert seitens der psychiatrisch Pflegenden ein hohes Maß an Selbstreflexion. Möglicherweise müssen sie eigene Haltungen überdenken und den Gegebenheiten im psychiatrischen Setting anpassen. Die Recovery-Idee in den Blick zu nehmen, führt zu einem ressourcenorientierten Blick auf Menschen, die aus dem seelischen Gleichgewicht gekommen sind. „Es ist wichtig, dass sich die Moderierenden auf ein wechselseitiges Lernen einlassen und sich als Begleitende verstehen", betonen die Autoren (von Peter et al., 2019, S. 25). Dies führt dazu, eine paternalistische Haltung hinter sich zu lassen und mehr auf Partnerschaft zu setzen.

Stich sieht Moderator_innen in der Pflicht, „Gespräche zu strukturieren und zu lenken" (Stich, 2013, S. 43). Moderator_innen unterstützten, „einen Vorschlag zur Lösung eines Problems zu entwickeln" (Stich, 2013, S. 43). Berater_innen täten gut daran, „Ratschläge nicht als zu befolgenden Imperativ zu sehen, sondern als Hilfe dafür, selbst Entscheidungen zu fällen und Handlungsideen zu entwickeln" (Stich, 2013, S. 44). Eine solche Haltung fordere von den Moderierenden „einen kritischen Umgang mit der eigenen Professionalität" (von Peter et al., 2019, S. 43).

Nach Stich (2013) ist ein nützlicher Gruppenprozess gekennzeichnet durch:

- ein offenes und akzeptierendes Gruppenklima
- regelmäßige und engagierte Teilnahme
- Schritte zur Zielerreichung
- Problemlösung
- Entscheidungsfindung im Konsens, der Handeln folgt
- das Gruppenergebnis
- die Fähigkeit, sich Rat zu holen
- die Begabung, Grenzen zu akzeptieren.

Von Peter und Autorenteam spitzen dies zu: „Wechselseitiges Lernen führt zu mehr Gleichrangigkeit, es gibt nicht mehr nur eine wissende Partei, die einseitig die andere Rat suchende Seite unterstützt, sondern beide Parteien verfügen über wertvolle Wissensbestände, die immer wieder einzelnen oder allen Beteiligten hilfreich sein können" (von Peter et al., 2019, S. 43). Gruppenleiter gingen von der Grundannahme aus, dass jeder Mensch Experte für seine individuellen Lösungen ist (Stich, 2013).

13.2 Gruppenphasen

Natürlich muss bei der Gestaltung von Gruppen nach einem Phasenmodell gearbeitet werden. Nach Stich (2013) umfassen die Phasen:

- **Aufwärmphase**
  Kontaktanbahnung, Gesprächsführung, Beziehungsaufbau, Aufmerksamkeit, Motivation
- **Durchführungsphase**
  Methoden, Instruktionen, Aktivierung aller Klient_innen, Umgang mit Störungen und schwierigen Situationen
- **Endphase**
  Verabschiedung, Arbeitsauftrag bis zur nächsten Gruppensitzung.

Um die Dynamik einer Gruppe zu verstehen, ist es sinnvoll, sich Gruppenphasen anzuschauen, die das Miteinander verständlich machen. Beim *Forming* findet sich die Gruppe als solche. Die Mitglieder der Gruppe lernen einander kennen. Sie beginnen Absprachen miteinander zu vereinbaren. Sie versuchen, gemeinschaftliche Arbeitsthemen und Ziele abzusprechen. Beim *Storming* kommen die Mitglieder der Gruppe in die gemeinsame Auseinandersetzung. Es kann in dieser Phase zu Konflikten und Streitigkeiten kommen. Deutlich wird in dieser Phase, wer in der Gruppe welche Rolle spielt. Beim *Norming* kommt es zu Einigungen. Den Teilnehmenden ist deutlich, woran sie miteinander arbeiten können. Der Fokus auf die Aufgaben ist gesetzt. Beim *Performing* geschieht die eigentliche Gruppenarbeit. Es ist passend, sie als die Arbeitsphase zu beschreiben. Die Gruppe kommt zu Ergebnissen, Einzelne werden angeregt, sich mit der eigenen Persönlichkeit und der individuellen Biografie zu beschäftigen. Das *Re-Forming* ermöglicht auf der einen Seite einen Blick darauf, was miteinander an Auseinandersetzung stattgefunden hat. Auf der anderen Seite sind weitere Fragestellungen erarbeitet worden, die individuell wie kollektiv angegangen werden können.

In der akutpsychiatrischen Versorgung neigen psychiatrisch Pflegende dazu, Betroffene und ihre Situation sachlich zu betrachten. Die Orientierung am Recovery-Konzept führt dazu, dass die aus dem seelischen Gleichgewicht geratenen Menschen eigene Erklärungen für ihre missliche Lage finden. Sie finden über biografische Arbeit zu einer eigenen Sprache und zu einem eigenen Verständnis des seelischen Ungleichgewichts. Dabei ist unbedingt zu beachten, dass alle Erklärungsmodelle nur Modelle sind. Konkrete Fragen können lauten: „Was hat die Symptomatik mit mir und meinem Leben zu tun? Tragen meine Lebensumstände dazu bei, dass ich Symptome erlebe? Hätte ich in meinem Alltag etwas anders machen können? Was kann ich in meinem Leben verändern? Welche Rolle hat meine Familie dabei? Welche Rolle haben meine Beziehungen dabei?“ (von Peter et al., 2019, S. 82).

Reflexionsfragen

- Welchen Sinn machen pflegerische Gruppenangebote für Menschen mit seelischen Krisen in der Akutpsychiatrie?
- Was bedeutet der Begriff der Gruppenfähigkeit?
- Welche Möglichkeiten bieten pflegerische Gruppenangebote für ein therapeutisches Milieu?
- Was bedeutet Recovery im Kontext pflegerischer Gruppenangebote?

13.3 Literatur

Schädle-Deininger, H. (2020). *Grundlagen psychiatrischer Pflege*. Psychiatrie-Verlag. https://doi.org/10.5771/9783966050692

Schädle-Deininger, H. & Villinger, U. (1996). *Praktische Psychiatrische Pflege – Arbeitshilfen für den Alltag*. Psychiatrie-Verlag.

Schoßmaier, G. (2019). *Psychosoziale Pflege – Grundlagen, Modelle, Interventionen*. Facultas.

Stich, M. (2013). *Patientengruppen erfolgreich leiten*. Psychiatrie-Verlag.

von Peter, S., Wilfer, A. & Gervink, A. (2019). *Recoveryorientierte Gruppenarbeit für Menschen mit Psychoseerfahrungen – Ein Non-Manual*. Psychiatrie-Verlag. https://doi.org/10.5771/9783884149607

14 Stimmenhören und Stimmenhörer_innen-Gruppe

Norbert Liedtke

Stimmen zu hören, wenn niemand in der Nähe ist, dem diese Stimmen zugeordnet werden können, ist ein befremdendes Erlebnis. Von Menschen, die dieses Phänomen erleben, wird es sehr unterschiedlich wahrgenommen. Es geht von einem kaum bis gar nicht zu verstehendem Murmeln im Hintergrund über einzelne Worte, kommentierende und dialogisierende Stimmen bis hin zu quälenden Befehlen, denen kaum etwas entgegengesetzt werden kann.

14.1 Wer hört Stimmen?

Wenn auch das Stimmenhören allgemein als Symptom der Schizophrenie zugeordnet wird, kommt es ebenso bei einer Reihe anderer Erkrankungen vor, etwa bei neurologischen Erkrankungen, organischen Psychosen, mit Dissoziationen einhergehenden Erkrankungen wie der Posttraumatischen Belastungsstörung oder der Borderline-Persönlichkeitsstörung, Krisen, und Schlafentzug. Auch Drogenkonsum und der Verlust nahestehender Personen können Auslöser für Stimmenhören sein. Bei Befragungen zeigte sich, dass auch Menschen, die bisher nie mit dem psychiatrischen Hilfesystem in Kontakt gekommen sind, Stimmen hören. Eine Literaturübersicht aus dem Jahr 2017 ergab, dass im Mittel 9,6 % der in 25 Studien befragten Menschen angaben, Erfahrung mit Stimmenhören zu haben, wobei Kinder und Heranwachsende etwa doppelt so häufig derartige Erfahrungen berichteten wie Erwachsene (Maijer et al., 2018).

14.2 Fehlfunktion oder Funktion?

Biologischen (genetischen) Faktoren wird beim Stimmenhören eine Rolle zugeschrieben. Neurotransmitter, bei der Schizophrenie speziell eine Überstimulation durch Dopamin, werden mitverantwortlich gemacht. Untersuchungen zeigen, dass im Moment des Stimmenhörens dieselben Hirnareale aktiv sind wie beim Sprechen, andere geben Hinweise darauf, dass Stimmenhörende zwischen innerer Kommunikation und der Schallwahrnehmung weniger gut differenzieren können. Auf der anderen Seite steht eine Reihe von Erklärungen, die kulturell, spirituell oder individuell dem Stimmenhören eine Ursache, aber auch eine Bedeutung zuweisen. Manche Betroffene führen technische Erklärungen an, andere gehen von telepathischen Fähigkeiten aus. Höhere Mächte, Geister, Organisationen, aber auch andere Menschen können verantwortlich gemacht werden. Nicht zuletzt finden Betroffene Zusammenhänge zwischen dem Stimmenhören und Aspekten ihrer Biografie, ordnen die Stimmen Personen aus ihrer Vergangenheit oder Gegenwart zu. Über 80 % der in einer Studie Befragten bringen traumatische Ereignisse mit dem Stimmenhören in Verbindung (Corstens & Longden, 2013). Insgesamt leiden Betroffene weniger am Stimmenhören, wenn sie eine sinnhafte Verbindung zu ihrem Leben knüpfen und den Stimmen weniger Macht zumessen. Überraschend viele erleben ihre Stimmen als Bereicherung, als besondere Fähigkeit und möchten nicht darauf verzichten. Sie dienen ihnen als Gesellschafter und Ratgeber, eine Betroffene drückte es so aus: „Ich will die Stimmen gar nicht loswerden, ich will nur, dass sie sich besser benehmen.“ Auch kulturell ist das Stimmenhören als besondere Fähigkeit gedeutet worden, z. B. als Verbindung mit dem Göttlichen.

14.3 Strategien im Umgang mit Stimmenhören

Menschen, die Stimmenhören erleben, versuchen damit einen Umgang zu finden. Viele schildern auf Nachfrage Strategien, die mehr oder weniger hilfreich waren. Manche nutzen Ablenkungsmöglichkeiten wie Lesen, Malen, das Schauen von Serien oder das Spielen am PC oder Handy. Als wirksam haben sich auch Tätigkeiten erwiesen, die mit dem Hören und Sprechen selbst zu tun haben. Hörbücher oder Radio hören, selbst singen oder sich mit anderen Menschen unterhalten kann die Stimmen in den Hintergrund treten lassen. Dem Ablenken gegenüber steht die bewusste Auseinandersetzung mit den Stimmen. Einige Menschen sprechen ihre Stimmen selbst an, versuchen, ihnen etwas entgegenzusetzen, ihnen zu widersprechen oder mit ihnen zu verhandeln, etwa über Pausen oder bestimmte Gesprächszeiten. Medikamente können Erleichterung bringen, bei manchen Betroffenen auch für einen Rückgang der Stimmen sorgen. Gerade in Phasen, in der Angst eine große Rolle spielt, kann die medikamentöse Behandlung akute Not lindern. Wichtig ist, dass Betroffene ausprobieren und prüfen, was für sie wirkt und darüber erleben können, nicht hilflos ausgeliefert zu sein. Bewährt hat sich das Führen eines Stimmentagebuchs oder von Protokollen, worin Betroffene die Situation des Stimmenhörens, ihre Reaktionen darauf und den Einfluss auf das Erleben festhalten können.

Mehl und Lincoln (2014) beschreiben folgende hilfreiche Strategien:

- Zählstrategie (von einer hohen Zahl jeweils 7 abziehen)
- Singen
- Benennen aller Gegenstände im Raum
- lautes Lesen
- Musik oder Hörbücher hören
- Fernsehen, Videos, Radio, PC-Spiele
- Atemübungen
- soziale Interaktion
- positive Selbstinstruktionen
- Stimmen begrenzen
- mit anderen über die Stimmen reden.

14.4 Über die Stimmen sprechen

Zur Anamneseerhebung in der psychiatrischen Klinik gehört die Frage nach Stimmenhören, v. a. dann, wenn der Verdacht einer Erkrankung aus dem schizophrenen Formenkreis besteht. Erfragt wird in der Regel, wie die Stimmen von der Person gehört werden, ob es kommentierend, dialogisch oder imperativ wahrgenommen wird und ob gefährliche Inhalte auftauchen. In der Vergangenheit war es üblich, nicht über Inhalte des Stimmenhörens zu sprechen, da man der Überzeugung war, dass dies zu einer Verschlimmerung der Symptomatik führen könne. Pflegefachpersonen benannten als schwierig und hemmend Bewertung die durch andere am Arbeitsplatz und die Sorge um die Sicherheit, allgemeine Unsicherheit und Selbstzweifel, v. a. aber Mangel an Qualifikation (McCluskey et al., 2022). Dem steht gegenüber, dass Betroffene häufig die Möglichkeit vermissen, über ihr Stimmenhören reden zu können. Sie erleben nicht selten, dass nach dem Angeben von Stimmenhören eine medikamentöse Behandlung intensiviert wird, da die „Erkrankung“ nicht ausreichend behandelt ist. Manchmal führen auch Angst, Scham und die Sorge, für „verrückt“ gehalten zu werden, zur Zurückhaltung bei den Betroffenen, wenn nicht gar die Stimmen selbst das Sprechen über sie verbieten. Für einen gelungenen Dialog ist es notwendig, die Erfahrung der Betroffenen ernst zu nehmen, dazu hilft eine offene und akzeptierende Grundhaltung.

14.5 Interviews

Es existiert eine Reihe von Interviews, die sowohl das Stimmenhören als solches erfragen wie auch die Inhalte und die Interpretation der Betroffenen. Aktuelle Auslöser und Situationen, in denen die Stimmen stärker oder weniger stark sind, werden betrachtet, aber auch die Strategien, die von den Betroffenen im Umgang mit den Stimmen eingesetzt werden. Ein ausführliches Interview zum Stimmenhören ist das Maastrichter Interview (Romme & Escher, 2013), in dem es im ersten Schritt um die Informationssammlung geht. Folgende Fragen werden im Maastrichter Interview bearbeitet (Romme & Escher, 2013):

1. Art der Erfahrung
2. Eigenschaften der Stimmen
3. persönliche Stimmenhörgeschichte
4. Auslöser der Stimmen
5. was die Stimmen sagen
6. Theorien über die Stimmen
7. Auswirkungen der Stimmen
8. Gleichgewicht der Beziehung
9. Bewältigungsstrategien
10. Kindheitserfahrungen
11. Behandlungsgeschichte
12. Soziales Netzwerk
13. Weitere Fragen.

Die Verwendung strukturierter Interviews oder Fragebögen im Gespräch können den Betroffenen vermitteln, dass ihr Erleben ein verbreitetes Phänomen ist. Verbunden mit einer einleitenden Erklärung kann sich bereits hier ein Effekt des Normalisierens einstellen. In der erfahrungsfokussierten Beratung wird im Anschluss an das Interview eine Zusammenfassung erstellt: der Stimmenbericht. Erst danach wird im Maastrichter Konstrukt versucht, zu klären, wen oder was die Stimmen im Leben der Betroffenen repräsentieren und welche Fragen, Probleme oder kritischen Situationen damit verbunden sind (Schnackenberg & Burr, 2017). Für diese vertiefende Arbeit ist eine Ausbildung in der erfahrungsfokussierten Beratung sinnvoll.

14.6 Gruppen für Stimmenhörer_innen

Von vielen Betroffenen wird als hilfreich erlebt, sich mit anderen über das Erleben des Stimmenhörens austauschen zu können. Ausgehend von den Niederlanden entstand eine inzwischen internationale Bewegung, die sich dafür einsetzt, die Betroffenen auch außerhalb der Psychiatrie ein Forum und Hilfen zur Verfügung zu stellen. In Deutschland ist dies seit 1998 das Netzwerk Stimmenhören, im selben Jahr gründet sich das internationale Netzwerk Intervoice. Ausgehend von diesen Netzwerken gründeten sich Gruppen, die teils ausschließlich für Betroffene, teils aber auch trialogisch ausgerichtet sind. Teilnehmer_innen solcher Gruppen schildern, dass sie sich weniger isoliert fühlen und besser mit anderen in Kontakt kommen, ihr Selbstwertgefühl steigt und sie ein besseres Verständnis für ihr Stimmenhören entwickeln (Beavan et al., 2016). Inzwischen gibt es auch in Deutschland Kliniken, die solche Gruppen anbieten. In Ergänzung zu den psychoedukativ ausgerichteten Psychosegruppen geht es hier darum, die Expertise der Betroffenen ins Zentrum zu rücken, die Moderator_innen der Gruppen durch die Professionellen sollten entsprechend zurückhaltend agieren. Das bedeutet nicht, bei der Moderation eine eigene Beteiligung ganz zu vermeiden, vor allem, weil über die Zeit ein stetig größer werdender Erfahrungsschatz aus den Beiträgen der Teilnehmenden im Moderationsteam anwächst. Hier gilt es aber wieder darauf zu achten, nicht in die Rolle des Dozierenden, des Experten zu verfallen. Genesungsbegleiter_innen mit eigener Erfahrung sind im Moderationsteam eine wertvolle Ergänzung, auch der Austausch mit Selbsthilfegruppen kann bereichernd sein. Eine Gruppe im stationären Rahmen kann wie folgt gestaltet werden:

1. Begrüßung der Teilnehmer_innen und Vorstellung des Gruppenablaufs
2. Blitzlicht mit der Bitte, sich kurz vorzustellen und eventuell schon über eigene Erfahrungen zu berichten

3. Auswahl der zu besprechenden Themen durch die Gruppe, hier evtl. Hinweis auf Themen der letzten Sitzung
4. Besprechung der Themen, der Fokus liegt darauf, die Betroffenen als Expert_innen ihres Erlebens und des Umgangs damit miteinander ins Gespräch zu bringen
5. Abschlussrunde mit der Bitte, anzugeben, was aus der Gruppe als hilfreich mitgenommen werden kann; Frage, ob Themen in der nächsten Sitzung vertieft werden sollen
6. kurzes „Wind-Down", evtl. mit angeleiteter Achtsamkeitsübung (nicht länger als 2–3 Minuten), Verabschiedung.

14.7 Schritte zu einem anderen Umgang

- Personen, die Stimmen hören und daran leiden, benötigen Verständnis. Über das Stimmenhören und seine Inhalte zu sprechen, ist noch keine Therapie, kann aber therapeutisch wirksam sein und zur Entlastung beitragen.
- Stimmenhören als tatsächliche Erfahrung, als Realität der Betroffenen zu akzeptieren, sollte genauso selbstverständlich sein wie das Akzeptieren der Gedanken anderer Menschen. Das bedeutet nicht, dass ich sie selbst erleben muss, auch meine Interpretation kann eine andere sein. In der Arbeit mit Betroffenen kann es also nur darum gehen, einen individuell hilfreichen Umgang mit dem Erleben zu erreichen.
- In Pflegeplanungen ist noch häufig die Rede davon, Betroffenen „bei der Realitätsprüfung zu helfen" und sie „bei der Distanzierung zu unterstützen". Damit setzen wir uns darüber hinweg, dass die Stimmen für die Betroffenen erlebte Realität sind, auch wenn wir sie nicht hören. Distanzierung kann sicher zeitweise hilfreich und sinnvoll sein, wird von Betroffenen auch aktiv eingesetzt. Wenn der Fokus aber ausschließlich darauf gelegt wird, kann es sein, dass eine sinnvolle Auseinandersetzung mit den Inhalten vermieden, sogar verhindert wird. Damit wird die Erfahrung nicht ins Leben integriert, sondern als pathologisch abgekapselt.
- Betroffene entscheiden selbst, welchen Umgang sie wählen. Dafür benötigen sie Begleitung, Gespräche und ein Gegenüber, welches Kenntnisse besitzt, ohne diese aufzudrängen. Diese Kenntnisse können wir einerseits in Seminaren und über Literatur erwerben, auf der anderen Seite ist es aber auch der offene und wertfreie Dialog mit Betroffenen, aus dem wir lernen können.

Reflexionsfragen

- Leiden Betroffene, wenn sie Stimmen hören?
- Welche Strategien im Umgang mit Stimmenhören kennen Sie?
- Wie können wir eine Gruppe für Stimmenhörer_innen im stationären Rahmen gestalten?

14.8 Literatur

Beavan, V., de Jager, A. & dos Santos, B. (2016). Do peer-support groups for voice-hearers work? A small scale study of Hearing Voices Network support groups in Australia. *Psychosis, 9*(1), 57–66. https://doi.org/10.1080/17522439.2016.1216583

Corstens, D. & Longden, E. (2013). The origins of voices: links between life history and voice hearing in a survey of 100 cases. *Psychosis, 5*(3), 270–285. https://doi.org/10.1080/17522439.2013.816337

Maijer, K., Begemann, M.J.H., Palmen, S.J.M.C., Leucht, S. & Sommer, I.E.C. (2018). Auditory hallucinations across the lifespan: a systematic review and meta-analysis. *Psychological Medicine, 48*(6), 879–888. https://doi.org/10.1017/S0033291717002367

McCluskey, A., Watson, C., Nugent, L., O'Connor, T., Moore, Z., O'Brien, N., Molloy, L. & Patton, D. (2022). Psychiatric nurse's perceptions of their interactions with people who hear voices: A qualitative systematic review and thematic analysis. *Journal of Psychiatric Mental Health Nursing, 29*(3), 395–407. https://doi.org/10.1111/jpm.12829

Mehl, S. & Lincoln, T. (2014). *Therapie-Tools Psychosen*. Beltz.

Romme, M. & Escher, S. (2013). *Stimmenhören verstehen – Der Leitfaden für die Arbeit mit Stimmenhörern*. Psychiatrie-Verlag.

Schnackenberg, J. & Burr, C. (2017). *Stimmenhören und Recovery. Erfahrungsfokussierte Beratung in der Praxis*. Psychiatrie-Verlag. https://doi.org/10.5771/9783884148907

Weiterführende Literatur

Bock, T., Buck, D. & Esterer, I. (2007). *Stimmenreich Mitteilungen über den Wahnsinn*. BALANCE buch + medien verlag.

Coleman, R. & Smith, M. (2000). *Stimmenhören verstehen und bewältigen*. Psychiatrie-Verlag.

Internetlinks

https://www.stimmenhoeren.de (Deutsches Netzwerk Stimmenhören)

https://www.efc-institut.de (Erfahrungsfokussierte Beratung, Information und Fortbildungsangebote)

15
Selbstvernachlässigung als Phänomen in der akutpsychiatrischen Versorgung

Christoph Müller, Markus Witzmann und Thomas Hax-Schoppenhorst

Wenn die Selbstvernachlässigung, in welcher Form auch immer, vermehrt auftaucht, kann dies ein Alarmzeichen für begleitende Menschen, aber natürlich auch für die Betroffenen sein. In diesem Kapitel wird den Erscheinungsformen der Selbstvernachlässigung und der Bedeutung in der akutpsychiatrischen Versorgung nachgespürt.

Fallbeispiel
Carsten kommt am frühen Morgen in das Patient_innenzimmer von Holger. Holger erlebt immer wieder depressive Episoden. In diesen Zeiten bestimmen die Antrieblosigkeit und Niedergeschlagenheit seinen Tag. So sieht es in dem Raum auch aus. Einem Schutzwall gleich liegen vor dem Bett von Holger seine Anziehsachen. Aufgeklappt liegt auch der Koffer auf dem Boden und zeugt davon, dass Holger mehr wollte als nur einen Schutzwall um sich zu bauen. Holger sitzt mit zerknitterter Kleidung auf der Bettkante. Schon die Kollegin aus dem Nachtdienst hatte darauf aufmerksam gemacht, dass Holger in seiner Alltagskleidung geschlafen habe.

Pflegefachpersonen, die in der psychiatrischen Versorgung arbeiten, kommt diese Szene vermutlich bekannt vor. Holger zeigt typische Kennzeichen einer Selbstvernachlässigung, die seelisch erkrankte Menschen häufig erleben. Alltägliche Aufgaben scheinen sich vor den Betroffenen wie eine unüberwindbare Mauer aufzubauen. Dabei unterscheiden sich die Beobachtungen, die psychiatrisch Pflegende machen, nicht, egal ob sie in der stationären oder ambulanten Versorgung Menschen begleiten.

Definition
Selbstvernachlässigung bedeutet, nicht für sich selbst zu sorgen. Dazu kann gehören, die persönliche Hygiene zu ignorieren, Rechnungen nicht zu bezahlen, die Wohnung nicht instand oder sauber zu halten, kein Essen zu bekommen oder zuzubereiten (was zu Mangelernährung führt), bei potenziell schwerwiegenden Symptomen keine medizinische Versorgung in Anspruch zu nehmen, Verschreibungen nicht zu befolgen oder Medikamente (verschreibungspflichtige oder freiverkäufliche) nicht einzunehmen und Wiedervorstellungen auszulassen (Kaplan, 2023).

Am ehesten zeigt sich bei seelisch erkrankten Menschen die Selbstvernachlässigung bei der Körperpflege und der Kleidung. Schließlich gehören die persönliche Hygiene und die Kleidung zum Startpunkt des Tages. Auf einer psychiatrischen Station führt dies dazu, dass die Betroffenen mit zerzaustem Haar und ungepflegter Kleidung zum Frühstück erscheinen. Es stellen sich folglich Fragen nach der gemeinschaftlichen Kompatibilität des Erscheinungsbildes. Erscheint die Selbstvernachlässigung zu extrem, dann werden die seelisch angeschlagenen Menschen gebeten, sich zu waschen und frische Kleidung anzuziehen. Dies gelingt vor allem dann, wenn die psychiatrisch Pflegenden eine persönliche Beziehung zum betroffenen Menschen haben. Ist dies nicht der Fall, so wird die Selbstvernachlässigung als herausforderndes Verhalten interpretiert.

Fehlende Körperhygiene und mangelnde Gesundheitssorge zeigt sich an der Vernachlässigung der Kleidung, dem ungepflegten Zustand der Haare, Nägel und der Haut sowie extrem erlebten Geruch, der vom sich selbst vernachlässigenden Menschen ausgeht. Hinzukommen kann noch die Vernachlässigung der Gesundheit durch offene und nicht versorgte Wunden.

Selbstvernachlässigung kann in Zusammenhang mit unterschiedlichen psychiatrischen Diagnosen auftreten. Menschen, die depressive Zeiten erfahren, haben nicht den Antrieb und die Kraft, sich um den eigenen Körper zu sorgen. Psychotisch veränderte Menschen haben vielleicht sogar das Erleben, dass verletzte Haut Beeinträchtigungen durch Ungeziefer sind, die nicht begrenzt werden sollen. Für Menschen mit Persönlichkeitsstörungen ist die Selbstvernachlässigung eine Erfahrung, sich selbst emotional zu spüren.

Bei Menschen mit seelischen Erkrankungen tritt die Selbstvernachlässigung in vielfältiger Weise auf. Im häuslichen Raum wird offensichtlich, dass sie sich nicht um sich sorgen. Begegnen psychiatrisch Pflegende dem Phänomen, dann stellt sich die Frage, wie der Weg zur Bewältigung gelingen kann.

Schädle-Deininger schreibt, wie schwierig die Ausgangslage in der Begegnung mit seelisch erkrankten Menschen sein kann: „Wenn wir davon ausgehen, dass sich psychisch erkrankte Menschen häufig nicht krank fühlen und deshalb Hilfe ablehnen, weil sie sich in ihrer Autonomie als eingeschränkt empfinden, dann wird ihr Verhalten verständlicher. Der pflegerische Zugang zu einem Menschen mit einer psychischen Erkrankung muss daher oft mühsam erarbeitet werden. Ablehnung und Widerstand können dabei durchaus auch als natürliche Ressource verstanden werden“ (Schädle-Deininger, 2020, S. 128).

Psychiatrischen Pflegefachpersonen fällt es schwer, Ablehnung und Widerstand positiv zu deuten. Die unangenehm riechende Häuslichkeit und die schwer anzusehende Erscheinung eines seelisch angeschlagenen Menschen rufen den Impuls wach, Missstände zu beseitigen und Lösungen für die Zukunft zu finden. Erfahrungen im Umgang mit Menschen, die sich selbst vernachlässigen, zeigen, dass lieber auf Verhandeln statt Behandeln gesetzt werden muss (Schädle-Deininger, 2020).

Mit dem Modell der „Interaktionellen Pflege“ nach Hildegard Peplau lässt sich in der Vorbereitung der Bewältigung einer individuellen Selbstvernachlässigung darüber nachdenken, welche Schritte psychiatrisch Pflegende im Pflege- und Begleitungsprozess gehen können. Schädle-Deininger macht darauf aufmerksam, dass seelisch erkrankte Menschen nicht zwingend psychiatrische Pflege brauchen (Schädle-Deininger, 2020). Deshalb muss das Ziel einer Begleitung sein, dass die betroffenen Menschen ihr Leben wieder selbst in die Hand nehmen.

15.1 Peplaus „Interaktionelle Pflege“

Die US-amerikanische Pflegewissenschaftlerin Hildegard Peplau (2009) geht in ihrem Modell von einem Weg aus, den hilfebedürftige und unterstützungsgebende Menschen gemeinsam gehen.

15.1.1 Orientierungsphase

In der Orientierungsphase ist davon auszugehen, dass sich hilfebedürftige und unterstützungsgebende Menschen im besten Sinne beschnuppern. Menschen, die sich ein erstes Mal begegnen, erkennen möglicherweise, dass sie aufgrund einer wechselseitigen Sympathie ein Arbeitsbündnis eingehen können. Im Kontakt mit Menschen, die sich selbst vernachlässigen, erfordert dies viel Sensibilität und Geduld. Die Betroffenen lassen erfahrungsgemäß ein Gegenüber nur zögerlich zu. Sie wollen in der Welt leben, die sie sich im Kontext der seelischen Erkrankung geschaffen haben. Psychiatrische Pflegefachpersonen sind aufgefordert, mit kleinen Schritten auf den betroffenen Menschen zuzugehen, um hoffentlich Momente der Selbstvernachlässigung zu minimieren oder gar aus der Welt zu schaffen.

Carsten ist demnach in der Rolle, ganz aufmerksam den Prozess der Annäherung in Gang zu bringen. Nach Schädle-Deininger ist Kommunikation ein „sozialer und dynamischer Prozess, in dem wir miteinander Ideen, Meinungen, Haltungen, Bedürfnisse, Wünsche, Gedanken, aber auch Probleme und Schmerzen austauschen" (Schädle-Deininger, 2020, S. 30). Carsten kann nicht in die Rolle desjenigen gehen, den betroffenen Menschen zur Veränderung zu drängen. „Freundlich, aber deutlich" in den Diskurs mit der oder dem Betroffenen in den Prozess zu gehen, kann eine Strategie sein, die Selbstvernachlässigung anzugehen.

15.1.2 Identifikationsphase

In der Identifikationsphase sind sich die pflegebedürftige und die unterstützungsgebende Person einig, dass sie sich in einem ambulanten oder stationären Umfeld aufeinander einlassen. In dieser Phase kommen sie zu einer Einigung, dass an einem gemeinsam entdeckten Phänomen gearbeitet werden kann. „Beim gemeinsamen Tun teilen wir erst einmal einfach Zeit mit dem Patienten, in der geredet werden kann, wenn auch nicht muss", schreibt Schädle-Deininger (Schädle-Deininger, 2020, S. 85). Dabei geht es u. a. darum, einander auszuhalten. Für den betroffenen Menschen stellt sich in dieser Phase heraus, dass sein Gegenüber die Autonomie achtet, sie oder ihn den eigenen Weg finden lässt.

Für Carsten hat in dieser Phase Feingefühl höchste Priorität. Droht er zu schnell zu einer Bewältigung der Selbstvernachlässigung kommen zu wollen, wird er beim betroffenen Menschen Widerstand oder gar Aggression erleben. Dabei kann der Schutzwall um das Bett herum kleiner werden. Dass er unmittelbar aus der Welt geschaffen wird, geschieht eher nicht.

15.1.3 Nutzungsphase

Die Bewältigung der Selbstvernachlässigung wird in dieser Zeit konkret in den Blick genommen. Es ist eine Phase, in der der betroffene Mensch sicher auch eine Deutlichkeit der psychiatrischen Pflegefachperson gut aushalten kann. Es gibt eine größere Übereinstimmung bezüglich den zu bewältigenden Aufgaben. Das gemeinsame Tun wird begleitet von mehr oder weniger lebhaften Gesprächen zwischen der psychiatrischen Pflegefachperson und dem sich selbst vernachlässigenden Menschen, während sie tatkräftig an dem Phänomen arbeiten.

Dies kann für Carsten im Kontext der stationären Versorgung dazu führen, dass der Schutzwall um das Bett im Patient_innenzimmer vollständig verschwindet. Im besten Fall einigen sich die unterstützende Fachperson und die Unterstützungsempfänger_innen auf Perspektiven, wie Holger beispielsweise auch in der eigenen Häuslichkeit die Selbstvernachlässigung möglichst geringhalten kann.

15.1.4 Ablösungsphase

In der Ablösungsphase sollte die Selbstvernachlässigung weitgehend hinter den betroffenen Menschen liegen. Die Pflegefachperson sollte das Gefühl haben, es sind Meilensteine erreicht. Der Betroffene muss das Gefühl haben, akzeptiert worden zu sein und sich autonom um die eigenen Sorgen gekümmert zu haben.

„Selbstvernachlässigung ist das Scheitern bei der Ausübung angemessener Selbstpflegefähigkeiten, die für die Aufrechterhaltung von Gesundheit und Wohlbefinden notwendig sind", definiert Lauder (Lauder, 1999, S. 3). Dies zeigt auf, dass neben der Beseitigung der Merkmale für eine Selbstvernachlässigung gleichzeitig die Motivation zur Selbstpflege auf der Tagesordnung steht.

Aus der Pflegewissenschaft und der Psychotherapie können sicher ausdrucksstarke Definitionen zum Begriff der Selbstpflege heraus dokumentiert werden. In der psychiatrischen Akutpflege geht es eher darum, dem seelisch erschütterten Menschen ganz basale Fertigkeiten an die Hand zu geben bzw. ihn zu befähigen, sie im Alltag anzuwenden.

Fragen, die bearbeitet werden können

- Wie kann ich als Betroffene/r meinem Alltag einen Rhythmus geben?
- Was sind Aufgaben, die ich täglich, wöchentlich, monatlich erledigen muss?
- Inwieweit sind meine Parameter bezüglich Ordnung eine Herausforderung für mein Gegenüber?
- Will ich Teil der sozialen Gemeinschaft sein?

Die Selbstvernachlässigung seelisch erkrankter Menschen ist für psychiatrisch Tätige eine besondere Aufgabe. Es zeigt sich, wie sie beispielsweise mit dem herausfordernden Verhalten eines oder einer Betroffenen umgehen können. Gleichzeitig geht es auch um die eigene Widerstandskraft in der täglichen psychiatrischen Arbeit.

Die Arbeit mit Menschen, die sich selbst vernachlässigen, wird aus mehreren Gründen schnell zu einer Belastung für die (Pflege-)Beziehung. Zunächst ist festzuhalten, dass als unangenehm erlebte Gerüche bewirken, dass sich Menschen distanzieren. Betroffene erleben, wenn sie mit Selbstpflegedefiziten konfrontiert werden, „Druck, Zwang und Disziplinierung und ein Eindringen in einen intimen Bereich ihres Lebens. Selbstvernachlässigung spielt sich häufig in Beziehungen ab, in denen sich ein Beziehungspartner nicht vernachlässigt. Hilfeangebote werden von der Person, die sich vernachlässigt, abgelehnt. Diese Person verharrt im Nichtstun. Dieses Nichtstun wird oft als passiv-aggressives Verhalten erlebt. Pflegeinterventionen beinhalten Aspekte von Schutzausübung, Kontrolle und Führen" (Wolff, 2011, S. 936). Damit einher geht ein Verlust an Autonomie bei der vernachlässigten Person. Somit stehen sich zwei Personen mit überaus unterschiedlicher Ausgangslage gegenüber: einerseits die betreuende/pflegende Person, die sich aus ethischen Überlegungen und aufgrund ihres Rollenverständnisses verpflichtet fühlt, Hilfe zu gewähren und dabei auch durchaus – trotz aller Professionalität – Ekel bzw. die Situation als abstoßend empfindet; andererseits die verwahrloste Person, die passiv bleibt und sich sicherlich dabei dennoch schämt bzw. beschämt fühlt.

Ekel ist ein zutiefst menschliches Gefühl. Die Ekel-Schmerzgrenze unterscheidet sich von Mensch zu Mensch. Während das Leeren von Sputum, Urin oder der Geruch von Erbrochenem für einige eine hohe Belastung darstellen, scheinen andere Pflegefachpersonen dabei keinerlei Ekelgefühle zu empfinden. Fakt ist aber: Auch, wenn es in der Pflege oft tabuisiert wird – gegen Ekel ist niemand immun.

Verwahrlosung lässt sich in ihrer Bedeutung und vor allem mit Blick auf ihr Zustandekommen und ihre weitere Entwicklung nicht hinreichend erklären, wenn Begriffe wie *Scham*, *soziale Scham* und *Beschämung* unberücksichtigt bleiben.

„Scham ist ein universelles Gefühl, das durch die Sozialisation geformt wird und ein bestimmtes Maß an Selbstbewusstheit voraussetzt. Schamerleben steht in enger Verbindung zur Autonomie eines Menschen [...]. Scham ist ein Resonanzphänomen [...] und kann in der Regel nur schwer kommuniziert werden. Scham ist jedoch für die menschliche und soziale Entwicklung unabdingbar und stellt einen Schutz dar" (Needham & Ruhmann, 2011, S. 892). Scham entsteht immer durch die Bewertung einer Situation; Normen und Regeln und deren Übertretung liefern Impulse für das Schamerleben. Kennt eine Person die jeweiligen vorherrschenden Normen nicht, wird sie trotz eines amoralischen Verhaltens keine Scham empfinden. *Schamlos* und *schamfrei* unterscheiden sich: Als schamlos gilt der bewusste Verstoß gegen gewisse Regeln, als schamfrei bezeichnet man unrechtmäßiges Verhalten, das auf fehlendem Bewusstsein darüber basiert. Schamfreiheit kann in Verbindung mit psychischen Störungen (Psychosen, Manie, Alzheimer-Krankheit) stehen. Nach Abklingen der akuten Erkrankung jedoch können sich Schamgefühle sehr wohl wieder einstellen. Scham äußert sich oft durch Verlegenheit, Sprachlosigkeit oder einen gesenkten Blick. Betroffene wünschen sich nicht mehr in der Scham auslösenden Situation zu befinden und erstarren innerlich. Eine Verletzung der Intimitätsgrenzen, der Verlust des Selbstbewusstseins und der Selbstkontrolle, die Zugehörigkeit zu einer ausgegrenzten Gruppe, das Erkennen der eigenen Abhängigkeit sowie das Erleben von (gefühlter) Demütigung und Bloßstellung gelten u. a. als Schamauslöser.

„Selbstvernachlässigung ist ein in sich widersprüchlicher Bereich menschlichen Seins: Auf Kosten der weiter überquellenden Agenda die Füße hochlegen, dringliche Arbeiten ignorieren und sich gehen lassen sind vertraute Erfahrungen, die das Leben begleiten“ (Buneta, 2023, S. 1054). Damit macht er auf die Alltäglichkeit des Phänomens Selbstvernachlässigung aufmerksam. Somit stellt sich bei der Begleitung seelisch erschütterter Menschen die Frage nach den eigenen Anteilen der begleitenden Menschen. Ohne sich die Frage zu stellen, wo man als unterstützender Mensch Selbstvernachlässigung lebt, kann die Begleitung eines betroffenen Menschen nicht gelingen.

Fragen, die zu stellen sind

- Gibt es Phänomene in meinem eigenen Leben, die als Selbstvernachlässigung zu bezeichnen sind?
- Gibt es Gründe dafür?
- Was würde ich persönlich als Selbstvernachlässigung bezeichnen, was anderen nicht so ergeht?

Buneta (2023) unterscheidet die Gründe für die Selbstvernachlässigung in vier Kategorien:

- während Lebensübergängen, verbunden mit komprimiert auftretenden kritischen Lebensereignissen
- als eine eigenständige Erkrankung und Beeinträchtigung
- in Zeiten psychischer Erschütterungen/Erkrankungen/Beeinträchtigungen
- als Ausdruck nachlassender Ressourcen mit zunehmendem Alter.

Die Wahrscheinlichkeit, dass Selbstvernachlässigung in der akutpsychiatrischen Versorgung auftritt, ist groß. So müssen psychiatrisch Pflegende bei dem Aufspüren der biographischen Spuren eines betroffenen Menschen die Selbstvernachlässigung stets im Blick haben. Einerseits sehen sie beispielsweise in der stationären Versorgung, wie das Zimmer, in dem jemand untergebracht ist, gepflegt wird. Andererseits sind sie aufgefordert, bei einem gemeinsamen Hausbesuch oder in vertraulichen Gesprächen den Grad der Selbstvernachlässigung zu erheben.

Im Rahmen des Assessments nehmen sich viele Einrichtungen das Gezeitenmodell zur Hand, das Barker und Buchanan-Barker entwickelt haben (**Kap. 12**). Mit den Gezeiten werden die Wasserbewegungen der Ozeane zwischen Ebbe und Flut beschrieben. Damit verbunden sind viele Metaphern, die im Grunde das Hin und Her des menschlichen Lebens abbilden. Wer sich an der See aufhält, erlebt Stürme und Flauten, hält Ausschau nach Rettungsbojen und Leuchttürmen.

In der Interaktion mit Menschen, die sich selbst vernachlässigen, kann die Metaphorik genutzt werden. Selbstvernachlässigung kann ein Indiz dafür sein, dass jemand in den Stürmen seines eigenen Lebens unterzugehen droht. Es sind Momente, in denen sie oder er einen Rettungsring benötigt. Diesen Rettungsring gilt es mit Einfühlsamkeit und Fantasie zu basteln, um passgenau für diesen einen Menschen eine gangbare Lösung zu finden. Gerade in akuten Phasen eines seelischen Leidens wird es Menschen schwerfallen, Vorgaben von außen zu erfüllen oder sich das Tempo einer Veränderung vorschreiben zu lassen.

So ist es hilfreich, mit den Betroffenen danach zu schauen, was individuell als sicherer

Hafen beschrieben werden kann. Der sichere Hafen ist im Grunde ein dynamischer Begriff, der sich im Laufe der Lebensjahre verändert. Während jemand in jüngerem Alter vielleicht sehr ordentlich ist, relativiert sich mit den Lebensjahren diese Haltung. Nachlassende Kräfte führen dazu, dass eine angepasste Praxis genügt. Während in jüngeren Lebensjahren das Bemühen um Autonomie ausgeprägt ist, braucht es mit dem Alter Unterstützung durch Lotsen, die konkret die Selbstvernachlässigung begrenzen oder an die Verantwortung abgegeben wird, damit die eigene Häuslichkeit gepflegt bleibt. Akute Krisen sind Momente der Eskalation, in denen psychiatrisch Pflegende die Rolle der Lotsen übernehmen können, indem sie gemeinsam mit den Betroffenen auch einen Rahmen schaffen, der Selbstvernachlässigung reduziert.

Demand (1992) diskutiert die Frage, ob es eine *Freiheit zur Verwahrlosung/Selbstvernachlässigung* gibt. Ist es vertretbar, um den Preis von Verwahrlosung und Verlust von Lebensqualität auf Autonomie und Freiheit zu setzen? Oder ist es richtig, um den Preis von Freiheitsbeschränkung, von Kontrolle und Druck um Integration zu kämpfen? Eine Entscheidung muss von dem jeweiligen ‚Fall' abhängig gemacht werden. Demand sieht Risiken und beobachtet, dass es die Zeit gibt, die bei Selbstvernachlässigung geradezu unerbittlich fortschreitet. Diese Not zwingt in manchen Fällen zu zeitnahem Handeln, ohne dass dabei noch zu überlegen wäre, welche Gründe zu der wahrgenommenen Selbstvernachlässigung geführt haben könnten. Daraus leitet er eine *sittliche Verpflichtung* ab, das Thema der Selbstvernachlässigung in eine kontinuierliche Beziehung zu integrieren – aus Krisen heraus und über diese hinweg.

Psychiatrisch Pflegende haben die Aufgabe, sich die ethische Frage zu stellen, ob Selbstvernachlässigung Ausdruck einer individuellen Autonomie oder ein persönliches Versagen darstellt. Von der eigenen Sozialisation ausgehend neigen psychiatrisch Pflegende dazu, Lösungen für auftretende Probleme zu haben. Die ethische Fragestellung nach der Akzeptanz der Selbstvernachlässigung zeigt v.a. in der akutpsychiatrischen Versorgung, welche Werte und Normen psychiatrisch Pflegende vertreten. Ihre eigene Lebenskultur ist angefragt, wenn es darum geht, mit einem seelisch erschütterten Menschen einen Weg aus einer individuell misslichen Lage zu gehen.

Fallbeispiel

Cora ist bereits einige Tage auf der offenen Station. Sie kämpft mit depressiven Symptomen, gelegentlich auch mit psychotischem Erleben. Aus der eigenen Familie heraus erfährt die junge Frau keine Unterstützung. So kommt es dazu, dass sie noch nach einer Woche Aufenthalt den Trainingsanzug trägt, den sie auch bei der Aufnahme am Leib hatte. Es wird ein olfaktorisches Problem, die anderen Menschen auf der Station rümpfen langsam die Nase. Dass Familienmitglieder ihr frische Kleidung bringen, erscheint aussichtslos. Cora zum Duschen aufzufordern, scheint ein aufwendigeres Programm zu bedeuten.

Psychiatrisch Pflegende spüren in der Regel den Impuls, Cora zum Duschen zu drängen, frische Kleidung aus der Kleiderkammer zu organisieren und die bislang getragenen Sachen in die Waschmaschine zu stecken. Dabei ist jedoch fraglich, ob dies die Lösung ist, die Cora wirklich hilft. Buneta betont: „Im Mittelpunkt steht dabei das Gelingen des Beziehungsprozesses, um Veränderungen in einem vertrauensvollen, verbindlichen und zuverlässigen Umfeld zu ermöglichen. Die Beziehung zwischen dem hilfebedürftigen Menschen und der Pflegefachperson sollte eine möglichst hohe Tragfähigkeit erreichen, da die Selbstvernachlässigung fest in der seelischen Not verankert und ein sehr intimes Thema ist. Die Pflegefachperson muss das Erfahrungswissen eines Nutzenden akzeptieren, damit Veränderungen feinfühlig und in Übereinstimmung pflegerisch begleitet werden können. So verbleibt die Kontrolle über die Behandlung bei den Nutzenden" (Buneta, 2023, S. 1055).

15.2 Stufenmodell der Pflege wider Willen

Das *Stufenmodell der Pflege wider Willen* von Gogl ist ein Teil des Modells „Rucksack- oder Barfusspflege". Gogl (2004) beschreibt in ihrem Modell entscheidende Schritte bzw. Kernpunkte der Interventionen primär **bei allen Verwahrlosten**, was im Folgenden für an Demenz erkrankte Menschen ausgeführt wird. Gogl (2014) weist mit diesem Ansatz darauf hin, dass dort wo demente verwahrloste Menschen leben, einfache Methoden eingesetzt werden, in einer von der betroffenen Person akzeptierten Art und Weise.

Das Ziel besteht darin, die dementen verwahrlosten Menschen und ihre Angehörigen, jenes Maß an Hilfe annehmen zu lassen, das ihnen ermöglicht, den Alltag einigermaßen alltäglich zu leben, ihre gesellschaftliche Rolle befriedigend zu gestalten und die Auswirkungen von gesundheitlichen Störungen so gering wie möglich zu halten.

15.2.1 Stufe 1: Caring

In dieser Phase wird eine vertrauensvolle Beziehung zur an Demenz erkrankten Person aufgebaut. Die betreuende Person versucht sich in die Welt der Betroffenen einzufühlen, ihre Situation zu verstehen und physisches, psychisches sowie soziales Überleben zu sichern. Wegen zunehmender Abhängigkeit und nicht der gesellschaftlichen Norm entsprechenden Verhaltensweisen müssen besonders demenzkranke verwahrloste Personen viele unbefriedigende soziale Kontakte über sich ergehen lassen: Interaktionen, die

- fordern, wie „Sie müssen..."
- bedrohen, wie „Wenn Sie die Türe nicht öffnen, dann..."
- kränken, „In Ihrer Wohnung ist es unordentlich und es stinkt..."

Aufgrund dessen ist es wichtig, beim Kontaktaufbau positive Gefühle zu erzeugen. Die Angehörigen und andere informell helfende Personen sind dabei von entscheidender Bedeutung und es sollte ihnen besondere Aufmerksamkeit geschenkt werden: Die bisherigen Bemühungen sollten gewürdigt und beachtet werden, von ihnen genannte Gefährdungen ernst genommen werden. Wenn es gelingt, die Helfenden miteinzubeziehen, kann eine Stabilisierung der Situation erreicht werden.

15.2.2 Stufe 2: Setting

Die Art und Weise der nötigen Interventionen werden mit dem verwahrlosten, alten Menschen diskutiert und eingeleitet. Wichtig ist es, nicht zu viel auf einmal zu verändern, sondern in kleinen Schritten vorzugehen. Die Bedingung ist eine kontinuierliche Betreuung durch möglichst wenige zusätzliche Personen, die behutsam eingeführt und auch betreut werden. Es sollte weiter versucht werden, die helfenden Personen aus dem sozialen Umfeld einzubeziehen.

15.2.3 Stufe 3: Balancing

In dieser letzten Phase konzentrieren sich die Bemühungen auf die professionellen und informellen Helfersysteme, welche das zukünftige Betreuungsnetz bilden („Care the Carer"): Den Leidensdruck der Angehörigen einer erkrankten Person wahrzunehmen, den Informationsaustausch mit den helfenden Personen zu gewährleisten, Belastungen anzusprechen und Bemühungen zu belohnen.

Selbstvernachlässigung ist sicher grundsätzlich als herausforderndes Verhalten zu verstehen. Dieses Verhalten gilt es zu verstehen, um in der Reaktion entsprechend angemessen zu bleiben, statt in Ungeduld und Resignation zu geraten.

15.3 Herausforderndes Verhalten

„Das herausfordernde Verhalten ist grundsätzlich für diejenigen ein Problem, die damit umgehen müssen – als An- oder Zugehörige oder als professionell Tätige. Auffälliges Verhalten ist in der Interaktion mit dem sozialen Umfeld eines Menschen v.a. im Fokus. [...] Herausforderndes Verhalten hat etwas Wechselseitiges. Auf eine Aktion folgt konsequent eine Reaktion. So erscheint es natürlich, dass bei den Menschen, die mit auffälligem Verhalten konfrontiert werden, leibliche oder auch emotionale Reaktionen wachgerufen werden. Dem Nicht-Betroffenen gelingt es in vielen Momenten nicht mehr, den eigenen Verstand stärker sein zu lassen. Dies führt dazu, dass der Umgang mit herausforderndem Verhalten schwerfällt oder gar unmöglich gemacht wird. Wenn ein Mensch herausforderndes Verhalten zeigt, so ist dies sicher ein Signal dafür, wie es ihm oder ihr geht. Herausforderndes Verhalten ist ein Gradmesser dafür, wie ausgeprägt seine Orientierungs- und Hilflosigkeit ist. Je hilfloser sich jemand fühlt, umso schwieriger fällt der Umgang mit ihm oder ihr“ (Müller, 2020, S. 9).

15.4 Fazit

Selbstvernachlässigung ist ein Phänomen, das ihnen ganz alltäglich in der Arbeit mit seelisch erschütterten Menschen begegnet. Sie müssen demgegenüber eine Haltung entwickeln, die handlungsleitend sein muss. Der Soziologe Hartmut Rosa (2019) beschreibt „Resonanzbeziehungen“, die das Miteinander sowie den einzelnen Menschen in Schwung bringen. Dabei geht es nach Rosa darum, dass dialogische Beziehungen mit anderen auf den Weg kommen. Mit dem Begriff der Unverfügbarkeit deutet er an, dass sich Verhalten von Menschen nicht erzwingen lässt. Vielmehr kommt die Resonanz aus einem passiven Zuhören und einem aktiven Antworten. In der psychiatrischen Pflege kann dies nicht nur im realen Gespräch, sondern vielmehr auch im gemeinsamen Tun geschehen. So ist klar, dass auch die Selbstvernachlässigung nur bei gemeinsamem Arbeiten am Phänomen reduziert oder gar nivelliert werden kann.

15.5 Pflegediagnostische Einordnung

Selbstvernachlässigung bei Patient_innen in der Akutpsychiatrie

In der Domäne 4 Aktivität und Ruhe der NANDA-I-Pflegediagnosen in der Klasse 5 der Selbstversorgung befindet sich die Pflegediagnose *Selbstvernachlässigung* (Herdman et al., 2022). Sie wird definiert als „ein Zusammentreffen kulturell beeinflusster Verhaltensweisen, bei dem es nicht gelingt, im Bereich einer oder mehrerer Selbstversorgungsaktivitäten einen sozial akzeptierten Standard von Gesundheit und Wohlbefinden aufrechtzuerhalten“ (Gibbons et al., 2006; Herdman et al., 2022, S. 364).

Bestimmende Merkmale sind hier unzureichende Hygiene im Umfeld, unzureichende Körperpflege sowie die Nichteinhaltung von Gesundheitsaktivitäten.

Als beeinflussende Faktoren werden kognitive Dysfunktion, die Furcht vor einer Institutionalisierung, eine beeinträchtigte Executivfunktion sowie das Unvermögen, die Kontrolle aufrechtzuerhalten beschrieben. Des Weiteren sind der gewählte Lebensstil, neurobehaviorale Manifestationen sowie Stressoren und Substanzmissbrauch wichtige Faktoren.

Zu den assoziierten Bedingungen werden das Capgras-Syndrom, Dysfunktionen des Frontallappens, Funktionale Beeinträchtigung, Lernbehinderung, Simulierendes Verhalten sowie mentale und psychotische Störungen gezählt (Herdman et al., 2022, S. 364).

Als Pflegeaktivitäten werden im Weiteren mögliche Pflegeinterventionen der Nursing Interventions Classification (NIC) (Butcher et al., 2018) beschrieben.

So können im pflegerischen Umgang mit sich selbst vernachlässigenden bei Patient_innen in der Akutpsychiatrie die folgenden Pflegeinterventionen Angebote für Pflegemaßnahmen bieten (Bulechek et al., 2016; Butcher et al., 2018).

So empfiehlt die Pflegeintervention *Selbstversorgungsunterstützung*, welche als „Unterstützen einer anderen Person beim Durchführen von Aktivitäten des täglichen Lebens (ADL)" (Bulechek et al., 2016, S. 702) definiert ist, folgende Pflegeaktivitäten:

- Berücksichtigen der Kultur von Pat. beim Fördern von Selbstversorgungsaktivitäten
- Überprüfen der Fähigkeit von Pat. zu eigenständiger Selbstversorgung
- Überprüfen des Bedarfs von Pat. an verstellbaren Hilfsvorrichtungen für die Körperpflege, das An- und Auskleiden, die Pflege der äußeren Erscheinung, das Ausscheiden und die Nahrungsaufnahme
- Sorgen für ein therapeutisches Umfeld durch Sicherstellen einer warmen, entspannten, privaten und persönlich gestalteten Erfahrung
- Sorgen für Unterstützung so lange, bis Pat. seine Selbstversorgung wieder gänzlich selbst übernehmen kann
- Unterstützen von Pat., Abhängigkeitsbedürfnisse zu akzeptieren
- Stetes Wiederholen gleichbleibender Gesundheitsroutinen als ein Mittel, sie zu etablieren
- Ermutigen von Pat., normale Aktivitäten des täglichen Lebens nach den Fähigkeiten selbstständig auszuüben
- Auffordern zur Unabhängigkeit, jedoch eingreifen, wenn Pat. nicht selbstständig zurechtkommt
- Unterweisen der Eltern/Familie, die Unabhängigkeit zu fördern und nur einzugreifen, wenn Pat. nicht selbstständig zurechtkommt
- Einrichten einer Routine für Selbstversorgungsaktivitäten.

Ergänzend hierzu kann die *Eigenverantwortungsförderung* der NIC hinzugezogen werden. Diese ist definiert als das „Ermutigen eines Patienten, mehr Verantwortung für eigene Verhaltensweisen zu übernehmen" (Bulechek et al., 2016, S. 328).

Die möglichen Pflegeaktivtäten werden nachfolgend gelistet:

- Verantwortlich-Machen von Pat. für das eigene Verhalten
- Erörtern des Ausmaßes der Verantwortung für den gegenwärtigen Gesundheitszustand von Pat.
- Feststellen, ob Pat. ein adäquates Wissen über eigene gesundheitliche Situation hat
- Ermutigen, Gefühle, Wahrnehmungen und Ängste hinsichtlich der Übernahme von Verantwortung zu äußern
- Überwachen des Ausmaßes an Verantwortung, das Pat. übernimmt
- Ermutigen zu Selbstständigkeit, jedoch assistieren, wenn Pat. etwas nicht schafft
- Erörtern der Konsequenzen, die eintreten, wenn man sich seiner Verantwortung nicht stellt
- Ermutigen, Fehler zuzugeben, soweit angemessen
- Setzen von Grenzen für manipulative Verhaltensweisen
- Unterlassen, mit Pat. über festgesetzte Grenzen zu streiten oder zu verhandeln
- Ermutigen von Pat., möglichst viel Verantwortung für die Selbstpflege zu übernehmen
- Unterstützen von Pat., Bereiche zu ermitteln, in denen er leicht mehr Verantwortung übernehmen kann
- Fördern der familiären Unterstützung für das neue Maß an Verantwortung, das von Pat. angestrebt wird oder erreicht wurde
- Unterstützen beim Erstellen eines Zeitplans, um die erhöhte Verantwortung in Zukunft zu lenken
- Sorgen für positives Feedback für die Übernahme zusätzlicher Verantwortung und/oder die Verhaltensänderung.

Reflexionsfragen

- In welcher Form tritt die Selbstvernachlässigung in der akutpsychiatrischen Versorgung zutage?
- Wie wird es auf dem Wege der Begleitung akut erkrankter Menschen deutlich, dass sich jemand auf dem Weg der Genesung befindet?

- Welche Möglichkeiten haben unterstützende Menschen, sich selbst vernachlässigenden Betroffenen unter die Arme zu greifen?

15.6 Literatur

Bulechek, G.M., Butcher, H.K., Dochterman, J.M. & Wagner, C.M. (Hrsg.). (2016). *Pflegeinterventionsklassifikation (NIC)*. Hogrefe.

Buneta, T. (2023). Selbstvernachlässigung. In D. Sauter, C. Abderhalden, I. Needham & S. Wolff (Hrsg.), *Lehrbuch Psychiatrische Pflege* (4. Aufl., S. 1054–1068). Hogrefe.

Butcher, H.K., Bulechek, G.M., Dochterman, J.M. & Wagner, C.M. (Eds.). (2018). *Nursing interventions classification (NIC)* (7th ed.). Elsevier.

Demand, J. (1992). Freiheit zur Verwahrlosung. *Soziale Psychiatrie, 59*, 8–14.

Gibbons, S., Lauder, W. & Ludwick, R. (2006). Self-Neglect: A Proposed New NANDA Diagnosis. *International Journal of Nursing Terminologies and Classifications, 17*(1), 10–18. https://doi.org/10.1111/j.1744-618X.2006.00018.x

Gogl, A. (2004). Das „Ich" von „verwahrlosten" Menschen stärken. *Krankenpflege, 6*, 20–24.

Gogl, A. (2014). *Selbstvernachlässigung bei alten Menschen*. Hans Huber.

Herdman, T.H., Kamitsuru, S. & Lopes, C.T. (Hrsg.). (2022). *Pflegediagnosen: Definitionen und Klassifikation* 2021–2023. RECOM. https://doi.org/10.1055/b000000516

Kaplan, D. B. (2023). *Selbstvernachlässigung bei älteren Menschen*. MSD-Manual. Merck & Co. Verfügbar unter https://www.msdmanuals.com/de/profi/geriatrie/soziale-angelegenheiten-bei-älteren/selbstvernachlässigung-bei-älteren-menschen

Lauder, W. (1999). A survey of self-neglect in patients living in the community. *Journal of Clinical Nursing, 8*, 95–102. https://doi.org/10.1046/j.1365-2702.1999.00231.x

Müller, C. (2020). Vorwort. In B. Hejlskov Elvén & S.A. McFarlane (Hrsg.), *Herausforderndes Verhalten bei Menschen mit psychischen Störungen* (S. 9–11). Hogrefe.

Needham, I. & Ruhmann, D. (2011). Scham. In D. Sauter, C. Abderhalden, I. Needham & S. Wolff (Hrsg.), *Lehrbuch Psychiatrische Pflege* (2. Aufl., S. 892–904). Hogrefe.

Peplau, H. E. (2009). *Zwischenmenschliche Beziehungen in der Pflege* (2. Aufl.). Verlag Hans Huber.

Rosa, H. (2019). *Resonanz. Eine Soziologie der Weltbeziehung* (6. Aufl.). Suhrkamp.

Schädle-Deininger, H. (2020). *Grundlagen psychiatrischer Pflege*. Psychiatrie-Verlag. https://doi.org/10.5771/9783966050692

Wolff, S. (2011). Selbstvernachlässigung. In D. Sauter, C. Abderhalden, I. Needham & S. Wolff (Hrsg.), *Lehrbuch Psychiatrische Pflege* (2. Aufl., S. 933–948). Hogrefe.

16
Milieugestaltung in der Akutpsychiatrie

Anna Nosenko

Das Kapitel greift die Bedeutung und Ziele der Milieugestaltung sowie den aktuellen Wissensstand der räumlichen Gestaltung im akutpsychiatrischen Setting auf. Im Rahmen eines Praxisbeispiels werden zentrale Handlungsempfehlungen für die räumliche Milieugestaltung einer psychiatrischen Akutstation dargestellt. Das Ziel des Kapitels ist, psychiatrische Akutpflegekräfte für die Bedeutung der räumlichen Milieugestaltung zu sensibilisieren und sie für die Mitwirkung an der räumlichen Gestaltung zu motivieren.

Krankenhäuser und Kliniken stellen große, komplexe Institutionen dar, die sich u.a. bedingt durch voranschreitende Technologien stetig weiterentwickeln. Neben der Qualitätsweiterentwicklung und -sicherung von Behandlungsabläufen im Sinne einer patient_innenorientierten Versorgung ist es von großer Bedeutung, dem Aspekt der räumlichen Milieugestaltung einen großen Stellenwert zuzusprechen (Brambilla et al., 2019).

Begriffsklärung „Milieu“

Das „Milieu“ kann als natürliche und sozial bedingte Umgebung, die die Zeitverhältnisse und Lebensumstände eines Menschen einschließt, beschrieben werden. Personen, die eine Krankenhausbehandlung wahrnehmen, verlassen ihr häusliches Umfeld und begeben sich in ein therapeutisches Milieu. Diesem therapeutischen Milieu liegt eine bewusste Strukturierung der Umwelt zugrunde, um folglich eine Veränderung bei der Person zu erzielen. Die Umwelt kann hierbei als Rahmenbedingung für therapeutische Interventionen und als direkt wirkender therapeutischer Faktor verstanden werden (Linden, 2006). Im Allgemeinen lässt sich jedoch sagen, dass keine allgemeingültige oder konzeptionelle Definition des Begriffes „Milieu“ besteht.

16.1 Entwicklung, Bedeutung, Ziele und Aspekte

Entwicklung

Die Auseinandersetzung mit dem therapeutischen Milieu hat in der psychiatrischen Versorgung eine lange Traditionsgeschichte. Dabei haben sich die Veränderungen und Entwicklungen im Hinblick auf die Krankenhausarchitektur seit dem Mittelalter entsprechend den zeitgenössischen Krankheits- und Behandlungsvorstellungen entwickelt (Linden & Baudisch, 2017). Bereits im 18. und 19. Jahrhundert wurden therapeutische Konzepte entwickelt, in denen dem Behandlungsmilieu sowie der Umgebungsgestaltung eine wesentliche Bedeutung zugeschrieben wurde (Grieser & Hans, 2013). Seither bestehen bewusste Bemühungen, eine möglichst wohltuende und heilungsfördernde Umgebung für die Patient_innen zu schaffen, um den Behandlungsverlauf zu fördern (Linden & Baudisch, 2017). Der schweizerische Arzt Edgar

Heim, der v.a. im deutschsprachigen Raum als Hauptvertreter der Milieutherapie angesehen wird, setzte sich mit der wirksamen Gestaltung der Umwelt eines Krankenhauses und deren Auswirkung auf die Behandlung auseinander (Löhr et al., 2019; Rauch, 2015). Er verdeutlicht, dass die Milieutherapie, sofern richtig angewendet, ein wichtiges therapeutisches Potenzial darstellt, das kontinuierlich reflektiert werden sollte (Heim, 1985).

Bedeutung

Die Deutsche Gesellschaft für Psychiatrie, Psychotherapie, Psychosomatik und Nervenheilkunde (DGPPN, 2018) betont in der S3-Leitlinie „Psychosoziale Therapien bei schweren psychischen Erkrankungen", dass die Berücksichtigung der vielfältigen Umweltaspekte bei der Behandlung und Begleitung von Menschen mit schweren psychischen Erkrankungen von großer Bedeutung ist und verweist auf die Bedeutsamkeit eines milieutherapeutischen Ansatzes in der psychiatrischen Versorgung. „Milieutherapie" steht dabei sowohl für alle gezielt therapeutisch eingesetzten Veränderungen der Umweltfaktoren wie bauliche Gegebenheiten und Organisationsstrukturen als auch für zwischenmenschliche Umgangsformen. Da jegliche Umweltfaktoren eng mit der Sozial- und Behandlungsumgebung von Patient_innen verknüpft sind, können sich diese unterstützend und auch behindernd auf den individuellen Behandlungsverlauf auswirken (DGPPN, 2018). Zur Verbesserung von Behandlungsoutcomes stellt die multiprofessionelle Zusammenarbeit mit Patient_innen an der an entsprechende Krankheitsbilder angepassten Milieugestaltung eine wesentliche Aufgabe für die Qualitätssicherung in Akutkrankenhäusern wie Rehabilitationskliniken dar (Grieser & Hans, 2013; Rauch, 2015; Linden & Baudisch, 2017).

Ziele

Folgende Ziele werden bei der Milieutherapie verfolgt (DGPPN, 2018; Rakel-Haller & Lanzenberger, 2016):

- Gestaltung einer heilungsfördernden Atmosphäre zur Schaffung eines geeigneten Rahmens für verschiedene Therapieformen
- Beitrag zur Wiedererlangung der Selbstständigkeit und eigener Kompetenzen der Pflegebedürftigen
- Gewährleistung einer geeigneten Umgebung für einen optimalen Behandlungsverlauf
- Erschließung neuer Bedeutungsräume über das stationäre Setting hinausgehend
- Förderung von Selbstverantwortung der Patient_innen
- Unterstützung der sozialen Fertigkeiten durch die aktive Beteiligung der Patient_innen an täglichen Aktivitäten während des Klinikaufenthaltes
- Förderung des Miteinanders auf Station fungiert als weitere Ziele im Rahmen der Milieutherapie.

Aspekte des therapeutischen Milieus

Das therapeutische Milieu einer Einrichtung kann als eine Kombination von funktionalen und ökologischen Aspekten verstanden werden (DGPPN, 2018; Linden & Baudisch, 2017):

Funktionale Aspekte: Sie beziehen sich auf zwischenmenschliche Handlungen, Haltungen und Kommunikationsformen.

Ökologische Aspekte: Sie beziehen sich auf bauliche, architektonische beziehungsweise räumliche Gegebenheiten einer Einrichtung oder Station sowie auf die die physikalischen Umweltfaktoren, die Patient_innen umgeben, z.B. das Klima oder Lärm.

16.2 Aktueller Wissensstand und Praxisrelevanz

Zahlreiche wissenschaftliche Erkenntnisse zeigen auf, dass die räumliche Gestaltung einen fundamentalen Einflussfaktor im Hinblick auf die Qualität der Krankenhausbehandlung darstellt (Brambilla et al., 2019). Dabei liegen beispielsweise im Bereich der Gerontopsychiatrie und der Entwicklungsstörungen (v.a. Autismus) bereits umfassende Literaturübersichten und Designempfehlungen vor, in denen bestimmte räumliche Gestaltungsaspekte und deren Einfluss auf unterschiedliche Phänomene oder Symptome von Patient_innen untersucht wurden (Aljunaidy & Adi, 2020). Jedoch ist zu betonen, dass im Bereich der akutpsychiatrischen Versorgung im Hinblick auf Krankheitsbilder wie Schizophrenie, affektive Störungen oder Abhängigkeitserkrankungen bislang unzureichende Informationen zu konkreten Empfehlungen vorliegen und somit weitere Untersuchungen von großer Bedeutung sind.

Dennoch wird der Einfluss der räumlichen Gestaltung beispielsweise in evidenzbasierten Modellen wie „Safewards" aufgegriffen. Die „räumliche Umgebung" fungiert als einer der sechs gleichwertigen Ursprungsfaktoren, der einen Einfluss auf die Entstehung und Prävention von Aggression und Gewalt im stationären psychiatrischen Setting hat (Löhr et al., 2019). Die Auseinandersetzung mit der räumlichen Gestaltung und deren Auswirkungen auf Patient_innen fungiert auch als Untersuchungsgegenstand der Design- und Architekturforschung. Innerhalb dieser Disziplinen werden Begriffe wie „Healing Environment", „Healing Architecture" oder „Evidence-based-Design" verwendet (Richter & Hoffmann, 2014).

Das seit den 1990er-Jahren im angloamerikanischen Raum bestehende Forschungsgebiet „Evidence-based design" ist eines der am meisten verbreiteten Ansätze zur Qualitätsentwicklung der räumlichen Gestaltung im Gesundheitswesen (Brambilla et al., 2019). Dabei werden die Verknüpfung bester vorhandener wissenschaftlicher Evidenz sowie Erfahrungen aus der Patient_innenversorgung und Designbranche herangezogen, um Entscheidungen über die räumliche Gestaltung im Gesundheitswesen zu leiten (Stichler & Hamilton, 2008). Auch Pflegefachpersonen beschäftigen sich im angloamerikanischen Raum eigenständig mit dem Thema der räumlichen Gestaltung von Einrichtungen im Gesundheitswesen. So besteht u.a. ein „Nursing Institute for Healthcare Design (NIHD)". Dieses soll Pflegekräfte dabei unterstützen und sie zu dazu befähigen, ihr Praxiswissen bei der Gestaltung ihres Arbeitsumfeldes mit einfließen zu lassen (Zborowsky, 2014).

Relevanz für die Praxis

Wissenschaftliche Erkenntnisse verweisen auf die signifikante Wirkung der baulichen sowie räumlichen Gestaltung auf gesundheitsbezogene Outcomes. Dies betrifft nicht nur die Gestaltung des Gebäudes, sondern auch die von ganzen Stationen, speziellen Bereichen (z.B. dem Wartebereich) und einzelnen Räumen (z.B. Patient_innenzimmer) (Brambilla et al., 2019). Demnach leistet die Auseinandersetzung von akutpsychiatrischen Pflegefachpersonen mit den Einflüssen der räumlichen Gestaltung sowie deren Einbezug von pflegerischer Fachexpertise in architektonische Entscheidungsprozesse einen wichtigen Beitrag für die patient_innenorientierte Versorgung.

Ein Beispiel aus der Forschung

Im Rahmen des Umzugs der Klinik für Psychiatrie und Psychotherapie des Universitätsklinikums Tübingen in einen Neubau wurden bei einer Studie von Rohe und Kollegen (2016) mit Prä-Post-Design die Häufigkeit und die Dauer von Zwangsmaßnahmen (u.a. in Form von Fixierungen oder Zwangsmedikation) im Zeitraum von Januar 2005 bis Dezember 2014 erhoben. Die Daten wurden vor und nach dem Umzug miteinander verglichen. Unter anderem enthält der Neubau helle Zimmer mit warmen und hellen Farbtönen und viel Tageslicht mit Hilfe von großen Glasflächen, Ein- und Zweibettzimmer mit barrierefreien Bädern sowie gläsern abgetrennte Aufenthaltsräume. Die zentralen Ergebnisse der Studie verweisen sowohl auf eine Reduktion von Zwangsmaßnahmen (um 48–84%) als auch der Anzahl (um 50%) sowie Dauer der Fixierungen (um 52%). Der gleichzeitige Abfall der Zwangsmaßnahmen und -medikationen lässt darauf zurückführen, dass die gesunkene Anzahl der Fixierungen nicht durch die Verabreichung von Zwangsmedikation kompensiert wurde (Rohe et al., 2016).

16.3 Zentrale Handlungsempfehlungen

Auf Basis der Befragung von Fachexpert_innen zu der Praxisrelevanz und Umsetzbarkeit der Ergebnisse der systematischen Literaturrecherche wurden von Nosenko (2020) zentrale Handlungsempfehlungen für die räumliche Gestaltung der geschlossenen Akutaufnahmestation unter dem Gesichtspunkt der Aggressionsprävention formuliert:

- Aufhängen von Abbildungen (z.B. Bilder oder Fototapeten) mit Naturmotiven im Flur und in den Gemeinschaftsräumen
- Installation von Tageslichtlampen und indirekter Beleuchtung im Flur und in Gemeinschaftsräumen
- Einbezug der Patient_innen in die Pflege und Instandhaltung der Räumlichkeiten und Möbel sowie in die räumliche Milieugestaltung, z.B. mithilfe von Pinnwänden/abwaschbaren Leinwänden in den Gemeinschaftsräumen zur individuellen Gestaltung
- Erarbeitung eines professionellen Farbkonzepts für die Räumlichkeiten der Station
- Schaffung von Personalisierungsmöglichkeiten in den Patient_innenzimmern, z.B. in Form von Wandkästen/-regalen oder Pinnwänden
- Förderung der Übersichtlichkeit unter den aktuellen baulichen Gegebenheiten durch zunehmende Personalpräsenz sowie regelmäßige Teilhabe des Personals am Stationsgeschehen der Patient_innen
- Bei der Einführung eines Sensory Room:
  - Einführung und anfängliche Begleitung der Patient_innen
  - Musikanlage mit verschiedenen Musikangeboten
  - gemütliche Sitzmöglichkeiten
  - Aufbewahrung verschiedener Angebote in einem Schrank
  - Schaffung einer möglichst reizarmen Umgebung
  - Aufhängen von Abbildungen mit Naturmotiven
  - Möglichkeit der Lichtregulation (Helligkeit, Farbe, Intensität).

16.4 Räumliche Milieugestaltung zur Aggressionsprävention

Im nachfolgenden Praxisbeispiel wird der Aspekt der räumlichen Milieugestaltung zur Prävention von Aggressionen von Patient_innen auf einer geschützt geführten Akutaufnahmestation für Abhängigkeitserkrankungen aufgegriffen. Zunächst wurden im Rahmen einer systematischen Literaturrecherche Interventionen der räumlichen Milieugestaltung identifiziert, welche zur Aggressionsprävention im stationären akutpsychiatrischen Setting beitragen können. Dabei lieferte die Literaturrecherche folgende Ergebnisse (Vaaler et al., 2005; Van der Schaaf et al., 2013; Jenkins et al., 2015; Ulrich et al., 2018; Rohe et al., 2016; Forsyth & Trevarrow, 2018):

- hohes Komfortniveau (wohnliche/gemütliche Gestaltung der Station)
- möglichst hoher Grad an Privatsphäre für Patient_innen und die Kontrollmöglichkeit über die räumliche Umgebung
- hoher Grad an Übersichtlichkeit der Station
- Einrichtung eines „Sensory Room“.

Was ist ein „Sensory Room“?

In den letzten Jahren haben Forschungsvorhaben zugenommen, die den Einsatz von sensorischen Interventionen in der psychiatrischen Versorgung untersuchen (Brown et al., 2018). Sensorische Interventionen (im Englischen: „sensory approaches“/„sensory modulation practices“) zielen darauf ab, Patient_innen mithilfe der Stimulation von Sinneswahrnehmungen dazu zu befähigen, beispielsweise physiologische und emotionale Unruhezustände, Aggressionen oder Angstzustände zu regulieren, um so die Stressbewältigung und das

Selbstmanagement zu fördern (West et al., 2017; Scanlan & Nowak, 2015). Ein sensorischer Ansatz stellt die Nutzung eines sogenannten „Sensory Room" (im Deutschen: Sinnesraum) dar. Ein Sensory Room ist ein spezieller Raum, der hauptsächlich innerhalb der Station liegt und individuell gestaltet und ausgestattet werden kann. Er bietet eine Vielzahl an Gegenständen und Möbeln (z.B. farbiges Licht, gemütliche Sitzmöglichkeiten oder Aromaöle), die möglichst alle Sinne der Patient_innen ansprechen sollen (Scanlan & Nowak, 2015).

16.5 Privatsphäre versus Übersichtlichkeit

Zusätzlich zu den zentralen Handlungsempfehlungen stellt die Auseinandersetzung mit dem Spannungsfeld der Privatsphäre und Übersichtlichkeit einen wichtigen Aspekt, unter anderem für die Aggressionsprävention, dar. Die dependente Verbindung dieser Aspekte zeigt sich darin, dass in dem Moment, in dem ein möglichst hoher Grad an Übersichtlichkeit für das Personal gewährleistet wird, gleichzeitig die unbeobachteten Rückzugsmöglichkeiten und somit die Privatsphäre der Patient_innen eingeschränkt werden. In diesem Zusammenhang sollte die Frage nach dem optimalen Grundriss, beispielsweise ein sternenförmiger Grundriss mit einem als Zentrum fungierendem Stationsstützpunkt, im Hinblick auf Setting und Klientel kritisch diskutiert werden. Es ist empfehlenswert, innerhalb des multiprofessionellen Teams unter Berücksichtigung des Settings und Klientels eine sinnvolle und begründete Balance der Aspekte Privatsphäre und Übersichtlichkeit zu eruieren und im Rahmen zukünftiger Maßnahmen der räumlichen Milieugestaltung zu berücksichtigen.

16.6 Fazit

Abschließend ist die zukünftige Notwendigkeit zu betonen, sowohl Mitarbeitende in der psychiatrischen Akutversorgung als auch Architekt_innen und Bauingenieur_innen, welche für die architektonische Ausgestaltung von psychiatrischen Institutionen und Stationen zuständig sind, für die Bedeutsamkeit der räumlichen Milieugestaltung in Hinblick auf bestimmte (Pflege-)Phänomene zu sensibilisieren. Zudem würde die Etablierung einer multiprofessionellen Arbeitsgruppe (Stakeholder sowie Mitarbeitende aus der Praxis) einen intensiven und kontinuierlichen Dialog sowie die Weitergabe der Ergebnisse an zuständige Instanzen ermöglichen, um die zukünftige bauliche und architektonische Gestaltung zu beeinflussen (Lundin, 2020). Die Einbeziehung von pflegewissenschaftlichem Fachpersonal ermöglicht in diesem Zusammenhang im Sinne des „Evidence-based-Design" die Integration von patient_innenorientiertem Praxiswissen und evidenzbasierten Erkenntnissen in die architektonische Planung und Ausgestaltung von psychiatrischen Stationen und sollte im Rahmen zukünftiger Bauvorhaben berücksichtigt werden (Richter & Hoffmann, 2014).

Wissens- und Transferfragen

- Welche Ziele verfolgt die Milieutherapie?
- Aus der Kombination welcher zwei Aspekte setzt sich das „therapeutische Milieu" zusammen?
- Betrachten Sie die räumliche Gestaltung ihrer Station. Fallen Ihnen Aspekte auf, welche (in Hinblick auf die Aggressionsprävention) förderlich oder hemmend für den Behandlungsverlauf der Patient_innen sein könnten? Beziehen sie hierfür auch die Meinung der Patient_innen mit ein.

16.7 Literatur

Aljunaidy, M.M. & Adi, N.M. (2020). Architecture and Mental Disorders: A Systematic Study of Peer-Reviewed Literature. *Health Environments Research & Design Journal, 14*(3), 320–330. https://doi.org/10.1177/1937586720973767

Brambilla, A., Rebecchi, A. & Capolongo, S. (2019). Evidence Based Hospital Design. A literature review of the recent publications about the EBD impact of built environment on hospital occupants' and organizational outcomes. *ANNALI DI IGIENE, 31*(2), 165–180.

Brown, A., Tse, T. & Fortune, T. (2018). Defining sensory modulation: A review of the concept and a contemporary definition for application by occupational therapists. *Scandinavian Journal of Occupational Therapy, 26*(7), 515–323. https://doi.org/10.1080/11038128.2018.1509370

DGPPN (Hrsg.). (2018). *S3-Leitlinie „Psychosoziale Therapien bei schweren psychischen Erkrankungen"* (2. Aufl.). Springer.

Forsyth, S. A. & Trevarrow, R. (2018). Sensory strategies in adult mental health: A qualitative exploration of staff perspectives following the introduction of a sensory room on a male adult acute ward. *International Journal of Mental Health Nursing, 18*(27), 1689–1697. https://doi.org/10.1111/inm.12466

Grieser, M. & Hans, M. (2013). Wann arbeitet eine Pflegeperson milieutherapeutisch? Rückblicke, Einblicke, Ausblicke. *Die Zeitschrift für Psychiatrische Pflege heute, 19*(0), 212–218. https://doi.org/10.1055/s-0033-1351367

Heim, E. (1985). *Praxis der Milieutherapie*. Springer. https://doi.org/10.1007/978-3-642-69846-0

Jenkins, O., Dye, S. & Foy, C. (2015). A study of agitation, conflict and containment in association with change in ward physical environment. *Journal of Psychiatric Intensive Care, 15*(11), 27–35. https://doi.org/10.1017/S1742646414000065

Linden, M. (Hrsg.). (2006). *Das stationäre Setting in der Behandlung psychischer Störungen. Healing Environment und therapeutisches Milieu*. Medizinisch Wissenschaftliche Verlagsgesellschaft.

Linden, M. & Baudisch, F. (2017). Therapeutisches Milieu und Healing Environment. In M. Linden (Hrsg.), *Das stationäre Setting in der Behandlung psychischer Störungen. Healing Environment und therapeutisches Milieu* (2. Aufl., S. 1–13). Medizinisch Wissenschaftliche Verlagsgesellschaft.

Löhr, M., Schulz, M. & Nienaber, A. (Hrsg.). (2019). *Safewards – Sicherheit durch Beziehung und Milieu*. Psychiatrie-Verlag. https://doi.org/10.5771/9783966050487

Lundin, S. (2020). Can Healing Architecture Increase Safety in the Design of Psychiatric Wards? *Health Environments Research & Design Journal, 14*(1), 106–117. https://doi.org/10.1177/1937586720971814

Nosenko, A. (2020). *Räumliche Milieugestaltung zur Prävention von Aggression von Patienten im stationären akutpsychiatrischen Setting* [Bachelorarbeit]. Hochschule München.

Rakel-Haller, T. & Lanzenberger, A. (Hrsg.). (2016). *Pflegetherapeutische Gruppen in der Psychiatrie*. Wissenschaftliche Verlagsgesellschaft.

Rauch, S. (2015). Neue Erkenntnisse der Milieutherapie. In T. Rakel- Haller & A. Lanzenberger (Hrsg.), *Pflegetherapeutische Gruppen in der Psychiatrie* (S. 17–19). Wissenschaftliche Verlagsgesellschaft.

Richter, D. & Hoffmann, H. (2014). Architektur und Design psychiatrischer Einrichtungen. Eine systematische Literaturübersicht zu den Effekten der räumlichen Umgebung auf Patienten in der Erwachsenenpsychiatrie. Architecture and Design of Mental Health Institutions. Systematic Review on the Consequences of the Physical Environment on Adult Psychiatric Patients. *Psychiatrische Praxis, 3*(41), 128–134. https://doi.org/10.1055/s-0033-1360032

Rohe, T., Dresler, T., Stuhlinger, M., Weber, M., Strittmatter, T. & Fallgatter, J. A. (2016). Bauliche Modernisierungen in psychiatrischen Kliniken beeinflussen Zwangsmaßnahmen. *Nervenarzt, 17*(88), 70–77. https://doi.org/10.1007/s00115-015-0054-0

Scanlan, N. J. & Nowak, T. (2015). Sensory approaches in mental health: A scoping review. *Australian Occupational Therapy Journal, 62*(5), 277–285. https://doi.org/10.1111/1440-1630.12224

Stichler, F. J. & Hamilton, D. K. (2008). Evidence-Based Design: What Is It?. *Health Environments Research & Design Journal, 1*(2), 3–4. https://doi.org/10.1177/193758670800100201

Ulrich, S. R., Bogren, L., Gardiner, K. S. & Lundin, S. (2018). Psychiatric ward design can reduce aggressive behavior. *Journal of Environmental Psychology, 57*, 53–66. https://doi.org/10.1016/j.jenvp.2018.05.002

Vaaler, E. A., Morken, G. & Linaker, M. O. (2005). Effects of different interior decorations in the seclusion area of a psychiatric acute ward. *Nordic Journal of Psychiatry, 5*(59), 19–24. https://doi.org/10.1080/08039480510018887

Van der Schaaf, P., Dusseldorp, E., Keuning, F. M., Janssen, A. W. & Noorthoorn, O. E. (2013). Impact of the physical environment of psychiatric wards on the use of seclusion. *The British Journal of Psychiatry, 202*(2), 142–149. https://doi.org/10.1192/bjp.bp.112.118422

West, M., Melvin, G., McNamara, F. & Gordon, M. (2017). An evaluation of the use and efficacy of a sensory room within an adolescent psychiatric inpatient unit. *Australian Occupational Therapy Journal, 64*(3), 253–263. https://doi.org/10.1111/1440-1630.12358

Zborowsky, T. (2014). The legacy of Florence Nightingale's environmental theory: Nursing research focusing on the impact of healthcare environments. *Health Environments Research & Design Journal, 4*(4), 19–34. https://doi.org/10.1177/193758671400700404

17 Sexualität in der akutpsychiatrischen Pflege

Christoph Müller und Markus Witzmann

Über Sexualität wird in der akutpsychiatrischen Versorgung kaum gesprochen. Dabei gehört Sexualität zu jedem menschlichen Leben, zeigt in nahezu allen Situationen, dass sie Menschen bewegt – als Energiequelle, als treibende Kraft im Alltag, als Moment für die persönliche Zufriedenheit. Mit diesem Beitrag wird eine Annäherung an ein schwieriges Thema versucht.

Fallbeispiel

Martina ist Ende 30. Seit vielen Jahren plagt sie eine Depression. Deshalb nimmt sie schon lange Antidepressiva. Zur Folge hat dies, dass sie dauerhaft eine verminderte Libido erlebt. Auch hat sie deutlich an Gewicht zugenommen. Dass dies an ihrem Selbstbild kratzt, erscheint nachvollziehbar. Die Beziehung zu ihrem Ehegatten Bruno leidet an der Erkrankung. Martina fühlt sich häufig so, dass sie ihrem Mann nicht gerecht wird – auch wenn er dies nicht zum Ausdruck bringt.

„Sexualität gehört zu den menschlichen Grundbedürfnissen. Sexualität ist Teil der Gesundheit", schreiben Zurbrügg und Kollegen (Zurbrügg et al., 2017, S. 12). In der akutpsychiatrischen Versorgung werden Pflegende mit allen Grundbedürfnissen des menschlichen Daseins konfrontiert, dazu gehört auch die Sexualität. Wenn wir Sexualität im beruflichen Alltag begegnen, nehmen diese oft nur nebenbei zur Kenntnis und sprechen kaum darüber. Zu einer ganzheitlichen Pflege gehört es auch, die Sexualität der zu Pflegenden in unser professionelles Handeln einzubeziehen.

Menschen, die von einer seelischen Erschütterung betroffen sind, spüren eine Begrenztheit des sexuellen Erlebens im Zusammenhang mit einer psychopharmakologischen Therapie. Betroffene machen die Erfahrung, dass die seelische Erkrankung Auswirkungen in die soziale Umwelt hinein hat und sich dies auch in der Beziehung zu den Lebenspartner_innen spiegelt.

Wer in der psychiatrischen Akutpflege tätig ist, bekommt ganz unterschiedliche Einblicke individuellen sexuellen Lebens und Erlebens. Wenn Menschen bei einem chronischen Verlauf seelischer Erkrankung über eine subjektiv erlebte Einsamkeit klagen, dann ist damit meist eine verminderte sexuelle Aktivität verbunden. Betroffene finden oft keine Partner_innen. Sie werden sexuell zunehmend passiver, problematisieren es immer häufiger und finden in der psychiatrischen Versorgung selten Gesprächspartner_innen, die ihnen bei der Bewältigung Unterstützung bieten oder mit ihnen Perspektiven erarbeiten.

Psychiatrisch Pflegende verstehen sich als Beziehungsarbeitende. Insofern liegt es auch an ihnen, in Krisensituationen die Sensibilität für das oft tabuisierte Thema Sexualität zu zeigen und mit den Betroffenen ins Gespräch zu gehen. Dabei muss ihnen bewusst sein, dass sie sich der eigenen Sexualität selbst vergewissern müssen. Dabei stehen Fragen nach der eigenen sexuellen Identität, nach den eigenen Bedürfnissen und Abneigungen, nach den eigenen Werten und Normen als Vorarbeit im Raum.

Fragen, die sich psychiatrisch Pflegende stellen sollten

- Wie halte ich es mit der Sexualität?
- Was bedeutet gelebte Sexualität für mich?
- Wo erlebe ich meine eigenen Grenzen und meine eigenen Freuden bei der Sexualität?
- Wie kann ich damit umgehen, wenn Sexualität bei meinem Gegenüber eine andere Wertigkeit als bei mir hat?
- Welche Überzeugungen habe ich über sexuelle Orientierungen und Vorlieben, die ich nicht als meine eigenen ansehe?
- Traue ich es mir zu, das Thema Sexualität mit zu Pflegenden bei Bedarf auch zum Thema zu machen? Oder was hindert mich, dies zu tun?

17.1 Sexualität

Sexualität gehört zum menschlichen Leben. Wer die Erfahrung einer seelischen Erkrankung macht, legt sie nicht wie ein schmutziges Hemd ab. Ein jeder, eine jede erlebt die Sexualität als eine vitale Kraft, zu der sich jede und jeder verhalten muss. Lautmann stellt fest: „Im sexuellen Handeln indessen kommt es an den Tag, wie wenig die Menschen bloß aus Interessen und Vernunft bestehen, wie sehr Gefühl und Leib an allem mitwirken. Kein anderer Handlungsbereich lebt so sehr aus Emotion ..." (Lautmann, 2002, S. 28).

Was heißt dies für die Begegnung mit seelisch erschütterten Menschen? In der Beziehungsarbeit mit den Betroffenen kann ein individuelles Verständnis von Sexualität angesprochen werden. Menschen lehnen psychopharmakologische Therapien ab, weil sie darum wissen, dass damit die sexuelle Appetenz eingeschränkt wird. Menschen erleben sich trotzdem weiterhin mit Wünschen und Bedürfnissen. Dabei bietet beispielsweise der stationäre Rahmen einer psychiatrischen Begleitung nur in engem Rahmen oder gar nicht die Gelegenheit, die eigene Sexualität zu leben.

> „In der sexuellen Begegnung kommen die Körper einander näher denn je; ihre räumliche Distanz wird eingerissen, mehr oder weniger. Nun heißt es berühren, drücken, eindringen, vielleicht sogar miteinander verschmelzen" (Lautmann, 2002, S. 34).

Diese Gedanken bringen auf den Punkt, wie wichtig die Erfahrung gelebter Sexualität auch für seelisch erkrankte Menschen ist. Spüren sie den Körper eines nahen oder gar geliebten Menschen, stellt sich ein besonderes Gefühl des Angenommenseins und Geschätztwerdens ein.

In einer seelischen Krise machen die seelisch erkrankten Menschen die Erfahrung, dass genau dies ihnen nicht eingebracht werden kann. Partner_innen im häuslichen Umfeld distanzieren sich, wenn sie die sich wiederholenden Selbstverletzungen von seelisch angeschlagenen Menschen oder die Aggressionsausbrüche in akuten psychotischen Episoden miterleben.

Nichtsdestotrotz macht eine Selbstvergewisserung bezüglich der Sexualität Sinn. Lautmann sieht den zeitgenössischen Menschen „auf sein Selbst verwiesen, um sich seiner Wünsche zu vergewissern und dann in konsensuellen und subkulturellen Verhältnissen die Befriedigung zu suchen. Die Gewissheiten und Glücksversprechungen tradierter Formen sind zerstoben; an ihre Stelle ist eine neue Leitlinie getreten: Darstellung und Verwirklichung des Selbst" (Lautmann, 2002, S. 15). Gegenwärtig wird dies unter anderem an der schwindenden Bedeutung der Ehe offensichtlich. Das traditionelle

Miteinander von Frauen und Männern wurde bereits vor Jahrzehnten durch das zunehmende Sichtbarwerden homosexueller Lebensweise in Frage gestellt. Gegenwärtig kann der gesellschaftliche Diskurs zur Sexualität im Begriff LGBTQI+ zusammengefasst werden (auf den in diesem Text nicht tiefgründiger eingegangen werden kann). So bezeichnen sich Personen, die nicht den eingeschlechtlichen und heterosexuellen Normen folgen.

Sexualität hat nicht nur helle Seiten, bei denen v. a. die Lust und die Freude von Menschen gelebt wird. Sexualität im Zusammenhang mit seelischer Erkrankung zu beschreiben, beinhaltet leider auch die dunklen Seiten von Traumatisierung und Perversionen.

„Erotisch beeindrucken kann ein Mensch mit seiner Persönlichkeit und mit seinem Handlungsgeschick", so gibt Lautmann zu verstehen (Lautmann, 2002, S. 57). Menschen mit einem akuten psychotischen Erleben, sind nur begrenzt offen für sinnliche Eindrücke oder suchen die körperlich sexuelle Nähe zu anderen Personen. «Erotik stelle Näher her, auf allen über die Sinne vermittelten Ebenen» (Lautmann, 2002, S. 57).

In akut erlebten seelischen Ausnahmezuständen gelingt es Betroffenen nicht oder nur in ganz kleinem Rahmen, die Sensibilität für das sinnliche Erleben zu schärfen. Die Hypersalivation, die als Nebenwirkung mancher Neuroleptika erlebt wird, ist von einem weniger ausgeprägten Schmecken von Essen und Trinken begleitet. Die mögliche Beeinträchtigung des Bewusstseins schwächt das Erleben sexueller Aktivität.

Ein erster Schritt, wenn psychiatrisch Pflegende mit Betroffenen ins Gespräch über die Sexualität kommen, kann das Aufschreiben der Sexualbiografie sein. Nach Lautmann „lässt sich der Lebenslauf in seinen geschlechtlichen Aspekten sehr gut zusammenfassend darstellen und analysieren" (Lautmann, 2002, S. 80). Es zeigt sich dann sicher, wann und wie die Betroffenen Sexualität erlebt haben. Wird Sexualität als Ressource und als Wohlfühlfaktor erlebt und verstanden, so können psychiatrisch Pflegende die Theorie der Interpersonalen Pflege nach Hildegard Peplau mit dem Blick darauf konkretisieren.

Psychiatrisch Pflegende neigen dazu, die Sexualität der betroffenen Menschen nicht zu thematisieren. Der Verweis auf die medizinischen oder psychotherapeutischen Kolleg_innen nimmt den Betroffenen die Chance, aus dem Hier und Jetzt (und weniger aus der Käseglocken-Situation einer therapeutischen Sitzung) Antworten auf offene Fragen zu finden.

17.2 Sexualität und die Interpersonale Pflege nach Peplau

17.2.1 Orientierungsphase

In der Orientierungsphase gehen die seelisch erschütterte und die helfende Person aufeinander zu. Sexualität ist sicher in dieser Phase eher selten ein Thema. Das Austarieren der gegenseitigen Sympathie kann dazu führen, dass möglicherweise das sensible Thema der Sexualität angesprochen werden kann. Vom möglichen Sich-Vertrauen kann es zu einem Zutrauen kommen, vielleicht die eigene sexuelle Orientierung, die eigenen Bedürfnisse und Wünsche anzusprechen, die sich auch in einer seelischen Krise zeigen.

17.2.2 Identifikationsphase

Für den helfenden Menschen muss es in der Identifikationsphase darum gehen, auch die leisen Töne zu hören. Die Tatsache, dass man einander eigentlich nicht kennt, kann mit einem Zögern verbunden sein. Diese natürliche Distanz kann gleichzeitig dazu führen, dass es den seelisch angeschlagenen Menschen ermutigt, sexuelle Themen anzusprechen. Dies ist für die wechselseitige Identifikation ein Beweis.

17.2.3 Nutzungsphase

Die Nutzungsphase ist von einer ausgeprägten gegenseitigen Freiheit bestimmt. Einmal über den eigenen Schatten gesprungen, gönnt sich der oder die Betroffene, die Alltagsexpertise des helfenden Menschen für den eigenen Lebensweg zu nutzen. Sie oder er greift aus einem großen Korb mit Angeboten, über die beispielsweise gesprochen wird, dasjenige heraus, was aus subjektiver Sicht hilfreich erscheint. In der Nutzungsphase hat der seelisch aus dem Gleichgewicht gekommene Mensch die Gelegenheit, auf den helfenden Menschen zurückzugreifen, ihm Fragen zur Sexualität zu stellen, eine auswärtige Bewertung entsprechender Fragen einzufordern. Dass helfende Menschen von der eigenen Sexualität berichten, ist sicher eher selten, um das Verhältnis von Nähe und Distanz adäquat umzusetzen.

17.2.4 Ablösungsphase

In der Ablösungsphase ist die oder der Betroffene auf dem Genesungsweg und hoffentlich wieder mehr in der Rolle, die eigene Sexualität zu gestalten (gegenüber dem Widerstreit vitaler Sexualität in der Krise, die vielleicht auch negiert wird). Ob als Single oder in einer Beziehung, die oder der Betroffene spürt in dieser Phase wieder die Selbstwirksamkeit.

Lautmann ist überzeugt: „Geschlechtliche Aktivitäten reihen sich in die individuelle Sexualbiografie ein, d. h. sie entstehen oder vergehen nicht plötzlich jetzt, weil ein neuer Lebensabschnitt anbricht und irgendwelche objektiven Kräfte ihren Tribut fordern. Was zuvor an Kompetenz erworben worden ist – von der schweifenden Fantasie bis zu den erprobten Skripten – das kann jetzt als Erfahrung nutzen und das Handeln bereichern“ (Lautmann, 2002, S. 101). Psychiatrisch Pflegende haben die Gelegenheit, seelisches Leiden und Genesung narrativ zu bereichern. Erprobte Skripte und neu zu schreibende Skripte einzelner Menschen orientieren sich eher an Ressourcen als an Schwächen und Fehlern. Im Erzählen und Notieren von Skripten zeigen sich Brüche und vor allem Erfolge im biografischen Lauf eines Menschen. Sie sind Anknüpfungspunkte für Gespräche. Sie sind Anknüpfungspunkte, an denen der oder die Betroffene während und nach der psychiatrischen Begleitung arbeiten kann.

17.3 Bedeutung des Körpers

In der inhaltlichen Auseinandersetzung mit der Sexualität ist die Bedeutung des Körpers sicher unterschätzt. „Der Körper, der ich bin“, ist der Titel des Buches von Adrian Mühlenbach (2023). Die psychiatrische Versorgung konzentriert sich vielerorts darauf, die seelischen Erschütterungen von Menschen pharmakologisch und psychotherapeutisch zu lindern. Kommen der Körper und seine Reaktionen in den Blick, so wird schnell auf die psychosomatische Medizin verwiesen. Psychiater_innen und Psychotherapeut_innen fühlen sich nur in der Verantwortung, wenn sie körperorientierte Therapieverfahren gelernt haben und anwenden.

In der akutpsychiatrischen Versorgung ist der Körper von geringer Bedeutung. Somatische Auffälligkeiten stehen in der Gefahr, nicht in den Fokus genommen zu werden. Dies ist sicher auch ein Grund dafür, dass die Sexualität der seelisch erkrankten Menschen kaum unter die Lupe genommen wird. Dabei setzt der Diskurs über die Sexualität immer auch eine Auseinandersetzung mit dem Körper und mit der Nacktheit voraus. So wie sich Menschen mit ihrem Körper erfahren, so haben sie auch die Möglichkeit, mit dem eigenen Körper zu interagieren. Die Situation in einer akuten seelischen Krise erschwert dies.

Dabei gehört zur Auseinandersetzung mit der Sexualität auch der Diskurs zum eigenen Körper. Dies zeigen unter anderem auch Essstörungen, die oft durch sexualisierte Aggression zustande gekommen sind. Der Körper spricht in der Sexualität die Sprache des einzelnen Menschen. Deshalb gilt es neben dem Kennenlernen der eigenen Mentalität und Persönlichkeit auch das Kennenlernen des eigenen Körpers. Marzano spitzt zu: „In Wirklichkeit verwischt der Alltag den Unterschied zwischen Subjekt und Objekt, denn der menschliche Körper ist zugleich Körpersubjekt und Körperobjekt, ein Körper, den man hat, und ein Körper, der man ist“ (Marzano, 2013, S. 11).

In der psychiatrischen Begleitung rückt der Körper nicht nur bezüglich der Zuweisung der therapeutischen Verantwortlichkeit aus dem Blick. Einen Objektwert bekommt er für psychiatrisch Pflegende, wenn Menschen pflegebedürftig und gebrechlich sind. Dabei gilt es, den Subjektwert des Körpers in den Vordergrund zu rücken. Gerade in der Gegenwart bildet der Körper viel Persönlichkeit des einzelnen Menschen ab. Menschen, die ihre Haut tätowieren, bilden Aspekte ihrer Persönlichkeit ab. Gleiches gilt für diejenigen, die Piercings tragen.

Marzano unterstreicht: „Was den menschlichen Körper so einzigartig macht, ist die Tatsache, dass er die Inkarnation einer Person ist: Er ist der Ort, an dem sich unsere Wünsche, Wahrnehmungen, Emotionen manifestieren“ (Marzano, 2013, S. 54). Mit dem Körper nimmt jeder Mensch seine Umgebung, die Menschen im Umfeld und v.a. sich selbst wahr. Mühlenbach unterstreicht: „Mein Körper steht auch immer in Interaktion mit der Umwelt. Er setzt mich in Beziehung zum konkreten Raum, in dem ich mich befinde, zu Objekten, zu anderen Menschen. Ich erlebe mich nicht als isoliertes Einzelbewusstsein. Die Empfindung meines Seins entsteht durch die Empfindung meines Körpers und seiner Umwelt. Dieser mich umgebende Raum wirkt auf meine Befindlichkeit und meine Emotionen ein“ (Mühlenbach, 2023, S. 59.).

Dieses Verständnis voraussetzend haben psychiatrisch Pflegende und andere psychiatrisch Tätige die Möglichkeit, den seelisch erschütterten Menschen die Nähe zur beschriebenen Empfindsamkeit näherzubringen. Dies beginnt sicherlich mit der Sensitivität dafür, dass Menschen spüren, wenn ihnen etwas nicht guttut, wenn es ein flaues Gefühl in der Magengegend gibt. Sexualität wird bekanntlich mit Verliebtheit in Verbindung gebracht. Auch das Gefühl der Schmetterlinge im Bauch hat etwas mit der bewussteren Körperwahrnehmung zu tun.

„Der Körper ist eine Art symbolischer Institution, die die objektive Erfahrung des physischen Körpers an die subjektive des eigenen Körpers koppelt“ (Marzano, 2013, S. 55). Mit der Aufmerksamkeit für die körperlichen Aspekte der Sexualität gewinnen solche Sätze an Bedeutung.

Mit einer diagnostischen Bemerkung gibt Marzano philosophisch die Richtung vor, die seelisch erkrankte Menschen einschlagen sollten: „Die Krankheit rehabilitiert die Notwendigkeit einer engen Beziehung zum Körper, denn nun können wir uns nicht mehr der Illusion hingeben, dass wir auch unabhängig von ihm sein könnten. Wenn mein Körper das ist, wodurch ich existiere und mich von anderen unterscheidet, treibt die Krankheit diese Erfahrung auf die Spitze“ (Marzano, 2013, S. 57). Ganz egal, mit welchem seelischen Leiden die Menschen kämpfen müssen, sie können dies nicht, wenn sie den Körper ignorieren. Damit treiben sie sich und den eigenen Körper weiter ins Ungemach.

Mit der Sicht auf die akutpsychiatrische Versorgung gelingt die Flucht nicht, den Körper hinter sich zu lassen. Ist jemand depressiv, so mangelt es ihr oder ihm an dem Antrieb und an der Stimmung zum geschlechtlichen Miteinander. Leidet jemand an einer traumatischen Störung, so sendet der Körper aller Wahrscheinlichkeit Signale, sich nicht geschlechtlich auszutauschen.

17.4 Nacktheit

Nacktheit hat nicht nur mit Sexualität zu tun. Dort steht Nacktheit im Mittelpunkt. Schließlich hat dies damit zu tun, dass das Fühlen über den entblößten Körper am ehesten zu erleben ist. Wenn Menschen sich beim Ausleben der Sexualität entkleiden, machen sie sich verletzlich. Sie ermöglichen dem Gegenüber, ohne jede Hülle das fremde Selbst erlebbar zu machen. Das Sensorium eines jeden Menschen ist dann auf größte Aufmerksamkeit eingestellt. Nacktheit tritt auch im akutpsychiatrischen Setting immer wieder auf. Kommt es zu Selbstpflegedefiziten, so brauchen die seelisch erkrankten Menschen Unterstützung. Sie sind dann quasi gezwungen, die eigene Nacktheit und Verletzlichkeit zu zeigen. Es kann auch geschehen, dass beispielsweise jemand in einer manischen Phase die Entblößung als Ausdruck der eigenen seelischen Unausgeglichenheit äußert.

Menschen mit manischen Syndromen empfinden es in den Hochphasen der akuten Störungen als normal, z. B. völlig entkleidet über den Flur einer psychiatrischen Station zu laufen. Ihnen scheint es nichts zu machen, sich den Blicken der anderen Menschen auszusetzen. Oft werden Menschen, die in akuten psychotischen Episoden stecken, unbekleidet in Zimmern oder auch auf dem Stationsflur angetroffen.

Nacktheit hat in diesen Situationen eine Funktion. Für psychiatrisch Pflegende erscheint es als Aufgabe, Hypothesen zu diesem Verhalten zu formulieren. Es bleibt sicher fragmentarisch, den Bezug zwischen der entblößten Person und dem Störungsparadigma herzustellen. Doch erleichtert die Hypothesenbildung den Zugang zum anderen Menschen.

Menschen bewegen sich grundsätzlich zwischen Nacktheit und Verhüllung. Wenn Nacktheit verletzlich macht, so können Menschen, die sich mit Kleidung verhüllen, eine Schutzhülle um sich gestalten. Natürlich stellt sich die Frage, welchen Sinn die Schutzhülle hat. Der oder die Einzelne ist nicht so angreifbar. Gleichzeitig fügt sich der verhüllte Mensch in die Konventionen einer Gesellschaft ein. Seelisch angeschlagene Menschen tun genau dies nicht. Die seelische Erschütterung macht sie durch die Stigmatisierung angreifbar. Auch die Entblößung macht den oder die Einzelne angreifbar.

Mit der Entblößung fehlt der Schutz vor Verletzungen. Die Entblößung hat auch einen Kontrollverlust zur Folge, besonders dann, wenn diese mit einer seelischen Erschütterung einhergeht. In Hochphasen seelischer Krisen sind Menschen mit Kontrollverlusten konfrontiert. So zeigt sich in der Nacktheit die Akuität der seelischen Erschütterung.

Psychiatrisch Pflegende haben die Aufgabe, sich die Funktion der Entblößung genauer anzuschauen. Wenn es ihnen gelingt, dann werden sie sicher eine größere Nähe zu den Betroffenen herstellen. Nacktheit ist nicht prioritär als Ausdruck eigener Geschlechtlichkeit zu verstehen. Vielmehr gewinnen Zuschauer_innen den Eindruck, dass sich Betroffene von etwas (der seelischen Erschütterung) befreien wollen. Sie wollen den Zwang und die Enge der akuten Erkrankung hinter sich lassen.

Dies ist erfahrungsgemäß mit Gefühlen von Scham verbunden. Dies hat mit gesellschaftlichen Konventionen zu tun, die jede und jeden Einzelnen prägen. Psychiatrisch Tätige können die Praxis als Plädoyer wahrnehmen, sich von Ketten befreien, die im Laufe eines biographischen Weges die oder den Einzelnen eingeengt haben und ihn zu krisenhaftem Erleben geführt haben.

17.5 Selbstbefriedigung

Fallbeispiel

Martin ist ein junger Mann, der oft seinen sexuellen Drang spürt. Seit er an einer Psychose leidet, erweckt er in seinem Umfeld den Eindruck, von anderen als komischer Mensch wahrgenommen zu werden. Dies führt zu einer alltäglichen Einsamkeit und dem ausbleibenden Ausleben der eigenen Geschlechtlichkeit mit einem weiblichen Gegenüber. So ist seine Form der Sexualität die Selbstbefriedigung. Im häuslichen Umfeld hat er damit keine Probleme. Während des stationären Aufenthalts gibt es dafür keinen Freiraum. Nur selten hält er sich allein im Klinikzimmer auf.

„Selbstbefriedigung nur als Mittel zu begreifen, um einen befriedigenden Zustand zu erreichen, greift als Erklärung für die persönliche Bedeutung und den individuellen Nutzen zu kurz", schreibt Rose (2017, S. 9). Während der Selbstbefriedigung sei der Mensch mit sich, seinen Emotionen und Erwartungen vollkommen allein, losgelöst von allen zwischenmenschlichen Interaktionen seines sonst so sozialen Lebens (Rose, 2017). Seelisch angeschlagene Menschen sind nicht bloß in Momenten der Selbstbefriedigung mit sich allein. Sie kennen das Gefühl.

Trotzdem ist diese Weise, der eigenen Sexualität Ausdruck zu verleihen, oft die einzige. Ob sich psychiatrisch Pflegende dies vergegenwärtigen, sei als Frage in den Raum gestellt. Onanieren bzw. masturbieren Betroffene beispielsweise im stationären Umfeld, so sind sie häufig mit dem Ekel und der Wut der professionell Helfenden konfrontiert. Dafür stehen Aussagen wie: „Das Ferkel macht es sich selbst. Das ist doch unmöglich".

Dabei sollten psychiatrisch Pflegende einen Weg gehen, der die Wissenschaftlichkeit der Gegenwart näherbringt. Rose unterstreicht, „dass die Selbstbefriedigung von einem asozial einsamen Ereignis, das eine Gefahr für die soziale Ordnung darstellte, zu einem autonom-individuellen Akt wurde, der als ein unkompliziertes Vergnügen neben vielen anderen möglichen erlebt werden kann" (Rose, 2017, S. 16).

Fragen, die zu stellen sind

- Kann ich Selbstbefriedigung als einen vitalen Ausdruck gelebter Sexualität akzeptieren?
- Fällt es mir schwer zu akzeptieren, dass mein Gegenüber Selbstbefriedigung als einen Moment selbst erlebter Vitalität auslebt?
- Welche moralischen Vorstellungen leiten mich in der Beschäftigung mit Selbstbefriedigung?
- Kann ich Selbstbefriedigung einen realen Raum geben, in dem die Betroffene oder der Betroffene sich ausleben kann? Wie kann ich das in einem akuten Setting in der Klinik ermöglichen?

In multidisziplinären Visiten bringen Betroffene zur Sprache, dass beispielsweise die psychopharmakologische Therapie negative Folgen für das sexuelle Empfinden hat. Dabei haben viele den Mut, zu sagen, dass sie noch nicht einmal onanieren bzw. masturbieren könnten. In den multidisziplinären Teams führt dies dann zu unterschiedlichen, einander widersprechenden Reaktionen.

17.6 Gelebte Partnerschaft

Leben seelisch erkrankte Menschen in Partnerschaften, so hat das Leiden tiefgreifende Folgen für das Miteinander. Davon zeugen nicht nur viele persönliche Geschichten von Angehörigen. Partner_innen wird viel Verständnis abgefordert, schließlich begegnen sie einem anderen Menschen, als der- oder demjenigen, in den sie oder er sich verliebt hat. Beitler und Beitler haben schon vor Jahren verdeutlicht, woran gemeinsam gearbeitet werden muss: „Eine Beziehung gelingt nicht automatisch und von allein. Sowohl der gesunde als auch der kranke Partner können einen besonderen Beitrag zum Gelingen der Partnerschaft leisten. Beim gesunden Partner geht es um Verständnis für die Krankheit, Krisenbegleitung und Kommunikation mit dem akut psychotischen Menschen. Beim kranken Partner geht es um das richtige Krisenkonzept, Absprachen für den Fall einer erneuten Krise und um Frühwarnzeichen" (Beitler & Beitler, 2000, S. 10).

Gesunden Partner_innen gelingt es sicher leichter, Verständnis zu zeigen und flexibel zu kommunizieren. Erkrankte Partner_innen hingegen müssen sich trotz aller Wucht des seelischen Leidens um ein subjektives Krisenkonzept sorgen und Sensibilität für die Frühwarnzeichen entwickeln. Gelingende Partnerschaft und gelingende Sexualität können insbesondere in stabilen Zeiten besprochen und gestaltet werden. In Zeiten, wo sich ein seelisches Leiden in den Vordergrund schiebt, muss auf das Aushandeln von Bedingungen und Wünschen letztendlich verzichtet werden.

„Psychosebegleitung soll nicht heißen, dass der Begleiter das psychotische Erleben teilt, sondern dass er den Betroffenen in seiner Wirklichkeit sieht und versteht. Das Verstehen signalisiert er dem Betroffenen durch Anteilnahme an seinen Gefühlen“, unterstreichen Beitler und Beitler (2000, S. 54). Im Vordergrund steht die Erfahrung des Angenommenseins trotz seelischer Erschütterung. Wichtig sei es, „dass der gesunde Partner seine eigenen Bedürfnisse gegenüber seinem erkrankten Partner zurücknimmt. Das heißt nicht, dass man in dieser Phase auf Sexualität verzichten muss, aber man sollte damit behutsam umgehen“ (Beitler & Beitler, 2000, S. 79).

Psychiatrisch Pflegenden benötigen die Sensibilität zu erkennen zu wünschen, dass sie erkennen, was bereits in der Häuslichkeit der von einer seelischen Erkrankung betroffenen Partnerschaft geschehen ist. Für viele Beteiligte hat es möglicherweise bereits Verletzungen gegeben, die in der Erkrankung begründet sind. Da fällt es schwerer, auf das Gegenüber zuzugehen. Manchmal scheitert es vielleicht schon an einer Umarmung. Gelingt eine Partnerschaft trotz seelischer Erkrankung, so leisten die Beteiligten einiges, was das Aushandeln und den Konsens bezüglich der gelebten Sexualität ausmacht.

> „Der angenehme Körperkontakt einer vertrauten Person zum Erkrankten ist sehr wichtig. Damit ist nicht Sexualität gemeint, sondern den Betroffenen in den Arm nehmen, massieren oder streicheln. Der Betroffene kann daraus Zuversicht und Trost schöpfen und spürt ganz unmittelbar, dass er nicht allein ist“ (Beitler & Beitler, 2000, S. 68)

17.7 Pflegediagnostische Einordnung im Umgang mit Sexualität

Bezüge zur NANDA-I-Klassifikation der Pflegediagnosen (Herdman et al., 2022)

Die Klasse 2. Sexualfunktion in der Domäne 8. Sexualität der NANDA-I-Pflegediagnosen (Herdman et al., 2022), wird als das Vermögen oder die Fähigkeit, an sexuellen Aktivitäten teilzunehmen definiert. Zu dieser Klasse zählen folgende NANDA-I Pflegediagnosen: Die *Sexuelle Dysfunktion* und *Ineffektives Sexualverhalten*. Sexualität als Pflegekonzept wird ausführlich beschrieben von Marti et al. (2023) im Lehrbuch Psychiatrische Pflege.

Die Pflegediagnose *Sexuelle Dysfunktion* wird als „ein Zustand, in dem ein Individuum eine Veränderung seiner Sexualfunktion während der Reaktionsphasen des sexuellen Verlangens, der Erregung erfährt“ definiert (Herdman et al., 2022, S. 436).

Die bestimmenden Merkmale werden als verändertes Interesse an Anderen, verändertes Eigeninteresse, veränderte sexuelle Aktivität und sexuelle Erregung sowie eine Veränderung in der sexuellen Rolle beschrieben. Auch die sexuelle Befriedung kann sich verändern. Weiter werden hier ein vermindertes sexuelles Verlangen sowie wahrgenommene sexuelle Einschränkungen aufgelistet. Abschließend zu den bestimmenden Merkmalen wird die Sucht nach Bestätigung der Attraktivität und eine unerwünschte Veränderung der Sexualfunktion erwähnt.

Die beeinflussenden Faktoren hierzu sind:

- Ungenaue Informationen über die Sexualfunktion
- Unzureichendes Wissen über die Sexualfunktion

- Inadäquate Vorbilder
- Unzureichende Privatsphäre
- Wahrgenommene Verletzbarkeit
- Nicht thematisierter Missbrauch.

Als Risikopopulation gelten Personen ohne Vertrauenspersonen, welche durch die assoziierten Bedingungen von veränderten körperlichen Funktionen oder veränderte Körperstrukturen beeinflusst werden können (Herdman et al., 2022)

Die Pflegediagnose *Ineffektives Sexualverhalten* wird als „Ausdruck von Sorge bezüglich der eigenen Sexualität" definiert (Herdman et al., 2022, S. 437).

Die bestimmenden Merkmale sind Veränderungen in der sexuellen Aktivität, der sexuellen Partnerbeziehungen sowie der sexuellen Rollen. Auch Schwierigkeiten bei Sexualaktivitäten und im Sexualverhalten sowie ein möglicher Wertekonflikt werden hier beschrieben.

Die beeinflussenden Faktoren hierzu sind:

- Konflikt mit der sexuellen Orientierung
- Konflikt mit abweichenden Präferenzen
- Furcht vor einer Schwangerschaft
- Furcht vor einer sexuell übertragbaren Erkrankung
- Beeinträchtigte sexuelle Partnerbeziehungen
- Inadäquate alternative sexuelle Strategien
- Inadäquate Vorbilder
- Unzureichende Privatsphäre

Als Risikopopulation werden auch hier Personen ohne Vertrauenspersonen genannt.

Bezüge zur Pflegeinterventionsklassifikation (NIC)

Als Pflegeaktivitäten werden im Weitern mögliche Pflegeinterventionen der Nursing Interventions Classification (NIC) (Butcher et al., 2018) beschrieben.

So kann im Umgang mit Sexualität in der psychiatrischen Akutversorgung die *Sexualberatung* (Bulechek et al., 2016; Butcher et al., 2018, S. 713) hinzugezogen werden. Sexualberatung wird als das „Anwenden eines interaktiven Prozesses mit Schwerpunkt auf der Notwendigkeit, Sexualpraktiken anzupassen oder das Coping mit einem sexuellen Ereignis oder einer Sexualstörung zu verbessern" (Butcher et al., 2018, S. 713) definiert.

Als Pflegeaktivitäten werden folgende Empfehlungen beschrieben (Bulechek et al., 2016, S. 713):

- Aufbauen einer therapeutischen Beziehung auf der Grundlage von Vertrauen und Respekt
- Festlegen der Dauer der Beratungsbeziehung
- Sorgen für Privatsphäre und Sicherstellen von Vertraulichkeit
- Frühzeitiges Informieren von Pat. in der Beziehung, dass Sexualität ein wichtiger Teil des Lebens ist und dass Krankheit, Medikamente und Stress (bzw. andere Probleme und Ereignisse im Leben von Pat.) das sexuelle Funktionieren oft beeinträchtigten
- Ermutigen von Pat., Ängste zu äußern und Fragen zum sexuellen Funktionieren zu stellen
- Einleiten der Fragen über Sexualität mit einer Aussage, die Pat. versichert, dass viele Menschen sexuelle Probleme haben
- Beginnen mit weniger sensiblen und Herantasten an sensiblere Themen
- Erheben der Sexualanamnese von Pat. unter besonderer Berücksichtigung normaler Funktionsweisen und der von Pat. zur Beschreibung der Sexualfunktion verwandten Begriffe
- Feststellen, seit wann die Störung der Sexualfunktion besteht und welche Ursachen sie haben könnte
- Überwachen auf Stress, Angst und Depression als mögliche Ursachen einer gestörten Sexualfunktion
- Feststellen des Kenntnisstands und Verstehens von Pat. über Sexualität im Allgemeinen

- Sorgen für Informationen über sexuelles Funktionieren, soweit angemessen
- Erörtern der Auswirkung von Gesundheit und Krankheit auf die Sexualität
- Erörtern der Auswirkungen von Medikamenten und Nahrungsergänzungsmitteln auf die Sexualität, soweit angemessen
- Erörtern der Auswirkungen einer veränderten Sexualität auf Bezugspersonen
- Erörtern notwendiger Veränderungen der sexuellen Aktivität, soweit angemessen
- Unterstützen von Pat., Trauer und Wut in Bezug auf Veränderungen der Körperfunktionen oder des Aussehens auszudrücken, soweit angemessen
- Sorgen für sachliche Informationen hinsichtlich sexueller Mythen und Fehlinformationen, die Pat. u. U. äußert
- Erörtern alternativer Ausdrucksformen von Sexualität, die für Pat. akzeptabel sind, soweit angemessen
- Feststellen des Ausmaßes sexueller Schuldgefühle von Pat. in Zusammenhang mit der Wahrnehmung ursächlicher Faktoren der Erkrankungen.

Ergänzend hierzu könnte das *Verhaltensmanagement: Sexualverhalten* hinzugezogen werden (Bulechek et al., 2016; Butcher et al., 2018, S. 797). Dieses wird als „Abgrenzung und Prävention sozial unannehmbarer sexueller Verhaltensweisen" (Bulechek et al., 2016, S. 797) definiert.

Als Pflegeaktivitäten werden folgende Empfehlungen beschrieben (Bulechek et al., 2016, S. 797):

- Ermitteln sexueller Verhaltensweisen, die in bestimmten Einrichtungen und Patientenpopulationen inakzeptabel sind
- Spezifizieren der genauen Erwartungen (auf der Grundlage des kognitiven Funktionsniveaus und der Fähigkeit zur Selbstbeherrschung) in Zusammenhang mit Sexualverhalten oder Äußerungen, die sich auf Personen oder Gegenstände in der Umgebung beziehen könnten
- Erörtern der Konsequenzen sozial inakzeptablen Sexualverhaltens oder sexueller Äußerungen mit Pat.
- Erörtern der negativen Auswirkungen, die sozial inakzeptables Sexualverhalten auf andere Menschen haben kann
- Vermeiden des Zuweisens von Zimmernachbarn mit Kommunikationsstörungen, anamnestisch bekannter unangemessener sexueller Aktivität oder erhöhter Verletzlichkeit
- Zuweisen eines Einzelzimmers für Pat., bei dem gemäß Assessment das Risiko sozial inakzeptablen Sexualverhaltens besteht
- Sorgen für ein angemessenes Maß an Beobachtung/Beaufsichtigung, um Pat. zu überwachen
- Einsetzen eines ruhigen und sachlichen Vorgehens beim Reagieren auf sozial inakzeptable sexuelle Bemerkungen oder Verhaltensweisen
- Erörtern mit Pat., warum bestimmte sexuelle Verhaltensweisen/Äußerungen inakzeptabel sind
- Unterweisen/Bestärken in angemessenen sozialen Fähigkeiten
- Diskutieren akzeptabler Wege, individuelle sexuelle Bedürfnisse privat zu befriedigen, mit Pat.
- Ermutigen zum angemessenen Äußern von Gefühlen gegenüber vergangenen situationsbedingten oder traumatischen Krisen
- Unterstützen der Familie beim Verstehen von und im Umgang mit inakzeptablem Sexualverhalten
- Sorgen für Gelegenheiten für das Team, seine Gefühle über sozial inakzeptables Sexualverhalten von Pat. zu verarbeiten.

17.8 Fazit

Der Sexualität in akutpsychiatrischen Versorgung Raum zu geben, verlangt Pflegefachpersonen viel ab, da sie gleichfalls das Gefühl haben, sehr persönliche Haltungen und Werte sind berührt. Deshalb sind Pflegefachpersonen aufgefordert, dauernd zu reflektieren, was im Miteinander mit den Betroffenen geschieht. Gerade die Beziehung des helfenden und des angeschlagenen Menschen ist dann im Blick.

Reflexionsfragen

- Welche Auswirkungen hat eine seelische Erkrankung auf eine Partnerschaft und die gelebte Sexualität zwischen zwei Menschen?
- Welchen Stellenwert hat Selbstbefriedigung in der Sexualität eines seelisch erkrankten Menschen? Wie kann es gelingen, Masturbation positiv zu konnotieren?
- Wie kann Körperlichkeit in der Bezugspersonenarbeit thematisiert werden?

17.9 Literatur

Beitler, H. & Beitler, H. (2000). *Psychose und Partnerschaft*. Psychiatrie-Verlag.

Bulechek, G. M., Butcher, H. K., Dochterman, J. M. & Wagner, C. M. (Hrsg.). (2016). *Pflegeinterventionsklassifikation (NIC)*. Hogrefe.

Butcher, H. K., Bulechek, G. M., Dochterman, J. M. & Wagner, C. M. (Eds.). (2018). *Nursing interventions classification (NIC)* (7th ed.). Elsevier.

Herdman, T. H., Kamitsuru, S. & Lopes, C. T. (Hrsg.). (2022). *Pflegediagnosen: Definitionen und Klassifikation 2021–2023*. RECOM. https://doi.org/10.1055/b000000516

Lautmann, R. (2002). *Soziologie der Sexualität – Erotischer Körper, intimes Handeln und Sexualkultur*. Juventa.

Marti, C., Burr, C. & Abderhalden, C. (2023). Sexualität. In D. Sauter, C. Abderhalden, I. Needham & S. Wolff (Hrsg.), *Lehrbuch Psychiatrische Pflege* (4. Aufl., S. 1069–1085). Hogrefe.

Marzano, M. (2013). *Philosophie des Körpers*. Diederichs. https://doi.org/10.3917/puf.marza.2013.01

Mühlenbach, A. (2023). *Der Körper, der ich bin – Was wir durch unsere Körperwahrnehmung lernen können*. Hogrefe. https://doi.org/10.1024/86257-000

Rose, H. S. (2017). *What's fappening? Eine Untersuchung zur Selbstbefriedigung im 21. Jahrhundert*. Psychosozial Verlag. https://doi.org/10.30820/9783837973006

Zurbrügg, R., Burr, C., Briggeler, P. & Moser, E. B. (2017). *Sexualität und psychische Gesundheit – Ein Manual für die Einzel- und Gruppenarbeit mit Betroffenen und Fachpersonen*. Psychiatrie-Verlag. https://doi.org/10.5771/9783884148938

18 Pharmakologie in der akutpsychiatrischen Pflege

Hilde Schädle-Deininger

Um monokausalem Denken vorzubeugen ist es notwendig, dass Psychopharmaka in der Behandlung von psychisch erkrankten Menschen im Kontext unterschiedlicher Behandlungsansätze, einer umfassenden Gesamtbehandlung und auf der Grundlage von Kontakt- und Beziehungsgestaltung zur Anwendung kommen. Medikamente sind ein Baustein und erfordern, dass sie kontinuierlich im Blick behalten werden.

Die Ausführungen bieten eine grobe Übersicht über Psychopharmaka, spezifisches Wissen muss gezielt durch medizinisch-pharmakologische Bücher vertieft werden. Ein kontextualer und psychiatrisch-pflegerischer Blick auf das Thema allgemein und auf ausgewählte Medikamentengruppen sind Schwerpunkte dieses Kapitels.

„Psychopharmaka sind Substanzen, die menschliches Erleben und Verhalten beeinflussen. Anders als Drogen sind sie keine Genuss- oder Rauschmittel. Psychopharmaka sind Medikamente zur Behandlung von Krankheiten, von psychischen Störungen" (Finzen, 2007, S. 9).

Ein wichtiger Aspekt im Kontext der Medikamenteneinnahme bildet eine informierte gemeinsame Entscheidungsfindung (Shared Decision Making). Dies bedarf eines individuellen Vorgehens in dem Wissen, dass Medikamente unterschiedlich in den Heilungsprozess eingreifen können und deshalb eine informierte und sinnvolle Aufklärung von Bedeutung ist sowie kontinuierlich kommuniziert werden muss.

Eine Risiko-Nutzen-Abwägung wird in der heutigen Diskussion um die Vergabe von Psychopharmaka gefordert und müsste eigentlich selbstverständlich sein. Dazu gehört auch, Alternativen aufzuzeigen und das Für und Wider von Medikamenten ausführlich zu besprechen. Es muss v. a. darum gehen, den psychisch erkrankten Menschen bei der Entscheidung zu begleiten, wohl wissend, dass es Situationen gibt, in denen schnell gehandelt werden muss. Diese Maßnahmen müssen im Nachhinein gemeinsam besprochen, analysiert und Alternativen für künftige Situationen festgehalten werden. Dazu sind beispielsweise Behandlungsvereinbarungen hilfreich.

18.1 Ein kurzer Blick in die Geschichte

Seit den 1950er-Jahren werden zur Behandlung von Psychosen und anderen psychischen Störungen Neuroleptika eingesetzt. Sie "revolutionierten" die Behandlung von psychotischen Störungen. Bis zu diesem Zeitpunkt waren beispielsweise "Kaltwassergüsse" und "Fixierungen" (Festbinden) an der Tagesordnung. Wegen drohender Eigen- oder Fremdgefährdung standen Freiheitsentzug und die Einweisung in eine Klinik als Schutzmaßnahme im Vordergrund, häufig auf unbestimmte Zeit. Die Symptome der Patient_innen konnten erstmals mit der Einführung der Neuroleptika gezielt bekämpft werden und so setzte sich die Verwendung von Medikamenten in Europa rasch durch. Sie wurde in den Industrieländern Standardmethode in der Behandlung.

Zur Behandlung von Psychosen wurde und wird seit 1952 Chlorpromazin (z. B. Risperidon), eingesetzt und auf der Liste der unentbehrlichen Arzneimittel der Weltgesundheitsorganisation (WHO) verzeichnet. Bereits 1949 war ein psychopharmakologischer Durchbruch mit der Entdeckung antimanischer Wirkung von Lithium zu verzeichnen. Weitere Medikamente folgten, z. B. 1957 Imipramin (trizyklisches Antidepressivum) zur Behandlung von unipolaren Depressionen. 1958 folgte Haloperidol (hochpotentes Neuroleptikum) und ab den 1960er-Jahren wurden Benzodiazepine zur Beruhigung, Entspannung und Angstlösung verordnet. Sie sind inzwischen die meistverschriebenen und meistverkauften Medikamente.

Die Wirkung von Psychopharmaka wurde eher zufällig durch Patient_innenbeobachtung und nicht durch systematische Forschung entdeckt. Von daher sind viele Substanzen nur Abwandlungen der chemischen Grundstruktur bereits bekannter Wirkstoffe.

18.2 Einführende Aspekte und Blickwinkel

Alle Psychopharmaka behandeln nicht die Erkrankung, sondern setzen an den Symptomen an. Dass in vielen Behandlungssettings Psychopharmaka eine so zentrale Rolle spielen, hat etwas mit dem vorherrschenden (eher biologisch-orientierten) Krankheitsverständnis von psychischen Störungen zu tun und vielleicht auch mit dem allgemeinen Glauben an Medikamente zur Beseitigung von Krankheiten und Symptomen.

Stefan Weinmann (2009) betont, dass Medikamente von zahlreichen psychisch erkrankten Menschen als hilfreich erlebt werden und oft sinnvoller Bestandteil einer psychiatrischen Behandlung sind. Er hebt hervor, dass während für die Nutzer_innen eher Lebensqualität und Lebenszufriedenheit im Mittelpunkt stehen, Arzneimittelstudien Kriterien wie Symptomminderung, Verminderung der Rückfallgefahr oder weniger Nebenwirkungen prüfen und damit den Zusammenhang zwischen Erkrankung und psychosozialen Einflussfaktoren vernachlässigen. Er stellt zudem fest, dass der Glaube an Medikamente als einzige Behandlungsmöglichkeit von psychischen Erkrankungen in unserer Zeit ausgeprägt und in der medizinischen Behandlung von psychisch erkrankten Menschen fest verwurzelt ist (Weinmann, 2010).

Finzen, Scherk und Weinmann betonen, dass auch wenn Psychopharmaka nur symptomatisch wirken, dies kein Grund sei, sie gering zu schätzen. Zwar lösten Medikamente nicht die Probleme psychisch erkrankter Menschen, aber richtig angewandt könnten sie helfen und dazu beitragen, die Leiden zu mindern und Selbstheilungskräfte zu aktivieren. Eine kritische Haltung sei jedoch angebracht (Finzen et al., 2017).

Greve, Osterfeld und Diekmann heben die „wohlinformierte Zustimmung“ hervor und stellen fest, dass unabhängig von der Erkrankung die Rechtslage für alle Patient_innen gleich aussieht, nämlich dass eine medikamentöse Behandlung ihre wohlinformierte Zustimmung erfordere. Es läge in der Verantwortung der Ärzt_innen, die Informationen zu liefern, die einer individuellen Entscheidungsfindung dienen. Zu einer gemeinsamen Entscheidungsfindung gehöre auch, über Alternativen informiert zu werden und diese auch ausprobieren zu können (Greve et al., 2017).

18.3 Psychopharmaka ein Überblick

Psychopharmakon leitet sich von den altgriechischen Wörtern ψυχή = psychḗ (Seele) und φάρμακον = phármakon (Arzneimittel) ab. Psychopharmaka bewirken ganz allgemein eine Veränderung der psychischen Verfassung, sei es durch deren psychoaktive Substanz oder durch die Beeinflussung der neuronalen Abläufe im Gehirn, und erfordern von daher einen individuellen Umgang und Einsatz.

18.3.1 Antidepressiva

Antidepressiva sind verschiedenartige Medikamente mit unterschiedlicher therapeutischer Potenz, die bei depressiven Symptomen unterschiedlichster Entstehung und Einschätzung eine sowohl stimmungsaufhellende als auch antriebsverbessernde Wirkung haben. Sie blockieren auf mehrfache Weise verschiedene postsynaptische Rezeptoren, welche festlegen, ob ein Neurotransmitter aktivierend oder hemmend wirkt.

Antidepressiva werden auch bei anderen psychischen Störungsbildern eingesetzt, wie beispielsweise Zwangs- und Angststörungen.

Unerwünschte Wirkungen treten meist zu Beginn, in den ersten zwei bis vier Wochen der Behandlung auf, die sich im Verlauf der Behandlung zurückbilden können. Der erwünschte Therapieerfolg stellt sich häufig erst im Laufe von vier bis acht Wochen ein.

Betont wird in den unterschiedlichen Lehrbüchern, dass bei der Behandlung mit Antidepressiva kein Risiko einer Abhängigkeit bestehe.

Psychiatrie-Erfahrene berichten seit geraumer Zeit v.a. von multiplen Nebenwirkungen oder "Entzugserscheinungen" beim Reduzieren und Absetzen. In **Tabelle 18-1** (S. 168) werden verschiedene Antidepressiva und ihre Besonderheiten dargestellt.

Ergänzend soll noch genannt werden:

- *Hypericum:* Johanniskrautextrakt wird heute nicht mehr wie früher als Placebo belächelt. Es wird in der Behandlung von leichten bis mittelschweren depressiven Episoden angewandt.
- *Lithium:* Lithiumsalze werden als Prophylaxe oder zur Verstärkung der bereits bestehenden antidepressiven Medikation bei bipolaren, unipolaren und affektiven Verläufen eingesetzt. Bei ca. 70 % manisch-depressiv erkrankter Menschen ist es so gut wie unumstritten, dass sie von einer regelmäßigen Lithium-Einnahme profitieren und Rezidive verhindern. Über den genauen Wirkungsmechanismus von Lithium ist wenig bekannt. Man nimmt jedoch an, dass es auf der Membranebene im Sinne einer Stabilisierung wirkt.
- Lithium wird anhand des Plasmaspiegels dosiert, welcher besonders am Anfang der Therapie häufiger kontrolliert werden muss. Eine gute Aufklärung des Patienten/ der Patientin über die Verhaltensregeln und die Nebenwirkungen sind von großer Bedeutung, da Lithium trotz insgesamt sehr guter Verträglichkeit bei einer Überdosierung zu schweren Intoxikationen führen kann.
- *Antikonvulsiva:* Die prophylaktische Wirksamkeit von Carbamazepin und Valproinsäure ist inzwischen in verschiedenen Untersuchungen belegt (Finzen, 1990). Vor allem bei Lithiumunverträglichkeit bieten Antikonvulsiva eine gute Alternative. Antikonvulsiva werden mit ähnlicher Indikation eingesetzt wie Lithiumsalze.

Behandlungsverlauf: Bei der Behandlung mit Antidepressiva ist damit zu rechnen, dass erwünschte Therapieeffekte erst im Verlauf von vier bis acht Wochen voll zum Tragen kommen. Üblicherweise sind im Behandlungsverlauf zunächst Nebenwirkungen im Vordergrund und erst danach die antidepressive Wirkung. Auch heute ist eine haltbare Vorhersage eines individuellen Therapieerfolgs bei den einzelnen Antidepressiva nicht möglich.

Auswahl: Die Auswahl eines Antidepressivums erfolgt im Regelfall im Hinblick auf die Beschwerden und bisherigen Erfahrungen des Betroffenen sowie auf der Entscheidung nach ausführlichem Besprechen des Wirkungsprofils und der unerwünschten Wirkungen.

Der vermehrte Einsatz von SSRI (engl. *selective serotonin reuptake inhibitors*) begründet sich

Tabelle 18-1: Verschiedene Antidepressiva ud ihre Besonderheiten (Eigendarstellung in Anlehnung an die S3-Leitlinie Unipolare Depression und Schädle-Deininger & Wegmüller, 2017, S. 420)

Einteilung	Besonderheiten	Wirkstoff
Tri- und tetrazyklische Antidepressiva (TZA)-Nichtselektive Monoamin-Rückaufnahme-Inhibitoren (NSMRI)	• Hemmen die Aufnahme von Serotonin und Noradrenalin • Seltenere unerwünschte Wirkungen Herzrhythmusstörungen, Glaukome, zerebrale Krampfanfälle, Delir	Amitryptilin; Amitriptylinoxid Clomipramin; Desipramin Doxepin; Imipramin; Maprotilin Nortriptylin; Trimipramin
Selektive Serotonin-Wiederaufnahme-Hemmer (kurz *SSRI*, RI = re-uptake inhibitor)	• Neuere Antidepressiva • Insgesamt besser verträglich sind als die tri- und tetrazyklischen Antidepressiva	Citalopram; Es-Citalopram Fluoxetin; Fluvoxamin Paroxetin; Sertralin
Reversible MAO-Hemmer (kurz für Monoaminoxidase-Hemmer)	• Hemmen Untertyp der Monoaminoxidase, so dass Noradrenalin und Serotonin im ZNS erhöht wird • Weniger Nebenwirkungen als tri- und tetrazyklische Antidepressiva	Moclobemid Tranylcipromin
Selektive Serotonin-/Noradrenalin-Rückaufnahme-Inhibitoren (SSRI)	• Hemmen die Wideraufnahme von Serotonin und Noradrenalin aus dem extrazellulären Raum • Besser verträglich als tri- und tetrazyklische Antidepressiva	Venlafaxin Duloxetin
Alpha2-Rezeptor-Antagonisten	• Durch Hemmung der Alpha2-Rezeptoren vermehrter Freisetzung von Noradrenalin und Dopamin in Teilen des Gehirns	Mianserin Mirtazapin
Weitere Antidepressiva (sonstige Wirkmechanismen): Bupropion; Agomelatin; Tianeptin; Trazodon		

vor allen darin, dass sie bei gleicher Wirksamkeit deutlich weniger unerwünschte Wirkungen und eine geringere Toxizität im Vergleich zu den älteren Antidepressiva aufweisen.

Erwünschte Wirkung: Beispielsweise Reduktion der quälenden Symptome, Angstreduktion, Unterstützung der Realitätskontrolle, Sedierung, stimmungsaufhellend.

Unerwünschte Wirkungen: Das Ausmaß einer Blockade der verschiedenen postsynaptischen Rezeptoren ist die Ursache für Nebenwirkungen oder heute besser unerwünschte Wirkungen. Nebenwirkungen treten bevorzugt zu Beginn, meist in den ersten zwei bis vier Wochen einer Behandlung auf. Es können einzelne oder mehrere unerwünschte Wirkungen auftreten, die sich im Lauf der Behandlung zurückbilden. Schädle-Deininger und Wegmüller (2017) beschreiben auch Hausmittel, die bei unerwünschten Wirkungen helfen können (**Tab. 18-2**).

Die häufigsten unerwünschten Wirkungen sind z. B.:

- *Vegetative* wie Speichelfluss, vermehrte Schweißabsonderung, verminderte Sekretabsonderung in Mund, Nase, Tränendrüsen oder Vagina, Obstipation, Müdigkeit, Schwindel
- *Motorische* wie Bewegungsunruhe, Tremor, extrapyramidale Störungen oder Spätdyskinesien
- *Kardiovaskuläre* wie Hypotonie, Tachykardie, Rhythmusstörungen

Tabelle 18-2: Beispiele pflegerischer Möglichkeiten und Hausmittel bei unerwünschten Wirkungen von Antidepressiva (Schädle-Deininger & Wegmüller, 2017, S. 422)

Beschwerden	Mögliche Gegenmaßnahmen
Mundtrockenheit	Kaugummi kauen, saure Bonbons lutschen
Niedriger Blutdruck	Trockenbürsten, Wechselduschen, Gymnastik, Rosmarintee, wenn verträglich Cola oder Kaffee in Maßen trinken
Verstopfung	Ballaststoffreiche Kost, Milchzucker, Leinsamen, eingeweichtes Trockenobst
Unruhe	Spaziergänge, Tischtennis spielen, sich gezielt bewegen
Gewichtszunahme	Kalorienarme Kost, Kalorien zählen, Sport, Schwimmen
Schwindel	Hängt oft mit niedrigem Blutdruck zusammen, dann siehe oben
Müdigkeit	Bewegung, frische Luft, anregende Tees

- *Endokrine* und hämatologische wie Blutbildveränderungen oder Gewichtszunahme
- Auswirkungen auf die *Sinnesorgane* wie verschwommenes Sehen, Akkomodationsstörung, erhöhte Lichtempfindlichkeit, Exantheme
- *Psychisch* wie veränderte Selbst- und Körperwahrnehmung
- *Libido- und Potenzverlust*, Unregelmäßigkeiten oder Ausbleiben der Periode
- u.a.m.

18.3.2 Neuroleptika

Diese Medikamentengruppe bezeichnet alle Substanzen, die antipsychotisch wirken, beispielsweise bei Erregungszuständen, Störungen des Erlebens und Verhaltens, Denkzerfahrenheit, katatonen Zuständen, Halluzinationen Wahnideen und vieles andere mehr. „Wichtige Wirkungsmechanismen von Psychopharmaka sind die Hemmung der Wiederaufnahme von Neurotransmittern, die postsynaptische Blockade von Rezeptoren, die Modulation der Freisetzung von Neurotransmittern und die Hemmung ihres Abbaus" (Finzen et al., 2017, S. 42). In **Tabelle 18-3** (S. 170) sind die gängigen Neuroleptika aufgeführt.

Behandlungsverlauf: Bei der Behandlung mit Psychopharmaka nimmt die antipsychotische Wirkung bei Steigerung der Dosis in der Regel nicht mehr zu, jedoch die Sedierung. Die Wirkung richtet sich spezifisch auf die psychotischen Symptome. Damit die niedrigste wirksame Gabe gefunden wird, braucht es Geduld und Zeit. Bei der Medikamentengabe kann auch die schlafanstoßende und beruhigende Wirkung bei geringer Dosis genutzt werden.

Auswahl: Das Angebot von Neuroleptika ist groß, deshalb gilt es sich zu beschränken und einzelne auszuwählen. Es fehlen häufig klare Hinweise auf die spezifische Wirkung. Die Wahl erfolgt deshalb oft im Hinblick auf die zu erwartenden Nebenwirkungen. Vor Behandlungsbeginn sind eine Indikationsstellung und eine Festlegung der Behandlungsziele erforderlich.

Erwünschte Wirkung: Neuroleptika sollen z. B. das seelische Erleben beeinflussen, indem sie reizabschirmend wirken, sowohl den Abstand zu Emotionen und Wahrnehmungen unterstützen, sei es zu Gefühlen oder Gedanken, aber auch zu Sinneswahrnehmungen (Schmecken, Fühlen, Riechen, Sehen, Hören).

Unerwünschte Wirkungen: Viele Nebenwirkungen sind ähnlich wie bei den Antidepressiva. Neuroleptika haben ein breites Spektrum an unerwünschten Wirkungen, die sich sowohl körperlich als auch vegetativ, psychisch sowie motorisch auswirken können und subjektiv sehr unterschiedlich empfunden werden, wie bei-

Tabelle 18-3: Typische und atypische Neuroleptika – orale Medikamente und teils Depotpräparate (Eigendarstellung)

Hoch-, mittel- und niederpotente Neuroleptika	
Bemerkung: Niederpotente Neuroleptika sedieren in der Regel stärker als mittel- und hochpotente. Die letztgenannten haben eher eine niedrige bis keine sedierende (dämpfende) Wirkung. Viele Betroffene erleben die Wirkung der Neuroleptika v.a. zu Beginn als unangenehm. Es wird davon ausgegangen, dass diese Medikamente nicht abhängig machen.	
hochpotent z.B.	Benperidol (Glianimon); Haloperidol (Haldol); Bromperidol (Impromen): Fluphenazin (Dapotum, Lyogen); Flupentixol (Fluanxol)
mittelpotente z.B.	Perazin (Taxilan); Zuclopenthixol (Ciatyl); Perphenazin (Decentan); Fluspirilen (Imap); Pimozid (Orap)
niederpotent z.B.	Levomepromazin (Neurocil); Promethazin (Atosil); Thioridazin (Melleril); Clorprothixin (Truxal); Pipamperon (Dipiperon); Melperon (Eunerpan)
Atypische Neuroleptika (nur Risperdal gibt es auch als Depotmedikament)	
Bemerkung: Atypische Neuroleptika blockieren die Dopamin- und Serotonin-Rezeptoren und haben keine oder geringe Wirkung auf das extrapyramidalmotorische System. Ihnen wird eine bessere Wirksamkeit hinsichtlich der sog. Negativsymptomatik zugeschrieben.	
Clozapin (Leponex, Elcrit); Risperidon (Risperdal); Olanzapin (Zyprexa); Zoteoin (Nipolept); Sulpirid (Dogmatil); Quetiapin (Seroquel); Aripipraxol (Abilify); Amisulprid (Solian); Ziprasidon (Zeldox)	

spielsweise auftretende Konzentrationsstörungen.

Die häufigsten unerwünschten Wirkungen sind z.B.:

- *Bewegungsstörungen* (extrapyramidale Symptome, EPS) wie Parkinson-Syndrom. Akathisie, Früh- und Spätdyskinesien
- *Vegetative und kardiovaskuläre Störungen* wie vermindertes oder vermehrtes Schwitzen, Störungen der Kreislaufregulation und niedriger Blutdruck oder Blutdruckanstieg, beschleunigter Puls, Arrhythmien, Mundtrockenheit oder Speichelfluss, Störung der Blasenentleerung und Obstipation, Erhöhung des Augendrucks (Glaukom) und Lichtempfindlichkeit (Sonnenbrand), erschwertes Scharfsehen, Kopfschmerzen, Übelkeit, EKG-Veränderungen
- *Stoffwechselstörungen* wie Appetit- und Durststeigerung, Gewichtszunahme, schwankender Blutzuckerspiegel (Diabetes Typ II)
- *Psychische Störungen* wie Negativsymptomatik, Müdigkeit, Verstärkung depressiver Symptome (pharmakogene Depression)
- *Endokrine Störungen* wie Dämpfung des sexuellen Empfindens, Menstruations- und Funktionsstörungen der Geschlechtsorgane, Milchsekretion sowohl bei Frauen als auch bei Männern, erhöhte Leberwerte, Leuko- und Lympho- sowie Agranulozytose, Eosinophilie.

Weitere Nebenwirkungen können auftreten: Malignes neuroleptisches Syndrom (starker Temperaturanstieg), leichter Temperaturanstieg (*drug fever*), Hautveränderungen (allergische Reaktionen unterschiedlicher Schweregrade, Pigmentablagerungen), Herabsetzung der Schwelle für epileptische Anfälle, Delirien, Pigmentablagerungen in der Netzhaut, Hemmung der Blutgerinnung.

18.3.3 Benzodiazepine

Tranquilizer, Anxiolytika oder Benzodiazepine sind angstlösende Substanzen, die gleichzeitig eine beruhigende und emotional entspannende Wirkkomponente sowie einen sedierenden Effekt haben.

Die Indikation sollte eng gestellt werden, da die Gefahr einer Abhängigkeit sehr hoch ist, was auch impliziert, dass nur die notwendigste und niedrigste Dosis verordnet und verabreicht werden sollte und die Substanzen außerdem zeitlich begrenzt eingesetzt werden.

Benzodiazepine haben unterschiedliche Halbwertzeiten, dies bezieht sich auf die Zeitdauer, in der die Substanz im Körper abgebaut wird (lang, mittel, kurz). In **Tabelle 18-4** sind Beispiele von Benzodiazepinen und ihre Wirkungen beschrieben.

Unerwünschte Wirkungen: Neben der hohen Abhängigkeitsgefahr sind z. B. Müdigkeit, Benommenheit, Schwindel und eingeschränktes Reaktionsvermögen unerwünschte Wirkungen. Es muss darauf hingewiesen werden, dass das beispielsweise bei der Teilnahme im Straßenverkehr und hinsichtlich der Bedienung von Maschinen zu bedenken ist.

Bei Präparaten mit langer Halbwertzeit kann es zu einem sogenannten "Hang-Over-Effekt" kommen, das bedeutet, dass es zu Abgeschlagenheit und Müdigkeit über die gewünschte Wirkdauer hinaus kommt.

Bei gleichzeitiger Einnahme von Drogen, zusätzlichen Medikamenten oder Alkohol können Wechselwirkungen auftreten, ebenso bei einer Überdosierung.

Unerwünschte Wirkungen können auch durch zu starke Reduktion oder abruptes Absetzen hervorgerufen werden. Es können sogenannte „Rebound-Symptome“ oder Entzugserscheinungen auftreten. Bei den Rebound-Symptomen treten die ursprünglichen Krankheitszeichen wieder in den Vordergrund, wie beispielsweise Schlaflosigkeit, Angst oder Unruhe. Entzugssymptome machen sich bemerkbar in Merkmalen, die vorher nicht vorhanden waren, z. B. Schwitzen, innere Unruhe, Zittern, Kopfschmerzen, Schlafstörungen oder Angst. Schwere Entzugserscheinungen können mit Muskelzittern, Wahrnehmungsstörungen oder -verzerrungen, aber auch mit Krampfanfällen und Verwirrtheitszuständen einhergehen.

Bei über 60-Jährigen treten Nebenwirkungen ca. vier Mal häufiger auf als bei jungen Menschen.

Tabelle 18-4: Benzodiazepine und ihre vorwiegend erwünschte Wirkung (Eigendarstellung)

Präparat (Handelsname)	Indikationen
Alprazolam (Tafil)	Angstzustände, Panikstörung
Clonazepam (Rivotril)	Angst- und Erregungszustände
Diazepam (Valium)	Angst- und Erregungszustände, neurologische Erkrankungen
Lorazepam (Tavor)	häufig im "Notfallkoffer", Angstzustände; stuporöse und autistische Zustände
Oxazepam (Adumbran)	Angstzustände
Buspiron (Bespar)	Angstzustände
Propranolol (Dociton)	somatische Ängste
Pregabalin (Lyrica)	generalisierte Angststörung, neuropathische Schmerzen
Hydroxyzin (Atarax)	Angstzustände, Schlafstörungen
Opipramol (Insidon)	somatoforme Störungen, generalisierte Angststörung

18.4 Pflanzliche Beruhigungsmittel und Hypnotika

Pflanzliche Beruhigungsmittel: Im Alltag lohnt es sich darüber nachzudenken, ob zunächst ein pflanzliches Beruhigungsmittel zur Erleichterung der Symptome eingesetzt werden kann, z. B. Hopfen, Baldrian, Melisse oder Passionsblume in unterschiedlichen Darreichungsformen.

Sie haben meist weniger Nebenwirkungen, reichen jedoch häufiger, je nach Symptomatik, nicht aus.

Hypnotika (Schlafmittel): Nur wenn eine umschriebene Schlafstörung besteht, sollten Schlafmittel über einen begrenzten Zeitraum und niedrig dosiert zum Einsatz kommen. Die meisten Hypnotika gehören in die Gruppe der Benzodiazepine bzw. zu verwandten Substanzen mit beruhigender und dämpfender Wirkung.

Wirksame Hypnotika haben alle ein Toleranz- und Abhängigkeitsrisiko, das mit der Dauer der Einnahme und einer Dosissteigerung zunimmt. Bei langfristiger Einnahme kann zudem die Gefahr eines sogenannten paradoxen, die Schlafstörung verschlimmernden Effekts entstehen. (Ausgewählte weiterführende pflegerische Literatur und medizinisches Basiswissen zu Psychopharmaka im Literaturverzeichnis).

18.5 Pflegerische Unterstützung und Handeln

Beispielsweise durch:

- Rückmeldung und Besprechen der Wahrnehmungen und des Verhaltens, einschließlich Verhaltensänderungen
- exakte Krankenbeobachtung und Dokumentation
- Besprechen, Anpassung und Beratung hinsichtlich Ernährung bei Obstipation und Gewichtszunahme
- Erklären der Schädlichkeit von Sonneneinwirkung und deren Auswirkungen
- regelmäßige Überwachung des Kreislaufes und der Laborparameter
- Thematisieren von unerwünschten Wirkungen, einschließlich Libido- und Potenzstörungen
- Anbieten alternativer Pflegemethoden, Ablenkung, Bewegung.

18.5.1 Pflegerisch-komplementäre Pflegemethoden

Zu den Kernaufgaben psychiatrischer Pflege gehört es, sich der Folgeerscheinungen von Krisen, Störungen und Erkrankungen anzunehmen und sich darum zu kümmern. Unter ethischen Gesichtspunkten im Zusammenhang mit Medikamenten bedeutet dies beispielsweise, dass die psychiatrisch-pflegerische Aufgabe darin besteht, Betroffene dabei zu begleiten, ihren Weg und ihre Einstellung zu Psychopharmaka zu finden und abzuwägen. Das zeigt sich in der Regel im „Dasein", „Dabeisein" und im gemeinsamen „Aushalten".

Sogenannte alternative oder komplementäre Pflegemethoden können dabei hilfreich sein, müssen in diesem Kontext zum Einsatz kommen und bei unerwünschten Wirkungen von Medikamenten ganz selbstverständlich angeboten werden.

Durch Berührung, Zuwendung und die entsprechenden Hilfsmittel werden körperliche und seelische Funktionen beeinflusst und Selbstheilungskräfte aktiviert. Für alle Anwendungen gilt, dass sich die Pflegekraft auf den einzelnen Patienten bzw. die Patientin einstellt und sich den jeweiligen Bedürfnissen anpasst, sich genügend Zeit lässt, eine ruhige und entspannte Atmosphäre zu schaffen und der betroffenen Person das Vorgehen erklärt.

Beispiele pflegerischer Angebote: Aromapflege, Basale Stimulation, Kinästhetik, Wickel und Auflagen, Tees, Atemstimulierende (ASE) und andere Einreibungen, Bäder oder Waschungen (beruhigend oder anregend), Klang-, Hand- und Fußmassagen u. v. m.

18.5.2 Pflegerische Verantwortung

Werteorientiertes Handeln, Fürsorge und Hilfe gehören im psychiatrisch-pflegerischen Alltag zusammen. Dabei stehen die Autonomie und Selbstständigkeit des auf Hilfe und Pflege angewiesenen Menschen im Zentrum des täglichen Handelns. Ein weitgehend biologisch fundiertes Krankheits- und Behandlungsverständnis fordert ethisch-moralische Grundsätze in der pflegerischen Arbeit geradezu heraus. Das bedeutet in Folge, dass sozio- und psychotherapeutische Ansätze, pflegerisch-psychiatrische Angebote in der Betreuung und Begleitung im Vordergrund stehen und Psychopharmaka-Behandlung als stützend betrachtet wird.

Psychiatrische Pflegefachpersonen verordnen zwar keine Medikamente, sie haben in der Regel die Aufgabe, Psychopharmaka zu verabreichen, die Einnahme zu überwachen und dafür zu sorgen, dass der psychisch erkrankte Mensch eigenständig im Umgang mit Medikamenten wird. Dies bedeutet: Die Durchführungsverantwortung liegt im Aufgabenbereich der professionellen Pflege.

Die Verantwortung einer sach- und fachgerechten Durchführung der Medikamentengabe trifft ausschließlich die Person, welche die angeordnete Maßnahme durchführt. Die Pflegefachperson handelt bei der Durchführung im Sinne des Patient_innenschutzes eigenständig und selbstverantwortlich und berücksichtigt alle Maßnahmen, die zu einer sorgfältigen Ausführung beispielsweise bei der Medikamentengabe oder zur Verabreichung einer Injektion gehören.

Bei diesen Tätigkeiten gibt es unzählige Gelegenheiten, mit einzelnen Patient_innen darüber zu sprechen, sie und ihn zu begleiten, sich mit den Medikamenten und deren Einnahme auseinanderzusetzen. Im Umgang mit Medikamenten besteht für die Pflege die vordringliche Aufgabe darin, sich mit dem einzelnen psychisch erkrankten Menschen im Alltag gemeinsam auseinanderzusetzen, Nebenwirkungen ernst zu nehmen und ihn beim Umgang mit und in seiner Zwiespältigkeit gegenüber Medikamenten zu begleiten und zu beraten.

18.5.3 Pflegerische Rolle bei der Medikamentenverordnung und -vergabe

Vor diesem Hintergrund müssen pflegerische Mitarbeitende bei der Verordnung von Medikamenten von Ärzt_innen mit einbezogen werden, da Pflegeexpert_innen in ihrer Durchführungsverantwortung durch Aushandeln in der Wahl des Medikaments ihre Erfahrungen mit den Patient_innen einfließen lassen und Betroffene unterstützen, aber auch flankierende Maßnahmen aufzeigen und begleiten können. Pflegende müssen sich von ihrem beruflichen Auftrag her mit Medikamenten und deren Wirkungen sowie unerwünschten Wirkungen in allen Lebensbereichen auseinandersetzen und im Alltag konfrontieren, das bedeutet u. a.

- Professionell Pflegende benötigen umfassende Kenntnisse über die Wirkungen und Nebenwirkungen von Medikamenten, um die Zielerreichung bei der Vergabe in der individuellen Situation beurteilen zu können.
- Die Pflege hat, nach ausführlicher Information durch den Arzt/die Ärztin, die Aufgabe, Patient_innen immer wieder im Alltag über Wirkung und Nebenwirkung von Medikamenten zu informieren, Fragen zu beantworten, damit sich Betroffene auch in dieser Hinsicht kritisch mit der Krankheit und Behandlung auseinandersetzen können.
- Professionelle Pflege unterstützt Patient_innen im Umgang und bei der Bewältigung von unerwünschten Wirkungen.
- Die Veränderungen im Erleben durch die Einnahme von Medikamenten, die auch als fremd wahrgenommen werden können, sind Gegenstand im pflegerischen Gespräch.
- Eine professionelle und langjährige pflegerische Beziehung und Betreuungskontinuität eröffnen die Möglichkeit, dass Patient_innen Veränderungen auch bei der Medikation zu-

lassen können und somit weniger Medikamente brauchen.

- Die Befähigung der Betroffen zum verantwortlichen und selbstbestimmten Umgang mit Psychopharmaka ergibt sich ganz selbstverständlich daraus.
- Im Dialog mit behandelnden Ärzt_innen hat die Pflege die Aufgabe, Interessen von Betroffenen wahrzunehmen, die es selbst nicht in ausreichendem Maße können und ihre eigene Einschätzung in diesem Kontext zu vertreten.

18.5.4 Begleitung beim Absetzen

Um psychisch erkrankte Menschen in der Diskussion um die Einnahme von Psychopharmaka, beim Reduzieren und Absetzen zu begleiten, muss eine Pflegeperson sich ihrer Einstellung zu diesem Thema bewusst sein und sie entsprechend der eigenen Haltung überprüfen.

Dabei sind Fragen hilfreich, z. B. „Wie stehe ich zu Medikamenten und wie gehe ich mit einer Einnahme um?“ – „In welcher Situation würde ich Psychopharmaka einnehmen und wie möchte ich darüber im Gespräch bleiben?“ – „Wie setze ich mich auseinander, wenn ich die Medikamentengabe bei einem psychisch erkrankten Menschen in der Form nicht mittragen kann (Durchführungsverantwortung)?“.

Wenn wir davon ausgehen, dass ungefähr die Hälfte aller psychisch erkrankten Menschen sich entscheidet, die ärztlich verordneten Psychopharmaka – ohne Unterstützung und Begleitung – in der Regel abrupt abzusetzen, muss es schon in der akuten Phase der Erkrankung gelingen, offen über die Reduktion und das Absetzen zu sprechen. Die verschiedenen Psychopharmaka gehen mit Rezeptorenveränderungen, Entzugs-, Rebound- und Supersensitivitätssymptomen beim Absetzen einher und es bedarf deshalb Zeit und einer Strategie für eine allmählichen Reduktion der Medikamente. Wenn ein komplettes Absetzen der Medikamente nicht möglich ist, sollte es immer darum gehen, die Einnahme auf die niedrigste Dosierung einzustellen. Dabei ist die Zusammenarbeit von behandelnden und Medikamente verordnenden Psychiater_innen mit den betreuenden Berufsgruppen sowie mit den Betroffenen und ihrem sozialen Umfeld von zentraler Bedeutung.

Bewährt hat sich, dass in den Prozess Peers, Genesungsbegleiter_innen mit einbezogen werden, da sie ihre eigenen Erfahrungen mit Psychopharmaka einbringen und so Betroffene mit begleiten können. Außerdem gilt es, sich im Team, in der Kooperation, Koordination und Zusammenarbeit kontinuierlich mit der aktuellen Diskussion und den neusten wissenschaftlichen Erkenntnissen auseinanderzusetzen.

Das Recht des psychisch erkrankten Menschen, seine Medikamente zu reduzieren oder auch ohne Psychopharmaka auszukommen, muss mit Konzepten der Pflege fachlich begleitet werden. Das erfordert eine größere Vernetzung zwischen stationärer, komplementärer und ambulanter Betreuung (mit personeller Kontinuität) sowie qualifizierte Pflege in allen Bereichen, um eine klinisch verordnete Psychopharmakatherapie im außerklinischen Bereich zu überprüfen und ggf. anzupassen und das soziale Umfeld zu unterstützen. Dazu ist u. a. der Ausbau von Stationsäquivalenter Behandlung (StäB), Akutbehandlung Zuhause (Home Treatment) sowie ambulante psychiatrische Pflege erforderlich.

18.6 Ausblick und Anregungen

Die Diskussion, dass Pflegexpert_innen selbst, nach entsprechender beruflicher Erfahrung, Qualifikation und Prüfung zu Anschlussverordnungen (Folgeverordnungen) berechtigt sind, so wie es in anderen Ländern üblich ist, muss auf breiter Ebene geführt werden. Bei entsprechender Entscheidung muss die Qualifikation in Abständen überprüft und kontrolliert werden. Eine qualifizierte und ausreichende Aufklärung über Medikamente durch Ärzt_innen (Fachärzt_innen) und eine entsprechende Begründung der Anordnung muss obligatorisch in der Zusammenarbeit eingefordert werden.

In diesen Zusammenhang könnten z.B. künftig auch vermehrt wissenschaftliche Erkenntnisse einfließen, inwieweit eine konzeptionell verankerte Milieugestaltung, die an den Bedürfnissen und am Bedarf von psychisch erkrankten Menschen angepasst ist, sich psychisch und auf die Medikamentengabe auswirkt.

Das würde bedeuten, dass eine von Psychopharmaka unabhängige Forschung zu den Themen Beziehungs- und Milieugestaltung sowie z.B. hinsichtlich fehlender Aufgaben und/oder sinnvoller Beschäftigung und deren Auswirkung auf Wirkungen und unerwünschte Wirkungen hinsichtlich des Bedarfs an Medikation zu identifizieren sind. Vor diesem Hintergrund muss sich professionelle Pflege künftig dieser Thematik vermehrt annehmen.

Reflexionsfragen

- Welche Einstellung habe ich selbst zur Einnahme von Medikamenten?
- Welche Befürchtungen hätte ich, wenn ich Psychopharmaka verordnet bekommen würde?
- Wie sind Medikamente in unseren Konzepten eingebunden und welcher Stellenwert kommt ihnen zu?
- Wie reagiere ich auf den Wunsch eines Patienten/einer Patientin, die Medikamente abzusetzen? Wie nähere ich mich gemeinsam mit der betroffenen Person diesem Thema an und wie begleite ich sie?
- Welche Spielräume würde ich mir im Kontext der Medikamentenvergabe wünschen?

18.7 Literatur

Finzen, A. (1990). *Medikamentenbehandlung bei psychischen Störungen – Leitlinien für den psychiatrischen Alltag*. Psychiatrie-Verlag.

Finzen, A. (2007). *Medikamentenbehandlung bei psychischen Störungen*. Psychiatrie-Verlag.

Finzen, A., Scherk, H. & Weinmann, S. (2017). *Medikamentenbehandlung bei psychischen Störungen – Leitlinien für den psychiatrischen Alltag*. Psychiatrie-Verlag.

Greve, N., Osterfeld, M. & Diekmann, B. (2017). *Umgang mit Psychopharmaka*. Psychiatrie-Verlag.

Schädle-Deininger, H. & Wegmüller, D. (2017). *Psychiatrische Pflege – Kurzlehrbuch und Leitfaden für Weiterbildung, Praxis und Studium*. Hogrefe. https://doi.org/10.1024/85611-000

Weinmann, S. (2009). *Expertendialog: Neuroleptika-Behandlung – Thesen zu gegenwärtigen Paradigmen in der Psychiatrie*. Verfügbar unter https://www.dgsp-ev.de/psychopharmaka/neuroleptikadebatte/expertendialog-neuroleptikabehandlung-s-weinmann.html

Weinmann, S. (2010). *Erfolgsmythos Psychopharmaka – Warum wir Medikamente in der Psychiatrie neu bewerten müssen*. Psychiatrie-Verlag.

Weiterführende Literatur

Finzen, A. & Schädle-Deininger, H. (1975). Dauermedikation und Soziotherapie: Eine Depot-Ambulanz als soziale Nachsorgeeinrichtung. *Psychiatrische Praxis, 2*(2), 119–123.

Laux, G. & Dietmaier, O. (2013). *Psychopharmaka: Übersichtlich und verständlich für Patienten, Angehörige und Profis in der Pflege*. Springer. https://doi.org/10.1007/978-3-642-19851-9

Lehmann, P., Aderhold, V., Rufer, M. & Zehentbauer, J. (2017). *Neue Antidepressiva, atypische Neuroleptika – Risiken, Placebo-Effekte, Niedrigdosierung und Alternativen*. Peter Lehmann Publishing.

Schädle-Deininger, H. & Müller, C. (2022). *Praxisbuch Pflege und Psychopharmaka*. Hogrefe. https://doi.org/10.1024/86164-000

Schirmer, U.B. (2020). *Psychopharmakotherapie und Empowerment – Ein Trainingsprogramm zum selbstständigen Medikamentenmanagement*. Psychiatrie-Verlag. https://doi.org/10.5771/9783966050586

Woggon, B. (2009). *Behandlung mit Psychopharmaka – Aktuell und maßgeschneidert*. Hogrefe.

Zu komplementären Pflegemethoden

Hatch, F. & Maietta, L. (2002). *Kinästhetik – Gesundheitsentwicklung und menschliche Aktivitäten*. Urban & Fischer.

Koppenhöfer, E. (2018). *Genussverfahren – Techniken der Verhaltenstherapie*. Beltz.

Mohr, L., Zündel, M. & Fröhlich, A. (Hrsg.). (2019). *Basale Stimulation: Das Handbuch*. Hogrefe. https://doi.org/10.1024/85701-000

Sonn, A. & Bühring, U. (2013). *Heilpflanzen in der Pflege*. Hans Huber. https://doi.org/10.1055/b-0035-103933

Uhlemayr, U. & Wolz, D. (2015). *Wickel und Auflagen - Beratung, Auswahl und Anwendung*. Deutscher Apotheker Verlag.

Zimmer, E. (2018). *Aromatherapie für Pflege- und Heilberufe - Kursbuch für Ausbildung und Praxis*. Haug.

Teil III: Kommunikation, Begleitung und ethische Haltung

19 Begegnung, Kommunikation und Begleitung

Markus Witzmann und Christoph Müller

Wir können uns eine Begegnung ohne Kommunikation zwischen Menschen nicht denken. Wir als Pflegende kommunizieren in allen Behandlungssettings und -situationen mit den Patient_innen, den An- und Zugehörigen und den Kolleg_innen im Behandlungsteam. Wir leben den Stationsalltag in Interaktion und können uns ein verantwortungsvolles und kompetentes pflegerisches Handeln ohne Begegnung mit den Patient_innen, ohne Beziehung, ohne aktive Kommunikation oder Begleitung nicht vorstellen. Uns ist wichtig, dieses Miteinander zu reflektieren, zu betrachten, was wir darüber wissen und wie wir es aktiv als gestalterisches Moment im pflegerischen Handeln einsetzen können. Wir sollten die Perspektive der Angehörigen und Psychiatrieerfahrenen, ihre Anliegen und Wünsche an uns als Beziehungsgestalter_innen, kommunizierende und wegbegleitende Personen kennen und uns neben den pflegefachlichen auch mit den ethischen Anforderungen an ein gutes Pflegesetting beschäftigen. Dies möchten wir mit den nun folgenden Beiträgen tun.

„Der Begriff ‚Trialog' steht für eine inklusive Sicht psychiatrischen Denkens und Handelns und bezeichnet das gleichberechtigte Miteinander von Betroffenen, Angehörigen und Professionellen", so positioniert sich die Deutsche Gesellschaft für Psychiatrie, Psychotherapie, Psychosomatik und Nervenheilkunde (DGPPN, o. J.). Zum guten Ton jeder psychiatrischen Einrichtung gehört das Bemühen um den Trialog. Besonders die Betroffenen und die Angehörigen seelisch erkrankter Menschen sollen bei der Behandlung, Begleitung und der Nachsorge mitreden können. Dies gelingt in der Versorgungswirklichkeit unterschiedlich gut. Die Prämisse, dass helfende Beziehungen stets von einer Asymmetrie begleitet werden, bietet folglich Voraussetzungen, aus denen sich alle Beteiligten unterschiedlich gut befreien können.

Wie soll denn das Mitreden gestaltet werden? Für ein möglichst gleichberechtigtes Mitgestalten gibt es keine Standards und Leitlinien in psychiatrischen Einrichtungen. Vieles muss miteinander erprobt werden. Für den Trialog in diesem Buch ist es gelungen, zwei Menschen zu gewinnen, die einmal als psychiatrisch Tätige ihren Lebensunterhalt verdienten: Hermann Stemmler ist inzwischen auch langjährig Betroffener. Christian Zechert ist viele Jahre der Angehörige eines seelisch erkrankten Menschen.

19.1 Literatur

DGPPN (Deutsche Gesellschaft für Psychiatrie und Psychotherapie, Psychosomatik und Nervenheilkunde). (o. J.). *Austausch auf Augenhöhe: das trialogische Forum*. Verfügbar unter https://www.dgppn.de/die-dgppn/trialog.html

20 Begleitung und Begegnung, wenn kaum etwas möglich ist

Hanna Batzoni

Dieses Kapitel beschäftigt sich mit der zwischenmenschlichen Beziehung anhand der Theorie der interpersonellen Beziehung in der Pflege von Hildegard Peplau, mit der Rolle der Pflegenden in den Beziehungsphasen mit ihren Patient_innen und Konzepten. Angesprochen werden auch die unterschiedlichen Grade an Angst, welche eine entscheidende Rolle bei der Beziehungsgestaltung spielen können. Nachfolgend wird das Konzept der Bezugspflege bzw. Primary Nursing und wichtige Aspekte des Beziehungsaufbaus in Akutsituationen seelischer Krisen beschrieben und somit die Vorteile sowie die theoretische Kohärenz für die psychiatrische Pflege dargelegt.

20.1 Theorie der interpersonellen Beziehung nach Peplau

Hildegard Peplau (1909–1999) war eine diplomierte Krankenschwester mit einem Bachelor in „Interpersonaler Psychologie" und einem Masterabschluss in „Psychiatrischer Krankenpflege" und promovierte im Bereich Erziehungswissenschaften zum Thema „Curriculumsentwicklung". 1952 publizierte Peplau die Theorie der interpersonellen Beziehung in der Pflege. Neben ihrer Tätigkeit als Professorin und Pflegetheoretikerin war sie von 1970 bis 1974 leitende Direktorin und Präsidentin der American Nurses Association (ANA). 1999 verstarb H. Peplau (Neumann-Ponesch, 2021).

Bis heute gilt Hildegard Peplau als die „Mutter der Psychiatrischen Pflege".

20.1.1 Einordnung der Theorie von Peplau

Ihre Theorie der interpersonellen Beziehung, auf der das Pflegemodell der psychodynamischen Pflege basiert, hatte einen großen Einfluss auf die Pflegekultur und -erziehung sowie das Selbstverständnis der Pflege. Im deutschsprachigen Raum hat sich der Begriff „Theorie der zwischenmenschlichen Beziehung in der Pflege" etabliert.

Peplaus Theorie wird von LoBiondo-Wood als *Grand Theory* eingestuft und den Interaktionsmodellen zugeordnet. „Theorien großer Reichweite (Grand Theories) sind umfassende konzeptuelle Strukturen, die Ansichten von Persönlichkeit, von Gesundheit und Umwelt einbegreifen, um eine Übersicht über die Pflege zu eröffnen" (LoBiondo-Wood & Haber, 2005, S. 180). Peplau selbst spricht davon als Theorie „mittlerer Reichweite" (Peplau, 2015). So definiert sie 1952 Pflege „als einen bedeutsamen therapeutischen zwischenmenschlichen Prozess, welcher durch Kooperation mit anderen menschlichen Prozessen, die Gesundheit für Individuen in Gemeinschaft ermöglicht. Pflege ist ein Bildungsinstrument, eine reifende Kraft, die darauf abzielt, das Vorankommen der Individuen/Persönlichkeit in Richtung eines kreativen, konstruktiven, produktiven, persönlichen und gemeinschaftlichen Lebens zu fördern" (Neumann-Ponesch, 2021, S. 153) (Freie Übersetzung der Autorin).

H. Peplau integrierte in ihre Theorie verschiedene andere Theorien – etwa die Theorien von Maslow, Miller, Pawlow, Sullivan und vielen anderen (Neumann-Ponesch, 2021).

Peplau „definiert die Psychiatriepflege als die Diagnose jener menschlichen Verhaltensreaktionen von Klienten, im Zusammenhang mit psychosozialen und psychiatrischen Problemen, die ein normales Leben in der Gemeinschaft beeinträchtigen und verunmöglichen, und mit denen sich Pflegende im Verlauf von Beziehungen zwischen Pflegeperson und Patient befassen" (Peplau, 2015, S. 399).

Die Annahmen von Peplau lauten:

1. Die Persönlichkeit einer Pflegefachperson ist für den Lernprozess der Patient_innen von Bedeutung.
2. „Die Förderung der Persönlichkeit zum reifen Menschen ist Aufgabe der Pflege und der Pflegeausbildung. Methoden der Bearbeitung und des Verstehens von zwischenmenschlichen Beziehungen müssen deshalb Inhalt der Lehre sein" (Neumann-Ponesch, 2021, S. 154).

20.1.2 Beziehungsphasen und die Rolle Pflegender

Peplau beschreibt in Ihrer Theorie vier verschiedene Phasen, die Auskunft über den aktuellen Stand der Beziehung zwischen Pflegenden und Patient_innen geben.

- Orientierungsphase
- Identifikationsphase
- Nutzungsphase
- Ablösungsphase.

In der *Orientierungsphase* treffen Menschen aufeinander, die sich fremd sind. Hier suchen Patient_innen aufgrund eines empfundenen Bedarfs professionelle Hilfe. Die Pflegefachkraft unterstützt bei der Identifikation und Benennung von Herausforderungen und Problemen sowie beim Verstehen und Einordnen. Wichtig ist in dieser Phase, dass die Pflegefachkraft auf eine einfache und verständliche Sprache setzt, zuhört und Fragen stellt. Während der Orientierungsphase wird die Basis der weiteren Kooperation zwischen den Pflegenden und den Patient_innen geschaffen (Neumann-Ponesch, 2021).

Während der *Identifikationsphase* identifizieren sich Patient_innen mit der Pflegefachperson und setzen sich vermehrt mit der Situation auseinander. Es wird Vertrauen aufgebaut. Patient_innen entscheiden in dieser Phase, ob sie sich aktiv am Geschehen beteiligen möchten oder sich zurückziehen und passiv am Pflegegeschehen teilnehmen. Entscheidend hierbei sind bereits gemachte Erfahrungen mit dem Krankheitsgeschehen und die Reflexionsfähigkeit der Patient_innen und Pflegenden hinsichtlich der wechselseitigen Beziehung, der Sorgen sowie der Ängste.

In der *Nutzungsphase* ziehen die Patient_innen den größtmöglichen Nutzen aus der wechselseitigen Beziehung und den zu Verfügung stehenden Ressourcen sowie Leistungen. Hier beginnen Patient_innen damit, neue Ziele zu formulieren und wieder Verantwortung für sich und die individuelle Situation zu übernehmen. Es entsteht eine gleichberechtigte Beziehung zwischen Pflegefachkraft und Patient_innen.

In der *Ablösungsphase* verwerfen Patient_innen ehemalige Bedürfnisse und Ziele, die nicht mehr relevant erscheinen. Er oder sie „befreit sich aus der Beziehung zur Pflegeperson und ist wieder offen für Beziehungsaufnahmen außerhalb des Gesundheitsbereichs" (Neumann-Ponesch, 2021, S. 156). Dieser Prozess findet überwiegend parallel zum Genesungsprozess statt. Die Ablösungsphase sollte immer von den Patient_innen ausgehen, da hier die Vorbereitung auf die Entlassung stattfindet. Gelernte Strategien können von den Patient_innen zu Hause effektiv angewendet und umgesetzt werden (Neumann-Ponesch, 2021).

Rollen der Pflegenden

In den Beziehungsphasen nimmt die Pflegefachperson verschiedene Rollen ein, um die Patient_innen kennenzulernen, zu unterstützen und Ressourcen der Patient_innen zu (re-)aktivieren und sie entsprechend zu nutzen.

Beim ersten Kontakt mit Patient_innen nehmen die Pflegefachpersonen die *Rolle der/des Fremden* ein. Hier sollten die Pflegefachpersonen Patient_innen offen und vorurteilsfrei begegnen, eine Kategorisierung unterlassen und sich als Bezugsperson anbieten.

In der *Rolle der Person als Ressource/Informationsquelle* informiert die Pflegefachperson über die kommende Interventions- und Therapiemaßnahmen, Behandlungsansätze und hausinterne Abläufe. Diese Rolle ist abhängig von der Erfahrung sowie den sozialen und fachlichen Kompetenzen der Pflegefachperson.

Bei der *Rolle als Lehrende_r* leitet die Pflegefachperson die Patient_innen durch Wissensvermittlung an (Neumann-Ponesch, 2021).

Als Pflegefachperson in der *Rolle als Führungsperson* ist es möglich, die Patient_innen „aktiv in den Beziehungsprozess miteinzubeziehen [...] [und sie zu motivieren] ihre Aufgaben zu erfüllen. Die Rolle wird im Sinne eines demokratischen Führungsstils gesehen" (Neumann-Ponesch, 2021, S. 158).

In der *Rolle als Stellvertreter_in* wird die Pflegefachperson von den Patient_innen nicht als solche wahrgenommen, sondern als Ersatz für eine andere Person gesehen. Die Übertragung kann von der Pflegefachperson genutzt werden, um „eine Differenzierung zwischen der übertragenden Rolle und ihrer eigenen Person vorzunehmen" (Neumann-Ponesch, 2021, S. 158).

Für die Rolle als *Berater_in* ist es wichtig, dass die Pflegefachpersonen ein hohes Maß an sozialer und kommunikativer Kompetenz besitzen. Konkret: „Beratung bezweckt eine Integration des Wissens und der Erfahrungen in das Leben der Patientin [sic!]. Die Beratung muss so erfolgen, dass die Patientin [sic!] verstehen und annehmen kann, was gesagt wird" (Neumann-Ponesch, 2021, S. 158).

20.1.3 Pflegebündnisse in Anlehnung an Peplau

Angelehnt an Peplau können wir drei Arten von Pflegebündnisse unterscheiden:

1. Beim *Aktiv-Passiv-Bündnis* übernimmt die Pflegefachkraft sämtliche aktiven Teile und trifft alle Entscheidungen bezüglich des Pflegeprozesses und der Pflegehandlungen. Diese Art des Pflegebündnisses wird nur in Ausnahmesituationen – etwa Bewusstlosigkeit und Koma – eingegangen.
2. Das *Expert_innen-Klient_innen-Bündnis* besteht, wenn die Pflegefachkräfte die Funktion der/des kompetenten Beraters/Beraterin einnehmen. Die Patient_innen können hier selbst entscheiden, welche Informationen und Ratschläge sie aufnehmen und umsetzen.
3. Beim kooperativen Bündnis entscheiden Pflegefachpersonen und Patient_innen gemeinsam, wie die Pflegeplanung gestaltet wird.

Das Abhängigkeitsverhältnis der Patient_innen zu den Pflegefachpersonen nimmt in der dargestellten Reihenfolge ab (Meywerk, 2017).

Peplau beschreibt, dass die Handlungs- und Lernfähigkeit des Menschen durch den Grad der Angst beeinflusst wird (**Abb. 20-1**, S. 184). Sie unterteilt in folgende vier Grade:

Geringe Angst – mäßige Angst – starke Angst – Panik.

Ein geringes Angstniveau kann für die Patient_innen-Pflegende-Beziehung von Nutzen sein, da die Wahrnehmung der Patient_innen geschärft ist und die Pflegefachperson die durch die Angst erzeugte Energie nutzen kann, um die Lernfähigkeit zu fördern. Mit einem aufsteigenden Angstniveau tritt ein zunehmender Verlust der Wahrnehmung, der Aufmerksamkeit und der Handlungskontrolle ein, wohingegen die Unsicherheit und das Unwohlsein der Patient_innen zunimmt (Peplau, 2015).

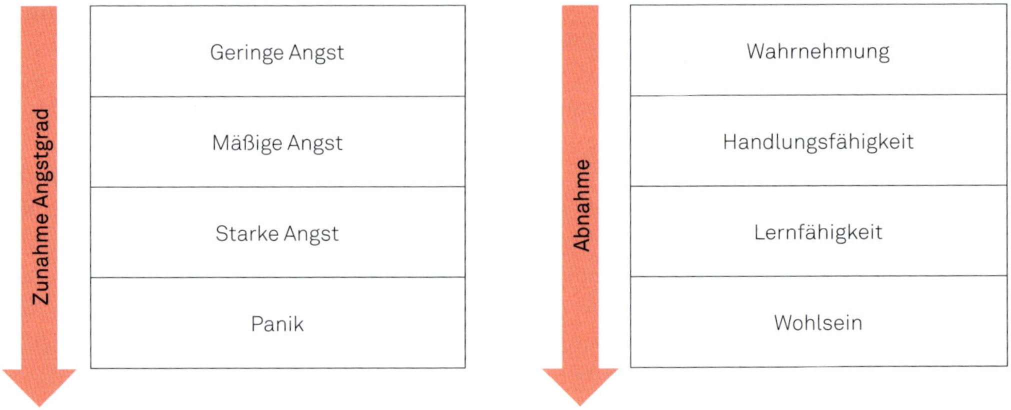

Abbildung 20-1: Grade der Angst nach H. Peplau (Eigendarstellung)

20.1.4 Theorie-Praxis-Bezug

Die vier Phasen der Beziehungsgestaltung lassen sich in einem klassischen Patient_in-Pflegenden-Kontakt von der Aufnahme bis zur Entlassung des Patienten/der Patientin wiederfinden, dargestellt in **Abbildung 20-2**.

Wichtig hierbei ist, dass die Phasen, die H. Peplau in ihrer Theorie beschreibt, nicht getrennt voneinander nacheinander erfolgen, sondern ineinander übergehen und sich auch wiederholen können.

20.2 Primary Nursing in der Psychiatrie

Primary Nursing (Bezugspflege) wurde in den 1960er-Jahren von der Pflegewissenschaftlerin M. Manthey in den USA als eine Form der Pflegeorganisation entwickelt und eingeführt. Die aktuellste Fassung ihres Werkes wurde deutschsprachig von Wessel et al. (2023) vorgelegt. Im deutschsprachigen Raum verwendet man für diese Art des Pflegeorganisationssystems häufig den Begriff „Bezugspflege".

Vier Kernelemente kennzeichnen das Konzept ‚Primary Nursing':

1. Die Übertragung und Übernahme der *individuellen Verantwortung* für pflegerische Entscheidungen liegt bei der Pflegefachperson.
2. Die Zuteilung der pflegerischen Arbeit erfolgt *kontinuierlich* nach der Fallmethode.
3. Direkte und offene *Kommunikation*
4. *Plan und Durchführung der Pflege* durch ein und dieselbe Person (DBfK, 2019; Manthey, 2011).

Ziele, welche mit dem Konzept Primary Nursing verfolgt werden können, sind:

- gesteigertes Sicherheitsempfinden und Vertrauen aufseiten der Patient_innen und deren Angehörigen durch Gesamtansprechpartner_innen
- Komplikations- und Risikominimierung durch eine patient_innenorientierte, individuelle und kontinuierliche Pflege
- erhöhte Eigenverantwortung bei den Pflegefachkräften u. a. durch definierte Zuständigkeiten und die Gesamtverantwortung für den Pflegeprozess
- transparentere und erhöhte Qualität der Pflege
- eindeutig festgelegte Kommunikationswege sowie
- effektivere und effizientere Versorgungsprozesse, etwa durch eine erhöhte berufsgruppenübergreifende Kooperation (DBfK, 2008, S. 3).

Primary Nursing ist ein patient_innenorientiertes Pflegesystem und versteht sich daher, im

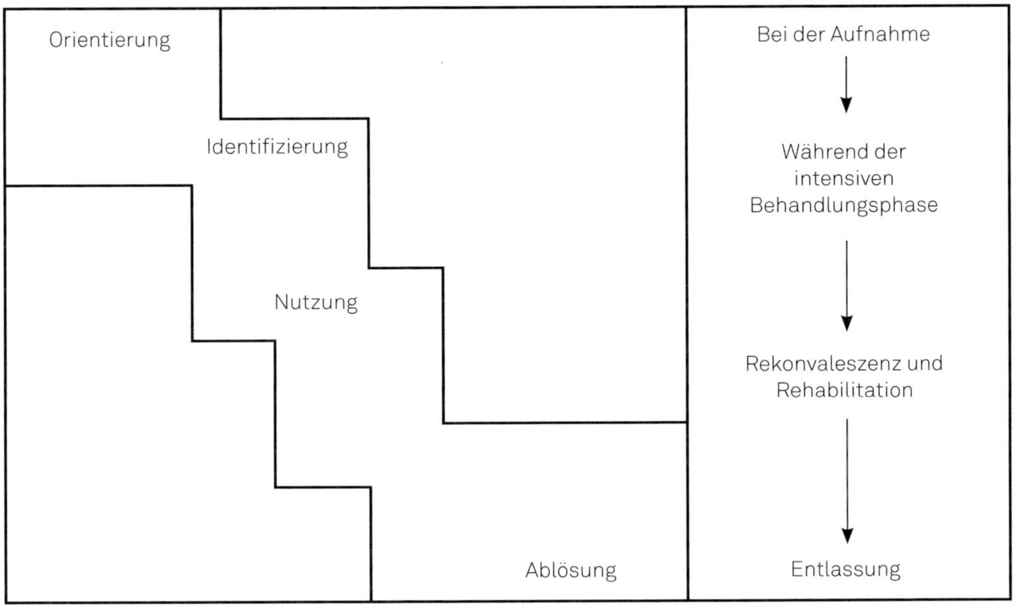

Abbildung 20-2: Phasen der Patient_in-Pflegekraft-Beziehung (Eigendarstellung in Anlehnung an Neumann-Ponesch, 2021, S. 156)

Vergleich zu anderen Pflegekonzepten als ganzheitlicher Versorgungsansatz (Schulz & Krause, 2003; von Arx-Strässler & Erzinger-Manea, 2008), bei welchem die Patient_innen im Zentrum der professionellen Pflegeplanung und -handlungen stehen und eine feste, namentlich genannte Pflegefachperson (Primary Nurse, Bezugspflegeperson und/oder Primärpflegenden) zugeteilt werden (Needham & Abderhalden, 2002). Sie sind außerdem die direkten Ansprechpartner_innen für alle am Prozess beteiligten Personen und hauptverantwortlich für alle Aspekte des Pflegeprozesses (Rixe et al., 2018). Primary Nursing unterscheidet sich somit von der Funktions- und/oder der Bereichspflege.

Die sechs Schritte des Pflegeprozess (Informationssammlung; Erkennen von Problemen; Pflegeziele festlegen; Pflegemaßnahmen planen; Pflegemaßnahmen durchführen; Evaluieren der Wirkung), die die Grundlage des pflegerischen Handelns abbilden, benötigen einen theoretischen Bezugsrahmen, welcher ermöglicht, der reinen Struktur des pflegerischen Handels eine bestimmte Denkweise in Bezug auf das pflegerische Handeln zu ermöglichen (Wilkinson, 2012).

Primary Nursing (Wessel & Manthey, 2023) bietet die Vorrausetzungen für eine hohe pflegerische Qualität, stellt jedoch keinen Garanten dafür dar. Pflege kann trotz einer Ausrichtung nach dem Bezugspflegesystem „gut oder schlecht sein, umfassend oder unvollständig, koordiniert oder unregelmäßig, persönlich oder standardisiert, kreativ oder routiniert" (Manthey, 2011, S. 79).

Bezugspflege wird also unabhängig vom Pflegesystem von den jeweiligen Kompetenzen der Bezugspflegefachkraft und den jeweiligen Beziehungen innerhalb des Teams und zu den Patient_innen bestimmt.

20.2.1 Notwendige Kompetenzen als Bezugsperson

Die berufliche Handlungskompetenz von Pflegefachpersonen im Allgemeinen setzt sich aus der Fachkompetenz, der personalen Kompetenz oder Selbstkompetenz und der Sozialkompetenz zusammen, wobei diese drei Teilkompetenzen – Methodenkompetenz, Lernkompetenz und kommunikative Kompetenz – beinhalten. Nach Brenner ist hierbei jedoch zu beachten, dass Pflegekompetenzen verschiedene Entwicklungsstufen durchlaufen und die Kompetenzentwicklung einen langen Prozess darstellt. Brenner beschreibt hierfür fünf Stufen – Neuling, fortgeschrittene/r Anfänger_in, kompetente Pflegefachperson, erfahrene Pflegefachperson und Pflegeexpert_in. Es ist davon auszugehen, dass die Rolle der Primary Nurse nicht bereits als Neuling eingenommen werden kann, sondern man diese Rolle erst nach einer bestimmten Anzahl an Berufsjahren übernehmen kann, etwa erst als kompetente/r Pflegende/r (Benner, 2022).

20.2.2 Rollen und Funktionen einer Primary Nurse

Das Primary-Nursing-Modell beinhaltet eine 24-stündige Pflegeverantwortung. Um diese gewährleisten zu können, bedarf es mehrerer Personen, die unterschiedliche Rollen und Funktionen einnehmen.

1. *Leitung:* Im Primary-Nursing-Modell kommt es auch auf der Leitungsebene zu einer Rollenveränderung, da die Leitungskraft nicht mehr für die im Einzelfall erbrachte Qualität verantwortlich ist. Diese Verantwortung obliegt dann der Primary Nurse. Ihre Aufgaben liegen vielmehr im administrativen Bereich und Beratung – u.a. Dienstplangestaltung, Personaleinstellungen, fachliche Beratungen in komplexen Entscheidungsprozessen.
2. *Primary Nurse* ist primär zuständig für festgelegte Patient_innen und die damit verbundenen Verantwortungen und Aufgaben des Pflegeprozesses. Die Primary Nurse ist der/die direkte Ansprechparter_in für die Patient_innen, die Angehörigen bzw. das soziale Umfeld und aller im Prozess involvierten Personen.
3. *Associate Nurse* führt die pflegerischen Handlungen in Vertretung der Primary Nurse aus, wenn sich diese nicht im Dienst befindet. Die pflegerischen Handlungen orientieren sich dabei jedoch immer an den Anweisungen der Primary Nurse, es sei denn, eine akute Änderung des Patient_innenbefindens erfordert eine Anpassung. Die Associate Nurse hat theoretisch keine Planungs-, jedoch immer eine Durchführungsverantwortung (Manthey, 2011).

Wichtig ist hierbei, dass es sich bei Primary Nurses und Associate Nurses meist nicht um eine hierarchische Unterscheidung handelt, da jede Pflegefachperson beide Rollen einnehmen kann. Im pflegerischen Setting übernehmen Pflegefachpersonen oft für eine bestimmte Anzahl an Patient_innen die Rolle der Primary Nurse und unterstützen andere Primary Nurses durch die Einnahme der Rolle als Associate Nurse. Das Wort Primary (primär) soll lediglich die vorrangige Zuständigkeit für bestimmte Patient_innen definieren (Manthey, 2011), wie die nachfolgende **Abbildung 20-3** beispielhaft skizziert.

20.2.3 Beziehungsgestaltung im Kontext der Bezugspflege

Bei der Beziehungsgestaltung im Kontext Primary Nursing sind zwei Aspekte besonders wichtig. Zum einen ist dies eine *vertrauensvolle Beziehung innerhalb der Teamstrukturen*. Durch die Dezentralisierung der klassischen Stationsstrukturen und die Übernahme der Gesamtverantwortung im Pflegeprozess für bestimmte Patient_innen ist es wichtig, dass die Primary Nurse ihre Beziehungen innerhalb des Pflege- und Leitungsteams sowie zu anderen im Versorgungsprozess beteiligten Berufsgruppen gestaltet. In diesem Bereich können sich Teamstrukturen förderlich und/oder hinderlich auf den gesamten Versorgungsprozess der Patient_innen auswirken.

Zum anderen steht die Beziehung zu den Patient_innen im Fokus. Auch wenn dies keines der vier Kernelemente des Konzeptes darstellt, legt das Kernelement der Kontinuität nahe, dass hiermit die Basis einer *Beziehung zwischen Patient_innen und Pflegefachpersonen* gelegt werden soll.

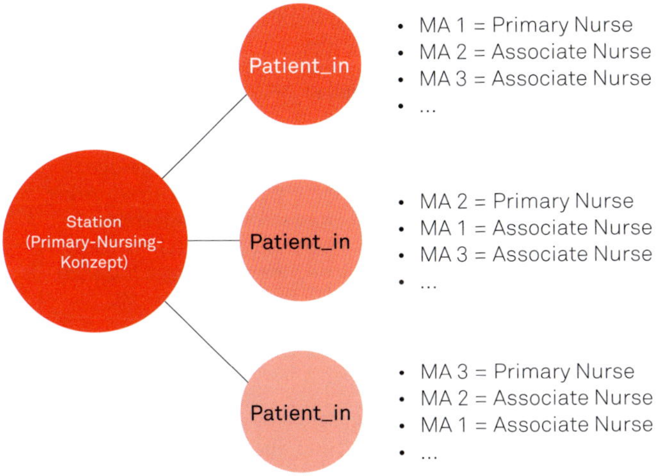

Abbildung 20-3: Zuständigkeiten innerhalb des Primary Nursing (Eigendarstellung)

Gerade im psychiatrischen Setting nimmt die Beziehungsgestaltung einen wichtigen Stellenwert ein. Personen mit psychischen oder psychiatrischen Erkrankungen benötigen Stabilität und Sicherheit. Primary Nursing mit seinen vier Kernelementen stellt hier ein geeignetes Modell dar, um eine personenzentrierte, kontinuierliche, individuelle und ressourcenorientierte Pflege zu ermöglichen und somit den Patient_innen die benötigte Stabilität und Sicherheit zu vermitteln, so dass sich vielfältige Lern- und Entwicklungsmöglichkeiten daraus ergeben können.

In der Bezugspflege, einem personen- bzw. patient_innenzentierten Pflegeorganisationssystem, finden somit v.a. Pflegemodelle und -theorien, die die Beziehungsgestaltung in den Mittelpunkt stellen, etwa die Beziehungsbasierte Pflege, Caring oder auch die Theorie der interpersonellen Beziehung in der Pflege nach H. Peplau (**Kap. 20.1**) einen organisatorischen Bezugsrahmen.

20.3 Beziehungsaufbau – Akutsituationen seelischer Krisen

Im psychiatrischen Setting ist es wichtig, zwischen „einer psychosozialen Krise im Kontext einer psychischen Erkrankung einerseits und einem psychiatrischen Notfall andererseits zu unterscheiden" (Hülshoff, 2017, S. 212). Nicht immer stellt eine Akutsituation in der Psychiatrie bzw. bei Menschen mit einer chronisch-psychiatrischen Erkrankung eine Notfallsituation dar, die umgehendes, professionelles, psychiatrisches Eingreifen erfordert. „Stein stellt psychiatrische Notfälle akuten psychosozialen Krisen gegenüber und arbeitet[e] heraus, dass es sich bei einem Notfall um eine vitale Gefährdung im Rahmen der psychiatrischen Erkrankung handelt, während die psychosoziale Krise durch einen Zusammenbruch der Bewältigungsstrategien infolge schwerer belastender oder lebensverändernder Ereignisse gekennzeichnet ist" (Hülshoff, 2017, S. 212).

Kongruent zu somatischen Erkrankungen können auch psychiatrische Akutsituationen und Notfälle in „verschiedene Dringlichkeitsstufen unterteilt werden, die den Einsatz unterschiedlicher Hilfskräfte erfordern" (Lasogga & Gasch, 2011, S. 332). Die nachfolgende Übersicht stellt die Adaption einer älteren Unterscheidung aus dem amerikanischen Raum an die Rahmenbedingungen des deutschen Gesundheitssystems dar. Sie zeigt eine Unterscheidung in absolute und relative psychiatrische Notfälle (**Tab. 20-1**).

Die Versorgung von betroffenen Personen in einer Akutsituation erfordert zu Beginn eine dia-

Tabelle 20-1: Differenzierung relativer und absoluter psychiatrischer Notfälle (Eigendarstellung in Anlehnung an Lasogga & Gasch, 2011, S. 332)

Relative Notfälle	Absolute Notfälle
Hierunter versteht man „akut auftretende bzw. exazerbierende Störungen […], die *nicht mit einer unmittelbaren Eigen- oder Fremdgefährdung* einhergehen und auch von anderen Notdiensten (z. B. Ambulanz […]) versorgt werden können" (Lasogga & Gasch, 2011, S. 332).	Hierzu zählen „alle Störungen die eine *Bedrohung bzw. Eigen- [und/] oder Fremdgefährdung* auf dem Boden einer psychischen Erkrankung darstellen und einer *sofortigen ärztlichen Intervention* mit bereits präklinischem Beginn der Behandlung bedürfen" (Lasogga & Gasch, 2011, S. 332).
Beispiele	Beispiele
• Belastungsreaktion bei psychosozialen Krisen • Angst und Panik • Suizidgedanken • Entzugssyndrome ohne Delir • Verwirrtheit	• Delir • Intoxikation (schwerwiegend) • Aggressivität und Gewalttätigkeit aufgrund einer psychischen Störung • Suizidhandlungen (Suizidversuch, Suizidpläne oder Vorbereitungen) • Hochgradige Erregungszustände

gnostische Abklärung und Einschätzung der Behandlungsnotwendigkeit. Die aktuelle Behandlungsnotwendigkeit leitet anschließend zu Maßnahmen über, welche zur physischen und psychischen Stabilisierung der betroffenen Personen notwendig sind. Diese können aus dem Bereich der Somatik, der Psychopharmakologie und/oder der Psychotherapie kommen (Lasogga & Gasch, 2011). Krisengespräche stellen ebenfalls eine solche Maßnahme dar und haben eine rasche Entlastung der betroffenen Personen als Ziel.

Das BELLA-Konzept nach G. Sonneck

Das Konzept, welches ursprünglich für die psychotherapeutische Krisenintervention konzipiert wurde, bildet eine theoretische Grundlage für Krisengespräche im Allgemeinen und stellt ein differenziertes Verfahren für das Vorgehen in Akutsituationen dar. Das BELLA-Konzept sieht Schritte vor, dargestellt in **Tabelle 20-2**.

Während des ersten Schrittes *Beziehung aufbauen* ist es unabdingbar als Pflegefachperson, eine tragfähige und vertrauensvolle Beziehung zu den Betroffenen aufzubauen als Basis einer konstruktiven Zusammenarbeit. Im zweiten Verfahrensschritt *Erfassen der Situation* geht es darum, einen möglichst detaillierten Überblick über die Verfassung der Patient_innen zu erhalten, den Krisenanlass zu erfahren und die Auswirkungen bzw. mögliche Veränderungen der Lebenssituation des Gegenübers zu ermitteln. Hierbei ist es besonders wichtig, alle eventuell bestehenden psychiatrischen Grunderkrankungen zu erfassen, um hilfreiche Hinweise zur diagnostischen Bewertung der akuten Symptome sowie zur therapeutischen Vorgehensweise zu erhalten (Lasogga & Gasch, 2011). Im Schritt 3 *Linderung der Symptome* steht die Reduktion des Leidensdrucks der Betroffenen auf ein erträgliches Maß im Fokus mit dem Angebot von Entspannungstechniken, um die Situationen zu entlasten. Wörtlich: „Dabei sind bedarfsgerecht und störungsbezogen […] sowohl verhaltensbezogene Maßnahmen, psychotherapeutische Techniken und Strategien und auch psychopharmakologische Mittel einzusetzen" (Lasogga & Gasch, 2011, S. 336). Im Schritt *Leute einbeziehen* (Schritt 4) sollen unterstützende Ressourcen einbezogen werden, die Patient_innen Sicherheit vermitteln und eine Beruhigung darstellen. Beim letzten und fünften Schritt *Ansatz zur Problembewältigung/Ab-*

Tabelle 20-2: Differenzierung in relative und absolute psychiatrische Notfälle Das BELLA-Konzept sieht folgende Schritte vor (Eigendarstellung in Anlehnung an Lasogga & Gasch, 2011, S. 334; Fastner, 2021, S. 128)

Buchstabe	Intervention	Verfahrensschritt
B	Beziehung aufbauen	1
E	Erfassen der Situation	2
L	Linderung der Symptome	3
L	Leute einbeziehen	4
A	Ansatz der Problembewältigung/Abschluss	5

schluss geht es um eine abschließende „Abschätzung der Selbst- und Fremdgefährdung" (Lasogga & Gasch, 2011, S. 338). Können Probleme von Patient_innen definiert und die reale Bedeutung erfasst werden? Werden Hilfestellungen angenommen und Veränderungen zugelassen?

Nachfolgend soll der erste Schritt *Beziehung aufbauen* noch einmal genauer erläutert werden, da gerade in Akutsituationen „eine tragfähige Beziehung zwischen Betroffenen und den Pflegefachkräften aufgebaut werden [muss], um eine konstruktive Zusammenarbeit zu ermöglichen" (Fastner, 2021, S. 119).

Damit die betroffenen Personen in Akutsituationen den Pflegefachpersonen Vertrauen entgegenbringen können, bedarf es einer Grundhaltung der Pflegefachpersonen auf Basis von *Kongruenz, Akzeptanz/Wertschätzung und Empathie*. Diese drei Aspekte beschreibt Carl R. Rogers als pflegerische Grundhaltung in der personenzentrierten oder non-direktiven Gesprächsführung. C. Rogers „lehnt es ab, Klienten direkte Ratschläge und Verhaltensempfehlungen zu geben. Sein Ansatz geht davon aus, dass die Erkundung ihrer Gedanken und Gefühle einer Person dabei hilft, das eigene Handeln zu verstehen und im ‚Hier und Jetzt' widerspruchfreier zu gestalten" (Watzke, 2021, S. 1).

Unter *Kongruenz* wird die *Echtheit/die Authentizität* der Pflegefachperson verstanden. Nach Stefanoni und Alig (2009) kennzeichnet eine kongurente Haltung, wenn eine Pflegefachperson offen für die betroffenen Personen ist und das Gesagte mit der Mimik, der Gestik und dem Tonfall übereinstimmen (Fastner, 2021). Krisen lassen betroffene Personen sehr sensibel werden, so dass inkongruentes, unaufrichtiges Verhalten schnell erkannt werden kann (Watzke, 2021).

Akzeptanz bzw. bedingungslose Wertschätzung stellt eine weitere Dimension der Grundhaltung der Pflegefachperson dar, in dem sie die betroffenen Personen nicht bewertet und/oder beurteilt, sondern in der Gesamtheit anerkennt, ohne dass daran etwaige Bedingungen geknüpft sind. „Die Betroffenen werden bedingungslos begleitet, was immer in ihnen vorgeht. [...]. Nur dann kann sich die Person [sic!] entfalten, Emotionen können wachsen und kann sich eine Beziehung entwickeln" (Fastner, 2021, S. 122).

Die letzte Dimension der pflegerischen Grundhaltung ist die *Empathie* oder auch *das einfühlende Verstehen*. Gemeint ist der Versuch, „das Bezugssystem des Klienten (seine Realität und Sichtweise der Welt) nachzuvollziehen und seine Gefühle und deren Bedeutungen sowie Bewertungen des Geschehens zu verstehen" (Watzke, 2021, S. 2). Die Pflegefachperson ist bestrebt, die Emotionen und deren Ursache aus der Betroffenenperspektive wahrzunehmen, ohne dabei zu vergessen, dass es sich um die Emotionen und Gefühle des Gegenübers handelt und nicht um die eigenen.

Unterstützende Maßnahmen zur Schaffung einer vertrauensvollen Beziehung stellen neben der Grundhaltung der Pflegefachperson zum einen auch die *Schaffung eines geschützten Rahmens* dar. Um Sorgen, Ängste und Bedenken offen äußern zu können, ist eine ruhige und reizreduzierte Atmosphäre und Umgebung besonders wichtig. Zum anderen ist es besonders wichtig, den betroffenen Personen zu signalisieren, dass man sich ausreichend Zeit für Sie nehmen wird. Call (2000) schrieb, dass die „Angehörigen der helfenden Berufe [...] einer Person, die in einer Krise steckt, im rechten Augenblick zeigen [müssen], dass sie für sie da sind" (Fastner, 2021, S. 120).

Unterstützend hierbei ist vor allem auch, wenn Pflegefachpersonen die betroffenen Personen *mit Namen ansprechen und sich selbst sowie ihre Funktion vorstellen*. Teilen Sie mit, dass Sie eine Funktion innehaben, die in der Unterstützung zur Bewältigung der Akutsituation besteht und Sie deshalb ausreichend Zeit haben, sich um ihr Gegenüber zu kümmern. Wichtig ist hierbei, dass nicht der Eindruck von Zeitdruck entsteht oder die Pflegefachperson hektisch und/oder gestresst agiert (Lasogga & Gasch, 2011; Fastner, 2021). Durch ruhiges und kompetentes Auftreten, die Abschirmung vor einer Reizüberflutung und das Entschleunigen von Situationen kann betroffenen Personen Sicherheit vermittelt werden, welche dazu führt, dass konstruktive Entwicklungen möglich sind (Grünbacher, 2013).

Des Weiteren sollte zu Beginn geklärt werden, inwieweit *Angehörige in das Gespräch miteinbezogen werden*. Angehörigen muss signalisiert werden, dass man sie nicht ausschließen werde, dass man sich aber zunächst ein eigenes Bild der Situation machen wolle und auch die Wünsche der betroffenen Personen nicht vernachlässigen dürfe. Zu bedenken ist hierbei, dass Angehörige ggf. keine förderliche Ressource darstellen, sondern auch an der psychischen Verfassung der betroffenen Personen beteiligt sein können (Lasogga & Gasch, 2011).

Durch *aktives Zuhören* wird Gesprächs- und Hilfsbereitschaft signalisiert, sodass die Betroffenen angehalten werden, entsprechend ausführlicher über ihre psychosozialen Probleme, die psychische Verfassung und ihre Gefühle zu sprechen. Aktives Zuhören verbindet *verbale und nonverbale Elemente* miteinander. So ist ein zentraler Aspekt beim aktiven Zuhören etwa das *Paraphrasieren*. Dies bedeutet, dass die Pflegefachperson das Gesagte des/der Betroffenen in eigenen Worten wiedergibt, eventuell zusätzlich Begrifflichkeiten zur Klärung der Situation einbringt und den Betroffenen emotionale Aspekte *widerspiegelt*. Zu den nonverbalen Aspekten des aktiven Zuhörens zählen v. a. das *Kopfnicken, Augenkontakt herzustellen, sich hinzusetzen oder zu lächeln*. All diese Aspekte signalisieren dem Gegenüber Interesse an dem Gesagten (Lasogga & Gasch, 2011; Fastner, 2021) und teilen den betroffenen Personen so mit, was die Pflegefachperson von der inneren Welt des Gegenübers verstanden hat (Watzke, 2021).

Wissens- und Transferfragen

- Was versteht man unter den drei Dimensionen Kongruenz, Empathie und Akzeptanz in C. R. Rogers personzentrierter oder non-direktiver Gesprächsführung?
- Welche Aspekte umfasst das Aktive Zuhören?
- Auf was müssen Sie bei einem geeigneten Setting achten?
- Welche vier Kernelemente beinhaltet Primary Nursing?
- Wieso ist in der Bezugspflege die Beziehungsgestaltung so wichtig?
- Primary Nursing stellt ein hierarchisches Modell dar?
- Welche Beziehungsphasen beschreibt Peplau in ihrer Theorie der zwischenmenschlichen Beziehung?
- Welche Rollen nimmt eine Pflegefachperson in der Theorie der zwischenmenschlichen Beziehung von Peplau ein?
- Welche Grade von Angst beschreibt Peplau?

20.4 Literatur

Benner, P. (2022). *Stufen zur Pflegekompetenz. From Novice to Expert* (3. Aufl.). Hogrefe.

Call, J.D. (2000). Geleitwort – Krisenintervention. In D.C. Aguilera (Hrsg.), *Krisenintervention. Grundlagen – Methoden – Anwendungen* (S. 13–16). Hans Huber.

DBfK (Deutscher Berufsverband für Pflegeberufe). (2008). *Merkmale von Primary Nursing. Eine Orientierung und Handlungshilfe zur Umsetzung der pflegerischen Organisationsform Primary Nursing.* Verfügbar unter https://kaemmer-beratung.de/wp-content/uploads/2020/04/Merkmale-von-Primary-Nursing.pdf

DBfK (Deutscher Berufsverband für Pflegeberufe). (2019). *Deutsches Netzwerk Primary Nursing.* Verfügbar unter https://www.dbfk.de/media/docs/newsroom/publikationen/Primary-Nursing-Muster-des-Gelingens_2019-07-15.pdf

Fastner, M. (2021). *Krisenintervention im pflegerischen Setting. Praxisbuch zur psychosozialen Krisenbegleitung für Pflegefachpersonen und Gesundheitsberufe.* Hogrefe. https://doi.org/10.1024/86088-000

Grünbacher, T. (2013). *Wenn die Welt zusammenbricht... Krisenintervention in der peritraumatischen Phase aus ressourcenorientierter Perspektive.* BoD – Books on Demand.

Hülshoff, T. (2017). *Psychosoziale Interventionen bei Krisen und Notfällen.* Ernst Reinhardt. https://doi.org/10.36198/9783838548500

Lasogga, F. & Gasch, B. (2011). *Notfallpsychologie. Lehrbuch für die Praxis* (2., Aufl.). Springer. https://doi.org/10.1007/978-3-642-15308-2

LoBiondo-Wood, G. & Haber, J. (2005). *Pflegeforschung. Methoden. Bewertung. Anwendung* (2. Aufl.). Elsevier. https://doi.org/10.1024/1012-5302.19.2.131

Manthey, M. (2011). *Primary Nursing – Ein personenbezogenes Pflegesystem* (3. Aufl.). Hans Huber.

Meywerk, A. (2017). *Pflegetheorie nach Peplau – Interpersonale Beziehungen in der Pflege.* Verfügbar unter https://prezi.com/p/1tjzcvd3vd8y/pflegetheorie-nach-peplau/

Needham, I. & Abderhalden, C. (2002). Bezugspflege in der stationären psychiatrischen Pflege. *Psychiatrische Pflege Heute, 8*(4), 189–193. https://doi.org/10.1055/s-2002-33554

Neumann-Ponesch, S. (2021). *Modelle und Theorien in der Pflege* (5. Aufl.). Facultas.

Peplau, H. (2015). *Zwischenmenschliche Beziehungen in der Pflege – Ausgewählte Werke* (2. Aufl.). Hans Huber.

Rixe, J., Sahm, D. & Sauter, D. (2018). Primary Nursing als State-of-the-Art-Praxisempfehlung? Eine Zukunftswerkstatt. In S. Hahn, C. Gurtner, C. Burr, A. Hegedüs, U. Finklenburg, I. Needham, S. Schoppmann, M. Schulz., J. Rixe & H. Stefan (Hrsg.), *„Gute Arbeit“. Vorträge, Workshops und Posterpräsentationen. 15. Dreiländerkongress Pflege in der Psychiatrie in Wien* (S. 183–187). Verlag Berner Fachhochschule, Departement Gesundheit Forschung & Entwicklung Pflege.

Schulz, S. & Krause, P. (2003). Zwischen Bezugspflege und Primary Nursing – auf dem Weg zu einer evidenzbasierten und personenzentrierten Pflegeorganisationsform. *Psychiatrische Pflege Heute, 9*(5), 242–248. https://doi.org/10.1055/s-2003-43030

Stefanoni, S. & Alig, B. (2009). *Pflegekommunikation – Gespräche im Pflegeprozess.* Huber.

von Arx-Strässler, F. & Erzinger-Manea, E. (2008). Die Bezugspflege – Ein patientenorientiertes Pflegesystem. *Zeitschrift für Geburtshilfe & Neonatologie.* Verfügbar unter https://www.thieme-connect.com/products/ejournals/abstract/10.1055/s-2008-1079079 https://doi.org/10.1055/s-2008-1079079

Watzke, S. (2021). Gesprächspsychotherapie als Beispiel für eine Methode der Humanistischen Therapie. In R. Deinzer & O. von dem Knesebeck (Hrsg.), *Online Lehrbuch der Medizinischen Psychologie und Medizinischen Soziologie* (S. 1–4). German Medical Science GMS Publishing House. Verfügbar über https://books.publisso.de/en/publisso_gold/publishing/books/overview/46/282

Wessel, S., Manthey, M. & Mischo-Kelling, M. (2023). *Primary Nursing – Primäre Pflege.* Hogrefe. https://doi.org/10.1024/86238-000

Wilkinson, J.M. (Hrsg.). (2012). *Das Pflegeprozess-Lehrbuch.* Hans Huber.

Weiterführende Literatur

Peplau, H. (1997). Peplau's Theory of Interpersonal Relations. *Nursing Science Quarterly, 10*(4), 162–167. https://doi.org/10.1177/089431849701000407

21 Beziehungsgestaltung in der psychiatrischen Akutpflege

Martin Girke und Christoph Müller

Dieses Kapitel stellt mit einem Fallbeispiel die Beziehungsgestaltung in der psychiatrischen Akutpflege dar. Beziehungsgestaltung kommt immer in der Begegnung mit anderen Menschen zustande. Insbesondere in der psychiatrischen Akutversorgung hat die Gestaltung der Beziehung von Pflegenden zu ihren Patient_innen einen hohen Stellenwert. Deshalb müssen Pflegende immer hinterfragen, wie sie die Beziehungen aktiv zum Wohl ihrer Patient_innen gestalten können. Wichtig zu wissen ist, dass Beziehungsgestaltung auch mit den eigenen Anteilen zu tun hat und darum die Selbstreflexion ein wichtiges Element ist, um einen positiven Zugang zu den betroffenen Menschen zu bekommen und Vertrauen aufzubauen.

21.1 Erste Begegnung in der Aufnahmesituation

Fallbeispiel

Herr Kunert gehört schon zur Gruppe Ü 50. Seine chronisch verlaufende Schizophrenie hat Spuren hinterlassen. In Krisenzeiten fällt es ihm schwer, sich selbst zu pflegen oder auch überhaupt in Kontakt mit seiner sozialen Umwelt zu gehen. Für die Betreuenden in dem Wohnheim, in dem er lebt, ist es ein Zeichen, dass die Psychopharmakotherapie wieder einmal angepasst werden muss. Über seine Frühwarnsymptome spricht er in seiner verschlossenen Art nicht. Als er in der psychiatrischen Klinik aufgenommen wird, lassen ihn die Mitarbeitenden auf der Station erst einmal links liegen.

Spätestens mit dem Moment der Aufnahme in der psychiatrischen Klinik braucht Herr Kunert alles andere, als dass er von den psychiatrisch Tätigen links liegen gelassen wird. Er hat es geschafft, die scheinbar unüberwindbare Schwelle der psychiatrischen Versorgung zu überschreiten. Während er auf dem Stationsflur sitzt, gehen ihm viele Gedanken durch den Kopf: „Wann kommt denn jemand auf mich zu? Bin ich jetzt hier nur eine Nummer oder eine Diagnose?“ Die Geschäftigkeit des stationären Alltags scheint seine Suche nach Unterstützung in der Not zu überlagern.

Was in diesem Moment gefragt ist, ist eine pragmatische Haltung der psychiatrisch Tätigen. Was beispielsweise für den psychiatrisch Pflegenden ein ständig vorkommendes Phänomen ist, bedeutet für die Betroffenen einen Einschnitt. Umso wichtiger ist es, die Alltäglichkeit einer menschlichen Begegnung zu betonen. Da wundert es nicht, dass eine freundliche und zugewandte Bemerkung auf dem Flur ihre Wirkung zeigt. Schließlich spricht es für die Wahrnehmung des einzelnen Menschen, wenn einfach einmal nach dem Befinden gefragt oder einem ein Kaffee oder Tee angeboten wird.

So schreibt Hilde Schädle-Deininger (2020): „In der Begegnung mit psychisch erkrankten Menschen sind wir immer wieder neu mit den eigenen Grenzen, aber auch mit denen des Gegenübers konfrontiert. So gilt es, sich zu vergegenwärtigen, was uns dabei hilft, neugierig auf einen Menschen mit seiner Lebensgeschichte, seinen psychischen Störungen und seiner jetzigen und zukünftigen Lebenssituation zu bleiben" (S. 33). Das Neugierig-Sein auf den anderen Menschen zeigt sich zuerst einmal in den eher unbedeutenden Szenen des Alltags. Vertrauen kommt nicht unbedingt in den Momenten zustande, in denen ein Assessment zwischen einem seelisch angeschlagenen und einem unterstützenden Menschen steht.

So blüht Herr Kunert auf, als eine junge psychiatrisch Pflegende auf ihn zukommt. Sie bittet ihn für den Moment zwar um Geduld, regt jedoch an, ihm das Zimmer zu zeigen, das ihm für die kommende Zeit als Unterschlupf dient. Sie verbindet dies damit, dass Herr Kunert Mineralwasser bekommt. Herr Kunert fühlt sich aus der Geschäftigkeit herausgeholt, es bietet sich die Möglichkeit, den eigenen Stresslevel zu reduzieren. Es ist der Moment, in dem sich Herr Kunert angenommen fühlt.

Schädle-Deininger (2020) geht davon aus, dass die Gefühle, „die wir haben oder die ein anderer in uns auslöst, [...] in der Begegnung mit psychisch erkrankten Menschen als das grundlegende Handwerkszeug [dienen]. Sie müssen uns bewusstwerden, damit wir sie sinnvoll einsetzen können" (S. 32). Wenn psychiatrisch Pflegende in der Aufnahmesituation die Bühne des Flurs verlassen, geschieht eine Konzentration auf das Interaktionelle. Hier stellen sich Weichen, ob ein gemeinsames Arbeitsbündnis geschlossen werden kann. Hier entscheidet sich v. a. die Bereitschaft des Betroffenen, inwieweit sie oder er einen Weg zur Genesung einschlagen will. Watzlawicks Aussage, dass man nicht nicht kommunizieren könne, wird hier auf die Probe gestellt. In jeder Form der Begegnung werden Signale ausgesandt, wahrgenommen und interpretiert.

Die Aufnahme in der psychiatrischen Klinik ist in der Regel eine besondere Erfahrung für Betroffene. Viele Menschen verstehen ihn als Eingeständnis einer individuellen Schwäche. Sie haben keine Möglichkeiten mehr, sich selbst zu helfen. Oder anders formuliert: Sie spüren nicht mehr die eigene Selbstwirksamkeit. Wer von uns ist schon gerne auf die Hilfe Dritter, v. a. fremder Menschen angewiesen?

Bevor jemand in der psychiatrischen Klinik nach Hilfe sucht, bevor jemand in der Praxis niedergelassener Fachärzt_innen für Psychiatrie Unterstützung erbittet, ist viel passiert. Seelisch angeschlagene Menschen versuchen gewöhnlich lange Zeit, sich selbst zu helfen. Angehörige sind über Wochen, Monate und Jahre Rettungsanker in schwierigen Situationen. Deshalb warnt auch Schädle-Deininger (2020) davor, den Kontakt zwischen Hilfesuchendem und institutionell Unterstützendem als „Nullpunkt der Leidensgeschichte" zu verstehen (S. 35). Der Kontakt mit dem professionellen Hilfesystem kann ein notwendiger und unterstützender Schritt sein, der leider auch oft, wie wir in der Praxis erfahren, zu spät von den Betroffenen wahrgenommen wird.

Die Aufnahme in die psychiatrische Klinik kann bei dem betroffenen Menschen für eine Entschärfung seiner Situation sorgen. Sie bietet ihm die Möglichkeit, Luft zu holen und sich zu sortieren. Auf dem Pannenstreifen der Autobahn sind die Bremsspuren eines abrupten Stopps zu erkennen. Psychiatrisch Pflegende kommen in die Rolle, gleich einem Pannenhelfer erste Analysen zu starten, um sich einzubringen, wenn Betroffene Weichen zu ihrem Genesungsweg stellen.

„Kommunikation ist ein sozialer und dynamischer Prozess, in dem Menschen miteinander Ideen, Meinungen, Haltungen, Bedürfnisse, Wünsche, Gedanken, aber auch Probleme und Schmerzen austauschen. [...] Mithilfe von Kommunikation beziehen wir uns aufeinander, drücken unsere Gefühle aus und gehen mit ihnen um" (Schädle-Deininger, 2020, S. 31).

21.2 Small-talken und sich als Mensch zeigen

Mit Angehörigen verbinden Menschen, die von einer seelischen Erschütterung betroffen sind, viele Geschichten. Mit diesen Geschichten werden Erlebnisse und Erfahrungen erzählt, die zeigen können, dass gemeinsame Wege auf einem weiteren Prozess der Genesung oder Bewältigung der belastenden Situation bzw. Erkrankung auch schwerfallen können. Psychiatrisch Tätige haben es da leichter. In der Rolle des/der professionell Helfenden können sie Distanz wahren, können sich anders auf den Genesungsweg des Betroffenen einlassen. Dabei ist es unverzichtbar, sich als Wegbegleiter_innen zu verstehen, dabei zu unterstützen, die Ansätze zur Gesundwerdung bzw. Optionen der Stabilisierung, die in dem Menschen liegen, durch behutsames Erfragen zum Vorschein zu bringen. Nicht immer sind dabei Ratschläge und schnelle Lösungsvorschläge der Pflegekraft hilfreich, auch wenn diese auf einem langen persönlichen Erfahrungsschatz gründen. Es empfiehlt sich, dem betroffenen Menschen Zeit zu geben, das ihm Eigene neu zu entdecken.

Menschen, die sich bereits länger behandeln lassen, sind ganz überrascht, wenn eine Pflegekraft auf dem Stationsflur oder in einem Gemeinschaftsraum sitzt, das geschäftige Treiben beobachtet, vielleicht eine Runde Karten mitspielt und die eine oder andere Gelegenheit zum Small-Talk nutzt.

Sich begegnen, small-talken, gemeinsam spielen unterstützen die Beziehungsgestaltung zwischen Pflegekräften und Patient_innen. Sie sind Ausdruck eines Milieus, dass *unbeschwerte* Begegnung ermöglicht und wünscht; Präsenz in der Patient_innenrunde, ein Gespräch über Alltägliches auf Augenhöhe ist erwünscht. Eine Möglichkeit, sich als Mensch und nicht als ordnungsgebende Pflegende zu zeigen. Wer einmal mit seinen Patient_innen am Abend Activity oder Tabu gespielt hat, weiß um die Macht des Lachens, der Unbeschwertheit und des kurzzeitigen Vergessens von Problemen.

Menschen kommen in die Akutpsychiatrie aufgrund einer schweren Erschütterung in ihrem Leben. Sie sind hoffnungslos, haben Angst und oftmals eine veränderte Wahrnehmung der Situation. Diese Menschen haben elementare Bedürfnisse nach Fürsorge, Nähe, Autonomie, Verständnis und Widererlangung der Selbstkontrolle. Öffnen werden sie sich eher Menschen, bei denen sie das Gefühl haben, verstanden zu werden. Das Gefühl, verstanden zu werden, entsteht, wenn ein Mensch einem anderen Empathie entgegen bringt, seine Gefühle und auch Bedürfnisse benennen kann. Dies fällt leichter, wenn Menschen sich in alltäglichen Situationen häufiger begegnet sind und eine gegenseitige Zuwendung erlebt haben.

21.3 Kontextualisierung der Lebensereignisse

Es kommt, wie es kommen muss. Herr Kunert wird schon kurze Zeit nach seinem Auftauchen auf der Station zum Aufnahmegespräch bei der Stationsärztin eingeladen. Sie wirkt zugewandt. Doch sorgt die Gesprächsankündigung bei ihm für Verunsicherung, dass sie während des gemeinsamen Kontaktes lediglich erfahren will, was in der letzten Zeit nicht geklappt hat. Sie will hören, was befremdlich gewesen ist. Herr Kunert fällt es schwer, darauf Antworten zu geben. Der Blick auf die scheinbaren Defizite führt für ihn zu einer gedrückten Stimmung. Schließlich hat er das Gefühl, dass ihn mehr ausmacht als die irritierenden Erfahrungen der letzten Zeit.

Was heißt dies für die Beziehungsgestaltung mit einem seelisch erschütterten Menschen? Menschen, die andere Menschen begleiten, haben die Gelegenheit, sich den ureigenen Geschichten eines anderen und deren individueller Bedeutsamkeit zu nähern. **Ein Beispiel:** Wenn der Besuch eines Wallfahrtsortes für den einen Menschen touristischen Charakter hat, so ist es für den anderen ein biografisch bedeutsames Ereignis, das direkt mit seiner Spiritualität in Verbindung steht; somit auch mit seiner Biografie, seinem kulturellen Hintergrund und vielleicht eigenen spirituellen Erfahrungen in seinem Leben.

In der Begleitung seelisch erschütterter Menschen geht es entscheidend darum, einzelne Lebensereignisse zu kontextualisieren. Über die subjektive Bedeutsamkeit eines Geschehens oder eines Menschen aus der Sicht des seelisch erschütterten Menschen erschließt sich auch die Brisanz. Dabei laufen die psychiatrisch Pflegenden hoffentlich nicht in eine Falle, die Heißler (2021) beschreibt: „Und genau in diese Falle tappt die klassische Psychiatrie: Sie will diagnostizieren und macht dabei den anderen, den Patienten, zum Objekt, das gefälligst seine Diagnose und Therapie zu akzeptieren hat. Die Folge ist, dass der Patient verstummt, schweigt oder als letztes Mittel aussteigt oder verrückt spielt. Resonanz kann sich so nicht entfalten ..." (S. 43).

Kontextualisierung hat sicher noch eine weitere Bedeutung. Menschen leben immer auch in einem Umfeld, sind von diesem Umfeld beeinflusst. Menschen leben von der Wechselseitigkeit im Austausch mit anderen Menschen, Menschen leben von den Umgebungen, in denen sie sich erleben. Schon in der Aufnahmesituation kann es hilfreich sein, mit einem wachen Blick auf die Menschen aus dem Umfeld des Patienten/der Patientin zu schauen. Der wache Blick wird das Eine oder das Andere verstehbar(er) machen. Heißler (2021) fasst dies so zusammen: „Wir sind jedoch nicht nur mit anderen Menschen verbunden, sondern auch mit der materiellen Welt, die uns umgibt, mit unserer Wohnung, der Einrichtung, dem Viertel, der Stadt ..." (S. 41). Oder anders: „Aufgabe von psychiatrisch Tätigen ist es, [...] Optionen ausfindig zu machen, in den Patient_innen ihre Möglichkeiten als Vermögen ausspielen können" (Heißler, 2021, S. 121). (Mehr zur Milieugestaltung s. Kap. 16).

21.4 Was verstehen wir unter Beziehung und Beziehungsgestaltung?

Es ist schwer, diese Begriffe zu fassen. Reiner Sachse geht davon aus, dass eine Beziehung nicht direkt beobachtbar ist, sondern sich aus dem Verhalten der beteiligten Akteur_innen erschließt (Sachse, 2016). Dabei gibt es nach seiner Einschätzung eine Stolperfalle. Die Tatsache, dass man immer nur aus Beobachtungen Rekonstruktionen über die Beziehung bilden müsse, habe eine Konsequenz: „Die Rekonstruktion, die jeweils gezogen wird, wird in hohem Maße vom jeweiligen Beobachter abhängen" (Sachse, 2016, S. 11). Jeder nehme aufgrund seiner eigenen Schemata und unterschiedlichen Wissens sowie unterschiedlicher Erwartungen andere Aspekte des Geschehens wahr und interpretiere sie anders (Sachse, 2016).

Der seelisch angeschlagene Mensch und seine Unterstützer_innen sind demnach aufgefordert, nach gemeinsamen Wahrnehmungen der Situationen, des Erlebten zu schauen. Die gemeinsamen Schnittmengen, die gemeinsamen Themen bieten ein großes Potenzial, einen Genesungsweg, einen Entwicklungsweg zu finden. Die Frage danach, wie sich gemeinsame Themen finden lassen, lässt sich beantworten. Es sind sowohl die Kontakte zwischen Tür und Angel, die die Wege ebnen, als auch die gemeinschaftlichen Begegnungen im Spiel sowie die gemeinsamen Zeiten intensiver Gespräche. Aus den scheinbar unbedeutenden Themen lassen sich Rückschlüsse ziehen. Die Interpretation ist die Aufgabe der professionell Unterstützenden. Aus der Sensibilität für die kleinen Themen lassen sich Problemlagen erschließen, die einen allgemeinen Charakter haben. Plastisch macht es Heißler (2021) mit einer Bemerkung: „Dieses Gespräch, dieses gegenseitige Erzählen von Geschichten lebt geradezu von der Unterschiedlichkeit des gelebten Lebens und gerade diese Differenzen erlauben es, ins Gespräch zu kommen" (S. 96).

Herr Kunert ist am Morgen dankbar für das eine oder andere ermunternde Wort. Dies spürt er immer dann, wenn er sein Frühstück abholt. Oft übernehmen die Pflegenden die Versorgung in der Stationsküche. Dort sehen sie schon zu früher Morgenstunde, wie es den Menschen geht. Sie können Stimmungen aufspüren, Fragen stellen, wo es auf der Seele brennt. Sie können v.a. Mutmacher sein, eine Rolle, die sich v.a. Herr Kunert von den Pflegenden im Klinik-Kontext erhofft.

Wenn es um das Miteinander von helfenden und unterstützungsbedürftigen Menschen geht, so wird oft über das Verhältnis von Nähe und Distanz räsoniert. Die Begriffe werden mit dem Zusatz „therapeutisch" versehen. Therapeutische Nähe oder Distanz sollte jedoch nicht mit „nicht in Beziehung gehen" verwechselt werden. Psychisch verwundete Menschen benötigen authentische und erlebbare Begegnungen mit spürbaren Menschen im Gegenüber. Es geht um Begegnungen, die Resonanz erzeugen, die den anderen Menschen respektieren und ihm Bereitschaft vermitteln, für ihn in dieser schwierigen Situation da zu sein. Es geht um eine wohlwollende, fürsorgliche Haltung; es geht um Mitmenschlichkeit. Die Verletzlichkeit und reduzierte Selbstwirksamkeit sorgen an sich dafür, dass das Verhältnis nicht ganz auf Augenhöhe geschehen kann. Dabei muss sich der/die Helfende bewusst sein, dass die Wegbegleitung einen begrenzten Charakter hat. Unterstützende können Anregungen geben, vielleicht auch Hinweisschilder aufstellen, bei der Reflexion und Aufarbeitung der Situation Hilfestellung leisten bzw. behilflich sein, die eignen Stärken und Ressourcen wieder zu erwecken bzw. zu erschließen.

Menschen in der Krise müssen abwägen, was ihnen in ihrer Situation helfen kann. Sie müssen ein Gefühl dafür entwickeln, was ihnen entspricht. In der Akutpsychiatrie geht es häufig um die Frage, dass Menschen in der Krise Medikamente zur Linderung ihrer Symptome nehmen. Oder auch darum, welche Medikamente sie nehmen. Betroffene wissen oft, was ihnen guttut – oder auch nicht. Da blitzt dann auf, was Heißler den „herrschaftsfreien Dialog oder Diskurs mit gleichen Rechten für alle Teilnehmenden" nennt (Heißler, 2021, S. 43).

Der Alltag auf einer psychiatrischen Station, insbesondere in einer Krise, wirkt wie eine Käseglocke. Er findet in einem vorgegebenen, beschützten Raum statt. Orientierungen und Umorientierung müssen sich im individuellen wie gesellschaftlichen Leben bewähren. Also im Alltag, in der Lebenswelt der jeweils eigenen Lebensgestaltung der Patient_innen. Dies darf weder bei den Helfenden noch bei den Betroffenen in Vergessenheit geraten. Wenn Heißler kritisiert, dass Stationen im Krankenhaus nicht geeignet sind, „für eine nachhaltige Behandlung" (Heißler, 2021, S. 103), dann ist in der akutpsychiatrischen Versorgung das Erarbeiten von Perspektiven mit direktem Lebensfeldbezug vonnöten, um seelische Auffälligkeiten möglichst gering und die Potenziale zur Bewältigung möglichst alltagstauglich hoch zuhalten.

Im Zweifel kann schon eine Menge erreicht sein, wenn mit den Betroffenen neue Bewältigungsformen erarbeitet werden. Viele erleben die seelischen Erschütterungen als immer wiederkehrend. Dabei machen manche auch die Erfahrung, dass häufig wiederkehrende Aufnahmen in der akutpsychiatrischen Versorgung unerlässlich sind. Dann kann aber zumindest gemeinsam darauf hingearbeitet werden, dass diese freiwillig erfolgen. Dies bedeutet, sich beispielsweise im Beziehungsprozess den Frühwarnsymptomen anzunähern. Sich diesen nicht zu verweigern, kann auch eine Offenheit zur frühzeitigen Kontaktaufnahme mit niedergelassenen Fachärzt_innen, einer psychiatrischen Klinik oder einer persönlich bekannten psychiatrischen Station zur Folge haben. Die Auseinandersetzung mit Frühwarnsymptomen, mit der eignen Erkrankung und den Ursachen, dem Umgang in möglichen neuen krisenhaften Ereignissen oder die Festlegung von Vereinbarungen zum Ablauf bzw. Rahmen zukünftiger Behandlungen kann unterstützend wirken und sollte dem Patienten/der Patientin angeboten werden.

21.5 Was bedeuten schon Kleinigkeiten?

Man besucht gerne wieder dieses Restaurant um die Ecke, wenn die Bedienung sehr freundlich und zuvorkommend war. Sicherlich hat sich jede/r schon mal über das Personal in einem Restaurant geärgert. Vielleicht war das Essen kalt, der Service unfreundlich, man fühlte sich abgefertigt und nicht als Mensch bzw. als Gast gesehen. Es können oft Kleinigkeiten sein, die uns in Zukunft davon abhalten werden, dieses Restaurant wieder aufzusuchen. Wenn man sich nun vorstellt, als Patient oder Patientin auf einer allgemeinpsychiatrischen Station mit existenziellen Fragen seines Lebens konfrontiert zu sein, hoffnungslos, evtl. voller belastender Gefühle und Gedanken – und dann sagt einem die Pflegefachkraft auf eine kleine Bitte: „Kommen Sie später wieder, jetzt ist's grad schlecht, ich habe keine Zeit für Sie". Dann würde man sich vielleicht wünschen, dass es nur das Haar in der Suppe wäre.

Kleine Bemerkungen, Gesten und Mimik können für den psychisch angeschlagenen Menschen schon die Welt bedeuten und sich einreihen in das sowieso schon angeschlagene Selbstbild. Patient_innen sind besondere Gäste, die unsere unterstützende Dienstleistung brauchen. Deshalb ist es wichtig, ein Wohlfühlklima zu schaffen, sie positiv aufzunehmen und ihnen Wertschätzung und Respekt entgegenzubringen. Es geht von der ersten Minute, der ersten Begegnung an darum, Grundvertrauen aufzubauen. Dieses Grundvertrauen ist essenziell für den gemeinsamen Behandlungsprozess, die Förderung der Genesung und Patient_innen als Mensch zu gewinnen, sich zu öffnen und einzulassen auf den Weg der Veränderung.

Manchmal ist die Tasse Kaffee mit vertrauten psychiatrisch Pflegenden Gold wert. So wie Krisen Spuren hinterlassen, so wirkt jede Klinikaufnahme und jeder Klinikaufenthalt nach. Was die pflegerische Beziehung in der psychiatrischen Versorgung auszeichnet, ist die Verortung im Alltag. Dies öffnet Wege, die sich Ärzt_innen, Psychotherapeut_innen und Sozialarbeiter_innen nicht in vergleichbarer Weise gönnen. „Beim gemeinsamen Tun teilen wir erst einmal einfach Zeit mit dem Patienten, Zeit, in der Begegnung stattfindet, geredet werden kann, wenn auch nicht muss", schreibt Schädle-Deininger (2020, S. 85). Das gemeinsame Tun als Zugang zum Menschen sei bei Menschen hilfreich, „die so durcheinander sind, dass wir ihre verbalen Äußerungen kaum verstehen können, die stark antriebsgestört oder so isoliert sind, dass es sonst keine Gemeinsamkeiten gibt, und die ihre Fähigkeiten und Stärken nicht zeigen können" (Schädle-Deininger, 2020, S. 85).

Menschen in der akutpsychiatrischen, klinischen Versorgung als Pflegkraft zu unterstützen und zu begleiten, heißt v. a., ihnen zu begegnen. Mit ihnen Alltag gestalten, ins Gespräch zu gehen und da zu sein, wenn es schwer wird, das Geschehen oder das Erlebte auszuhalten. Wenn einen die belastenden Gefühle und Ereignisse bedrohen und man selbst nicht mehr gut damit fertig wird. Aus diesem Grund ist es so elementar wichtig, dass Pflegende im Stationsalltag Begegnung ermöglichen, sich da aufhalten, wo sich die Patient_innen aufhalten und den Alltag meistern. Ein für Patient_innen nicht zugängliches Stationszimmer lässt keine Begegnung zu. Es schafft Distanz. Eine Untersuchung konnte zeigen, dass sich die meisten aggressiven Übergriffe an der geschlossenen Stationstür sowie am oder im Dienstzimmer ereignen (Nijman et al., 1997). Neben dem Sicherheitsrisiko, da das Stationszimmer meist nur einen Eingang hat, kann Beziehungsgestaltung im Dienstzimmer nicht gut funktionieren. Dort sind oftmals viele Mitarbeitende unterschiedlicher Berufsgruppen anwesend. Es wird dokumentiert, Behandlungs- und Medikamentenpläne werden diskutiert, Medikamente ausgegeben und so weiter.

Es ist wenig Raum für ein paar ernsthafte Sätze mit einer/m Patient/in. Und das Wichtigste: Im Dienstzimmer, ob Glaskasten oder Mauern, ist die Atmosphäre auf der Station nicht gut greifbar. Und unser Anliegen ist: Resonanz zu erzeugen und Begegnung ermöglichen, Beziehung aufzubauen und zu gestalten, ein Milieu der Genesung zu erzeugen.

Pflegeintervention der NIC: Komplexer Beziehungsaufbau

Die Pflegeinterventionsklassifikation (NIC) (Bulechek et al., 2016) führt die Intervention „Komplexer Beziehungsaufbau" (Code: 5000) als Tätigkeit der Pflegefachperson. Eine Auswahl der möglichen Interventionen:

- Erkennen der eigenen Einstellung gegenüber dem Patienten und der jeweiligen Situation, ggf. mehrfach
- Umgehen mit persönlichen, durch den Patienten hervorgerufenen Gefühlen, die sich negativ auf therapeutische Interaktionen auswirken können
- Versichern gegenüber dem Patienten, dass Sie an ihm als Person interessiert sind, soweit angemessen
- Nutzen persönlicher Erzählungen, soweit angemessen
- Vermitteln von Anerkennung für das während der Beziehung Geleistete
- Unterstützen des Patienten beim Ermitteln von Gefühlen, die seine Fähigkeit zur Interaktion mit anderen Menschen hindern (z.B. Wut, Angst, Feindseligkeit oder Traurigkeit).

So hat Beziehung auch immer etwas mit mir selbst zu tun und mit Anteilen in mir, die sich dafür öffnen oder sperren. Für die professionelle Arbeit ist es für Pflegefachpersonen deshalb von hoher Bedeutung, sich dieser eigenen Anteile durch Selbsterfahrung bewusst zu werden.

Herr Kunert freut sich derweil, dass er mit der jungen psychiatrisch Pflegenden, die in den Stunden seiner Aufnahme in der psychiatrischen Klinik anwesend war, inzwischen häufiger spazieren geht. Dort erzählen sie miteinander, er hat den Freiraum, Dinge auszusprechen, die ihm in den Tagen auf der Station bewusst geworden sind. Mit ihren Bemerkungen stützt die Kollegin seine Erkenntnisse. Oder sie bringt Überlegungen ein, die er noch nicht erwogen hat.

Hinweis

Warum ist Beziehungsgestaltung wichtig in der Psychiatrie?

Zum Schutz: Die meisten aggressiven Übergriffe in der Psychiatrie (ca. 39 %) entstehen aus der Interaktion Mitarbeiter_innen – Patient_innen (Papadopoulos et al., 2012). Je nachdem, wie Mitarbeitende die Interaktion gestalten und wie gut die Beziehung zu Pflegeempfänger_innen schon im Vorfeld gestaltet wurde, können schwierige Situationen mehr oder weniger entschärft werden.

Zur Therapie: Priebe und McCabe (2008) haben gezeigt, dass gute therapeutische Beziehungen das Therapieergebnis positiv beeinflussen und als Methode selbst schon Therapie sind.

Auf was wirkt Beziehungsgestaltung? Wer eine gute Beziehung mit den ihm anvertrauten Menschen pflegt, der kommt auch in schwierigen Situationen mit ihnen zurecht. Es erhöht sich die Wahrscheinlichkeit, bei herausforderndem Verhalten oder bei suizidalen Impulsen einen Zugang zu Menschen zu finden. Psychische Erkrankungen sind bekanntlich Beziehungsstörungen – zu sich und zu anderen. Deshalb muss die Frage leitend sein: Wie möchte ich behandelt werden, wenn ich Betroffene/r wäre? Leitend muss aber auch die Einsicht sein, dass eine seelische Krise nicht grundsätzlich nur als Defizit wahrgenommen wird. In Krisen liegen Chancen der Veränderung, der Auszeit und der Reflexion, aber auch die Chance eines Neubeginns. Wir sollten nicht nur auf die wahrgenommenen Beeinträchtigungen blicken, sondern v.a. den Blick auf die Fähigkeiten und

Fertigkeiten lenken, auf die Ressourcen und Stärken, die eine Person hat und wie wir diese fördern und für den Genesungsprozess Nutzen stiftend einbringen können. Es gibt immer Zeiten, in denen der Menschen andere Mensch braucht, die am Wegesrand stehen. Der Philosoph Charles Pepin ist davon überzeugt, dass Begegnungen die Persönlichkeit modellieren (Pepin, 2022).

„Ohne Begegnung mit anderen können wir unmöglich wissen, was uns wirklich antreibt; wozu wir fähig sind; wir können unmöglich aus dem Gefängnis unserer Identität ausbrechen; unsere sozialen und mentalen Fesseln sprengen" (Pepin, 2022, S. 191)

Wissens- und Transferfragen

Denken Sie an Personen in Ihrem Team, die eine gute Beziehung zu Patient_innen eingehen.

- Was machen diese Menschen, dass die Beziehungsgestaltung gelingt?
- Warum ist die Beziehungsgestaltung das Kernelement psychiatrischer Pflege?
- Wie würden Sie eine Patient_innenaufnahmesituation in der Akutklinik gestalten?
- Was wären für Sie Merkmale eines gelungen ersten Patient_innen-Kontakts?
- Wie gelingt es Ihnen, sich Zeit und Raum zu geben für Selbstreflexion?

21.6 Fazit

Beziehung ist etwas Alltägliches. Wir gestalten Beziehungen im Kreis der Familie, im Freundeskreis, beim Einkaufen oder Frisör. Beziehung wird gestützt durch kleine Gesten, ein Lächeln, freundliche Worte, aber auch durch ein tiefergehendes Gespräch (wie ein Pflegebezugspersonengespräch), beim Spielen oder der gemeinsamen Tasse Kaffee am Morgen. Beziehung vermittelt Geborgenheit, Sicherheit und Angenommensein. Etwas, von dem gerade der Patient und die Patientin in der psychiatrischen Akutpflege in einer seelischen Krisensituation zu wenig hat. Wenn die Pflegefachperson es schafft, dieses Gefühl zu vermitteln, wird sich die Person öffnen, wird berichten und wird sich selbst den Raum für Veränderung geben.

21.7 Literatur

Bulechek, G. M., Butcher, H. K., Dochterman, J. M. & Wagner, C. H. (2016). *Pflegeinterventionsklassifikation (NIC)*. Hogrefe.

Heißler, M. (2021). *Psychiatrie ohne Betten – Eine reale Utopie*. Psychiatrie-Verlag. https://doi.org/10.5771/9783966051491

Nijman, H. L. I., Allertz, W. F. F., Merckelbach, H. L. G. J., à Campo, J. M. L. G., & Ravelli, D. P. (1997). Aggressive behaviour on an acute psychiatric admission ward. *The European Journal of Psychiatry, 11*(2), 106–114.

Papadopoulos, C, Ross, J., Steward, D., Dack, C., James, K. & Bowers, L. (2012). The antecendents of violence and aggression within psychiatric inpatient settings. *Acta Psychiatrica Scandinavica, 125*(6), 425–439.

Pepin, C. (2022). *Kleine Philosophie der Begegnung*. Hanser.

Priebe, S. & McCabe, R. (2008). Therapeutic Relationships in Psychiatry: The Basis of Therapy or Therapy in Itself? *International review of psychiatry, 20*(06), 521–526. https://doi.org/10.1080/09540260802565257

Sachse, R. (2016). *Therapeutische Beziehungsgestaltung*. Hogrefe. https://doi.org/10.1026/02718-000

Schädle-Deininger, H. (2020). *Grundlagen psychiatrischer Pflege*. Psychiatrie-Verlag. https://doi.org/10.5771/9783966050692

22 Bedarf und Bedürfnis: „Quo vadis“ psychiatrische Versorgung?

Hermann Stemmler

Idealerweise sollte der erkannte Bedarf und der darauf basierende Handlungs- und Behandlungsprozess dem Bedürfnis des zu Behandelnden nahekommen. In der Versorgungspraxis sind in dem Spannungsfeld zwischen dem professionell festgestellten Bedarf und dem individuellen Bedürfnis der Betroffenen oftmals scheinbar unüberwindbare und unsichtbare Barrieren versteckt, die die Behandlung nicht zum erwünschten und nachhaltigen Erfolg führen. Um den Gründen in dieser Frage ein wenig auf die Spur zu kommen, will ich ein paar Akzente auf der Basis meiner eigenen Erfahrung als psychiatrischer Profi, später in der Doppelrolle eines psychiatrie-erfahrenen Profis, setzen, ohne den Anspruch eines pauschalen „Rezepts“ zu erheben.

Aus meiner Sicht können einige scheinbar kleine, jedoch wichtige Kurskorrekturen dabei behilflich sein, als psychiatrisch Tätige/r besser zu verstehen und den Versorgungcocktail etwas schmackhafter für die Betroffenen zu machen. Dabei kommt insbesondere den psychiatrischen Pflegefachpersonen, die aufgrund ihres professionellen Aufgabenfeldes einen sehr niedrigschwelligen Zugang zu den Patient_innen haben, besondere Bedeutung zu.

22.1 Der Begriff Bedarf

Zunächst: Was verstehen wir den eigentlich unter dem Begriff Bedarf? Das Wort Bedarf wird häufig im Zusammenhang mit ökonomischen und wirtschaftlichen Interessen genannt. Es beschreibt den Zusammenhang zwischen einem erkannten Mangelzustand, der durch den zu bezahlenden Transfer von Gütern oder Dienstleistungen zur Mangelbeseitigung führt.

Diese ökonomische Perspektive lässt sich nahtlos in die psychiatrische Versorgung übertragen. So übersetzt beispielsweise der Patient_innen aufnehmende oder behandelnde Psychiater seine Einschätzung oder Feststellung eines Bedarfs per Diagnose und die dazugehörende erforderliche Leistung (Behandlungsplanung) in eine Leistungskennziffer, für die er die vorher verhandelte und festgelegte Vergütung von der jeweiligen Krankenkasse erhält. Alle im Rahmen dieses festgestellten Behandlungsbedarfs erbrachten Leistungen werden mit den Preisen der Gebührenordnung vergütet, die zwischen den Kassenärztlichen Vereinigungen und ihren Vertragspartner_innen vereinbart werden.

Doch nach welchen Kriterien erfolgen denn die Feststellung und Festlegung des Bedarfs? Dem Bedarf primär und allein auf der Basis des erlernten theoretischen und praktischen Profi-Erfahrungswissens zu begegnen, sollte im letzten Jahrhundert gewesen sein. „Ich weiß auf Grund meiner langjährigen Berufserfahrung, was richtig und gut ist für meine Patient_innen“, tönt häufig immer noch die Aussage psychiatrisch Tätiger durch den Raum. Doch ich hege den stillen Verdacht, dass sich hinter vordergründig notwendigen Empfehlungen häufig (völlig legitime) ökonomisch lukrative Interessen und die dazugehörigen Leistungsziffern verbergen, die dem permanenten Druck der Krankenkassen auf das Leistungsgeschehen und der Aufenthaltsdauer Paroli bieten.

Die moderne standardisierte, reglementierte und (über-)dokumentierte klinische Behandlung birgt durch die vorgegebenen Rahmenbedingungen – wie diagnosebedingte Behandlungs- und Aufenthaltsbegrenzung, Pauschalen, vorhandenes Personal – die erkennbare Gefahr, die Patient_innen auf das Niveau eines zu behandelnden „Mangelobjekts" per Diagnose zu hieven. Die erkannten Defizite sind „technisch" rasch erkannt und werden durch Elemente der Medikamenten- und Therapieverordnung wieder instandgesetzt. Patient_innen können somit nach sehr kurzer Zeit, mit Arztbericht, klarer Diagnose und Prognose versehen, entlassen werden und sich in weiterführende ambulante Behandlung begeben.

Bei der Mehrzahl der Patient_innen führte und führt diese Methode zum gewünschten Behandlungs- und/oder Heilungserfolg. Das ist die Legitimation, diese Behandlungspraxis auch in der heutigen Zeit noch zur Anwendung zu bringen. Der Erfolg gibt dieser Behandlungsmethode Recht und sichert durch die zurecht so angewandten und vereinbarten Normen die Kalkulierbarkeit und das Überleben der Leistungs- und Kostenträger.

Jedoch: Was ist mit denjenigen, die die Minderheit bilden, die allgemeinhin als „schwierige Patient_innen, „Systemsprenger" oder auch als austherapiert und/oder nicht compliant bezeichnet werden? Ein erfahrener Oberarzt hat nach einer Visite bei einem chronischen Kranken zu mir (damals noch Profi) gesagt: „...es ist wie vor einem großen Staudamm zu stehen und die akute Leckage mit einem Pflaster zu versehen, wohl wissend, dass eine Grundsanierung die einzige Möglichkeit wäre, den Damm dauerhaft zu sichern".

Leider greift das paternalistische Modell mit seinen standardisierten, normativen und allgemein regelhaft eingespielten Behandlungs-, Therapie- und Betreuungsformen für den Personenkreis mit einem komplexen, besonderen Hilfebedarf wenn überhaupt nur kurzfristig und meist wenig nachhaltig. Nach dem zigsten Klinikaufenthalt und oder -abbruch, oftmals völlig überforderten Angehörigen, der Einsetzung einer gesetzlichen Betreuung, mehreren Kriseninterventionen, selbst- und/oder fremdgefährdendem Verhaltenden endet die „Karriere" für die Betroffenen in einer der unterschiedlichen „beschützenden" Einrichtungs- oder Wohnformen, der Forensik, „unter der Brücke" oder im Suizid.

22.2 Neue Wege

Welche Möglichkeiten und Ansätze gibt es, um neue Wege zu finden und die „Drehtürpsychiatrie" zu beenden und die „Endstation Sehnsucht" zu verlassen?

- Dem Faktor **Zeit** in Form einer adäquaten (auch ambulant ausgebauten) Krisen- und Akutversorgung und der Möglichkeit einer anschließenden (evtl. stationsäquivalenten Behandlung oder mobilen, aufsuchenden) medizinischen, psychiatrie-pflegerischen und therapeutischen Rehabilitation genügend Raum gegeben:
  - zur Deeskalation und Beruhigung (Angst- und Aggressionsbewältigung)
  - zur Realitätsfindung (begreifen der Situation)
  - zum Ankommen (Abbau von Misstrauen und Aufbau einer Vertrautheit)
  - zum Reden (Patient_in) und Zuhören (Behandler_in)
  - um gemeinsam mit der Patientin dem Patienten eine nachhaltige Perspektive aufzubauen
  - um eine Vertrauensperson und/oder Angehörige einzubeziehen
  - um gemeinsam mit der/dem Patient_in Hilfemaßnahmen (Medikations- und Therapieplanung, Behandlungsvereinbarung, Assistenz etc.) abzustimmen
  - ein wohnortnahes Hilfenetzwerk (professionelle Angebote und Selbsthilfemöglichkeiten), also eine ambulante Komplexleistung vorzubereiten

- ein Normen-System zu verhandeln und zu finden, das sowohl die Bedürfnisse des/der Betroffenen erfüllt und auch sein/ihr soziales Umfeld beruhigt und nachhaltig entlastet.
- Die Erklärung der Möglichkeiten (Information) und die Entscheidungsfindung mit betroffenen Menschen in eine einvernehmliche, verbindliche, gleichzeitig flexible und individuelle Behandlungsplanung bringen. Diese partizipative Entscheidungsfindung sollte meines Erachtens auch durch die unterschiedlichen beteiligten Berufsgruppen und deren unterschiedliche Sichtweise im Team gekennzeichnet sein und nicht einseitig medizinisch definiert werden.

Dabei kommt der akzeptierenden, authentischen **Haltung und Zugewandtheit** der professionellen Behandler_in und der Beziehung zwischen Behandler_in und der/dem Patientin_en entscheidende Bedeutung zu. Jeder (auch der chronisch psychisch gestörte und hospitalisierte) betroffene Mensch hat eine eigene Persönlichkeit und unterschiedliche Bedürfnisse, die die Art und Weise der Beziehung bestimmen müssen und eine hohe Flexibilität und Einfühlungsvermögen der Profis, insbesondere des nah am Menschen arbeitenden psychiatrischen Pflegepersonals erfordern. Die individuelle, personenzentrierte Hilfe-Überlegung, -Diskussion, -Findung und Umsetzung muss auch unter kontinuierlicher und verständlicher Abstimmung (Klärung) mit dem betroffenen Menschen und auf dessen Wunsch hin mit seinem sozialen Umfeld erfolgen (Eltern, Partner, Freunde, sonstige Bezugsperson).

Viele seelisch behinderte Menschen haben im Laufe ihres psychiatrischen Leidenswegs „verlernt", ihre Bedürfnisse zu spüren, zuzulassen oder zu äußern. Um diese undefinierbare, manchmal suchtverdrängte und emotionsarme Lethargie (Hospitalisierung) zu überwinden, ist die enge, abgestimmte Kooperation des Pflegepersonals mit Peers mit Erfahrungswissen und/oder Vertrauenspersonen des/der Betroffenen eine hilfreiche und notwendige Option in der „Übersetzung" zwischen dem vordergründig erkennbaren Bedarf und dem individuellen, verborgenen Bedürfnis des Patienten, der Patientin.

In diesem Zusammenhang möchte ich auf ein Buch von Susanne Ackers und Klaus Nuißl (2021) mit dem Titel „EX-IN Genesungsbegleitung" hinweisen, dass hierzu wertvolle Anregungen liefert.

Das symptomatische (äußerlich erkennbare) Verhalten der Patient_innen, deren Emotionen und Symptome kurzfristig zu interpretieren und daraus Rückschlüsse auf den tatsächlichen (inneren) Gemütszustand des betroffenen Menschen zu ziehen, führt zu Fehleinschätzungen, zu Fehlbehandlungen und oftmals zu einer unendlichen Verlängerung des Leidenswegs mit wenig Hoffnung, Perspektive und Sinn für die Betroffenen.

Nur durch die nachhaltige Intensivierung des Kontakts und der Kommunikation zwischen Patient_innen und Behandler_innen unter Einbeziehung von Peers und Bezugspersonen kann erreicht werden, dass die Bewusstheit, die Bereitschaft und der Mut der Betroffenen geweckt werden, dauerhaft so viel Eigenverantwortung und Selbstbestimmung wie möglich für sich übernehmen zu wollen. Zu den Themen Empowerment und Recovery wurden in den letzten Jahren eine Vielzahl von Veröffentlichungen publiziert. Von Profiseite hat mich das Buch „Psychose und Eigensinn" von Thomas Bock (2021) sehr angeregt „neue", kreativere Möglichkeiten zu überlegen.

22.3 Ambulante psychiatrische Versorgung

Noch ein paar Gedanken zur ambulanten psychiatrischen Versorgung:

- Als Profi sollte man genau hinschauen, hinhören und nach Möglichkeit präventive Maßnahmen stärken: Betroffene werden selten erkennbar schlagartig schwer psychisch krank – bis dieser Status erreicht wird, gibt es Vorzeichen, ist einiges nicht oder schiefgelaufen.

- Normen und Wertediskussion führen: Wir leben in einer Zeit und Gesellschaft, in der es auch für gesunde Menschen oft schwierig ist, sich zu orientieren und Lebensanker zu finden und zu erhalten. Ungleich schwieriger ist es häufig für Menschen mit psychischen Problemen.
- Fehlende Transparenz, Kooperation und Abstimmung: Die psychiatrischen Versorgungsangebote und die Behandlungsleistungen sind fragmentiert, institutionenzentriert und unkoordiniert...
- und zudem für die betroffene Menschen undurchschaubar und verwirrend. Es grenzt an „Zufall" das passende/die passenden Angebote zu finden.

  Fragen, die dabei häufig gestellt werden:
  - Wer unterstützt mich dabei, herauszufinden, an wen ich mich wenden kann?
  - Wer gibt mir **neutrale** Auskunft?
  - Wer hat den Überblick über die unterschiedlichen Möglichkeiten, Ansprechpartner, Methoden, Therapien?
  - Und wer erklärt mir, um was es dabei geht, in verständlicher Sprache?
  - Wer hilft mir in der Krise?

Was würde ich mir als Betroffener im Rahmen der psychiatrischen Versorgung/Behandlung wünschen:

1. Eine **Vertrauensperson**, die ich selbst benennen kann oder die ich mir aussuchen kann und die mich kontinuierlich-verlässlich in alle notwendigen Versorgungsangebote begleitet, solange ich sie brauche.
2. Eine Behandlung, Betreuung, Versorgung, die meine **Bedürfnisse** und **Barrieren** berücksichtigt und nicht nur die Bedarfe von außen definiert.
3. **Selbst erfahrene Ansprechpartner_innen**, die sich aufgrund der eigenen Erfahrung gut in meine Lage versetzen können und meine „Gefühls-Sprache" verstehen und sprechen.
4. Die Unterstützung bei der Erstellung einer **Behandlungsvereinbarung** und die vorbehaltlose Anerkennung im Notfall.
5. Die Fertigung eines schriftlichen, verständlichen **Behandlungsplans** als Grundlage meiner klinischen Behandlung und eines **Hilfeplans** für die Zeit nach meiner Entlassung, an dem ich und meine Vertrauensperson/mein Angehöriger beteiligt werden.
6. Eine rund um die Uhr erreichbare Telefonnummer/Fachpersonen, die ich in meiner akuten **Krise** anrufen kann und die notfalls zu mir kommen und mich nicht gleich in die psychiatrische Klinik bringen.
7. Ausreichend **Zeit** ohne Druck/Zwang zur Stabilisierung und Orientierung: Akzeptanz **meiner** Entscheidung und „Norm". Hierzu zählt auch die Aufklärung über die unter Umständen notwendige, medikamentöse Akutbehandlung und die Entscheidungsfindung einer dauerhaften Medikation.
8. Hilfe bei der Erschließung normaler **Angebote** in meiner Gemeinde, Wohnung, Familie, in meinem Alltag.
9. **„Weiche" Therapien**, die mich auch in meinem Lebensalltag unterstützen und begleiten: Soziotherapie, Ergotherapie, Beschäftigungstherapie, Entspannungstechniken...
10. Die Berücksichtigung meiner **Fähigkeiten** und die Förderung meiner gesunden Anteile: Ich bin nicht nur krank! Ich möchte gefördert und gefordert werden, um meine Selbstbestimmung und Partizipation soweit möglich wiederzuerlangen.
11. Lernen voneinander und miteinander in Ausbildung und Fortbildung: Beteiligung von Peers in diesen Bereichen. Ich rege an, dass das Thema „trialogische Versorgungspraxis" auf allen Ebenen psychiatrischer Versorgung diskutiert wird und Ergebnisse der Diskussion als Standard in die Versorgung einfließen.

In der Behindertenrechtskonvention der Vereinten Nationen (UN-BRK) im **Artikel 3a** wird „die Achtung der dem Menschen innewohnende Würde, seiner innewohnenden Autonomie einschließlich der Freiheit, eigene Entscheidungen zu treffen, sowie seiner **Selbstbestimmung**“ zu einem Leitgedanken erklärt. Ebenso im **Artikel 3c** „die volle und wirksame Teilhabe an der Gesellschaft...“, also die „**Partizipation**“ zu einem allgemeinen Grundsatz erklärt (Beauftragter der Bundesregierung für die Belange behinderter Menschen, 2018, S. 9).

22.4 Fazit

Daraus folgt: Wir betroffenen Menschen haben nicht nur ein Recht auf ein möglichst hohes Maß an Selbstbestimmung und Partizipation, sondern die psychiatrischen Behandler_innen und Versorger haben auch die Pflicht, alles dafür zu tun, dass uns die Wahrnehmung unserer Grundrechte wieder gelingen kann.

Ich kann professionellen Mitarbeiter_innen in der psychiatrischen Versorgung nur empfehlen, sich mit den einschlägigen Veröffentlichungen zur Menschenrechtskonvention (Beauftragter der Bundesregierung für die Belange von Menschen mit Behinderung, 2018) zu beschäftigen. Dadurch wurde eine Entwicklung in Gang gesetzt, die nicht nur für uns betroffene Menschen immense Chancen zur Partizipation und Inklusion bietet, sondern auch einen wichtigen Beitrag zur Entstigmatisierung psychischer Erkrankungen in der Gesellschaft und Fachöffentlichkeit liefert.

Reflexionsfragen

- Welche Haltung wünschen sich Menschen mit Psychiatrieerfahrung von professionellen Helfer_innen?
- Welche Behandlung wünschen sich Psychiatrie-Erfahrene vom psych. Versorgungssystem?

22.5 Literatur

Ackers, S. & Nuißl, K. (2021). *EX-IN Genesungsbegleitung*. Psychiatrie-Verlag. https://doi.org/10.5771/9783966051279

Beauftragter der Bundesregierung für die Belange von Menschen mit Behinderung (Hrsg.). (2018). *Die UN-Behindertenrechtskonvention. Übereinkommen über die Rechte von Menschen mit Behinderungen*. Verfügbar unter https://www.institut-fuer-menschenrechte.de/fileadmin/Redaktion/PDF/DB_Menschenrechtsschutz/CRPD/CRPD_Konvention_und_Fakultativprotokoll.pdf

Bock, T. (2021). *Psychose und Eigensinn: Noncompliance als Chance*. Paranus. https://doi.org/10.5771/9783966051781

23 Angehörigenperspektive: Was erwarte ich von der akutpsychiatrischen Versorgung?

Christian Zechert

Auf den meisten akutpsychiatrischen Stationen verfügt etwa die Hälfte der Patient_innen über Angehörige oder enge Vertrauenspersonen. Von diesen persönlich erreichbaren Angehörigen und Vertrauenspersonen äußerst aber nur ein kleiner Teil klar ausgesprochene Wünsche und Erwartungen an die Pflege. Die anderen Angehörigen verhalten sich eher zurückhaltend, vermuten, sie könnten die Pflegenden bei ihrer Arbeit stören. Und umgekehrt versuchen auch manche Pflegende, den Kontakt zu vermeiden. Zugleich liegen unausgesprochene Erwartungen an die Angehörigen vor. Dazu gehört an erster Stelle von Angehörigen signalisiert zu bekommen, ja, wir sind ansprechbar, wir wollen miteinander reden und in Kontakt treten. Diese gegenseitige Bereitschaft und Erwartung zum „Kommunikativem Handeln" (Bremer & Zechert, 2019) stellt, wenn sie deutlich wird, eine verbindende Ressource beider Seiten gegenüber dem Patienten, der Patientin dar. Damit diese „gemeinsame Ressourcenmobilisierung" gelingt, sollten sowohl Pflegende als auch Angehörige wohlwollend und aktiv aufsuchend aufeinander zugehen und stets den Dritten, der eigentlich der Erste ist, Patient und Patientin, einbeziehen, damit nicht über, sondern mit ihm gesprochen wird. Ob tatsächlich ein solcher Kontakt zwischen Angehörigen und Klinik stattfindet, hängt auch stark von der jeweiligen Klinik und ihrer Kultur im Umgang mit Angehörigen ab. In einer Befragung von Patient_innen, Bezugspersonen und behandelnden Psychiater_innen auf 55 akutpsychiatrischen Stationen aus zehn Kliniken stellten Schuster und sein Autorenteam fest, dass Angehörige nur zu einem Drittel aktiv einbezogen wurden, da deren Einbeziehung nach Ansicht dieser Kliniken unnötig sei. Die Autoren verweisen ebenfalls darauf, dass dies in einem Gegensatz zur bestehenden Evidenz stehe, demnach die Angehörigeneinbeziehung einen positiven Einfluss auf Behandlungsverlauf und Wohlbefinden der Angehörigen selbst habe (Schuster et al., 2021).

Die Frage ist also, welche Erwartungen haben Angehörige an die Pflege und umgekehrt, gibt es auch Erwartungen der Pflegenden an die Angehörigen? Meine nachfolgenden Gedanken als Angehöriger, der zugleich als Professioneller in der klinischen und ambulanten Psychiatrie tätig war, stellen eine unvollständige Auflistung, zugleich aber den Versuch einer Anregung zu ihrer Vertiefung dar. Diese Empfehlungen basieren auch auf früheren ehrenamtlichen Funktionen des Verfassers im Vorstand des Bundesverbandes der Angehörigen psychisch erkrankter Menschen (BApK, o. J.). Sie sind insgesamt ein Ergebnis zahlreicher Gespräche mit Angehörigen, eigener Erfahrungen, Fortbildungen und Veranstaltungen. Gleichzeitig ist festzustellen, so verschieden die Angehörigen in sich sind, so verschieden können deren Fragen und Wünsche sein. Es soll hier weniger auf Vollständigkeit, Repräsentativität und exakte Ausformulierung ankommen als auf die Darstellung der Intention und des Spektrums dessen, was Angehörige im klinischen Behandlungsfall wollen und ggf. auch nicht wollen. Und umgekehrt gilt das Gleiche: zu erfahren, was sich die Pflegenden von den Angehörigen wünschen und was eher nicht.

Zugleich können Angehörige so wie alle Menschen, in ihrem Selbstbewusstsein, ihrem Erfahrungswissen und in ihren sozialen Kompetenzen sehr verschieden sein. „Den" typischen Angehörigen gibt es nicht. Eine wichtige Unterscheidung bei Angehörigen ist z. B., ob diese eine „psychiatrische Ersterfahrung" mit dem erkrankten Menschen sowie dem Behandlungs- und Hilfesystem machen oder schon lange Teil des „psychiatrischen Systems" sind. So dürften nahe Angehörige bei einer erstmalig auftretenden Psychose ihres erkrankten Familienmitglieds v. a. einen hohen Informationsbedarf über die Erkrankung selbst und anzuwendende Medikamente bzw. alternative Therapien haben. Mit dem psychiatrischen Behandlungssystem vertraute Angehörige werden eher darauf achten, dass bestimmte gemeinsam mit dem Patienten/der Patientin getroffene Vereinbarungen aus früheren Behandlungsverläufen tatsächlich eingehalten werden.

Nicht immer müssen automatisch alle Angehörigen als positiv und unterstützend gesehen werden. Nahe Angehörige, aber auch andere nahestehende Personen, können durchaus schädigend auf den Erkrankten eingewirkt haben, wie es in der Kinder- und Jugendpsychiatrie immer wieder deutlich wird. Sie scheiden zumeist als Unterstützer des Betroffenen schon aus juristischen Gründen aus oder bedürfen selbst therapeutischer Hilfen. Und umgekehrt können auch manche Angehörige, wie aus dem Maßregelvollzug, von traumatisierenden Erfahrungen berichten, die es ihnen unmöglich machen, sich als ansprechbare Helfer einbeziehen zu lassen. Abzulehnen ist aber immer die Generalisierung als „die Angehörigen". Es gibt sie nicht, „die Angehörigen". Wichtig ist es auch darüber zu berichten, dass in begründeten Einzelfällen eine Distanz zu Angehörigen besteht, wenn sie z. B. nachgewiesen Schaden verursacht haben oder die Behandlung des Angehörigen dominieren wollen.

23.1 Meine Wünsche als Angehöriger

Eine Willkommenskultur zu spüren. Folgende Gesten und Aktivitäten tragen dazu bei:

- Angehörige freuen sich, wenn sie spüren, willkommen zu sein und nicht als Störer wahrgenommen zu werden. Wenn sie von den Pflegenden trotz aller Zeitnot bei einem Erstkontakt zumindest kurz angesprochen werden, „Schön, dass sie hier sind, mein Name ist 'XY'. Ich bin Ihr/Ihre Ansprechpartner_in, komme gleich zu Ihnen, kann noch 15 Minuten dauern. Wir vereinbaren dann einen Termin. Sie haben bestimmt Fragen."
- Wenn man Angehörigen ein Glas Wasser anbietet, noch bevor Zeit für ein Gespräch gefunden wurde. Eine Geste, die zwei Minuten braucht, aber einen dauerhaft guten Eindruck hinterlässt.
- Dazu kann auch das Angebot gehören, sich beim nächsten Treffen um einen Dolmetscher zu kümmern, z. B.: „Wir haben einen Kollegen, der spricht auch Syrisch".
- Angehörige freuen sich, wenn sie zum Gespräch eingeladen werden, bei dem es unter anderem um sie geht. „Welche Fragen haben Sie an uns?", „Wie war die häusliche Situation für Sie vor der Aufnahme?", „Kam es für Sie zu kritischen Situationen?", „Was denken Sie, wie es für Sie nach ihrer oder seiner Entlassung weitergehen sollte?", „Wollen Sie eine Beratung oder Hilfe, um selbst wieder klarzukommen?"
- Zur Willkommenskultur gehört auch, sofern „Peer to Peer"-Angebote zur Klinikkultur gehören, auf diese hinzuweisen. „Wir haben Angehörige und Psychiatrieerfahrene, die sich ehrenamtlich auch für sie als Angehörige engagieren". „Sollen wir den Kontakt herstellen?". „Ich gebe ihnen auf jeden Fall mal den Flyer. Wir kennen die persönlich."

- Angehörige werden auch dankbar dafür sein, wenn sie darauf hingewiesen werden, dass es auf der Homepage der Klinik besondere Hinweise für sie gibt, dass sie mit ihren Bedürfnissen und Fragen an der passenden Stelle hervorgehoben werden.

Angehörigen Fragen stellen

- Wenn Angehörige gefragt werden, wie sah die häusliche Situation vor der Aufnahme aus? Kümmert sich jemand um den Hund, die Post oder um finanzielle Angelegenheiten? Gibt es Rechtsprobleme? Wäre es hilfreich, den Sozialdienst einzubeziehen?
- Ob es andere Personen gibt, an die man denken müsste, Kinder, Partner_in, Eltern, Geschwister? Gibt es Freundinnen oder Freunde, Vertrauenspersonen, die man ansprechen könnte und über die sich die Patientin, der Patient freut?
- Wenn es die Situation erlaubt und Hinweise auf mögliche verbale oder körperliche Gewalttätigkeiten vorliegen, sollte sensibel gefragt werden, ob es evtl. zu Tätlichkeiten und Bedrohungen zuhause gekommen war, ob die Mutter, die Schwester, die Tochter, der Sohn etc. attackiert oder verletzt wurden? Wie geht die Familie damit um? Wünschen sie Beistand?

Den emotionalen Hintergrund der Angehörige verstehen

Angehörige sind nahezu immer von hoher anhaltender emotionaler Belastung gekennzeichnet. Aus pflegewissenschaftlicher Sicht weist die Studie von Heinrichs und Rogge (2017) nach, dass 42,6% der befragten Angehörigen den höchsten Belastungswert mit 10 angaben und 74,2% berichteten, dass diese Belastung länger als 12 Wochen dauerte. Dazu gehören auch Schuldgefühle der Eltern gegenüber dem erkrankten Kind oder umgekehrt Schuldgefühle der Kinder und Geschwister gegenüber den erkrankten Eltern, Brüdern, Schwestern oder Partner_innen. Zahlreiche ältere Studien kommen zu ähnlichen Ergebnissen, z.B. Jungbauer und Mitautor_innen (2001).

Begleitet werden die Angehörigen vielfach von der Frage: Haben wir im Umgang miteinander, in der Erziehung, in unserer Wahrnehmung etwas falsch gemacht, so sehr, dass es zu dieser Erkrankung, Symptomatik, den Krisen kommen musste? Welchen Anteil haben wir als Angehörige zu verantworten? Es ist also „normal", wenn Angehörige Schuldgefühle zeigen, verunsichert oder verzweifelt sind; wenn sie zeitweise in Resignation, Rückzug und Trauer verfallen. Dies mag zum Teil erklären, warum Angehörige manchmal sehr zurückhaltend sind und sich nicht zeigen. Manche drücken ihre Anspannung und phasenweise Überforderung durch eigene Aggressionen und Feindseligkeiten aus. Manchmal droht auch das enge familiäre Band zwischen Eltern und Kindern dauerhaft zu zerreißen. Es kommt vielleicht zu einer innerlichen Distanzierung, die dem Selbstschutz dienen mag. Finanzielle Belastungen, rechtliche Probleme sowie die Selbststigmatisierung der Angehörigen sind weitere hohe Belastungen. Angehörige zu verstehen bedeutet, sich deren Erfahrungen und verschiedene Reaktionsmuster bei einer klinischen Aufnahme bewusst zu machen. Angehörige spüren dann im Kontakt mit Pflegenden, hier wird nicht nur von einer Willkommenskultur auf dem Papier gesprochen, sondern auch ein tieferes Verständnis für ihre Situation tatsächlich von Mensch zu Mensch wahrnehmbar erlebt.

Einbeziehung anbieten

Die meisten Angehörigen wollen nicht unbedingt in die Behandlung, aber in die Behandlungsplanung einbezogen werden. Sie wollen und sollten möglichst früh wissen, wie lange die Behandlung voraussichtlich dauern wird. Was ist im Anschluss an die Akutklinik vorgesehen und warum? Folgt eine tagesklinische Behandlung, eine Rehabilitationsmaßnahme oder sind Termine in der Psychiatrischen Ambulanz geplant? Angehörige fragen dies nicht unbedingt von selbst oder aus allgemeiner Neugierde. Sie müssen trotzdem auch ohne ihre Aufforderung wissen, was ist vorzubereiten, wie lange habe ich noch eine Verschnaufpause als Mutter, Vater oder Kind, wie sieht für uns die weitere finanzielle Situation aus? So konnten Heinrichs und Rogge feststellen, dass von 186 befragten Angehörigen 87 % angaben, einbezogen werden zu wollen, 12 % lehnten dies ab (Heinrichs et al., 2017).

Zugleich ist damit immer wieder die Frage zum Umgang mit der *Schweigepflicht* und *Schweigepflichtentbindung* verbunden. Angehörige freuen sich, wenn erklärt wird, man frage den erkrankten Angehörigen, ob er oder sie eine Schweigepflichtentbindung unterzeichnen würde. Weil diese es allen Beteiligten sehr erleichtert, offen miteinander umzugehen. Siehe hierzu auch die vom BApK (2018) favorisierte Kooperationsvereinbarung zwischen Kliniken und Angehörigenselbsthilfe bei der neben der fördernden Einbeziehung der Angehörigen die Kliniken sich freiwillig verpflichten, so früh wie möglich mit dem Patienten/der Patientin dessen/deren Schweigepflichtentbindung zu klären (https://www.bapk.de/der-bapk/vereinbarung-mit-kliniken.html).

Angehörigen sollte ebenso geholfen werden, zu verstehen, wenn der erkrankte Angehörige gerade nicht mit seinen engsten Angehörigen sprechen will, weil er sich schämt, ängstigt oder Ärger und Wut bei seinen Eltern, Geschwistern oder Kindern gespürt hat. Oder weil es zu einseitigen oder gegenseitigen Tätlichkeiten kam. Es ist gut, wenn die Pflegeperson den Angehörigen vermittelt kann, dass hier die betroffene Person jetzt erst einmal geschützt bleiben möchte, Zeit braucht und viel lieber jemanden an ihrer Seite hätte, der oder die nicht mit ihm im Streit „verstrickt" ist. Dies muss aber vom erkrankten Menschen tatsächlich erfragt werden und es darf nicht unterstellt werden, dass der betroffene Mensch jetzt erst mal Ruhe braucht.

Wissen vermitteln

Für Angehörige ist es nahezu immer sehr wichtig, die Erkrankung zu verstehen. Sie fragen nach den Ursachen, der Diagnose, der Prognose, den Behandlungsmöglichkeiten, ist Heilung überhaupt möglich? Hierzu gehört auch das Thema Psychopharmaka. Angehörige suchen auch deshalb den Kontakt zu den behandelnden Ärzt_innen. Es ist aber die Pflege, die tagtäglich die psychischen Veränderungen beim Patienten/bei der Patientin wahrnimmt, ob sich schon ein Rückgang bei der Symptomatik zeigt. Gerade Angehörige mit einem „ersterkrankten Angehörigen" in der Familie kennen die klinischen Behandlungsverfahren und Hilfen nicht. Manche glauben, die Klinik sei eine „Bedrohung", dort würden zu viele oder die falschen Medikamente nur zur Ruhigstellung gegeben.

Auf der anderen Seite können Angehörige selber extremen emotionalen Belastungen ausgesetzt sein, wenn sie z. B. sehen, wie die Tochter, der Sohn mit zahlreichen Gurten fixiert wurde (Samstag & Samstag, 2017) oder wenn die Medikation zu einer sehr starken und anhaltenden Sedierung führte. Hier ist es Pflicht, diese Angehörigen über die Notwendigkeit, die Befristung, und die rechtliche Absicherung zu informieren. Dass die Fixierung so früh wie möglich beendet und sobald möglich nachbesprochen wird.

Angehörigenselbsthilfe nutzen

Wo immer eine Angehörigengruppe besteht, sollte auf diese hingewiesen werden. Sei es eine von der Klinik organsierte Selbsthilfegruppe mit professioneller Anleitung durch Pflege oder Sozialarbeit oder eine externe Selbsthilfegruppe eines lokalen Vereins. Auch wenn die meisten Angehörigen diese Selbsthilfegruppen aus vielfältigen Gründen nicht nutzen, sollten sie trotzdem informiert werden. Weil gelegentlich und insbesondere Angehörige von chronisch erkrankten Menschen dann doch irgendwann den Weg in diese Gruppen finden. Sie sind dann erleichtert, wenn sie wahrnehmen, dass es auch andere Angehörige mit nahezu gleichen Erfahrungen und extremen Belastungen gibt. Eine Übersicht der Landesverbände der Angehörigen psychisch erkrankter Menschen mit Hinweisen auf die lokalen Selbsthilfegruppen und Ansprechpartner_innen sowie das SeeleFon Beratungstelefon der Angehörigen finden sich auf der Seite www.bapk.de/der-bapk/landesverbaende.html.

Geschwisterkinder

Auch Geschwister der erkrankten Person sollten als solche angesprochen werden und entsprechende Hinweise erhalten, dass ihre Situation eine besondere ist. Sei es, weil sie sehr eng zueinanderstehen, oder umgekehrt, weil ein tiefes Zerwürfnis die gegenseitige Beziehung belastet. Manche Geschwisterkinder befürchten, ebenfalls psychisch zu erkranken. Wie auch immer – sie sollten stets auch auf die Homepage „geschwisternetzwerk.de“ aufmerksam gemacht werden. Hier erhalten sie Hintergrundinformationen über die besonderen Belastungen von Geschwistern, Hinweise auf Selbsthilfegruppen oder Treffen von Geschwistern. Eine breite Einführung in die Thematik bietet das Grundlagenbuch von Peukert und Julius (2022) „Geschwister psychisch erkrankter Menschen übersehen – überhört – übergangen in den Familien und im Versorgungssystem“.

23.2 Wünsche der Pflegenden an uns Angehörige

Habt Mut und sprecht uns an

Die Pflegenden sind trotz aller Zeitnot gut darin geübt, Angehörige und Freund_innen des erkrankten Menschen als wichtige Gesprächspartner_innen zu sehen. Damit dies für beide Seiten gelingt, sollten Angehörige den Mut aufbringen, von sich aus den Kontakt zu der Station, den Pflegenden aufzunehmen – selbst, wenn sie den Eindruck haben, damit die Pflegenden in ihrer Arbeit zu stören und ihnen die ohnehin knappe Zeit wegzunehmen. Ein klassischer Lehrsatz der Gruppenpsychotherapie lautet aber „Störungen haben Vorrang“. Manche Pflegende sind dann trotzdem kurz angebunden – dennoch: ein, zwei Minuten Zeit, um einen Termin für später abzustimmen, sind immer möglich. Manchmal reicht schon ein kurzer Satz des oder der Angehörigen: „Wenn Sie mich sprechen wollen, können wir das gerne tun“. Dann wissen alle Bescheid, hier ist ein Angehöriger, der will mit uns reden.

Der schwierige Angehörige oder wenn Angehörige stören

Viele Angehörige mit „Ersterfahrung“ verfügen über keine realistische Vorstellung, wie die klinische Psychiatrie im Alltag arbeitet und welche Rolle die Pflege einnimmt. Diese Angehörigen können auch sehr von einem medial geprägten Negativbild der Psychiatrie und Pflege beeinflusst sein. Hoch angespannt, verunsichert, möglicherweise auch aggressiv treten sie auf. Sprachliche und kulturelle Barrieren können das gegenseitige Misstrauen verstärken. Steht eine Gruppe von fünf bis sieben Familienangehörigen den Pflegenden unerwartet gegenüber, kann es zu Missverständnissen und nicht erfüllbaren Forderungen kommen. Pflegende sind es gewohnt, zu deeskalieren, müssen zugleich Grenzen setzen. Gewalt, egal von wem sie ausgeht, ist kein geeignetes Mittel, seine Interessen und Bedürfnisse durchzusetzen. Pflegende haben daher das Recht, sich vor Angriffen und Beleidigungen zu schützen. Andere Angehörige, gelegentlich mit jahrzehntelanger Erfahrung im Behandlungs- und Hilfesystem, können sich manchmal als „Besserwisser“ und „Fundamentalkritiker“ aufspielen. Es gelingt kaum, ihnen etwas recht zu machen. Nicht selten verfügen diese über einen kurzen Draht zu Chefarzt oder Chefärztin. Dennoch ist es klug, mit ihnen zu sprechen und ihre Kritik ernst zu nehmen. Nicht selten haben sie in der Sache mal mehr, mal weniger recht, weil es an Personal mangelt, die Abläufe tatsächlich nicht stimmten oder vergessen wurde, rechtzeitig Bescheid zu sagen. Solche kritischen Angehörigen sollten auch im Trialog eingebunden sein, damit ihre Kritik konstruktiv aufgenommen werden kann.

Weil wir sie als Angehörige brauchen

Niemand kennt den erkrankten Menschen so gut wie nahe Angehörige oder enge Freunde. Sie verfügen als Vater, Mutter, Schwester, Partner/in, Bruder oder als Kind über sehr viel mehr Wissen zum Hintergrund und Verlauf der Erkrankung, über die besonderen Heraus- und Überforderungen, die Probleme in der Beziehungsgestaltung, die finanzielle Situation und – genauso wichtig – das Bild, welches der erkrankte Mensch von sich selbst hat. Das sind für die Pflege wichtige Informationen. Diese braucht den Angehörigen dafür.

Erkennt als Angehörige unsere besonderen Kompetenzen

Bedenken Sie als Angehöriger auch, dass keine andere Berufsgruppe wie wir von der Pflege sieben Tage die Woche und jeweils 24 Stunden lang auf der Station präsent ist. Niemand nimmt ihren erkrankten Angehörigen jetzt so häufig und so nah wahr, wie wir. Nutzen Sie diese Kompetenz der Pflege. Wir sind am nächsten „am Patienten dran" und verfügen vielfach über jahrzehntelange Berufserfahrung. Fragen Sie uns zur Medikation, zur Verweildauer und ob eine Schweigepflichtentbindung durch den erkrankten Angehörigen möglich ist.

Keine Heilserwartungen

Angehörige und Freund_innen wünschen sich zu Recht eine rasche Genesung, so wie dies in den meisten Fällen bei somatischen Erkrankungen der Fall ist. Nach sechs bis acht Wochen ist z.B. der Bruch verheilt und die Mobilität wiederhergestellt. Manche Angehörige erwarten bei psychischen Erkrankungen einen ähnlichen Behandlungsverlauf. Ist die richtige Medikation gefunden oder ein Psychotherapieplatz frei geworden, dann wird die Patientin oder der Patient in kurzer Zeit wieder gesund. Als Pflegende sind wir jedoch zu häufig mit einer unrealistischen Heilserwartung konfrontiert. Zu selten tritt in der klinischen Psychiatrie der Fall einer raschen Besserung ein. Trotzdem muss der betroffene Mensch entlassen werden. Diese Angehörigen sind dann enttäuscht oder gar wütend, sprechen von „blutiger Entlassung". Unser Wunsch an die Angehörigen: Wir teilen Ihre Kritik, können die Situation aber leider nicht ändern.

Bei Formalitäten unterstützen

Liegt z.B. eine rechtliche Betreuung in den Händen der Angehörigen vor, sind die Pflege und alle anderen Behandler_innen auf deren Unterstützung und Kooperation angewiesen. Die meisten rechtlichen Betreuer_innen kümmern sich und sind kooperativ. Manchmal aber gibt es rechtliche Betreuunspersonen, die sich nicht melden, die ausweichen, obwohl sie verschiedenen Entscheidungen zustimmen müssen. Das ist sowohl für den erkrankten Angehörigen ein großer Nachteil, wenn behandlungsnotwendige Entscheidungen unnötig verzögert werden, aber auch für die anderen Patient_innen nachteilig, weil ihnen durch den dann folgenden hohen administrativen Mehraufwand viel Zeit verloren geht.

Worauf es wirklich ankommt: sprechen statt Socken suchen

Angehörige sind es gewohnt, sich um Wäsche zu kümmern, ein paar Süßigkeiten oder etwas zu Lesen beim Besuch im Krankenhaus mitzubringen. Für viele Angehörige ist es selbstverständlich, seine Angehörigen in einem somatischen Krankenhaus zu besuchen und so zu versorgen. Das ist gut. Aber manchmal ist es ebenfalls wichtig oder sogar noch wichtiger, miteinander zu reden und sich abzustimmen. Dann sollten Angehörige sich nicht wegen eines verloren gegangenen Socken ärgern und sich bei der Pflege darüber beschweren. Viel wichtiger ist ein gemeinsames Gespräch, bei dem es um die Frage der zukünftigen Weiterbehandlung geht. Ein verlorengegangener Socken lässt sich wiederbeschaffen, die Zeit für ein gemeinsames Gespräch nicht.

Reflexionsfragen

- Welche Erwartungen haben Pflegende an Pflegefachpersonen?
- Welche Wünsche haben Angehörige und welche Funktion hat die Willkommenskultur?
- Warum sollten wie Angehörige in die Behandlungsplanung mit einbeziehen?

23.3 Literatur

Bremer, F. & Zechert, C. (2019). Der Trialog im gesellschaftlichen Wandel. Von der Entstehung der drei Rollen zur Aufmerksamkeit für Vielfalt. *Psychiatrische Pflege, 4*(5), 17–21. https://doi.org/10.1024/2297-6965/a000263

BApK (Bundesverband der Angehörigen psychisch erkrankter Menschen). (o. J.) *Vereinbarungen mit Kliniken. Das Verhältnis von Angehörigen und Professionellen. Regelung der vertraglichen Qualitätssicherung in der psychiatrischen Versorgungslandschaft*. Eigenverlag.

BApK (Bundesverband der Angehörigen psychisch erkrankter Menschen). (2018). *Kooperation im Trialog. Qualitätsvereinbarungen im psychiatrischen Alltag*. Eigenverlag.

Heinrichs, D. & Rogge, S. (2017, 09.–12. Oktober). *Welche Erfahrungen und Erwartungen haben Angehörige psychisch erkrankter Menschen mit und an die psychiatrisch Tätigen? Darstellung der Ergebnisse einer Angehörigenbefragung aus 2017* (Konferenzpräsentation). DGPPN Kongress, WPA XVII World Congress of Psychiatry, Berlin, Deutschland.

Jungbauer, J., Bischkopf, J. & Angermeyer, M.C. (2001). Belastungen von Angehörigen psychisch Kranker. *Psychiatrische Praxis, 28*(3), 105–114. https://doi.org/10.1055/s-2001-12668

Peukert, R. & Julius, L. (2022). *Geschwister psychisch erkrankter Menschen übersehen – überhört – übergangen in den Familien und im Versorgungssystem*. BoD. Verfügbar unter https://geschwisternetzwerk.de/wissen/forschung/#_monographie

Samstag, K. & Samstag, F. (2017). *Wahnsinn um drei Ecken. Eine Familiengeschichte*. Psychiatrie-Verlag.

Schuster, F., Holzhüter, F., Heres, S. & Hamann, J. (2021). Einbeziehung von Bezugspersonen im Rahmen eines psychiatrisch-stationären Behandlungsverlaufes – Eine repräsentative Befragung von Patienten, Bezugspersonen und den behandelnden Psychiatern. *Nervenheilkunde, 40*(6), 406–418. https://doi.org/10.1055/a-1389-6534

24 Ethische Herausforderungen in der psychiatrischen Akutpflege

Markus Witzmann und Sabine Brüchmann

Menschen erleben im Laufe ihres Lebens unterschiedliche Ausprägungen von psychischen Belastungen bis hin zu seelischen Krisensituationen. Seelische Krisen zeichnen sich dadurch aus, dass die eigenen, zur Verfügung stehenden, gewohnten Bewältigungsstrategien nicht mehr ausreichen, Überforderung und Ausweglosigkeit überhandnehmen und sich bis zum psychischen Notfall zuspitzen können. Psychiatrische Störungen bzw. Erkrankungen fordern den einzelnen Menschen sowie sein soziales Umfeld und die Gesellschaft als Ganzes. Neben dem Anspruch auf eine bestmögliche fachlich medizinische/pflegerische Versorgung gilt es, auch unser Handeln moralisch zu reflektieren. Handeln wir als Profis im Versorgungsalltag ethisch legitim? Begegnen wir dem einzelnen Menschen, welcher auf unsere Hilfe angewiesen ist, mit der richtigen Haltung, dem Respekt, der Würde und Anerkennung, auf die jeder, auch noch so auf Hilfe angewiesen Mensch einen Anspruch hat? Gelingt uns ein ethisch gutes Handeln gerade auch im psychiatrischen Kontext, im Rahmen herausfordernder Begegnungen und Verhaltensweisen?

Die sich in der Praxis der klinischen Versorgung, durch die Begegnung verschiedenster Überzeugungen, Werte und Handlungsweisen ergebenden Konflikte, welche sich sowohl auf das alltägliche Miteinander als auch auf den Behandlungsauftrag und -erfolg auswirken können, müssen gemeistert werden (Reiter-Theil & Dittmann, 2014). Hierbei muss und kann die Profession der Pflegenden gemäß ihrem Berufsverständnis bei ethischen Fragen kompetent mitdiskutieren und mögliche Lösungen mitgestalten (Dallmann & Schiff, 2016).

Im Rahmen dieses Kapitels wollen wir uns zentralen Begrifflichkeiten der Pflege- und Medizinethik annähern, Beratungsformen der klinischen Ethik vorstellen und vor allem psychiatrisch Pflegende empowern, ihr Handeln ethisch zu reflektieren.

24.1 Was verstehen wir unter Ethik?

Ethik, als Teil der praktischen Philosophie, widmet sich Fragen und Problemen des menschlichen Handelns. Sie fragt nach der Moralität des Handelns und sucht nach Kriterien der Begründung von Moralität im Lichte der Unterscheidung von

- moralisch richtig oder gut,
- moralisch falsch oder schlecht sowie
- gerecht oder ungerecht.

Die Ethik überprüft, begründet und kritisiert den Anspruch von Moral auf Moralität. Die Ethik als wissenschaftliche Disziplin reflektiert auf der Grundlage der Sitte, deren Gewohnheiten, Überzeugungen, Werte, Geltungs- und Handlungsgrundlagen und kann damit Orientierung zur Verbesserung der Lebensverhältnisse der Menschen geben. Die Ethik liefert einen wesentlichen Beitrag zu einem guten gemeinsamen Leben der Menschen und versucht Antworten zu liefern auf die große Frage: Was soll ich tun bzw. was zeichnet gutes und gerechtes Handeln aus? Damit unterstützt uns die Ethik bei der Bewältigung des Lebens menschlicher Freiheit, was damit einhergeht, die Freiheit unseres Verhaltens und unseres Handelns größtmöglich selbst zu bestimmen. Wenn wir den Blick auf bestimmte, unser Leben bestimmende Teildisziplinen lenken, wie die Medizin, die Pflege, die Technik, die Umwelt, ergeben sich spezifische Fragen bei der Gestaltung eines guten und gerechten Handelns. Sowohl die Medizin- als auch die Pflegeethik sind Teildisziplinen der Ethik, welche, je ihrem Handlungsfeld zugehörig, nach Antworten auf spezifische Fragen oder Konfliktsituationen suchen.

24.2 Ethik in der Medizin und Pflege

Die Medizinethik beschäftigt sich mit den moralischen Problemen der Medizin (Wiesing & Marckmann, 2006). Sie stellt Fragen nach dem moralisch Gesollten, Erlaubten und Zulässigen speziell im Umgang mit menschlicher Krankheit und Gesundheit (Schöne-Seifert, 2007). Dabei können wir annehmen, dass nicht alles das, was medizinisch/pflegerisch möglich wäre, zugleich auch gut für jeden Menschen ist und seiner ganz individuellen, persönlichen Lebenslage bzw. Überzeugung gerecht wird bzw. seinen Willen entspricht. Das Treffen von medizinisch-ethisch vertretbaren Entscheidungen erfolgt unter Berücksichtigung grundlegender normativ-ethischer Prinzipien und mit dem besonderen Blick auf die jeweilige Situation des Einzelnen. Die normative Bewertung erfolgt durch die kritische Reflexion der Anwendbarkeit, Wünschbarkeit und Rechtfertigbarkeit möglichen Handelns. Die Bewertung berücksichtigt die nach Beauchamp und Childress in *Principles of Biomedical Ethics* (2013) beschriebenen vier Prinzipien: Patientenwillen (Autonomie), Wohlwollen und Fürsorge, Schadensvermeidung und Gerechtigkeit (**Abb. 24-1**). Diese Prinzipien werden durch weitere Grundsätze wie Respektierung der Privatsphäre, Schweigepflicht und informierte Zustimmung zu Behandlungsmaßnahmen, wahrheitsgemäße Aufklärung sowie durch berufsbezogene Leitbilder und -prinzipien ergänzt. Es geht im Besonderen auch um die Reflexion der Menschenwürde.

Die vier Prinzipien sind auch im Prozess der Entscheidungsfindung pflegerischen Handelns von großer Bedeutung. Jedoch legt die Pflege weitere, für sie relevante Wertebezüge an, um eine für die Patient_innen gerechte Handlung zu rechtfertigen. Dies ergibt sich auch aus der besonderen Beziehung zwischen Pflegenden und zu pflegenden Personen. Somit ist für die Pflege eine eigene Berufsethik erforderlich:

„Pflegekräfte sind durch ihren intensiven körperlichen, psychischen und sozialen Kontakt zu Menschen in außergewöhnlichen Lebenssituationen häufiger als die meisten anderen Berufe mit elementaren Fragen des Lebens konfrontiert, die von ihnen eine hohe ethische Kompetenz fordern. Bedingt durch die besondere Art ihrer Tätigkeit stellen sich für Pflegende spezifische Aufgaben, Anforderungen und ethische Probleme. Diese Probleme erfordern – in der Alltagspraxis wie in der Ausbildung und öffentlichen Diskussion – eine eigenverantwortliche moralische Beurteilung und ethische Reflexion durch die Pflegenden selbst“ (Lay, 2012, S. 112).

Das heißt, Pflegeethik ist eine Berufsethik, die sich mit den Fragen und Problemen beschäftigt, die sich aus dem Aufgabenbereich der Pflege ergeben:

- Sie fragt danach, was ein gutes, gerechtes pflegerisches Handeln ausmacht,
- liefert Hilfestellungen bei Entscheidungen und
- definiert Ziele für Pflegepersonen, die Orientierung bzw. Sicherheit im täglichen Tun geben sollen (Glaser, 2009).

Auch der Deutsche Ethikrat nimmt zu dem Handlungsfeld der Pflege Bezug:

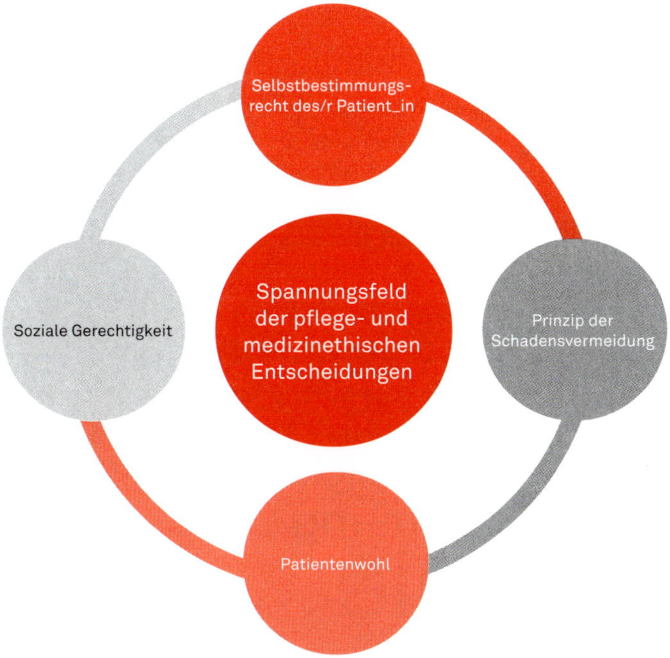

Abbildung 24-1: Die vier Prinzipien nach Beauchamp und Childress (Eigendarstellung)

„Eine Rechtfertigung für eine eigene Pflegeethik wird vor allem darin gesehen, dass die Pflege eine eigene Perspektive auf den Patienten und auf ethische Fragen im Gesundheitswesen besitzt. Pflegende gewärtigen durch die Eigenart der Pflegetätigkeit spezifische, ethisch relevante Fragestellungen und Probleme. Daher wird argumentiert, dass Pflegende ihre eigene Praxis eigenständig ethisch reflektieren und an allen wichtigen patientenbezogenen Entscheidungen beteiligt werden müssen, nicht zuletzt auch deshalb, weil sie oft genauer über die Lebenssituation und die Wünsche der Patienten Bescheid wissen als die Ärzte.“ (Deutscher Ethikrat, 2016, S. 77).

Als für die Pflege hervorzuhebende Ethikkodizes (Berufsethik) können benannt werden:

- 1893 Gelöbnis von Florence Nightingale
- 1950 American Nurses Association (ANA): Code of ethics
- 1953 Veröffentlichung des ICN-Ethikkodex für Pflegende (**Kap. 19.9** ICN-Ethikkodex für Pflegende)
- 2006 Charta der Rechte hilfe- und pflegebedürftiger Menschen
- 2010 Charta zur Betreuung schwerstkranker und sterbender Menschen
- 2021 Revision des ICN-Ethikkodex.

Über die Jahre hinweg haben sich verschiedenen Modelle/Grundsätze/Prinzipien entwickelt. Neben den vier Prinzipien der Bioethik nach Beauchamp und Childress sind für den Bereich der Pflege noch zu nennen:

- ethische Grundsätze nach Sara Fry (Fry, 1995),
- fünf Prinzipien der Verantwortung nach Maria Arndt (Arndt, 2007),
- ethische Prinzipienliste nach Reinhard Lay (Lay, 2012) und
- ethische Prinzipien für die Ethik in der Pflege nach Marianne Rabe (Rabe, 2017).

Die in den Theorien und Modellen formulierten Werte können wie nachfolgend in der **Abbildung 24-2** (S. 218) dargestellt werden.

Die Care-Ethik als eine wesentliche Theorie der Disziplin Pflegeethik sollte noch näher betrachtet werden. Care, positiv konnotiert, umfasst Pflege, Obhut, Fürsorge, Betreuung, Acht-

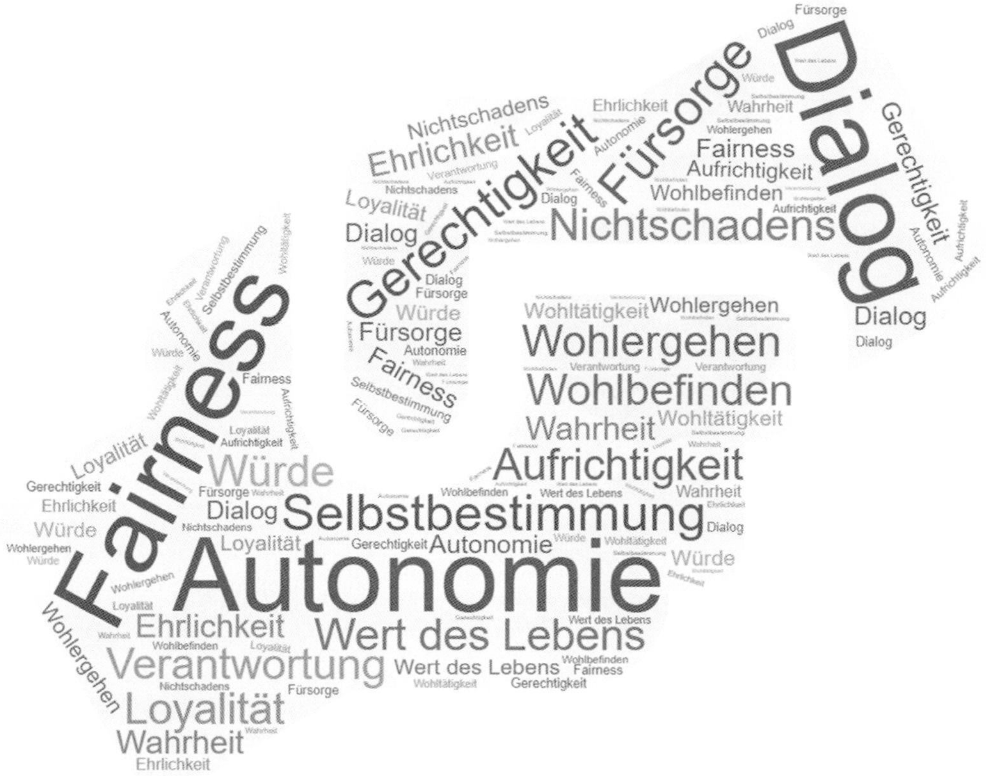

Abbildung 24-2: Werte in der Pflege- und Medizinethik (Eigendarstellung)

samkeit, Zuwendung und akzentuiert Vorsicht und Taktgefühl. Sowohl die Sorge um andere als auch die Selbstsorge ist dabei impliziert. Care, verstanden als sorgende Haltung, bildet, so viele Care-Ethiker_innen, die Basis der Pflegepraxis. Tronto (1993) schreibt hierzu:

“Caring kann betrachtet werden als eine menschliche Aktivität, die alles einschließt, was wir tun, um unsere ‚Welt‘ zu erhalten, fortzusetzen und zu reparieren, sodass wir in ihr so gut wie möglich leben können. Diese Welt schließt unsere Körper, unsere Persönlichkeit und unsere Umwelt mit ein; alles wonach wir trachten, um uns zu verweben in einem komplexen lebenserhaltenden Netz“ (Tronto, 1993, S. 103).

Wir können nach Tronto vier Elementen einer Care-Ethik erfassen:

- Durch Aufmerksamkeit wird erkannt, dass ein Bedürfnis vorliegt, um das sich gekümmert werden muss, denn Ignoranz ist ein moralisches Übel.
- Die Verantwortlichkeit unterscheidet sich bei Tronto von der Erfüllung von Pflichten; vielmehr ist es für sie ein politisches und moralisches Konzept, das fordert, Verantwortungsfragen auch in politische Debatten mit hineinzutragen.
- Die Kompetenz ist ein Teil der moralischen Qualität von Care und impliziert die Übernahme von Verantwortung und eine angemessene Versorgung.
- Die Resonanz spielt eine wesentliche Rolle, da für sie Care etwas darstellt, das mit Verletzlichkeit einhergeht. Es bedarf eines Sich-einlassen-Könnens derer, die versorgt werden.

Der Deutsche Ethikrat formuliert zur Care-Ethik:

„Eine tugendethisch orientierte Auflistung von Handlungs- und Haltungsmaximen findet sich unter anderem in Ansätzen der Care-Ethik. Pflegende sollten danach in besonderem Maß über attentiveness (Aufmerksamkeit), responsibility (Verantwortlichkeit), competence (Kompetenz), responsiveness (Antwortfähigkeit) und mindfullness (Achtsamkeit) verfügen. Solche professionsethischen Pflichten verstehen sich als angestrebte Haltungen, die mit der eigenen professionellen und persönlichen Entwicklung gemäß dem heute in der Pflegewissenschaft eingeführten Modell der stufenweisen Kompetenzentwicklung erworben werden" (Deutscher Ethikrat, 2016, S. 78).

Zusammenfassend lässt sich feststellen, dass die Care-Ethik als Theorie der Pflegeethik nicht den Prinzipienbezug (wie oben, Bezug zu den vier Prinzipien nach Beauchamp und Childress), sondern im Besonderen das Anerkennen des jeweiligen Kontextes, die moralische Verantwortung und die Beziehungen in den Mittelpunkt stellt.

24.3 Begriffsklärungen

Die hier beschrieben Begriffe und deren Bedeutung sind professionell Pflegenden aus ihrem Arbeitsalltag geläufig. Trotzdem wollen die Autor_innen dieses Kapitels zentrale Begriffe von pflegerischen Interventionen explizit mit dem Fokus der Ethik darstellen.

24.4 Partizipation

Partizipation **können wir als** Teilhaben, Teilnehmen, Beteiligtsein beschreiben. Es bedeutet also dazugehören, dabei sein und mitgestalten. Teilhabe ist ein Menschenrecht und als solches ein untrennbarer Bestandteil von Selbstbestimmung. Selbstbestimmung kann als Kern der Menschenwürde angesehen werden. Damit verweist uns die Partizipation auf die Menschenrechte, das Grundgesetz, im Besonderen für Menschen mit Behinderung auf die UN-BRK und das SGB IX.

Das Prinzip der Partizipation spielt in der Behindertenrechtskonvention eine zentrale Rolle. Damit die psychisch erkrankten oder behinderten Menschen auf Augenhöhe partizipieren können, müssen sie dazu die Möglichkeiten erhalten. Sie müssen befähigt werden, sich einzubringen. Sie müssen ihre Rechte kennen. Nach der Behindertenrechtskonvention haben Menschen mit Behinderung, wie alle Menschen, die Rechte zu partizipieren. Aber werden auch im Alltäglichen, in den Diagnostik- und Behandlungssettings der Einrichtungen und Diensten der psychiatrischen Versorgung in der Praxis entsprechende Rahmenbedingungen geschaffen und die notwendigen Ressourcen für eine gelungen Partizipation auch bereitgestellt bzw. geschaffen? Es geht um die konkrete Umsetzung des zentralen Prinzips der Partizipation nach dem Motto „Nichts über uns ohne uns!". Es lässt sich ableiten, dass die in der UN-Behindertenrechtskonvention geforderte Verwirklichung der Patientenrechte, der gelebten Partizipation und Teilhabe auch die Gestaltung der psychiatrischen Versorgung und der damit einhergehenden Angebote bzw. Prozesse der Prävention, Diagnostik, Behandlung, Rehabilitation und Pflege umfasst (Arnade, 2013). Diese müssen personen- und kontextbezogen sein und sich v. a. an den individuellen Bedürfnissen und Zielen der jeweiligen Patient_innen ausrichten. Sie sollen geprägt sein von der Zielsetzung der individuellen Förderung der seelischen Gesundheit der jeweiligen Person, deren Selbstbestimmung und Förderung eines größtmöglichen, eigenständigen Lebens und schließen Methoden und Konzepte des Empowerments, der Salutogenes, der Recovery und der Resilienz mit ein. Jeglicher Intervention (egal, ob im Rahmen der Diagnostik, Behandlung oder Pflege etc.) geht grundsätzlich eine informierte Zustimmung des Patienten/der Patientin voraus und nur in begründeten, fachlich und rechtlich geprüften Einzelfällen kann davon abgewichen werden.

24.5 Würde, Autonomie und Selbstbestimmung

Oberster Grundsatz ist die Unantastbarkeit menschlicher Würde. Entsprechend der Stellungnahme des Deutschen Ethikrats steht die Unantastbarkeit menschlicher Würde in der Tradition Immanuel Kants, die insbesondere auf das moderne Menschenrechtsverständnis Einfluss genommen hat und auch den ersten Artikel des deutschen Grundgesetzes prägt. Die Würde des Menschen ergibt sich aus seiner menschlichen Existenz also aus dem „Um-seiner-selbst-willen-Dasein" jedes Einzelnen. Das bedeutet, das der Anspruch auf die Unantastbarkeit seiner Würde – auch *Selbstzwecklichkeit* genannt – allen Menschen aufgrund ihres Menschseins zusteht (*inhärente Würde*). Dabei zeigt Selbstzwecklichkeit zwei Seiten: Sie führt zum einen zum kategorischen Anspruch, von anderen als Selbstzweck behandelt zu werden, also niemals als bloßes Instrument zur Realisierung fremder Interessen benutzt zu werden. Zum anderen führt sie konsequenterweise zum kategorischen Anspruch, sich in seinem Handeln und generell in seiner Lebensführung selbst bestimmen zu können (Deutscher Ethikrat, 2018).

Selbstbestimmung leitet sich von unserem Verständnis von Autonomie ab. Der Deutsche Ethikrat beschreibt dies wie folgt:

„Autonomie bezeichnet die grundsätzliche Fähigkeit des Menschen, aus eigenen Stücken vernünftige Erwägungen anzustellen und mit anderen Personen Gründe für Handlungen auszutauschen und Entscheidungen verantwortlich zu treffen. Diese Fähigkeit zeichnet den Menschen als moralfähiges Lebewesen aus." (Deutscher Ethikrat, 2016, S. 38).

Ein Verständnis von freiverantwortlichen Handlungen kann auf Basis folgender Elemente gefasst werden:

- „Wissen um die Folgen und Nebenfolgen der beabsichtigen Handlung/Unterlassung
- Wollen oder Inkaufnehmen dieser Folgen und Nebenfolgen vor dem Hintergrund der eigenen fundamentalen Lebensoptionen
- Wählen können zwischen realen Alternativen von Handlungsoptionen" (Deutscher Ethikrat, 2018 S. 41).

Es gibt im Leben eines Menschen Situationen, in denen dieser nicht zu freiverantwortlichem Handeln in der Lage ist. Solche Situationen können beispielsweise aufgrund fortgeschrittenen Alters, einer Krankheit oder einer körperlichen bzw. psychischen Beeinträchtigung entstehen. Es kann also sein, dass Menschen generell nicht, nicht mehr oder auch nur vorübergehend nicht in der Lage sind, ihre Lebenssituation angemessen zu verstehen, die Folgen ihrer Entscheidung oder ihres Handelns abzuschätzen. Solche Situationen können auch aufgrund psychischer Krisen entstehen bzw. gegeben sein. Es gilt dann zum Wohle des einzelnen zu klären, in welcher Form die Sorge eines Dritten Hilfestellung in diesen Lebenssituationen leisten kann und dabei die Würde, Autonomie und Selbstbestimmung des zu Unterstützenden weiterhin be- und geachtet wird.

24.6 Exkurse – Zwangsbehandlung

Das Bundesverfassungsgericht hat mit seinem Grundsatzbeschluss vom 23. März 2011 klargestellt, dass eine medizinische Zwangsbehandlung, also eine Behandlung gegen den natürlichen Willen des Betroffenen, auf schwerwiegende Weise in das Grundrecht der körperlichen Unversehrtheit gemäß Art. 2 Abs. 2 Satz 1 GG eingreift. Die Ermöglichung derartiger Eingriffe sei unter bestimmten Voraussetzungen gegeben, wenn andere grundrechtlich geschützte Interessen des Betroffenen zu tragen kommen (Bundesverfassungsgericht, 2013, 2 BvR 228/12 – Rn. [1–76])

Diese Ermöglichung einer medizinischen Zwangsbehandlung sei nach dem Bundesverfassungsgericht gegeben, wenn dadurch eine drohende erhebliche Gesundheitsbeeinträchtigung einschließlich einer Lebensgefahr durch nicht zu eingriffsintensive Behandlungen mit hohen Erfolgsaussichten abgewehrt werden kann; die Betroffenen allein aufgrund ihrer krankheitsbedingt fehlenden Einsichts- oder Urteilsfähigkeit mit ihrem natürlichen Willen eine solche Behandlung ablehnen und wenn keine tragfähigen Anhaltspunkte vorliegen, dass die Ablehnung der Behandlung ihrem freiverantwortlichen Willen entspricht (Deutscher Ethikrat, 2018).

Dies kommt auch bei Einzelfällen im Rahmen der ambulanten psychiatrischen Krisenhilfe vor, z. B. zur Vermeidung selbstgefährdenden Verhaltens bei Vorliegen einer schweren psychiatrischen Erkrankung.

Jedoch weist auch hier der Deutsche Ethikrat auf folgendes hin:

„Der Respekt vor der Selbstbestimmung des Einzelnen gebietet es nach Ansicht des Gerichts sicherzustellen, dass vor ärztlichen Maßnahmen stets aktuell festgestellt wird, ob nicht eine hinreichende Einsichts- und Urteilsfähigkeit des Betroffenen im Hinblick auf diese Maßnahmen besteht, sodass sie hierfür einen freien und damit maßgeblichen Willen bilden können." (Deutscher Ethikrat, 2018, S. 62).

Gerade bei der Abwägung des Eingriffs in grund- und menschenrechtlich verankerte Güter, wie dem Eingriff in die körperliche Unversehrtheit z.B. bei der Durchführung von Zwangsmaßnahmen im Rahmen der Behandlung oder die Begrenzung von Freiheit durch geschlossene Unterbringung in einer Klinik zur Herstellung von Sicherheit für den Betroffenen oder Dritte, bedarf es, wie oben aufgezeigt, der stetigen Klärung des Vorliegens der Selbstbestimmungsfähig bzw. Urteilsfähigkeit des Betroffenen, um die entsprechenden *fremdbestimmten* Maßnahmen zu rechtfertigen.

Die direkte Einbeziehung des Betroffenen wird seitens des Deutschen Ethikrats in seinen Grundsätzen und Empfehlungen der Stellungnahme *Hilfe durch Zwang?* nochmals betont. Hier heißt es:

„Der für den Betroffenen zu erwartende Nutzen der Zwangsmaßnahme muss die für ihn damit verbundenen Nachteile deutlich überwiegen. Dabei soll sowohl auf das zukünftige als auch auf das aktuelle Wohlergehen des Betroffenen abgestellt werden. Das erfordert nicht selten schwierige Beurteilungen und Abwägungen, in die maßgeblich die Perspektive der betroffenen Person einschließlich ihrer Ängste, Bedürfnisse und Wünsche im persönlichen Lebenszusammenhang einbezogen werden muss" (Deutscher Ethikrat, 2018, S. 231).

24.7 Sorge

In der Stellungnahme *Hilfe durch Zwang?* beschreibt der Deutsche Ethikrat (2018) sein Verständnis der professionellen Sorge wie folgt:

„Professionelle Sorge soll einerseits selbstverständlich stets das Wohl der Sorgeempfänger befördern oder wenigstens erhalten und andererseits ihre Selbstbestimmung gerade auch dann achten, wenn ihre selbstbezogenen Entscheidungen für andere schwer oder gar nicht nachvollziehbar sind. In Spannung geraten diese gleichermaßen grundlegenden Ziele immer dann, wenn der Respekt vor der Selbstbestimmung eines Sorgeadressaten verlangt, eine schwere Selbstgefährdung dieser Person in Kauf zu nehmen. Dies sind die Situationen, in denen infrage steht, ob die Verletzung der Selbstbestimmung in der Form von Zwang wohltätig ist" (Deutscher Ethikrat, 2018, S. 194).

Es gilt zu beachten, dass psychische Erkrankungen wie Schizophrenie oder schwere Depression nicht selten die Fähigkeit des Patienten/der Patientin einschränken, freiverantwortlich zu entscheiden. Die psychische Erkrankung kann die Wahrnehmung, das Denken, das Fühlen, den Antrieb und das Verhalten des Einzelnen unter Umständen so sehr beeinträchtigen, dass dieser nicht in der Lage ist, in einer konkreten Situation deren Tragweite und Bedeutung zu verstehen und sich darüber ein eigenes Urteil zu bilden bzw. danach zu handeln. Wir können somit das Sorgen als zentralen Wert pflegerischen Handelns sehen, welcher in die Sorge um die Person im Hier und Jetzt mündet und die bestmögliche Hilfe (pflegerisches Handeln) zum Wohle des Einzelnen bereitstellt sowie diese immer in die Sorge der bestmöglichen Wiedergewinnung eines selbstbestimmten Lebens münden soll.

24.8 Vulnerabilität

Menschen, die aufgrund ihrer Vulnerabilität, einer krankheitsbedingten Verletzlichkeit, auf Hilfe angewiesen sind, werden oft durch verschiedenen Berufsgruppen im Gesundheitswesen begleitet. In einer schweren psychischen Krise sind die Betroffenen in ihrer gewöhnlichen Lebensführung erheblich eingeschränkt und in dieser Weise weniger als andere in der Lage, für ihre Interessen zu sorgen. Die Vulnerabilität übersteigt das übliche Maß deutlich.

Wesentlich für die Überwindung einer solchen Situation kann sein, dass sich die betroffene Person nicht allein gelassen fühlt und sie aus dem eigenen sozialen Umfeld oder seitens professioneller Helfer Unterstützung erhält. Ziel kann sein, durch Gespräche oder andere Maßnahmen Belastungen zu mildern, neue Perspektiven zu erarbeiten und die eigenen Ressourcen zu stärken und zu versuchen, die Situation der Krise zu erfassen und aufzuarbeiten.

Der Deutsche Ethikrat weist in darauf hin, dass besonders bei vulnerablen Personen darauf zu achten ist, dass diese nicht durch die Annahme von Hilfe Dritter oder durch das Erleben von nicht selbstbestimmten Handlungen mit einem Verlust des Selbstvertrauens und der Selbstachtung der Person reagieren. Denn damit stünde die Erfahrung der eigenen Würde als Mensch auf dem Spiel (Deutscher Ethikrat, 2018).

Es gilt somit immer als persönliche Verantwortung des professionellen Akteurs die Würde, Autonomie und Selbstachtung des zu Pflegenden verantwortungsvoll im Blick zu haben.

24.9 ICN-Ethikkodex für Pflegende

Im Sommer 1899 auf der zweiten Jahreskonferenz der „Matrons Council of Great Britain and Ireland“ wurde die Idee eines internationalen Rates der Krankenschwerstern geboren (Bridges, 1967). Heute sind über 130 nationale Berufsverbänden Mitglieder des sogenannten International Council of Nurses (ICN). Schon in den 1920er-Jahren wurde die erste Fassung des Ethikkodex für Pflegende durch den ICN diskutiert, formuliert und erarbeitet. Unterbrochen durch den Zweiten Weltkrieg konnte im Jahr 1953 die erste Fassung veröffentlicht und den professionellen Akteur_innen vorgestellt werden. Seitdem wurde der Ethikkodex durch den ICN in den Jahren 1965, 1973, 1989, 2004, 2012 und zuletzt im Jahr 2020 überarbeitet. Diese Fassung wurde 2021 im deutschsprachigen Raum veröffentlicht. Zu Beginn des Kodex werden die vier entscheidenden Aufgaben von Pflegenden benannt. Bei der Überarbeitung im Jahr 2004 wurden hier z. B. neben der „Pflege von kranken Menschen“ auch Tätigkeiten aufgenommen, die die Gesundheitserhaltung von Menschen in den Aufgabenbereich der Pflegendenstellen. Außerdem werden ethische Begriffe von professioneller Pflege wie das Diskriminierungsverbot formuliert (ICN, 2021). Im Weiteren werden durch die vier beschriebenen Grundelemente des Ethikkodex die erwarteten ethischen Verhaltensnormen für Pflegende beschrieben. In diesen vier Elementen ist auch die Prinzipienethik nach Beauchamp und Childress (2013) wiederzufinden (**Kap. 24-2**).

Die vier Elemente des ICN-Ethikkodex für Pflegende (Fassung 2021):

- Pflegefachpersonen und Patient_innen und Mitmenschen mit Pflegebedarf
- Pflegefachpersonen und die Praxis
- Pflegefachpersonen und der Beruf
- Pflegefachpersonen und globale Gesundheit.

Diese vier Element beschreiben wiederum in drei Wirkungskreise aufgeteilt, welche ethische Erwartung an die Pflegenden gestellt wird.

Die drei Wirkungskreise der Elemente des ICN-Ethikkodex für Pflegende (Fassung 2021):

- Pflegefachpersonen und Führungspersonen in der Pflege
- Lehrende und Forschende
- Nationale Pflegeberufsverbände.

Der Ethikkodex reagiert auf aktuelle gesellschaftliche Situationen und Veränderungen. Wie schon erwähnt, wurde im Jahr 2004 bezogen auf die damalige Reform des Krankenpflegegesetzes die Aufgabenbeschreibung aktualisiert und angepasst. In der Fassung aus dem Jahr 2020 wird auf die Verantwortung der Pflegenden bezogen auf die Förderung des Umweltschutzes hingewiesen, da die Profession sich der gesundheitlichen Folgen der Umweltzerstörung bewusst sein sollte. Aber auch die Eigenverantwortung, sich für gute Arbeitsbedingungen der eigenen Berufsgruppe einzusetzen, z. B. über Berufsorganisationen, wird als pflegerisch ethisches Handeln formuliert (ICN, 2021).

24.10 Klinische Ethik

Durch klinische Ethik im Gesundheitswesen sollen die Mitarbeitenden auf allen Ebenen für ethische Fragestellungen sensibilisiert und im Umgang mit ethischen Konflikten und Dilemmata gestärkt und unterstützt werden (May, 2010). Um dieses Ziel zu erreichen, erfüllt die klinische Ethik verschiedene Aufgaben, diese sind laut der Zentrale Ethikkommission der Bundesärztekammer:

- Angebote von Aus-, Fort- und Weiterbildungen, welche die ethische Kompetenz der Mitarbeiter_innen steigern, hierzu gehören auch Veranstaltungen im Sinne der Öffentlichkeitsarbeit
- Angebote individueller ethischer Einzelfallberatungen
- das Erarbeiten, Evaluieren und Implementieren von Ethikleitlinien (Wiesing, 2006).

Definition

Ethischer Konflikt und Dilemma

Ein *moralischer Konflikt* beschreibt eine Situation, in der die Frage gestellt wird, was „gut" und „richtig" ist und anschließend über das folgende Handeln entschieden werden muss. Moralische Konflikte sind meist niederschwellig zu lösen.

Ein *Dilemma* ist die Zwangslage, sich zwischen zwei als richtig anerkannten Prinzipien, Normen entscheiden zu müssen. Egal welche Entscheidung getroffen wird, eines der Gebote wird verletzt. Dilemmata können nicht vollständig gelöst werden.

Klinische Ethik wirkt auf Fall- sowie auf Organisationsebene. Auf Fallebene steht der/die einzelne Patient/Patientin im Fokus. Hier will klinische Ethik Orientierung und Unterstützung bei ethischen Konflikten im Einzelfall, aber auch bei sich wiederholenden herausfordernden Situationen anbieten. Auf der Organisationsebene geht es u. a. darum, die Unternehmensidentität zu prägen und die gesetzlich sowie selbst vorgegebenen Qualitätsziele zu gestalten und zu erreichen. Klinische Ethik wirkt hier strategisch und das Management unterstützend. Verfügungen auf dieser Eben haben im Krankenhaus häufig mittelbaren Einfluss auf die Behandlungsmöglichkeiten einzelner Patient_innen (Vollmann, 2008).

Ist ein Ethikkomitee in der Einrichtung etabliert, übernimmt dieses die hier beschriebenen Aufgaben klinischer Ethik. Dies bedeutet nicht, dass ein klinisches Ethikkomitee zwingend implementiert werden muss, damit sich eine Einrichtung mit ethischen Fragestellungen auseinandersetzen kann. Bei den vielfältigen Unterstützungsangebote und Beratungsformen sind auch solche zu finden, die das klinische Ethikkomitee nicht als Voraussetzung benötigen. Bei größeren Einrichtungen und abhängig von den eigenen gesetzten Zielen, die mit dem Angebot der klinischen Ethik erreicht werden sollen, ist die Implementierung eines Ethikkomitees allerdings zielführend und auch notwendig (Heinemann, 2010).

24.11 Klinisches Ethikkomitee

Ein klinisches Ethikkomitee berät die Einrichtung und die dort tätigen Mitarbeitenden zu grundlegenden und allgemeinen ethischen Fragen und Handlungsfeldern. Die personelle Zusammensetzung dieses Komitees erfordert Geschick und Weitblick, denn die Anforderung daran ist hoch und komplex. Die Mitglieder des Ethikkomitees sollen so weit wie möglich das breite Angebot der Berufsgruppen und der Fachrichtungen der Einrichtung repräsentieren. Ebenso sind die unterschiedlichen Hierarchieebenen abzubilden. Gleichzeitig sollten Plätze für zusätzliche, ergänzende Kompetenzen wie beispielsweise Juristen oder den Patientenfürsprecher möglich sein. Im Ergebnis sollte aber im Sinne einer Arbeitsfähigkeit das Komitee nicht zu groß werden. In der Literatur wird eine Größe von 7 bis 20 Mitgliedern empfohlen (Vollmann, 2008). Die Mitglieder des Komitees sind unabhängig von möglichen disziplinarischen oder fachlichen Weisungsbefugnissen in der Organisationsstruktur, im klinischen Ethikkomitee gleich.

Die Aufgaben und Formen der hier beschrieben klinischen Ethik sind zu anderen Strukturen und Instrumenten abzugrenzen, dazu gehören die Ethikkommissionen, die an den Ärztekammern bzw. medizinischen Fakultäten und in pharmazeutischen Industrien angesiedelten sind, sowie das Sicherheitskonzept des CIRS, zu Deutsch „Berichtssystem über kritische Vorkommnisse".

Klinische Ethik setzt ihren Fokus auf die Patient_innenversorgung. Darum muss im Weiteren auch auf die klare Abgrenzung zu Strukturen geachtet werden (Heinemann, 2010), z. B.

- der Mitarbeiter_innenvertretung,
- der betrieblichen Sozialberatung,
- des Qualitätsmanagements
- und des Patient_innenfürsprechers.

24.12 Ethikberatung

Eine Ethikberatung dient der Information, der Orientierung und spezifischen Beratung verschiedener an der Versorgung beteiligter Akteur_innen (z. B. Mitarbeitende und Führungskräfte von Einrichtungen und Diensten, Patient_innen/Bewohner_innen, deren Angehörige und Stellvertreter_innen). Die Akademie für Ethik in der Medizin (AEM) beschreibt sowohl allgemeine als auch spezifische Ziele von Ethikberatung. Diese umfassen z. B. [...] „die Sensibilisierung für ethische Fragestellungen, die Vermittlung von medizin- und pflegeethischem Wissen, die Erhöhung der Kompetenz im Umgang mit ethischen Problemen und Konflikten, die Unterstützung eines strukturierten Vorgehens bei ethischen Konflikten, die Verbesserung der Sprachfähigkeit und kommunikativen Kompetenz bei ethischen Konflikten, die systematische Reflexion über ethische Fragestellungen und Konflikte sowie die Umsetzung allgemeiner moralischer Werte (z. B. Menschenwürde, Autonomie, Verantwortung, Fürsorge, Vertrauen) und spezifischer Werte der jeweiligen Einrichtung, die u. a. in Leitbildern und professionsspezifischen Traditionen verkörpert sind, in reflektiertes Handeln", etc. (Vorstand der Akademie für Ethik in der Medizin, 2010, S. 149).

Dabei geht es letztlich darum, Entscheidungsprozesse hinsichtlich ihrer ethischen Anteile sowohl transparent zu gestalten als auch an moralisch akzeptablen Kriterien auszurichten.

Mit Hilfe von klinischer Ethikberatung können ethische Kontroversen deutlich gemacht werden. Das Erarbeiten der involvierten Werte und Normen, die Evaluation des Konflikts sowie der vorstellbaren Lösungen können Konflikte abmildern oder im besten Fall auflösen (Mertz, 2018). Ethische Dilemmata, die sich während der Patient_innenversorgung entwickeln, werden in der Regel zwanglos und nicht systematisch bearbeitet. Bestehende Schwierigkeiten in diesem Bereich werden, wenn überhaupt, instinktiv und orientiert an unklaren ethischen Kriterien und Regeln besprochen.

Unterschiedliche Beratungsformen der klinischen Ethik haben sich über die Jahre entwickelt, mit deren Hilfe die Be- und Aufarbeitung von ethischen Konflikten bewusster, anschaulicher und nachvollziehbarer gestaltet werden können (Dörries, 2008). Der Beratungscharakter aller Formen und Methoden der klinischen Ethik muss im Vorfeld deutlich hervorgehoben werden. Für alle Professionen und Hierarchien gilt, dass ethische Entscheidungen nicht übertragbar sind (Dallmann & Schiff, 2016). **Abbildung 24-3** fasst die Merkmale der Beratungsformen zusammen.

Die Zentrale Ethikkommission der Bundesärztekammer (ZEKO) hebt in Ihrer Stellungnahme zur Ethikberatung hervor: [...] „eine ethische Fallberatung darf die Entscheidungsbefugnis und die Verantwortung des jeweils Handelnden nicht aufheben. Vielmehr muss der jeweils beruflich Zuständige, insbesondere auch der behandelnde Arzt, weiterhin verantwortlich entscheiden und handeln“ (Zentrale Ethikkommission bei der Bundesärztekammer, 2006, S. A 1706).

Für alle Beratungsformen gilt, dass der Patient_innenwille, die Ansicht der Angehörigen sowie der mutmaßliche weitere Krankheitsverlauf in der Fall- bzw. Situationsbetrachtung berücksichtigt werden (Kobert et al., 2008). Die Inanspruchnahme einer dieser Beratungsmöglichkeiten findet ausschließlich auf Wunsch eines/einer Ratsuchenden statt. Je nach Modell oder Typ können dies die Patient_innen, deren Angehörige, Mitarbeiter_innen, ein Behandlungsteam oder eine Berufsgruppe sein.

24.13 Ethische Fallbesprechungen

Als zentrales Ziel ethischer Fallberatung wird seitens der AEM die Unterstützung von Patient_innen, Angehörige nund Mitgliedern des Behandlungsteams bei ethisch schwierigen Entscheidungen betont (Vorstand der Akademie für Ethik in der Medizin, 2010). Es geht darum, Lösungsalternativen eines ethischen Konflikts in einer existenziellen bzw. herausfordernden Lebenssituation, in der sich keine klaren Kategorien und Handlungspfade zuordnen lassen, aufzuzeigen; einen ethisch rechtfertigbaren Konsens zu erreichen und ethisch vertretbare Handlungsoptionen (z. B. für den weitere Diagnostik- und Behandlungsprozess) zu konkretisieren.

Es lässt sich feststellen, dass eine ethische Einzelfallberatung eine Beratung zu einem konkreten Behandlungsfall unter ethischen Gesichtspunkten darstellt, welche sowohl retrospektiv als auch prospektiv erfolgen kann. Die prospektive Beratung zielt auf die Findung einer konsentierten ethischen Handlungsempfehlung ab, welche zur Festlegung der weiteren Diagnostik- und Therapiezielfindung dienen soll. In der Literatur werden Gründe für die Einberufung und Durchführung ethischer Fallberatungen genannt, z. B. als:

- maximale Therapie versus Therapiebegrenzung,
- Therapieabbruch und Therapiereduktion,
- die Forderung nach keiner Wiederbelebung,
- der Umgang mit einer Patientenverfügung,

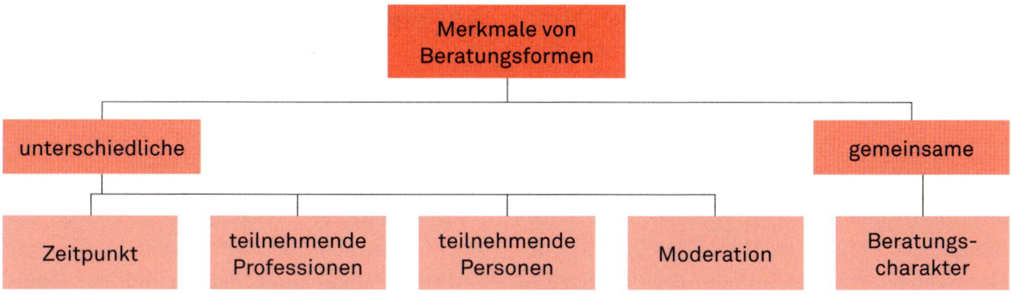

Abbildung 24-3: Merkmale der Beratungsformen (Eigendarstellung)

- die Fortführung und Begrenzung künstlicher Ernährung,
- Entscheidungs- und Interessenskonflikte mit Angehörigen,
- kulturspezifische Konfliktfelder,
- der Umgang mit Sterben und Tod im Krankenhaus bzw.
- die Umsetzung von Zwangsmaßnahmen in der Diagnostik und Therapie oder der Umgang mit Gewalt und Zwang

Zur Gewährleistung eines qualitativen Vorgehens ethischer Fallberatung bei der Bearbeitung ethischer Konflikte wurden Modelle und Standards ethischer Fallberatung entwickelt und festgeschrieben. Die Erarbeitung ethischer Handlungsoptionen soll in Rücksicht auf die moralischen Werte der Handelnden geschehen und nicht von einem/einer Beteiligten durch individuelle Moral- und Verhaltensvorstellungen dominiert werden. Diese Methoden gestalten, gekennzeichnet durch verschiedene Phasen, prozessorientiert die ethische Fallbesprechung. Diese Phasen sind, wenn auch unterschiedlich benannt und aufgegliedert, in ihrem Ablauf und Auftrag ähnlich (Hiemetzberger, 2016):

- Identifikation und Bestimmung des ethischen Problems
- Betrachtung und Prüfung der ganzheitlichen individuellen Faktoren (medizinisch, pflegerisch, sozial, organisatorisch und weltanschaulich) im Behandlungsprozess
- Austausch sowie gemeinsame Entwicklung und Bewertung von pflege- und medizinethischen Grundsätzen
- Zusammenfassung und Dokumentation der gemeinsam erarbeiteten Argumente zum weiteren Vorgehen
- Evaluierung des vereinbarten Vorgehens.

Beispielhaft seien hier die Nimweger Methode, das Eskalationsmodell METAP, das Reflexionsmodell nach Marianne Rabe, das Sokratische Gespräch oder der Bochumer Arbeitsbogen genannt.

24.14 Fallbezogene Stationsrunden

In dieser Beratungsform wird kein bestimmter Einzelfall im Team thematisiert, sondern die Situationen, die das Team wiederholt als herausfordernd und problematisch in der Patient_innenversorgung wahrnimmt. Besteht Übereinkunft bezüglich eines besonders belastenden Problems, wird vereinbart, dass in Zukunft automatisch eine ethische Fallbesprechung durch das Stationsteam durchgeführt wird, sobald diese Situation wieder eintritt. Dadurch werden der Austausch und die Verständigung im Behandlungsteam gefördert, bevor der jeweilige Einzelfall sich in der Wahrnehmung des Teams oder einzelner Teammitglieder als moralisches Dilemma verschärft. Diese Beratungsform klinischer Ethik wirkt präventiv, da die fallbezogene Stationsrunde zu jedem gleichartigen Fall tagt. Durch eine fachgerechte Entscheidungsfindung kann einem Konflikt so vorgebeugt beziehungsweise zumindest der Verschärfung des Konflikts entgegengewirkt werden. In dem stattfindenden Austausch fließen auch die Erfahrungen der vorher gleichgearteten Fälle mit ein und es entwickelt sich eine gemeinsam lernende Haltung, indem sich das Team die Frage stellt: „Was hat sich in den vorangegangenen ähnlichen Situationen bewährt und was können wir aus dieser individuellen Betreuung für die Zukunft lernen?“ (Neitzke, 2003).

24.15 Offene Angebote

Im Rahmen sogenannter offener Angebote können seitens der Mitarbeitenden und Führungskräfte z. B. auf Station oder im Fachbereich praktische, medizinethische und pflegeethische Fragen diskutiert werden. Je nach Angebotsstruktur können daran neben den Mitarbeitenden auch Patient_nnen und Angehörige teilnehmen und Themen einbringen. Bei diesem

Instrument gibt es keinen konkreten Einzelfallbezug. Es erfolgt also keine Einzelfallberatung, sondern ein grundsätzlicher allgemeiner Austausch (Körtner, 2017).

Offene Angebote sind unter einer Vielzahl von Namen in der Literatur zu finden:

- Ethik-Cafe
- Ethik-Arbeitsgruppe (Ethik-AG)
- Arbeitskreis-Ethik (AK-Ethik)
- Ethik-Forum
- Ethik-Salon
- Runder Ethik-Tisch
- Ethik-Zirkel.

Inhaltliche Unterschiede zwischen den verschiedenen Bezeichnungen sind kaum vorhanden (Neitzke, 2008). Die genannten Plattformen eignen sich sehr gut, um klinische Ethik niederschwellig anzubieten, Hemmschwellen abzubauen und mit den Mitarbeitenden in Kontakt bezüglich ethischer Herausforderungen im Arbeitsalltag zu treten. Dies kann in einem multiprofessionellen oder berufsgruppenspezifischen Setting stattfinden, innerhalb einer medizinischen/pflegerischen Fachdisziplin, aber auch interdisziplinär. Innerhalb dieser meist informellen Strukturen können sich Mitarbeitende über ethische Fragen des beruflichen Alltags austauschen. Durch den Austausch von Erfahrungen, Kompetenzen und Haltungen können mögliche Lösungsansätze gefunden werden. Wiederholen sich bestimmte Fragestellungen oder Themen, können im Rahmen der Personal- und Kompetenzentwicklung entsprechende zusätzliche Fort- und Weiterbildungsangebote mit Fachreferent_innen angeboten werden (Neitzke, 2008). Neben dem Einbringen und Diskutieren ethischer Fragestellungen sind auch Impulsreferate oder die Vorstellung von Studienergebnissen aus dem Bereich klinische Ethik möglich. So wird den Mitarbeitenden die Möglichkeit gegeben, sich zu ethisch herausfordernden Situationen auszutauschen und zu informieren (Hiemetzberger, 2016).

24.16 Ethische Alltagsfragen

Jede unserer Handlungen basiert auf unbewussten und/oder bewussten Entscheidungen. Diese setzen die Abwägung von Alternativen voraus. Handlungen, die wir im Alltag vollziehen, basieren auf den uns vermittelten Werten und Normen, die uns gesellschaftlich oder durch unser privates Umfeld bzw. durch Institutionen, wie Kindergarten, Schule, Universitäten etc. vermittelt wurden. Im Alltag vollziehen wir Gelerntes und uns vertrautes Handeln meist unbewusst; wir reflektieren dies nicht mehr. Damit gelingt uns in der Regle ein guter, alltäglicher Handlungsvollzug, welcher uns Orientierung und Sicherheit bietet. Dies gilt auch für das pflegerische Handeln. Orientierung bedeutet in diesem Zusammenhang einfach formuliert, sich in einer bestimmten Situation zurechtzufinden und ggf. eine Entscheidung schnell treffen zu können. Es lohnt sich für uns, uns als verantwortlich Handelnde auf eine Reflexion unseres Handelns (auch im Alltag) einzulassen. Uns wieder bewusst zu machen, was unser Handeln maßgeblich beeinflusst bzw. bestimmt.

Wir alle kennen die Situation, dass zwei Patient_innen gleichzeitig den Kontakt suchen und Unterstützungsbedarf, egal welcher Art bedürfen. Doch auf welches Anliegen soll zuerst reagiert werden? Um zu einer Entscheidung zu kommen, orientieren wir uns an verschiedenen Perspektiven, die uns einen Rahmen geben. Am präsentesten wird der fachliche/professionelle Aspekt sein. Daneben sind Perspektiven auf rechtlicher Grundlage oder solche, die uns durch die Organisation, in der wir tätig sind, vorgegeben werden, die Orientierungsmerkmale unseres täglichen Handelns. Spätestens wenn eine der anderen Perspektiven keine bzw. unzureichend Orientierung geben oder diese Perspektiven fraglich erscheinen, gewinnt die ethische Perspektive an Bedeutung (Dallmann & Schiff, 2016).

Pflegeethische Herausforderungen im Berufsalltag können sich z. B. ergeben:

- im Umgang mit „schwierigen, herausfordernden" Patient_innen,

- in der Kommunikation mit Patient_innen/Angehörigen in herausfordernden Situationen (wie Überbringung „schlechter Nachrichten“),
- im Umgang mit geistig verwirrten Personen,
- im Umgang bei Selbst- und Fremdgefährdung bzw. Grenzerfahrungen,
- bei der Unterbringung von Menschen in Wohn- und Lebensbedingungen in der Langzeitpflege mit persönlichen Entwurzelungen aus dem eigenen Lebensfeld aufgrund schwerster Krankheitsverläufe mit einhergehenden Intensivpflegeanforderungen,
- bei der Zuwendung zu komatösen Patient_innen,
- beim Umgang mit Scham, z. B. bei der Pflege bei Inkontinenz,
- bei der Pflege in palliativen Settings, beim Abschiednehmen und Begleiten des Sterbeprozesses,
- beim Umgang mit Leid, Aggression, Gewalt in der Pflege,
- im Umgang mit Personalmangel und Zeitdruck bei erkennbarem Unterstützungsbedarf von Einzelnen,
- im Umgang mit Stress und Ängsten bei unbekannten Pflegesituationen,
- bei der Durchführung von Zwangsmaßnahmen‘ zur Therapiesicherung.

Diese beispielhafte Aufzählung aus dem Arbeitsalltag von psychiatrisch Pflegenden zeigt den praktischen Bezug zu den aufgezeigten Werten/Begriffen der Pflege- und Medizinethik auf (**Kap. 23**-2; 23-3), welche bei der ethischen Orientierung und Bewertung in der Entscheidungsfindung und Situationsbewertung dienen.

Als ein weiteres praktisches Beispiel sei hier die Arbeit „Ethische Fall-Deliberation zur Freiheitseinschränkung in der Psychiatrie“ aus dem Jahr 2014 erwähnt. Diese Arbeit zeigt, dass die Bearbeitung von ethisch herausfordernden Situationen auch in der Psychiatrie die Behandlungsqualität verbessert, die Professionalität und die moralische Kompetenz der Mitarbeitenden stärkt und sich auch die Zusammenarbeit im Team ins Positive verändert und festigt (Voskes et al., 2014).

24.17 Fazit

Alle pflegerischen Interventionen im Behandlungsprozess nehmen Einfluss auf das Patient_innenwohl. Mitarbeitende im Gesundheitswesen sehen sich nicht selten konfliktbehafteten Entscheidungen und Handlungen sowie unklaren ethischen Bewertungen gegenübergestellt (Mertz, 2018). In der Psychiatrie liegen viele dieser ethischen Konflikte im Spannungsfeld zwischen dem Ziel, die Autonomie der Patient_innen zu respektieren, und der Aufgabe und Verpflichtung der Gesundheitsberufe, im Sinne des gesundheitlichen Wohles der Patient_innen zu handeln (Fürsorge). Wenn diese beiden Haltungen aufeinandertreffen, ist eine ethische Überlegung notwendig (Vollmann, 2017). Werden diese wiederum geteilt, können fachkundige und ethische Entscheidungsfindungen entstehen (Heller, 2008).

Reflexionsfragen

- An welchen ethischen Grundsätzen richten Sie Ihr pflegerisches Handeln aus?
- Ist Ihnen der ICN-Ethikkodex für Pflegende bekannt?
- Welchen ethisch herausfordernden Situationen sehen Sie sich im Arbeitsalltag gegenüber? Wie bearbeiten Sie diese Situationen für sich?
- Welche Merkmale von Beratungsform der klinischen Ethik wären für sie am ehestens im Versorgungsalltag unterstützend?
- Nutzen Sie Beratungsformen von klinischer Ethik in Ihrem Haus? Wenn nein, was könnte Sie daran hindern?
- Erleben Sie eine proaktive Auseinandersetzung mit ethischen Fragestellungen an Ihrem Arbeitsplatz?
- Wie würden Sie reagieren, wenn sich eine Kollegin/ein Kollege mit Ihnen über eine ethische Fragestellung austauschen möchte?

24.18 Literatur

Arnade, S. (2013). Die UN-Konvention als Handlungsauftrag. In P. Weiß & A. Heinz (Hrsg.), *Gleichberechtigt mittendrin – Partizipation und Teilhabe – Tagungsband Aktion Psychisch Kranke* (S. 18–23). Psychiatrie-Verlag.

Arndt, M. (2007). *Ethik denken – Maßstäbe zum Handeln in der Pflege* (2. Aufl.). Thieme.

Beauchamp, T.L. & Childress, J.F. (2013). *Principles of biomedical ethics* (7th ed.). Oxford University Press.

Bridges, D.M. (1967). *Eine Geschichte des ICN 1899–1964*. Pitman Medical.

Bundesverfassungsgericht. (2013). *2 BvR 228/12 – Rn. (1–76)*. Verfügbar unter https://www.bundesverfassungsgericht.de/SharedDocs/Downloads/DE/2013/02/rs20130220_2bvr022812.pdf;jsessionid=C9584C8DF01140640BF1CC4E8238E496.2_cid329?__blob=publicationFile&v=1

Dallmann, H.-U. & Schiff, A. (2016). *Ethische Orientierung in der Pflege*. Mabuse.

Deutscher Ethikrat. (2016). *Patientenwohl als ethischer Maßstab für das Krankenhaus*. Eigenverlag.

Deutscher Ethikrat. (2018). *Hilfe durch Zwang? Professionelle Sorgebeziehungen im Spannungsfeld von Wohl und Selbstbestimmung*. Eigenverlag.

Dörries, A. (2008). Ethik im Krankenhaus. Entscheidungsfindung im Krankenhaus. In A. Dörries, G. Neitzke, A. Simon & J. Vollmann (Hrsg.), *Klinische Ethikberatung. Ein Praxisbuch* (S. 13–23). Kohlhammer.

Fry, S. (1995). *Ethik in der Pflegepraxis – Anleitung zur ethischen Entscheidungsfindung*. Deutscher Berufsverband für Pflegeberufe (DBfK).

Glaser, S. (2009). *Entstehung, Elemente und Möglichkeiten pflegeethischer Urteilsbildung – ein Kurzüberblick*. Grin-Verlag.

Heinemann, W. (2010). Das Klinische Ethikkomitee – ein Beratungsgremium für werteorientierte Unternehmen im Gesundheitswesen. In W. Heinemann & G. Maio (Hrsg.), *Ethik in Strukturen bringen. Denkanstöße zur Ethikberatung im Gesundheitswesen* (S. 129–158). Herder.

Heller, A. (2008). Unsicher sein dürfen. Orientierung für eine Ethik in der Altenhilfe. *Praxis Palliativ Care, 1*, 4–7.

Hiemetzberger, M. (2016). *Ethik in der Pflege* (2. Aufl.). Facultas.

ICN (International Council of Nurses) (Hrsg.). (2021). *Der ICN-Ethikkodex für Pflegefachpersonen*. Eigenverlag.

Kobert, K., Pfäfflin, M. & Reiter-Theil, S. (2008). Der klinische Ethik-Beratungsdienst im Evangelischen Krankenhaus Bielefeld. *Ethik in der Medizin, 20*(2), 122–133. https://doi.org/10.1007/s00481-008-0556-4

Körtner, U.H.J. (2017). *Grundkurs Pflegeethik* (3. Aufl.). Facultas.

Lay, R. (2012). *Ethik in der Pflege – Ein Lehrbuch für die Aus-, Fort- und Weiterbildung* (2. Aufl.). Schlütersche.

May, A.T. (2010). Ethikberatung – Formen und Modelle. In W. Heinemann & G. Maio (Hrsg.), *Ethik in Strukturen bringen. Denkanstöße zur Ethikberatung im Gesundheitswesen* (S. 80–102). Herder.

Mertz, M. (2018). Ethik im Gesundheitswesen. In R. Haring (Hrsg.), *Gesundheitswissenschaften* (S. 1–12). Springer. https://doi.org/10.1007/978-3-662-54179-1_63-1

Neitzke, G. (2003). Ethikberatung in der Pädiatrie. In C. Wiesemann, A. Dörries, G. Wolfslast & A. Simon (Hrsg.), *Das Kind als Patient. Ethische Konflikte zwischen Kindeswohl und Kindeswille* (S. 174–193). Campus.

Neitzke, G. (2008). Praxis der Klinischen Ethikberatung. Aufgaben und Modelle von Klinischer Ethikberatung. In A. Dörries, G. Neitzke, A. Simon & J. Vollmann (Hrsg.), *Klinische Ethikberatung. Ein Praxisbuch* (S. 58–75). Kohlhammer.

Rabe, M. (2017). *Ethik in der Pflegeausbildung* (2. Aufl.). Hogrefe. https://doi.org/10.1024/85741-000

Reiter-Theil, S. & Dittmann, V. (2014). Ethische Unterstützung in der Psychiatrischen Klinik: Fragestellungen – Konzepte – Erfahrungen. *Psychiatrische Praxis, 41*(7), 349–351. https://doi.org/10.1055/s-0034-1387224

Schöne-Seifert, B. (2007). *Grundlagen der Medizinethik*. Alfred Kröner.

Tronto, J. (1993). *Moral boundaries. A political argument for an ethic of care*. Routledge.

Vollmann, J. (2008). Implementierung einer klinischen Ethikberatung. Prozess der Implementierung. In A. Dörries, G. Neitzke, A. Simon & J. Vollmann (Hrsg.), *Klinische Ethikberatung. Ein Praxisbuch* (S. 116–129). Kohlhammer..

Vollmann, J. (2017). Einleitung. In J. Vollmann (Hrsg.), *Ethik in der Psychiatrie. Ein Praxisbuch* (S. 9–15). Psychiatrie-Verlag. https://doi.org/10.5771/9783884149102-9

Vorstand der Akademie für Ethik in der Medizin (2010). Standards für Ethikberatung in Einrichtungen des Gesundheitswesens. *Ethik in der Me-*

dizin, 22(2), 149–153. https://doi.org/10.1007/s00481-010-0053-4

Voskes, Y., Evenblij, K., Noorthoorn, E., Porz, R. & Widdershoven, G. (2014). Ethische Fall-Deliberation zu Freiheitseinschränkungen in der Psychiatrie. Dilemmata, Nutzen und Implementierung. *Psychiatrische Praxis, 41*(7), 364–370. https://doi.org/10.1055/s-0034-1370292

Wiesing, U. (2006). Stellungnahme der Zentralen Kommission zur Wahrung ethischer Grundsätze in der Medizin und ihren Grenzgebieten (Zentrale Ethikkommission) bei der Bundesärztekammer zur Ethikberatung in der klinischen Medizin. *Deutsches Ärzteblatt, 103*(24), A 1703–A 1707. https://doi.org/10.1515/9783110186406.435

Wiesing, U. & Marckmann, G. (2006). Medizinethik. In M. Düwell, C. Hübenthal & M. Werner (Hrsg.), *Handbuch Ethik* (2. Aufl., S. 274–278). Metzler.

Zentrale Ethikkommission bei der Bundesärztekammer. (2006). Stellungnahme „Ethikberatung in der klinischen Medizin". *Deutsches Ärzteblatt, 103*(24), A 1703–A 1707. Verfügbar unter https://www.zentrale-ethikkommission.de/fileadmin/user_upload/downloads/pdf-Ordner/Zeko/Ethikberatung.pdf

Teil IV:
Management einer guten Pflege

25
Pflegemanagement und Rollen psychiatrisch Pflegender

Markus Witzmann und Christoph Müller

Die psychiatrische Akutversorgung ist auch eine Frage von Zuständigkeiten, der Rolle und Funktion der am Behandlungsprozess beteiligten Akteure und sich stets im Wandel befindenden Versorgungsansätzen/-modellen. Die Autor_innen der nächsten Beiträge stellen auf dem Boden langjähriger Erfahrungen ihre Erkenntnisse dazu dar und berichten auch über den offensichtlich kontinuierlichen Wandel der psychiatrischen Pflege. Im Kontext dieses Wandels gilt es, die eigene Rolle und Funktion zu überdenken und sich dem Neuen zu stellen; sich zu fragen, wie arbeiten wir auf Station, wie haben wir uns organisiert? Welche Rolle und Funktion nehmen wir als Pflegende im Behandlungsteam ein und welche neuen Ansätze und Modelle, wie das Gezeiten-Modell für pflegerisches Handeln gibt es?

Psychisch kranke und pflegebedürftige Menschen haben einen Anspruch auf gute Pflege – und gute Pflege muss die Organisation herstellen bzw. gewährleisten. Eine gute Organisation einer Klinik schafft eine gutes Stationsmanagement und bietet die Rahmenbedingungen für einen gelingendes Pflegehandeln. In diesem Kapitel widmen wir uns drei Perspektiven, die aus organisatorischer Sicht unseres Erachtens einen besonderen Stellenwert einnehmen:

- dem Stationsmanagement als dem Ort, an dem pflegerisches Handeln gelebt wird,
- dem Milieu und dessen Beitrag für ein gutes Stationsklima und die Genesung von Patient_innen sowie
- den für die Pflegefachkräfte vorbehaltenen Aufgaben, die uns als Pflegende in unserer Verantwortung für eine gelingende Patient_innenversorgung stärken und Auswirkungen auf die Organisation der Behandlungssettings (Rolle und Funktionen der an der Akutversorgung beteiligten Akteure) haben werden.

Auch in den vorherigen Kapiteln wurden schon zur Notwendigkeit eines guten Pflegemanagements bzw. einer gelingenden Organisation Bezüge hergestellt, z. B. beim Thema Skills-Grade-Mix oder am Beispiel der Akutversorgung von Menschen aus dem Autismus-Spektrum. Ein gutes Stationsmanagement heißt auch, ein gutes Personalmanagement umzusetzen und neue Wege der Führung zu gehen. Hierzu mehr im nächsten Beitrag.

26 Qualifikationsspezifischer Einsatz Pflegender in der Akutpsychiatrie

Andreas Fraunhofer

Pflege wird noch immer häufig als bloße Aneinanderreihung von Tätigkeiten gesehen, die eigentlich jeder machen kann (Zegelin, 2021). Die Ausdifferenzierung in Pflegeassistenz, Pflegefachkraft, Pflegeexperte und akademische Pflege trifft selbst in der eigenen Berufsgruppe nicht selten auf Unverständnis. Die Einführung eines Skill Grade Mix mit neuen Rollenprofilen ist aber keinesfalls ein Selbstzweck. Die veränderten Rahmenbedingungen, wie Steigerung der Chronizität der Erkrankungen, die Komplexitätssteigerung der Versorgung und die veränderte Personalsituation in den Kliniken und Versorgungseinrichtungen machen ein Umdenken nötig.

26.1 Pflegeassistenz, Pflegefachkraft, Pflegeexperte und akademische Pflege

„Die psychiatrische Pflege ist ein differenziertes und inzwischen hochspezialisiertes Arbeitsfeld, das viele berufliche Chancen und Möglichkeiten bietet. Diese Vielfalt bildet sich in den stationären, teilstationären und zunehmend ambulanten psychiatrischen Angeboten" (Pöschel et al., 2018, S. 13), als auch in den Berufsbildern und den Qualifikationen ab. So haben Menschen, die sich für den Pflegeberuf interessieren, seit dem 1. Januar 2020 die Wahl von einer ungelernten Assistenztätigkeit, über eine ein- bzw. zweijährige Helferausbildung, über die dreijährige, generalistische Ausbildung mit oder ohne fachliche Vertiefung, einen primär- oder konsekutivqualifizierenden Studienabschluss bis hin zur pflegewissenschaftlichen Promotion oder Habilitation. Schon allein aufgrund dieser Ausdifferenzierung ist die Pflege mit der Frage konfrontiert, wie das Verhältnis der einzelnen Gruppen innerhalb der Pflege zueinander sein soll und welche beruflichen Rollen damit verbunden sind. Erfahrungen und Berichte aus der Pflegepraxis zeigen, dass Pflegefachpersonen, Fachpflegenden oder akademisierten Pflegenden im Krankenhaus oft nicht klar ist, was ihre oder die anderen Qualifikationsstufen inhaltlich können bzw. rechtlich dürfen und worin die Unterschiede liegen (Bensch, 2018). Damit verbunden stellt sich organisatorisch die Frage, wie viele Assistenzkräfte und wie viele Pflegefachpersonen benötigt werden, um Patient_innen gut versorgen zu können. Wie viel Akademisierung ist nötig und wie viel ist sinnvoll?

Obwohl die Idee, Pflegekräfte wissenschaftlich zu qualifizieren, auch in Deutschland nicht neu ist, fehlen trotzdem noch immer tragfähige Modelle einer generalisierbaren, qualifikationsspezifischen Verteilung (Bensch, 2018; Fraunhofer & Lewin, 2016). Der Wissenschaftsrat hat 2012 empfohlen, zwischen 10 und 20 Prozent eines Ausbildungsjahrgangs der Gesundheitsberufe zu akademisieren und dies durch die gesteigerte Komplexität und notwendige Spezialisierung in der Versorgung begründet (Stiftungsallianz, 2020; Wissenschaftsrat, 2012). Eine konkrete Ausdifferenzierung der Tätigkeiten, der Einsatzmöglichkeiten oder der beruflichen Rollenbilder im multiprofessionellen Team werden hier indes nicht genannt. Deshalb „finden Pflegende mit Bachelorabschluss bislang kaum Stellen in der direkten Patientenversorgung, welche ihren im Studium erworbenen Fähigkeiten und Kompetenzen entsprechen" (Scheydt & Holzke, 2018, S. 48).

Dies ist verwunderlich, bedenkt man, dass die Ausdifferenzierung im Pflegeberuf eine lange Historie hat. Die Universität Heidelberg beispielsweise stimmte als erste Universität in Westdeutschland 1948 einer Akademisierung der Pflege für die direkte Patient_innenversorgung zu (Kreutzer, 2011). Auch wenn sich dieses Bestreben nicht langfristig durchsetzen konnte, folgte Anfang der 1990er-Jahre mit der Denkschrift *Pflege braucht Eliten* der Robert-Bosch-Stiftung eine Renaissance des Themas. Diese Schrift hat einen Impuls für eine erneute große Akademisierungs- und Ausdifferenzierungsdebatte in Deutschland geliefert. Die Autoren dieser Denkschrift regen an, lediglich Pflegeeliten in bzw. für Schlüsselpositionen (Pflegemanagement, Pflegepädagogik) akademisch zu qualifizieren, wodurch sie dem Modell aus Ostdeutschland folgen (Robert-Bosch-Stiftung, 1992). Erst acht Jahre später konstatiert die Stiftung in einer weiteren Schrift, dass auch der Einsatz von akademisierten Pflegenden in der direkten Patient_innenversorgung von großer Bedeutung für die pflegerischen Berufe ist und für einen qualitativen Zuwachs der Patient_innenversorgung sorgt (Robert-Bosch-Stiftung, 2000). Fortan wurden über die letzten zwei Jahrzehnte auch pflegerische Studiengänge für die direkte Patient_innenversorgung auf Bachelorniveau, wie primärqualifizierende Pflegestudiengänge, bzw. auf Masterniveau, wie Advanced Nursing Practice, entwickelt und etabliert.

26.2 Qualifikationsvielfalt in der Pflege verändert sich

Bereits hier wird ersichtlich, dass sich die Qualifikationsvielfalt in den letzten zwanzig Jahren in der Pflege sowohl im beruflich als auch im akademisch ausgebildeten Segment deutlich vervielfältigt hat. Während zumindest die Einsatzgebiete und berufliche Rollen der akademisierten Pflegenden in der Fachöffentlichkeit diskutiert werden, bleibt die differenzierte Ausgestaltung der beruflichen Abschlüsse weitgehend unberücksichtigt. Aktuell ist Pflege deswegen mehr denn je mit der Frage konfrontiert, nach welcher Systematik welche Tätigkeiten qualifikationsspezifisch innerhalb der Berufsgruppe verteilt werden können und sollen (Robert-Bosch-Stiftung, 2018). Die Einführung eines Skill *and* Grade Mix, der einerseits die vorhandenen personellen Ressourcen bedarfsgerecht und qualifikationsspezifisch im Pflegeprozess verteilt und andererseits die gesetzlichen Bestimmungen etwa in Bezug auf die PPP-RL oder die Vorbehaltstätigkeiten nach § 4 PflBG berücksichtigt, gleicht somit einem tiefgreifenden Kulturwandel in den Kliniken. Dieser Kulturwandel geht auch mit neuen Kompetenzerfordernissen u.a. in dem Bereich der Delegation und dadurch auch mit neuen Rollenbildern und -erwartungen einher und widerspricht den tradierten Arbeitsprozessen der Pflegenden in Deutschland.

Definitionen

PPP-RL: Bei der PPP-RL handelt es sich um die „Richtlinie über die Ausstattung der stationären Einrichtungen der Psychiatrie und Psychosomatik mit dem für die Behandlung erforderlichen therapeutischen Personal". Sie ist am 1. Januar 2020 in Kraft getreten und setzt eine verbindliche Mindestpersonalausstattung in stationären Einrichtungen der Psychiatrie und Psychosomatik fest. Diese Mindestvorgaben sind indes keine Anhaltszahlen zur Personalbemessung.

PflBG: Die Abkürzung steht für das Pflegeberufegesetz, welches 2017 beschlossen und seit 2020 in der Umsetzung ist. In diesem Gesetz wurden die Ausbildungsrichtungen Altenpflege, Krankenpflege und Kinderkrankenpflege zur Generalistik zusammengeführt und das erste Mal Vorbehaltstätigkeiten für die Pflegenden definiert.

Im Folgenden soll am Beispiel einer psychiatrischen Akutversorgung verdeutlicht werden, wie ein qualifikationsspezifischer Einsatz umgesetzt werden kann und welche Rollenbilder in der Pflege dadurch entstehen können.

26.3 Skill Grade Mix in der psychiatrischen Akutversorgung

Folgt man dem Pflegeverständnis von Friesacher (2015, S. 202), der Pflege als „Arbeitsbündnis mit den zu Pflegenden in ihrem lebensweltlichen Kontext" versteht, wird ersichtlich, dass es in der Pflege „um das große Ganze geht. Das Zerlegen in Arbeitsaufgaben, die historisch nachweisbare Abgabe von Aufgaben an andere Berufe oder Ebenen und die Zunahme von Schnittstellen hat der professionellen Pflege sehr geschadet und sie nahezu handlungsunfähig gemacht" (Bensch, 2018, S. 20). So mag eine anfängliche Skepsis mit der Angst der Rückkehr zur Funktionspflege bei der Einführung eines Skill Grade Mix berechtigt sein, wenngleich die Umsetzung eines fundierten Skill *and* Grade Mix weit über die Einführung einer Funktionspflege 2.0 hinausgeht.

Der Begriff Skill Grade Mix umfasst zwei Dimensionen. Die Grades bezeichnen die formalen, nachweislichen Abschlüsse, die mit Zertifikaten oder Urkunden bestätigt werden. Sie werden in der Regel durch Aus-, Fort-, und Weiterbildungen erworben und gehen mit Dienstbezeichnungen oder -zugehörigkeiten unterschiedlicher Qualifikationsniveaus einher. Skills sind hingegen Fähigkeiten und Fertigkeiten. Dabei handelt es sich auch um informelle Kompetenzen, wie Berufserfahrung mit individuellen, personenabhängigen Fähigkeiten. Es sind innenliegende Wissensmuster, die in der Regel im Laufe des Lebens unabhängig von Lehrgängen, Urkunden und Zertifikaten erworben werden (Erpenbeck & von Rosenstiel, 2007). Diese Kompetenzen gelten in einem Skill Grade Mix als Voraussetzung, um auch in ungewissen Situationen in der immer komplexer werdenden Welt Handlungssicherheit zu behalten und darin entstehende Aufgaben eigenständig lösen zu können (Hochschulrektorenkonferenz, 2008; Grieser, 2016). Der „Skill-Mix eines Teams [ist somit] nicht direkt aus dessen Grade-Mix ableitbar" (Bensch, 2018, S. 18). Daraus ergeben sich die ersten beiden Bedingungen für einen funktionierenden Skill Grade Mix:

Einerseits müssen die Vorgesetzten sowohl die Grades als auch die Skills ihrer Mitarbeitenden kennen und deren Fähigkeiten aktivieren können. Andererseits müssen sie die typischen Bedarfe der Patient_innen sowie die Arbeits- und Tätigkeitsabläufe der Station bzw. des Bereiches ebenso gut kennen, um die vorhandenen Ressourcen der Mitarbeitenden mit den Bedarfen in Verbindung bringen zu können. In der Regel setzt dies eine strukturierte Bedarfs-, Arbeits- und Tätigkeitsanalyse in den Pflegefeldern voraus, in der Erfahrungswissen (interne Evidence) und wissenschaftlich gesichertes Wissen (externe Evidence) zusammengeführt werden und mit Bedarfen des Patient_innenklientels in Verbindung gebracht werden (Behrens & Langer, 2016). Um die vorhandenen Kompetenzlevels von Menschen mit unterschiedlichen Abschlüssen (formale und nonformale Kompetenzen bzw. Grades) und erfahrungsgeleiteten Fähigkeiten (informelle Kompetenzen bzw. Skills) vergleichbar zu machen, empfehlen Loroff und Kollegen (2011) die Verwendung von Qualifikationsrahmen. Hier hat sich die Verwendung des Deutschen Qualifikationsrahmens (DQR) als besonders zielführend erwiesen, da dieser einerseits die Personalseite vorkategorisiert beschreibt und sich andererseits die Nomenklatur der Beschreibung für die Kategorisierung der Patient_innenbedarfe eignet. Der DQR ist ein nationales Referenzsystem und umfasst acht Niveaustufen und die Niveauindikatoren Fachkompetenz (mit den Bestandteilen Wissen und Fertigkeiten) sowie personale Kompetenzen (mit den Bestandteilen Sozialkompetenz und Selbstständigkeit) (BMBF, 2022). Ordnet man die Qualifikationen im Team den jeweiligen Stufen zu, ergibt sich bereits eine erst Orientierung über die offensichtlich vorhandenen Skills (aktuelle Liste vom 1.8.2024 verfügbar unter https://www.dqr.de/dqr/shareddocs/downloads/media/content/2024_dqr_liste_zugeordnete_qualifik_01082024.pdf?__blob=publicationFile&v=2).

26.4 Rollen im pflegerischen Skill Grade Mix in der psychiatrischen Akutversorgung

Nachdem die Ausbildungsgänge zur/m Kranken- und Altenpflegehelfer_in landesrechtlich geregelt sind, unterscheiden sich diese im bundesweiten Vergleich oft sehr stark (Bensch, 2018). Bereits hier zeigt sich, dass ein Skill Grade Mix immer individualisiert, feldabhängig zu gestalten ist und als Organisationsentwicklung verstanden werden muss. Ein funktionierender Skill Grade Mix versteht Pflege weiterhin als das von Sandra Bensch (2018) beschriebene „große Ganze". Schließlich ist die Implementierung eines Skill Grade Mix kein Selbstzweck und darf auch nicht das Ziel verfolgen, „unliebsame Tätigkeiten" an andere Qualifikationsniveaus (derselben Berufsgruppe) „abzuschieben". In der Praxis zeigt sich indes nicht selten, dass auf Basis einer vermuteten Wertigkeit der pflegerischen Tätigkeiten eine Aufgabenverteilung stattfindet.

So hört man oft, dass Tätigkeiten mit niedriger Wertigkeit an schlechter qualifiziertes Personal abgegeben werden. Dadurch entstehen neue Rollen im Pflegeteam, z. B. die des „Hilfsarbeiters". Diese Personen übernehmen in der Regel funktionale Tätigkeiten mit angeblich niedriger Wertigkeit, welche die examinierten Kolleg_innen nicht machen wollen. Auf Nachfrage, was unter Tätigkeiten mit niedriger Wertigkeit verstanden wird, wird beispielsweise auf gerontopsychiatrischen Stationen häufig die „Grundpflege" angeführt. Auf geschlossenen allgemeinpsychiatrischen Stationen werden z. B. „das Öffnen der Türe" und die Unterstützung bei der Tagesstrukturierung hinzugezählt. Auch Sitzwachen bei Patient_innen in psychischen Ausnahmesituationen werden oft an das Hilfspersonal übertragen, obwohl dies doch die Patient_innen sind, die sich in der Regel in extremen Notlagen befinden und auf hochqualifiziertes Personal angewiesen sind bzw. wären. Auch das Öffnen der Türe ist nicht so trivial, wie es anfangs den Anschein hat. Sieht man von dem bloßen Akt der Türöffnung ab, ist die Rolle der Türöffner_innen einerseits mit Macht verbunden. Andererseits gilt es hier, die Patient_innen und Angehörigen einzuschätzen. „Gefordert sind strukturiertes und vernetztes Hintergrundwissen, gepaart mit der Bereitschaft, dieses einzusetzen sowie vorausschauend zu denken und begründet zu handeln" (Bensch, 2018, S. 19). Wirkt ein Patient ggf. verwirrt und verhält er sich komisch? Ist es vielleicht besser, vorab noch ein Gespräch zu führen, um sicherzustellen, dass die Person sich von den suizidalen Gedanken distanzieren kann? „Dieses ab- und aufwertende Aufteilen von Pflege in niedrige und höhere Aufgaben innerhalb der eigenen Berufsgruppe erschwert eine effiziente pflegerische Vorgehensweise und gefährdet die Sicherheit der Pflegebedürftigen in Deutschland" (Bensch, 2018, S. 18). Eine Bewertung von Tätigkeiten im „Gießkannenprinzip" ist, wie hier exemplarisch aufgezeigt, nicht möglich. Pflegeprozesse sind wesentlich komplexer als die segmentierten Tätigkeiten es für Laien vermuten lassen. Diese Art der Verteilung folgt auch nicht der Logik eines Skill Grade Mix, wie er hier gedacht wird. Eine moderne, gute Versorgung zeichnet sich nicht dadurch aus, eine reine Tätigkeitsorientierung mit Pflegenden erster und zweiter Klasse zu gestalten. Somit gleicht ein fundierter Skill Grade Mix vielmehr einem Uhrwerk, bei dem es egal ist, welches Rädchen steht; die Uhr funktioniert nicht mehr. Jedes Teammitglied übernimmt die Rolle, die zu ihm/ihr passt.

26.5 Schaffung einer skill-grade-orientierten Rollenverteilung

Das Ziel einer guten Patient_innenversorgung ist, eine skill-grade-orientierte Rollenverteilung zu schaffen, die sowohl den gesetzlichen Grundlagen als auch den Fähigkeiten und Fertigkeiten der Mitarbeitenden gerecht wird. Dies bedeutet nicht, dass ein/e ein- oder zweijährig ausgebildete/r Pflegefachhelfer_in keine Sitzwachen mehr machen oder keine Türe mehr öffnen darf. Aber wenn Mitarbeiter_innen bestimmte Tätigkeiten wie eine 1:1-Betreuung übernehmen, dann aufgrund der Skills, weil Mitarbeiter_innen beispielsweise einen besonderen Zugang, eine besondere Beziehung zu Patient_innen haben und nicht aufgrund dessen, dass es angeblich Tätigkeiten von geringerem Wert sind. So könnten auch, wenn der Pflegeprozess nach § 4 PflBG von examinierten Kolleg_innen, im Sinne einer Primary Nurse, geplant, gesteuert und evaluiert wird, Bezugspersonengespräche durch erfahrene Pflegefachhelfer_innen durchgeführt werden. Entscheidend sind hier die entsprechenden Skills und die Beziehung. Ein anderes Teammitglied, das gerne organisiert und dort seine speziellen Fähigkeiten hat, kann neben den pflegerischen Tätigkeiten zusätzlich die Rolle des *Organisators* übernehmen, der Termine mit Sanitätshäusern, Gutachter_innen, Betreuer_innen, EX-IN-Mitarbeitenden koordiniert. Weitere Kolleg_innen, die in der Schulung und Beratung ihre Stärken sehen, übernehmen hingegen die Schulung und Beratung von Kolleg_innen und Angehörigen, z. B. in Teamsitzungen und Angehörigengruppen. Als Vorgesetzte/r muss man sich also immer fragen, was Mitarbeiter_innen zur Verbesserung der Patient_innenversorgung beitragen. Da Lernen ein nicht endender Prozess ist, sind Spezialist_innenrollen nicht dauerhaft festgeschrieben, wodurch der Skill Grade Mix einer Station immer in Bewegung ist.

26.6 Intraprofessionelle Ausdifferenzierung

Insbesondere die Zunahme der Komplexität des Handlungsfeldes durch den Anstieg der Multimorbidität und Chronizität von Erkrankungen in Kombination mit den finanziellen Restriktionen erfordert diese Ausdifferenzierung (Westerfellhaus, 2020). Durch die Schaffung skill-grade-orientierter Profile entsteht eine intraprofessionelle Vertiefung und Ausweitung von Aufgabenfeldern, sodass zu den bereits bekannten Expert_innenrollen (z. B. Wundexpert_innen, Diabetesberater_innen, Expert_innen für gewisse weitere Erkrankungsbilder) Aufgaben wie eine fachliche Stationsleitung hinzukommen. Alle diese Rollen orientieren sich wiederum an den Bedarfen der Patient_innen, welche die zweite Stellschraube in der Rollenausgestaltung darstellen. Während die examinierten Pflegefachfrauen und -männer qua Gesetz zur Steuerung des Pflegeprozesses legitimiert sind, ist es sinnvoll, die Komplexitätsgrade der Versorgungsbedarfe auf einem Kontinuum zu unterscheiden. „Beraten, Koordinieren und Steuern komplexer Versorgungsbereiche sind, verbunden mit wissenschaftlicher Fundierung, Aufgaben, die zunehmend mehr akademische Pflegefachpersonen mit Bachelor- und Masterabschluss in der direkten Pflege übernehmen. Sie haben den Blick auf die Versorgungsprozesse [nehmen die Rolle des Case Managers, teils auch über den Klinikaufenthalt hinaus ein, Anm. d. Autor_in] und prüfen, ob alle Bereiche und darin befindliche Bedarfe erfasst und sinnvoll miteinander verknüpft sind, um beste pflegerische und mit der Pflege verbundene Ergebnisse, z. B. der Medizin, Physiotherapie, [Ergotherapie] und Sozialarbeit, für die Leistungsnehmenden zu erreichen“ (Bensch, 2018, S. 20).

Während die akademisierten Pflegefachpersonen gemäß PflBG die Steuerung hochkomplexer Pflegeprozesse übernehmen und vor Ort auf Station das Aufgaben- und Versorgungsgebiet aus Sicht der wissenschaftlichen Kompetenz und Expertise verändern, übernehmen Fachpflegende eine ähnliche Expert_innenrolle, wenngleich sich deren Zugang zum Feld in der Regel über ihre interne Evidence unterscheidet. Werden die Erkenntnisse aus beiden Zugangswegen gebündelt, entstehen Profile wie fachliche Stations- und oder Bereichsleitungen, die das Ziel verfolgen, übergeordnet neue Strukturen zu definieren.

Diese Weiterentwicklungen der Versorgungspraxis wirken sich oft auf den Skill Grade Mix der Station, auch über die pflegerische Berufsgruppe hinaus aus, wie am Beispiel von *Safewards* gut dargestellt werden kann (zu Safewards s. www.safewards.net).

26.7 Psychiatrisch Pflegende im multiprofessionellen Team

Safewards wird als evidence-basiertes Modell zur Reduktion von Konflikten in der S3-Leitlinie „Vermeidung von Zwang und Gewalt“ als besonders empfehlenswert bewertet (Steinert & Hirsch, 2018), weshalb dieses Modell aktuell in vielen Kliniken implementiert wird. Das Modell ist eine operationalisierte Form der Haltungsänderung, welche zehn Interventionen umfasst. Jede Intervention wird von einem Interventionsbeauftragten, also einem Experten für die umzusetzende Intervention gesteuert. Wie die Erfahrungen zeigen, ist es der Umsetzung förderlich, wenn die Interventionsbeauftragten multiprofessionell besetzt werden. Ziel ist es, mit den Interventionen das gesamte Behandlungsteam zu erreichen, schließlich endet eine Haltung nicht an einer Berufsgruppe.

Ähnliches zeigt sich auch beim Case Management. Während die Safewardsinterventionsbeauftagten die Expert_innenrollen für ihre Interventionen innehaben, übernimmt das Case Management auf Station eine Person mit Fallführungskompetenzen, die in der Regel aus der Pflege stammt. Auch hier wirkt das Handeln über die eigne Berufsgruppe hinaus und greift aktiv in das multiprofessionelle Team ein. Erste Ergebnisse zeigen, dass dieses multiprofessionelle übergreifende Vorgehen auch positive Auswirkungen für das multiprofessionelle Team haben kann (Klie, 2020). Die Kommunikation funktioniert auf Augenhöhe und die Protagonisten tragen, ungeachtet der Berufsgruppe, einen Teil zum Ganzen bei. Multiprofessionalität wird zur tatsächlich gelebten Multiprofessionalität, die mehr ist als ein Lippenbekenntnis oder ein Passus in einem Leitbild. Greift man erneut die Metapher des Uhrwerks auf, so zeigt sich, dass sich diese auch auf das multiprofessionelle Team übertragen lässt, wenn man Multiprofessionalität so versteht, wie sie hier gedacht wird.

26.8 Unterschiedliche Sichtweisen der Multiprofessionalität

Seit einigen Jahren prägen sich unterschiedliche Haltungen und Sichtweisen aus, was unter Multiprofessionalität zu verstehen ist und wie sie ausgestaltet werden kann und soll. Dabei lassen sich die Strömungen in Anlehnung an Bryant-Lukosius und DiCenso (2004) mit den Dimensionen „Advancement“ und „Expansion“ unterscheiden, die man sich als Koordinatensystem vorstellen kann (**Abb. 26-1**) Die diametralen Pole der aktuellen Diskussion können u.a. anhand von einem Artikel und seiner Kommentierung exemplarisch dargestellt werden. Während Scheydt und Autorenteam (2019) der sog. „Expansion“ folgen und eine eigenständige Übernahme von ärztlichen Tätigkeiten durch die Pflege als Steigerung der Professionalität und Multiprofessionalität fordern, argumentieren Brieger und Menzel (2019) dagegen. Sie sehen in einer verbesserten Kommunikationsstruktur und -kultur den Mehrwert für die Multiprofessionalität. Eine sehr weit gefasste Übernahme von ärztlichen Tätigkeiten lehnen sie ab. Sie folgen dementsprechend eher der „Advancement"-Strömung, mit der Ausgestaltung von vertieften und erweiterten klinischen pflegerischen Expertisen.

Auffällig ist, dass die überwiegend beschriebenen Positionen ein Entweder-oder und nicht ein Sowohl-als-auch beinhalten. Es hat den Anschein, dass „Advancement" und „Expansion" oft als Gegensätze und nicht als X-und Y-Achse eines Koordinatensystems gesehen werden. Dies mag offensichtlich in der Vergangenheit begründet liegen. Nachdem aber die „Herausbildung des ärztlichen und des pflegerischen Tätigkeitsfelds [...] kein juristisches Faktum [ist], sondern ein Produkt historischer Prozesse, die die Arbeitsteilung zwischen Medizin und Pflege und die Gestalt, die diese Berufe heute annehmen, hervorgebracht haben" (Geithner et al., 2016, S. 10), sollte die Rollenfindung kein berufspolitisches Kräftemessen sein. Vielmehr gilt es, beide Dimensionen zu reflektieren, um eine bedarfsgerechte Versorgung der Patient_innen zu ermöglichen. Die Trennlinie zwischen den beiden Berufen ist verschiebbar. Sie sollte aber nur dann „[...] verschoben werden, wenn dies aus Sicht einer bedarfs- und bedürfnisorientierten gesundheitsbezogenen Versorgung von Pflegebedürftigen geboten erscheint" (Geithner et al., 2016, S. 10). Weder berufspolitische Machtkämpfe noch gesellschaftliche Limitationen dürfen die Grundlage für eine Nichtverschiebung sein.

26.9 Versorgung neu denken

Bevor man ein neues Versorgungssystem mit neuen Rollen im multiprofessionellen Team denken kann, müssen die Bedarfe des Patient_innenklientels ermittelt werden. Patient_innen stellen gewisse Anforderungen an das System, an ihre Versorger_innen, die in der Regel mit deren Krankheitsbildern einhergehen. Diese Anforderungen werden zuerst wertfrei, ohne nach Berufsgruppen zu gliedern und möglichst deskriptiv gesammelt, bevor die Kompetenzen zur

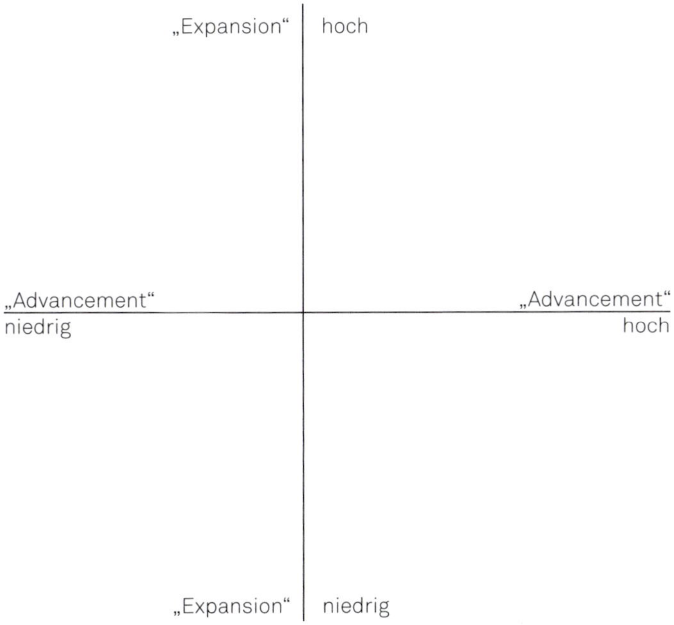

Abbildung 26-1: „Advancement" und „Expansion" (Eigendarstellung)

Versorgung bestimmt werden und die Prüfung rechtlicher Rahmenbedingen Berücksichtigung findet. Eine verfrühte berufsgruppenspezifische Kategorisierung würde den kreativen Prozess lähmen, wenn nicht gar zum Erliegen bringen. Der Prozess ist somit an die aus der Softwareentwicklung beheimateten Methode des Requirement Engineerings angelehnt und kann vereinfacht wie folgt dargestellt werden.

Folgt man dieser Vision weiter, würde dies – mit Ausnahmen der genuinen nichtsubstitutionsfähigen Tätigkeiten – zu einem Verschwimmen der Professionsgrenzen führen. Die Multiprofessionalität nähert sich der Transdisziplinarität, bei der im Team die Tätigkeiten gemäß dem Motto: „Wer es kann, soll/darf es", kompetenzorientiert verteilt wären. In dieser Vision wären fortan – neben den rechtlichen Rahmenbedingungen – ausschließlich die Kompetenzen und die dazugehörigen Niveaustufen ungeachtet der beruflichen Herkunft entscheidend für die Übernahme von Tätigkeiten im Versorgungsprozess. Durch diese Art der kompetenzorientierten Tätigkeitsverteilung können sich Teammitglieder auch über die Professionsgrenzen hinaus gegenseitig vertreten und weiterentwickeln. Dies würde einerseits das gegenseitige Verständnis stärken und andererseits neue Rollen in der Versorgungslandschaft hervorbringen. Das Team verschmilzt zu einer Einheit, die auf Augenhöhe gleichberechtigt miteinander arbeitet, was wiederum das Zusammengehörigkeitsgefühl stärkt.

Reflexionsfragen

Jeder Anforderung, die an das multiprofessionelle Team gestellt wird, liegt ein Bedarf oder Bedürfnis der Patient_innen zugrunde. Die Bedarfe müssen in Anforderungen an das multiprofessionelle Team umgedeutet werden.

- Welche Kompetenzen und welche Kompetenzniveaus werden benötigt, um die Anforderung leitliniengerecht zu versorgen?
- Welches Teammitglied hat diese Kompetenzen (Kompetenzmatching)?
- Welche Teammitglieder haben die Kompetenzen mit der entsprechenden Niveaustufe?
- Welche rechtlichen Rahmenbedingungen (Vorbehaltstätigkeiten, nichtdelegierfähige Aufgaben etc.) gibt es zu beachten?
- Welches Teammitglied sollte diese Aufgabe übernehmen?

26.10 Literatur

Behrens, J. & Langer, G. (2016). *Evidence-based nursing and caring. Methoden und Ethik der Pflegepraxis und Versorgungsforschung – vertrauensbildende Entzauberung der „Wissenschaft"*. Hans Huber.

Bensch, S. (2018). Bottom-Up- und Top-Down-Strategien in der Pflege. Grade- und Skillmix – was steckt dahinter? *Pflegezeitschrift, 71*(9), 18–22. https://doi.org/10.1007/s41906-018-0675-6

BMBF (Bundesministerium für Bildung und Forschung). (2022). *Der DQR*. Verfügbar unter https://www.dqr.de/dqr/de/der-dqr/wie-ist-der-dqr-aufgebaut/wie-ist-der-dqr-aufgebaut_node.html

Brieger, P. & Menzel, S. (2019). Multiprofessionelle Kooperation und Begegnung im Trialog erweitern die Kompetenz aller in der Psychiatrie Tätigen. Kommentar zum Artikel von Scheydt, S., Holzke, M., Sauter, D., Aufgaben und Tätigkeiten der Pflege in der stationären Allgemeinpsychiatrie – Ergebnisse einer Delphi-Studie. *Psychiatrische Praxis, 46*(06), 330–331. https://doi.org/10.1055/a-0897-7876

Bryant-Lukosius, D. & DiCenso, A. (2004). A framework for the introduction and evaluation of advanced practice nursing roles. *Journal of Advanced Nursing, 48*(5), 530–540. https://doi.org/10.1111/j.1365-2648.2004.03235.x

Erpenbeck, J. & von Rosenstiel, L. (2007). *Handbuch Kompetenzmessung. Erkennen, verstehen und bewerten von Kompetenzen in der betrieblichen, pädagogischen und psychologischen Praxis* (2. Aufl.). Schäffer Poeschel.

Fraunhofer, A. & Lewin, D. (2016). Erfolgreich studieren. Ein Szenario aus Bayern. *Pflegewissenschaften, 18*, 491–502.

Friesacher, H. (2015). Wider die Abwertung der eigentlichen Pflege. *Intensiv, 23*(4), 200–214. https://doi.org/10.1055/s-0035-1556893

Geithner, L., Arnold, D., Feiks, A., Helbig, A.K., Scheipers, M. & Steuerwald, T. (2016). *Advanced*

Nursing Practice. Rahmenbedingungen in Deutschland und Literaturübersicht zu nationalen und internationalen Modellen erweiterter Pflegepraxis. Verfügbar unter https://kluedo.ub.uni-kl.de/frontdoor/deliver/index/docId/5190/file/_Geithner_et_al-2016-ANP.pdf

Grieser, M. (2016). Analyse von Aufgaben und Abläufen in der Pflege. *Psychiatrische Pflege, 1*(5), 33–37. https://doi.org/10.1024/2297-6965/a000010

Hochschulrektorenkonferenz (Hrsg.). (2008). *Bologna-Reader III. FAQs – Häufig gestellte Fragen zum Bologna-Prozess an deutschen Hochschulen. HRK Bologna-Zentrum. Beiträge zur Hochschulpolitik 8/2008.* Verfügbar unter https://www.hrk-nexus.de/fileadmin/redaktion/hrk-nexus/05-Cover-Broschueren-Plakate/Beitr-2008-08_Bologna Reader_III_FAQs.pdf

Klie, T. (2020). Care und Case Management – Steuerung im Kontext von Pflegebedürftigkeit. In K. Jacobs, A. Kuhlmey, S. Greß, J. Klauber & A. Schwinger (Hrsg.), *Pflege-Report 2020. Neuausrichtung von Versorgung und Finanzierung* (S. 165–176). Springer. https://doi.org/10.1007/978-3-662-61362-7_11

Kreutzer, S. (2011). Nach dem Krieg: Die US-Amerikaner nehmen Einfluss auf die Professionalisierung der Pflege. Eine neue Pflegeelite soll entstehen. Die „Hollywood-Schwestern". *Pflegezeitschrift, 64*(11), 686–687.

Loroff, C., Stamm-Riemer, I. & Hartmann, E. (2011). Anrechnung: Modellentwicklung, Generalisierung und Kontextbedingungen. In R. Buhr (Hrsg.), *Gestaltungsfeld Anrechnung – Hochschulische und berufliche Bildung im Wandel* (S. 77–117). Waxmann.

Pöschel, K., Ludewig, A., Kleßmann, R., Hadel, U. & Schmidt, C. (2018). Traineeprogramm Psychiatrische Pflege. *Pflegezeitschrift, 71*(12), 13–15. https://doi.org/10.1007/s41906-018-0796-y

Robert-Bosch-Stiftung. (1992). *Pflege braucht Eliten. Denkschrift zur Hochschulbildung für Lehr- und Leitungskräfte in der Pflege.* Bleicher.

Robert-Bosch-Stiftung. (2000). *Pflege neu denken. Zur Zukunft der Pflegeausbildung.* Schattauer.

Robert-Bosch-Stiftung (Hrsg.). (2018). *360° Pflege – Qualifikationsmix für den Patienten.* Verfügbar unter https://www.bosch-stiftung.de/sites/default/files/documents/2018-02/485_17-2018-02-07_RBS_Broschuere_360%C2%B0_Pflege_A4_WEB_ES.pdf

Scheydt, S. & Holzke, M. (2018). Spezialisierte Rollenprofile in der psychiatrischen Pflege. *Pflegezeitschrift, 71*(12), 48–51. https://doi.org/10.1007/s41906-018-0813-1

Scheydt, S., Holzke, M. & Sauter, D. (2019). Aufgaben und Tätigkeiten der Pflege in der stationären Allgemeinpsychiatrie – Ergebnisse einer Delphi-Studie. *Psychiatrische Praxis, 46*(6), 324–329. https://doi.org/10.1055/a-0853-0187

Steinert, T. & Hirsch, S. (2018). *S3-Leitlinie „Verhinderung von Zwang: Prävention und Therapie aggressiven Verhaltens bei Erwachsenen".* Verfügbar unter https://www.dgppn.de/_Resources/Persistent/121426d2cd6753c751db3a04869673dabe61ae15/S3%20LL%20Verhinderung%20von%20Zwang%20KURZ%20FINAL%2010.9.2018.pdf https://doi.org/10.1007/978-3-662-58684-6_2

Stiftungsallianz. (2020). Pflege kann mehr! Positionspapier der Stiftungsallianz für eine neue Rolle der professionellen Pflege im Gesundheitswesen. *Pflege & Gesellschaft, 25*(1), 78–85.

Westerfellhaus, A. (2020). *Positionspapier „Mehr PflegeKRAFT 2.0" – Pflege ist mehr als systemrelevant.* Verfügbar unter https://www.pflegebevollmaechtigte.de/files/upload/pdfs_allgemein/Positionspapier%20Mehr%20PflegeKRAFT2.0.pdf

Wissenschaftsrat (Hrsg.). (2012). *Empfehlungen zu hochschulischen Qualifikationen für das Gesundheitswesen.* Verfügbar unter https://www.wissenschaftsrat.de/download/archiv/2411-12.html

Zegelin, A. (2021). Nursing is teaching – Grundlagen und Entwicklungen. In M. Schieron, Ch. Büker & A. Zegelin (Hrsg.), *Patientenedukation und Familienedukation in der Pflege. Praxishandbuch zur Information, Schulung und Beratung* (S. 15–60). Hogrefe.

27 Rollenverständnis der Pflege in der psychiatrischen Akutversorgung

Kerstin Haller

Die Haltung einer jeden einzelnen Pflegefachperson ist entscheidend. Ein guter Skill Grade Mix in der Pflege kann helfen, die psychiatrische Versorgung zu verbessern. Die Begleitung und die Betrachtung der Behandlung als ergebnisoffenen Prozess sind die Schlüsselfaktoren, die Pflegende jederzeit im Fokus haben müssen. Die Peer-Mitarbeiter können die Pflege- und Begleitungsprozesse unterstützen.

27.1 Die Haltung der Pflegenden

Eine der wesentlichen Aufgaben der Pflegenden in der psychiatrischen Versorgung ist die unterstützende Begleitung der Patient_innen in der aktuellen Krise und die Entwicklung von Strategien für ein längerfristiges Krankheitsmanagement mit ihnen. Dabei ist professionelle Beziehungsgestaltung zu den Patient_innen von großer Bedeutung. Begegnung auf Augenhöhe, Nähe und Distanz sind wichtige Aspekte für eine tragfähige professionelle Beziehung in der Arbeit mit den Patient_innen. Die Haltung der Pflegenden beeinflusst die Gestaltung des Pflegeprozesses. Haltung ist nicht nur eine Sache des Bekennens, sie zeigt sich wesentlich im konkreten Handeln. Zwar gibt es Theorien, Modelle und Konzepte, welche die Versorgung von psychisch erkrankten Menschen verbessern und erleichtern sollen, dennoch ist die Haltung der Pflegefachpersonen für die Qualität der Arbeit entscheidend. Der Begriff Haltung lässt sich auch als innere Grundeinstellung, innere Fassung oder innere Einstellung beschreiben. Diese innere Grundeinstellung prägt das Denken und Handeln eines jeden (Dudenredaktion, o. J.). Bezogen auf die Pflege in der psychiatrischen Versorgung wird häufig auch der Begriff Pflegeverständnis verwendet (Abderhalden et al., 2011). Die Gestaltung und Bewältigung des Alltags gehören zu den Kernaufgaben von Pflegefachpersonen unter der Berücksichtigung der Beziehungsgestaltung zu den Patient_innen. Gerade die Beziehungsgestaltung stellt eine hohe Anforderung im Klinikalltag dar, weil der ökonomische Druck von außen ständig zunimmt. Pflegende bewegen sich in einem Spagat zwischen ethisch verantwortbarer Pflege, pflegewissenschaftlichen Anforderungen an eine gute Pflege und wirtschaftlichen Rahmenbedingungen. Auch Schädle-Deininger (2014) beschäftigte sich mit dem Begriff Haltung in der psychiatrischen Pflege. Sie beschreibt, dass Pflegefachpersonen ihre tägliche Praxis stets überprüfen und hinterfragen sollen. Als Hilfestellung kann der Ethik-Kodex des ICN dienen. Der internationale Pflegerat (International Council of Nurses, kurz ICN) erstellte 1953 den ersten Ethik-Kodex für Pflegende. Er wurde im Laufe der Jahre mehrfach überarbeitet und angepasst, die zuletzt gültige deutschsprachige Fassung stammt aus dem Jahr 2005. Dieser enthält vier Grundprinzipien, die dabei helfen, Pflegeverständnis zu entwickeln und das eigene tägliche Handeln als professionell Pflegender zu hinterfragen. Die Inhalte des Ethik-Kodex des ICN (International Council of Nurses, 2010):

- Die grundlegende Verantwortung liegt bei dem zu pflegenden Menschen unter der Beachtung der Menschenrechte. Pflegende fördern die Wertevorstellungen, die Sitten, Gewohnheiten und den Glauben eines jeden Einzelnen, der Familie und der sozialen Gemeinschaft.
- Pflegende verpflichten sich zur immerwährenden Fort- und Weiterbildung, um fachliche Kompetenz zu erwerben und zu erhalten. Neue wissenschaftliche Erkenntnisse sowie auch neueste Technologien sollten immer in der Vereinbarkeit mit den oben genannten Kriterien stehen. Pflegefachpersonen übernehmen die Verantwortung für die Einschätzung ihrer Fähigkeiten und bei Delegation auch die Fähigkeiten der Kolleg_innen.
- Pflegende übernehmen die Verantwortung zur Festlegung und Umsetzung von Standards in der Pflegepraxis, im Pflegemanagement, in der Pflegeentwicklung und Pflegeforschung. Zudem tragen sie Sorge für sichere, sozialgerechte und wirtschaftliche Arbeitsbedingungen.
- Pflegenden arbeiten untereinander sowie interdisziplinär gut zusammen und sorgen für ein solches Arbeitsklima.

Nach dem International Council of Nurses (2010) kann dieser Kodex nur gelebt werden, wenn Pflegefachpersonen ihn verstanden und verinnerlicht haben und so auch in der Praxis anwenden können. Der Ethik-Kodex sollte so immer bewusst sein, er dient unter anderem auch dafür, ethische Fragestellungen unter den Pflegenden selbst zu diskutieren.

27.2 Vom Paternalismus zur humanistisch-partizipativen Haltung

In den letzten Jahren hat sich die Behandlungskultur von längerfristigen Erkrankungen stark verändert. In den 1950er-Jahren wurde ausschließlich gefordert, dass die Patient_innen den Rat von Ärzt_innen gehorsam und somit compliant befolgen (Gray et al., 2002). Auf diese Weise wollte man die Patient_innen wieder auf den „richtigen Weg" führen. Eine Nicht-Einhaltung der vorgeschriebenen Therapie wurde ausschließlich dem Fehlverhalten der Patient_innen zugeschrieben. In den 1960er- und 1970er-Jahren wurde die therapeutische Beziehung versachlicht, jedoch sollten die betroffenen Menschen weiterhin die Therapievorschläge annehmen und durchführen. Erst in den 1980er-Jahren wurde den Patient_innen eine aktivere Rolle im Krankheitsmanagement zugesprochen, indem auch ihr soziales Umfeld miteinbezogen wurde. Bei einer nicht eintretenden Verbesserung des Krankheitszustandes ging man nicht sofort von einem Fehlverhalten der Patient_innen aus, sondern es wurde versucht, die Faktoren zu identifizieren, die einen Therapieerfolg verhindern (Schulz, 2017). So entwickelte sich die Kultur vom einstigen Paternalismus hin zu einer humanistisch-partizipativen Haltung. Im Fokus liegt v. a. das Mitbestimmungsrecht der Betroffenen in der gesamten Behandlung. Doch was bedeutet dies im Einzelnen? Was können Pflegefachpersonen tun, um die Behandlung partizipativ zu gestalten? Inwiefern kann der Skill Grade Mix hilfreich sein?

Merkmale einer humanistisch-partizipativen Behandlungskultur sind zum einen die aktive Miteinbeziehung der Betroffenen in die Behandlung. Voraussetzung dafür ist, dass Pflegende und andere Gesundheitsprofessionen über mögliche Behandlungsangebote die Patient_innen ausführlich informieren und ihre Entscheidung für eine Behandlungsmethode respektieren und mittragen. Das bedeutet: Persönliche Ziele, Wünsche und Bedürfnisse der Betroffenen müssen zuerst erfragt werden. Danach kann ein individueller Behandlungsplan gemeinsam mit den Patient_innen gestaltet werden. Elke Prestin (2016) beschreibt dazu aus Sicht der Betroffenen sehr anschaulich, dass dies noch keine weitverbreitete Praxis ist. Sie ist zudem der Ansicht, dass der Einsatz von Peer-Mitarbeitenden im klinischen Setting maßgeblich dazu beitragen kann, vom paternalistischen Behandlungsstil zugunsten eines partizipativen Behandlungsgestaltung abzurücken.

Es macht jedoch auch Sinn, die unterschiedlichen Akteur_innen der Pflege in den Blick zu nehmen: So könnten Fachpflegende (Pflegeexpert_innen) und akademisierte Pflegeexpert_innen mehr fachliches, wissenschaftlich fundiertes Know-how in die tägliche Praxis einbringen: Im Sinne von kollegialer Beratung und Anleitung könnten sie die dreijährig examinierten Pflegehelfer_innen/Pflegeassistent_innen miteinbeziehen, um eine für die betroffenen Menschen qualitativ bessere psychiatrische Versorgung zu ermöglichen. Mit Hilfe von Peer-Mitarbeitenden kann der Fokus auf die tatsächlichen Probleme der Patient_innen gerichtet werden, auch Sprach- bzw. Verständnisbarrieren lassen sich so überwinden.

27.3 Dem professionellen Handeln Struktur geben

Hilfreich ist, den Praxisalltag mit unterschiedlichen Handlungselementen oder Interventionen zu strukturieren, z. B. mit Recovery, Safewards und der Adhärenz-Therapie.

27.3.1 Hoffnung haben und vermitteln

Hoffnung haben und das Fördern von Hoffnung sind die elementaren Säulen im Recovery-Prozess. Pflegefachpersonen müssen für ihre Patient_innen Hoffnung haben und dies authentisch vermitteln. Besonders dann, wenn die kranken Menschen nicht in der Lage sind, selbst Hoffnung zu empfinden, sollten Pflegende stellvertretend für ihr Klientel diese Hoffnung haben und zum Ausdruck bringen. Dies bedeutet, ein starkes Zutrauen zu haben, dass die Klient_innen wieder ein zufriedeneres und selbstbestimmtes Leben führen können (Knuf, 2016). Hoffnung ist nicht mit Optimismus zu verwechseln, denn es reicht nicht, jemandem zu sagen, dass alles wieder besser wird. Für die amerikanische Psychologin Patrica Deegan bedeutet Hoffnung, dass jemand mit beiden Beinen in der Gegenwart steht, mit Blick auf das Ungewisse, was die Zukunft bringt und damit umgehen kann (Burr et al., 2017a). Andreas Knuf (2016) ist der Meinung, dass die Bezeichnung Zuversicht und Vertrauen eine verständlichere Wortwahl wäre anstelle des Begriffs Hoffnung. Damit dies gelingen kann, muss die Pflegefachperson geduldig und in der Lage sein, kleine Schritte in Richtung Genesung wahrzunehmen. Des Weiteren gilt es den Betroffenen zu erklären, dass Krisen keine Katastrophen sind, sondern immer wieder auftreten können, denn kein Genesungsprozess verläuft linear. Viel wichtiger ist das Gespräch darüber, wie mit der Krise umgegangen wird und ob es machbar ist, die Krise vorzeitig zu erkennen und durch entsprechende Maßnahmen abzumildern. Krisen- oder Notfallpläne können hierfür eine Hilfestellung sein.

27.3.2 Selbstreflexion

Ein weiterer entscheidender Punkt ist die Selbstreflexion der Pflegefachperson: Sie muss sich selbst immer wieder hinterfragen, ob sie noch Hoffnung für die einzelnen Klient_innen hat. Das verlangt ein gewisses Maß an Achtsamkeit sich selbst gegenüber sowie auch Achtsamkeit im gesamten Behandlungsteam. Wenn eine professionelle Pflegeperson die Hoffnung für ihren/ihre Patient_in nicht mehr hat, ist der Austausch mit dem gesamten Behandlungsteam sehr wichtig. Ein interdisziplinäres Team kann helfen, wieder positive Energie zu schöpfen, z. B. in Form von einem Brainstorming über die Ressourcen des betroffenen Menschen. Manchmal ist auch ein Wechsel der Bezugspflegeperson wirksam, da eine andere Pflegeperson vielleicht eine andere Sicht auf die Dinge hat. Im Recovery-Ansatz gilt es, neben Hoffnung auch die Ressourcen der Betroffenen zu erkennen, hervorzuheben und zu fördern.

27.3.3 Ressourcen erkennen und fördern

Um ein hohes Maß an Selbstbestimmung zu erreichen, sollten die Patient_innen aktiviert werden. Dazu gehört auch, der Selbststigmatisierung entgegenzuwirken. Die Patient_innen selbst sehen in einer akuten Krise nur die Erkrankung und haben den Blick auf das gerichtet, was aktuell nicht mehr geht. Sie trauen sich daher viele Dinge nicht zu, ziehen sich zurück und igeln sich ein. Die Folge davon ist soziale Isolation und birgt die Gefahr der Ausgrenzung durch das soziale Umfeld. Demzufolge müssen Pflegefachpersonen sensibel für die noch vorhandenen Ressourcen der Patient_innen sein und sie dementsprechend zu Eigenaktivitäten ermutigen. Tätigkeiten passiv zu begleiten, da zu sein, statt aktiv für die Betroffenen zu übernehmen, fällt vielen Pflegenden schwer und dennoch ist es effektiver für den Recovery-Prozess der Patient_innen (Knuf, 2016). Dies ist für viele professionell Tätigen ein Lernprozess, jedoch erhalten dadurch die Patient_innen die Chance, selbstbestimmt für sich zu handeln. Zu den Lernprozessen gehören Risiko und Irrtum: Menschen lernen durch Erfolg oder Misserfolg. Jeder Mensch trifft im Leben manchmal Fehlentscheidungen. Dies müssen Pflegende auch ihren Patient_innen zugestehen, denn nur so können sie in ihren persönlichen Recovery-Prozess wachsen. Pflegefachpersonen müssen also nicht nur den Klient_innen Dinge zutrauen und ihnen die Verantwortung zurückgegeben, sondern auch den Mut haben, Fehlentscheidungen mitzutragen. Dabei dürfen sie aber die möglichen Risiken nicht ausblenden (Burr et al., 2017b).

27.3.4 Veränderungen in den Institutionen

Damit die Selbstbestimmungsfähigkeit der Patient_innen gefördert werden kann, sind auch strukturelle Veränderungen der Institutionen notwendig. Das bedeutet, dass bestehende Hierarchien abgeflacht werden müssen, um Begegnung auf Augenhöhe erst möglich zu machen. In einer vertrauensvollen Beziehungsgestaltung müssen Pflegefachpersonen Macht abgeben und den Betroffenen somit einen Raum für ihre Entfaltung und Mitgestaltung zu schaffen. Pflegende unterstützen den Prozess der geteilten Entscheidungsfindung mit den Ärzt_innen, indem sie die Klient_innen dazu ermutigen und befähigen, mit den Ärzt_innen zu verhandeln. Pflegende verstehen sich als Anwalt der Betroffenen und fungieren somit als wichtiges Bindeglied zwischen den behandelnden Ärzt_innen und den Patient_innen.

Die geteilte Entscheidungsfindung – das *Shared-Decision-Making* – ist ein medizinisches Konzept, welches ursprünglich in der Behandlung von lebensbedrohlichen Erkrankungen eingesetzt wurde, z. B. bei Krebs. Nach und nach hielt diese Behandlungsform Einzug in die Behandlung chronischer Krankheiten. Auch in der Psychiatrie ist diese Entwicklung bereits zu sehen. Shared-Decision-Making besteht aus vier Schritten. Im ersten Schritt findet ein Informationsaustausch statt, indem die Betroffenen ihr Problem beschreiben und der Arzt/die Ärztin anschließend Informationen zu den unterschiedlichen Behandlungsmöglichkeiten gibt. Im zweiten Schritt, der Beratung, äußern die Patient_innen ihre individuellen Bedürfnisse und im dritten Schritt folgt die gemeinsame Entscheidungsfindung zwischen Arzt/Ärztin und Patient/Patientin. Die besprochenen Maßnahmen werden umgesetzt. Beim nächsten Ärzt_innen-Klient_innen-Kontakt wiederholt sich das Prozedere (Knuf, 2016).

Safewards ist eine komplexe Intervention, um Gewalt insbesondere in Akutsettings zu reduzieren und zu verhindern (Löhr et al., 2023). Der Erfinder des Konzepts, Len Bowers, benannte sechs Ursprungsfaktoren, die das Gewaltpotenzial erhöhen und legte zehn Interventionen fest, die dieses erheblich reduzieren können. Es geht um *Milieugestaltung* und gegenseitige Erwartungen in der Beziehungsgestaltung zwischen Klient_innen und dem Personal.

Dabei ist die Haltung jedes einzelnen wie auch in den anderen partizipativen Modellen entscheidend und bietet in jeder Hinsicht Entwicklungsperspektiven für jeden einzelnen. Die Ursprungsfaktoren nach Len Bowers sind:
1. Stationsteam oder interne Struktur/en
2. Räumliche Umgebung
3. Krankenhausexterne Faktoren
4. Patientengruppe
5. Patienteneigenschaften
6. Regulatorischer Rahmenbedingungen

Safewards Interventionen nach Len Bowers:
1. Positive Klärung gegenseitiger Erwartungen
2. Verständnisvolle Kommunikation
3. Deeskalierende Gesprächsführung
4. Wertschätzende Kommunikation
5. Unterstützung bei unerfreulichen Nachrichten
6. Gegenseitiges Kennenlernen
7. Gemeinsame Unterstützungskonferenz
8. Methoden zur Beruhigung
9. Sicherheit bieten
10. Entlassnachrichten.

In der *Adhärenz-Therapie* ist, genau wie im Recovery-Ansatz, der Prozess ergebnisoffen. Der Unterschied ist hier, dass die Adhärenz-Therapie eine gezielte Intervention ist, die sich jedoch sehr gut in das Konzept von Recovery einfügen lässt. Sie kann aber durchaus auch als eigenständige Intervention angewendet werden. Wie beim Shared-Decision-Making gilt grundsätzlich verhandeln statt behandeln. Das kann u.a. bedeuten, dass die Ziele, die aus professioneller Sicht gut wären, nicht dieselben Ziele sind, die der Betroffene für sich wählt (Schulz & Needham, 2011). Vielfach wird die Adhärenz-Therapie mit der Pharmakotherapie bei psychischen Erkrankungen in Verbindung gebracht, weil die Pharmakotherapie ein überprüfbares Medium ist. Jedoch lässt sich dies auch auf andere Lebensbereiche projizieren, wenn es z.B. um die regelhafte Wahrnehmung von Terminen bei ambulanten Therapeut_innen oder das Einhalten einer bestimmten Diät geht. Die Intervention der Adhärenz-Therapie, hier bezogen auf das Beispiel der Pharmakotherapie, kann durch geschulte Pflegefachpersonen durchgeführt werden. Sie beinhaltet die ausführliche Informationssammlung rund um das Thema Medikamente: Welchen Wissensstand haben die Klient_innen? Gibt es Beschaffungsprobleme, gibt es Einnahmeschwierigkeiten? Wie ist die Meinung von Betroffenen zur bisherigen Therapie? Dies sorgt dafür, dass die Pflegefachkraft die aktuelle Situation der Klient_innen verstehen kann, es deckt zudem Probleme auf, die selten im Kontakt mit den Mediziner_innen thematisiert werden. Die Betroffenen erhalten neben den Informationen zur Medikation in Bezug auf Wirkung und Nebenwirkung einen empowernden Faktor durch die Pflegefachperson. Ziel ist nicht nur die Vorbereitung der Patient_innen auf das korrekte Richten und Einnehmen der Medikation, sondern die Befähigung und das Herausfinden von genesungsfördernden – also recovery-fördernden Faktoren. Pflegende können durch professionelle Beziehungsgestaltung zu den Patient_innen mit therapeutischen Interventionen die Adhärenz fördern, indem sie die Betroffenen dazu befähigen, sich aktiv bei der Erstellung der Therapieziele einzubringen. Pflegende sind eine wichtige Schnittstelle, wenn es darum geht, ein langfristiges Krankheitsmanagement zu entwickeln (Schulz, 2009).

Die Aufgabe der professionell Pflegenden besteht nicht nur darin, Schwachstellen im Medikamentenmanagement der Patient_innen ausfindig zu machen und zu verbessern. Pflegende geben Betroffenen ein Handwerkszeug zum Thema Krankheit und Medikamente an die Hand, um selbstbestimmt mit den Ärzt_innen über die medikamentöse Therapie verhandeln zu können. Dazu gehört auch, dass über Zeitpunkte gesprochen wird, ab wann vielleicht auch keine medikamentöse Therapie durchgeführt wird, weil die Patient_innen dies für sich so entscheiden. Es gilt wie im Recovery-Prozess alternative Strategien mit den Betroffenen auszuarbeiten, mit denen sie sich identifizieren können. Die meisten Patient_innen sind nach einer ausführlichen Aufklärung bereit, Medikamente einzunehmen, wenn sie niedrigdosiert sind und einen spürbar unterstützenden Faktor darstellen, sodass die Betroffenen die Zusammenhänge zwischen Verhalten und Befinden wahrnehmen und ihre Schlüsse daraus ziehen können (Knuf, 2016).

Diese Konzepte oder Interventionen können, wie bereits dargestellt, handlungsleitend sein. Jedoch geht daraus deutlich hervor, dass das Dasein und die Begleitung der Klient_innen die wohl wichtigste Aufgabe im Akutsetting ist. Durch einen Skill Grade Mix in der Pflege kann dies in der Praxis gelingen, wenn die Synergien genutzt werden und klar ist, dass jede Graduierung in der Pflege ihre Daseinsberechtigung hat.

Reflexionsfragen

- Was sind die Merkmale einer humanistisch-partizipativen Behandlungskultur?
- Was ist die geteilte Entscheidungsfindung?
- Was macht die Recovery-Idee aus?

27.4 Literatur

Abderhalden, C., Needham, I., Wolff, S. & Sauter, D. (2011). Auffassung von Pflege. In D. Sauter, C. Abderhalden, I. Needham & S. Wolff (Hrsg.), *Lehrbuch Psychiatrische Pflege* (3. Aufl., S. 43–56). Hans Huber.

Burr, C., Schulz, M., Winter, A. & Zuaboni, G. (2017a). Ohne Hoffnung gibt es kein Recovery: Ein Interview mit Patricia Deegan. In C. Burr, M. Schulz, A. Winter & G. Zuaboni (Hrsg.), *Recovery in der Praxis: Voraussetzungen Interventionen Projekte* (S. 15–21). Psychiatrie-Verlag.

Burr, C., Schulz, M., Winter, A. & Zuaboni, G. (Hrsg.). (2017b). *Recovery in der Praxis: Voraussetzungen Interventionen Projekte*. Psychiatrie-Verlag.

Dudenredaktion. (o.J.). Haltung. *Duden Online*. Abgerufen am 09. Februar 2024, verfügbar unter https://www.duden.de/rechtschreibung/Haltung

Gray, R., Wykes, T. & Gournay, K. (2002). From compliance to concordance: a review of the literature on interventions to enhance compliance with antipsychotic medication. *Journal of Psychiatric Mental Health Nursing, 9*(3), 277–284. https://doi.org/10.1046/j.1365-2850.2002.00474.x

International Council of Nurses. (2010). *ICN – Ethikkodex für Pflegende*. Verfügbar unter https://diako-pflege.de/fileadmin/Content/APA/ICN-Ethik-Kodex.pdf

Knuf, A. (2016). *Empowerment und Recovery* (5., erweiterte Aufl.). Psychiatrie-Verlag. https://doi.org/10.5771/9783884148846

Löhr, M., Schulz, M. & Nienaber, A. (2023). *Safewards: Sicherheit durch Beziehung und Milieu* (3. Aufl.). Psychiatrie-Verlag. https://doi.org/10.5771/9783966050937

Prestin, E. (2016). Einflussnahme in der psychiatrischen Versorgung. *Psychiatrische Pflege, 1*(1), 9–12. https://doi.org/10.1024/2297-6965/a000003

Schädle-Deininger, H. (2014). Ein-Blick in Ethik und Haltungen der psychiatrischen Pflege. *Psychiatrische Praxis, 41*(S 01), 11–15. https://doi.org/10.1055/s-0034-1370013

Schulz, M. (2009). Adhärenz – Therapie durch Pflegende in der stationären Psychiatrie: erfolgsversprechend. *Die BKK, 10*, 440–445.

Schulz, M. (2017). *Adherence Therapie: Theoretische Grundlagen*. Fachhochschule der Diakonie.

Schulz, M. & Needham, I. (2011). Adhärenz. In D. Sauter, C. Abderhalden, I. Needham & S. Wolff (Hrsg.), *Lehrbuch Psychiatrische Pflege* (3. Aufl., S. 608–618). Hans Huber.

28 Stationsmanagement

Johannes Edel und Thomas Auerbach

Was bedeutet es, eine Station zu führen? Wie sieht die Rolle einer Stationsleitung heute und in Zukunft aus? Es wird nicht mehr reichen, wenn „Stationsschwestern" und „Stationspfleger" Dienstpläne schreiben und dafür sorgen, dass ärztliche Weisungen umgesetzt werden. Gerade in Zeiten eines sich immer mehr verschärfenden Fachkräftemangels muss die Stationsleitung auch Aufgaben des Personalmanagements übernehmen, um Pflegefachpersonen zu binden. Durch die sich immer weiter entwickelnde Professionalisierung der Pflege muss zudem die interprofessionelle Zusammenarbeit neu überdacht werden. Und schließlich stellt sich die Frage, ob es weiterhin zweckdienlich ist, die organisatorische und die pflegerisch-fachliche Leitung in einer Hand zu belassen.

Fragt man renommierte Expert_innen, was gute Führungskräfte ausmacht, verweisen sie auf die Fähigkeit, Menschen zu inspirieren und Vertrauen zu vermitteln, aber auch selbstreflektiert zu sein und die Verantwortung für das Wohl des Unternehmens einerseits und die Menschen andererseits nicht aus dem Blick zu verlieren (von Au, 2017).

Die Pandemielage ab 2020 hat gezeigt, dass auch die Bewältigung plötzlicher Veränderungen und das Management von Krisensituationen zu den Führungsaufgaben im Gesundheitswesen gehören. Dafür benötigt die Leitungsperson ein geeignetes Führungsverhalten, das einem bevorstehenden Wandlungsprozess im gesamten Gesundheitssystem und damit auch der Aufgabenstellung der Profession Pflege gerecht wird (Schuster et al., 2017). Die Leitungsperson muss für sich einen Führungsstil entwickeln, der die eigene Haltung mit den Führungsleitlinien des Unternehmens verbindet. Dabei muss sie sich bewusst sein, dass der Personalstand in der Pflege zum einen höchst divers, kulturell unterschiedlich (Möller, 2016) und ständigen Schwankungen in der Stellenbesetzung unterliegt. Um zeitgemäß zu führen, muss sich die Leitungsperson an den Generationen, Bedürfnissen und Persönlichkeiten der Mitarbeiter_innen orientieren.

Der zentrale Faktor für den Erfolg einer Führungsperson stellt das Führungsverhalten dar, das sich im Wesentlichen durch die (verbale und nonverbale) Kommunikation mit den zugeordneten Pflegepersonen ausdrückt. Isenschmid (2020) liefert mit seinem Polarisationsmodell eine gute Darstellung, welche unterschiedlichen Positionen, Positionierungen und Verhaltensaspekte es bei der Kommunikation im sozialen Gefüge (und nichts anderes stellt das Pflegeteam einer Station dar) zu beachten gibt. Jedoch dürfte es auch in der Pflege keine Stationsleitung mehr geben, die ihre übergeordnete Position als Führungsperson autoritär ausdrücken. Führungspersonen, die so agieren, werden kaum in der Lage sein, ein Team zu bilden oder Mitarbeitende positiv zu aktivieren und zu motivieren.

Dem autoritären Führungsstil stehen das autoritätslose, das faire und das autoritative Verhalten gegenüber. Letzteres unterscheidet sich vom autoritären Verhalten nur in einem kleinen, aber entscheidenden Punkt: Es ist angemessen. Während die autoritäre Führungskraft in ihrem Auftreten als herrschsüchtig zu bezeichnen ist, gilt die autoritative als respektvoll aber dennoch als entscheidungsfreudig. Beiden gemein ist: Sie sind nicht nur übergeordnet, sie bringen dies auch zum Ausdruck.

Man kann aber auch übergeordnet sein und sich dennoch angemessen unterordnen. Wer nun glaubt, dass Führungskräfte mit diesem als „fair“ bezeichneten Verhalten als schwach empfunden werden, der irrt. Vielmehr sind sie es, die als wahre „Leader“ anerkannt werden, weil sie auch Mitarbeiter_innen den erforderlichen Raum geben, einen eigenen Weg auszuprobieren und eigene Erfolge zu erzielen. „Faire“ Führungskräfte gelten als führungsstark und echte Teamplayer, denen nicht nur der Erfolg der eigenen Station, sondern auch das Wohl der Mitarbeiter_innen wichtig ist.

Besonders heikel wird die Rollenfindung, wenn bisherige Teammitglieder in eine Leitungsfunktion der gleichen Einheit befördert werden. Erger spricht in diesem Zusammenhang von einem „Spannungsbogen zwischen Führungsaufgabe und Teammitgliedschaft“ (Erger, 2012). Die Leitungsperson wird in allen Situationen von Pflegemitarbeiter_innen, anderen Berufsgruppen und Patienten_innen als Vorbild angesehen. Die Stärke der Führungs- und Leistungsqualität zeichnet sich durch das entgegengebrachte Vertrauen und den Respekt der Mitarbeiter_innen aus. Führungskompetenz bedeutet auch, kritikfähig zu sein, insbesondere wenn diese gerechtfertigt ist, und erfordert die Bereitschaft, Probleme konstruktiv zu lösen (Lippmann, 2019).

Die Leitungsperson ist auch für den reibungslosen organisatorischen Arbeitsablauf der Station verantwortlich. Es muss eine Zusammenarbeit im multiprofessionellen Setting erreicht und stabil gehalten werden, um so die beste Therapie, Pflege und Betreuung für die Patienten_innen zu erreichen (Scupin, 2005). Dies funktioniert nur, wenn sich alle einem gemeinsamen Behandlungsteam zugehörig fühlen. Dafür benötigt es ein vertrauensvolles “Wollen”, gemeinsam auf ein Ziel hinzuarbeiten und das Können, eine effiziente Arbeitsorganisation sowie eine gegenseitige transparente und verständliche Kommunikation erlebbar zu machen (Erger, 2012).

28.1 Duale Leitung als Führungsmodell der Zukunft?

Unter dualer Leitung versteht man die gemeinsame Übernahme der organisatorischen Verantwortung für eine Station durch Oberarzt/Oberärztin und Stationsleiter_in, ohne dass diese in die fachliche Kompetenz der jeweils anderen Profession eingreifen. Grundlage ist ein ausgeprägtes Vertrauensverhältnis und die Bereitschaft zu engen Absprachen.

Damit eine multiprofessionelle Kooperation der unterschiedlichen Berufsgruppen stabil in der Praxis erlebbar ist, müssen vorhandene Spannungs- und Konkurrenzgedanken transparent und gemeinsam reflektiert werden. Unzählige Schnittstellen zwischen Pflege und anderen Berufsgruppen im Alltag fordern eine kollegiale und interprofessionelle Zusammenarbeit. Hierfür benötigt es Konzepte zur Optimierung der Kooperation in der Behandlung und Therapie aus pflegetherapeutischer und medizinischer Sicht. Es erfordert eine Verbesserung der interprofessionellen Kommunikation, um berufsübergreifende. Entscheidungen in der Patient_innenversorgung zu ermöglichen (Steinert et al., 2006).

Als Beispiel für eine ausgeprägte interprofessionelle Zusammenarbeit kann das duale Leitungsmodell gelten. Bereits jetzt werden Herausforderungen an die Patientenversorgung gestellt werden, welche neben der ärztlichen Therapie auch die pflegerische Betreuungsmöglichkeit, die Budgeteinhaltung und das Qualitätsmanagement mit seiner Evaluierbarkeit beinhalten. Diesen Anforderungen kann eine traditionsorientiere Führung nach dem Schema „nur der Arzt hat das Sagen“ nicht mehr gerecht werden. (Steinert et al., 2006).

Besonders in der Psychiatrie ist Abgrenzung von ärztlicher und pflegerischer Leitung nicht mehr zeitgemäß. In der Alltagspraxis muss eine Station aus pflegerischer und ärztlicher Sicht gemeinsam geleitet werden. Die Leitungsebene muss im Rahmen einer Vorbildfunktion ehrlich und echt zusammenarbeiten. Dies kann damit auch allen anderen Mitgliedern des Behandlungsteams abverlangt werden. Natürlich muss sich jedes Teammitglied seiner Rolle und seiner Qualifikation bewusst sein. Doch die Stärke einer dualen Leitung liegt in der gemeinsamen Kommunikation und der persönlichen auf Augenhöhe ruhenden Beziehungsgestaltung.

Allein auf Grund der Dienstzeitorientierung wird der pflegerischen Leitung ein Mehr an organisatorischen Aufgaben zukommen. Die ärztliche Leitung, meist vertreten durch die Oberärzt_innen, wird weiterhin für die Diagnostik und Therapie Verantwortung tragen. Doch durch ein vertrauens- und respektvolles Zusammenspiel kann, gerade mit Blick auf die Vorbehaltsaufgaben der Pflegenden, ein ergänzendes und damit für die Patient_innen geeignetes und erfolgreiches Therapieangebot entstehen. Duale Leitung fordert Gemeinsamkeit und ein ehrliches Miteinander, welches sich auf das multiprofessionelle Stationsteam übertragen muss. Die Herausforderung der dualen Leitung ist nicht, die Entscheidungen zu treffen, für welche die Leitungspersonen nicht qualifiziert sind, sondern Entscheidungen treffen, die es ermöglichen, dass jede Profession ihre Entscheidung im dualen System abspricht und damit eine Leitungsentscheidung aus unterschiedlichen Professionsaugen getroffen wird.

28.2 Trennung von organisatorisch-disziplinarischer und pflegerisch-fachlicher Führung

Das Management einer Station gleicht inzwischen dem eines mittelständischen Unternehmens. Die Anforderungen hinsichtlich des Personalmanagements, der Gestaltung der Prozesse und der Qualitätssicherung sind bereits immens und nehmen beinahe täglich zu. Gleichzeitig entwickelt sich aber auch die Profession Pflege unaufhaltsam weiter. Durch die immer höheren und komplexeren Anforderungen in unterschiedlichen Bereichen muss daher die Frage gestellt werden, ob diese Aufgaben künftig nicht besser auf mehrere entsprechend spezialisierte Schultern verteilt werden sollten. Eine mögliche Struktur kann der Dreiklang der bislang üblichen akademischen Wege in der Pflege aufzeigen: Management, Wissenschaft und Pädagogik.

Es gibt bereits Konzepte, in denen Pflegeexpert_innen mit Masterabschluss (Advanced Practice Nurse – APN) die fachliche Leitung einer Station neben der organisatorisch verantwortlichen Stationsleitung übernimmt und somit auch der Stationsleitung gegenüber in fachlichen Fragen weisungsbefugt ist (vgl. DBfK, 2019). Die Übernahme pädagogischer Aufgaben durch Praxisanleiter_innen ist inzwischen als etabliertes System anzusehen, was auf die in den kommenden Jahren stattfindende Aufteilung der Aufgaben hindeutet.

Die Stationsleitung muss sich in ihrer organisatorischen Rolle zusätzliche Fähigkeiten aneignen. So muss sie in der Lage sein, kreative Ziele für und mit ihre/n Mitarbeiter_innen zu formulieren, damit diese entweder als Einzelpersonen oder gemeinsam im Team zielgerichtet arbeiten können (Hoffmann & Pfister, 2019). Ferner muß die Stationsleitung fähig sein, empathisch und wertschätzend ihre Mitarbeiter_innen im Tagesgeschehen anzuleiten und zu begleiten und sie in der persönlichen Karriereplanung zu fördern. Die Mitarbeiter_innen erwarten von ihren Vorgesetzten ehrliche und respektvolle Honorierung ihrer Arbeit in positiver und in negativer Art.

28.3 Dilemma der Stationsleitungen

Verantwortung zu übernehmen bedeutet, sein eigenes Können und die damit verbundenen Folgen eigener Entscheidungen einzuschätzen. Damit übernimmt die Leitungsperson die Pflicht, Rechenschaft für ihre Entscheidungen und Handlungen abzulegen. Sie muss sich bewusst sein, dass ihre Arbeitsorganisation unzählige Schnittstellen aufweist. Neben internen Einflüssen (wie Bedürfnissen, Wünschen und Ansprüchen der Teammitglieder oder der Patientensteuerung) beeinflussen auch äußere Aspekte die Stationsorganisation (Arbeitsgesetze, Hygienerichtlinien, Pflegedienstleitungen, Bedürfnisse anderer Berufsgruppen u.v.m.). Durch den Organisationsaufwand und die vielen therapeutisch-pflegerischen Aufgaben ist es sinnvoll, die Verantwortung aufzuteilen.

Doch dieser Verantwortung der Managementebene Stationsleitung steht leider nur in den seltensten Fällen auch die entsprechende Weisungsbefugnis gegenüber. Eigentlich hat eine Stationsleitung gerade in personalpolitischer Sicht kaum Spielraum, da sämtliche Personalfragen einschließlich der Genehmigung von Fortbildungen und disziplinarischer Maßnahmen in der Hand der höheren Führungsebenen liegen. Zwar zählt es zu ihren Aufgaben, Personalgespräche zu führen. Allerdings ist sie mangels der Option, Entwicklungspfade verbindlich mit den Teammitgliedern zu vereinbaren, hierbei stark eingeschränkt.

Auch eine eigene Budgetverantwortung hat die pflegerische Stationsleitung nicht, so dass sie immer Bittsteller bleiben wird. Greift man das bereits bemühte Bild der Station als mittelständisches Unternehmen nochmals auf, so müsste man die Stationsleitung als Geschäftsführer_in verstehen. Doch noch dürfen sie die Geschäfte nicht wirklich führen. Entsprechend wäre es für die Zukunft eine spannende Frage, ob die Übertragung zusätzlicher Kompetenzen auf die Ebene der Stationsleitungen eine Verbesserung im Personalmanagement für Pflegende darstellen würde.

28.4 Selbstmanagement gehört zum Führungsmanagement

Das Selbstmanagement stabilisiert die eigene persönliche Haltung, welche wiederum die Rolle der Leitungsperson stärkt. Selbstpflegemanagement bedeutet, sich selbst zu hinterfragen: „Wie lebe ich meine Rolle, welche Werte und Ziele verfolge ich?" Zum Selbstmanagement, gehört es, seine eigenen Grenzen auszuloten und zu erkennen. Ziel ist es, von seiner Haltung in eine starke Handlung zu kommen (Kernen et al., 2019).

Dieses setzt voraus, dass die Führungsperson einem klaren Planungsverfahren nachgeht. Die Arbeitsabläufe und deren Organisation einer Station müssen sich auf veränderte Situation einstellen können, sodass unvorhergesehene Ereignisse nicht als extreme Belastungen oder Katastrophen angesehen werden müssen. Damit trotz des hohen Arbeitsaufwandes der Überblick beibehalten werden kann, empfiehlt es sich, Wochenpläne zu erstellen. Erreichte Ziele können gekennzeichnet werden und offene Aufgaben können ggf. nach Priorität verschoben werden.

28.5 Rolle der Kommunikation

Psychiatrie ist immer auch die Kunst der Kommunikation. Das gilt besonders in der Beziehung der Mitarbeitenden gegenüber den Patient_innen. Aber auch in der Mitarbeiterführung ist Kommunikation ein wichtiges, wenn nicht sogar das wichtigste Werkzeug (Schanz, 2002). Echte Leadership lässt sich auch durch die Kommunikation definieren (Bach, 2014).

Es gibt vor allem in der Psychiatrie kaum eine Pflegekraft, die nicht von Watzlawicks Axiomen (Watzlawick et al., 2016) gehört habt (zumindest das erste Axion „Die Unmöglichkeit, nicht zu kommunizieren" hat wohl jeder schon mal gehört) oder den vier Seiten einer Nachricht nach Schulz von Thun (Schulz von Thun, 2014). Aber leider gibt es auch unter den Führungspersonen noch viel zu viele, die sich nicht eingehender mit der Thematik der Kommunikation beschäftigt haben.

Sowohl die Axiome wie auch die vier Seiten einer Nachricht stellen die nonverbalen Aspekte einer Nachricht in den Vordergrund. Das, was wir inhaltlich sprechen (Schulz von Thun nennt dies die Sachebene) kann durch viele Faktoren verstärkt oder abgeschwächt werden. Die wohl extremste Form besteht in der „inkongruenten Kommunikation", in der sich der verbale Anteil einer Nachricht und der nonverbale widersprechen. Schulz von Thun demonstriert diese selbst mit dem Bild einer weinenden Person, die von sich selbst sagt, es sei alles in Ordnung. Auch der Ausspruch „Du kannst ruhig so weitermachen" ist, versehen mit einem ironischen Unterton und tadelndem Blick, ein Ausdruck inkongruenter Kommunikation. Das problematische an dieser Art zu kommunizieren ist die (gewollte) Widersprüchlichkeit zwischen verbaler und nonverbaler Kommunikation. Dass man neben dem eigentlichen Nachrichteninhalt immer auch die qualifizierenden Ebenen (Kontext, Artikulation, Mimik, Gestik, Beziehung, etc.) berücksichtigen muss, macht diese Form der Kommunikation gerade für den/die Empfänger_in schwierig (Schulz von Thun, 2014). Missverständnisse und Konflikte sind fast schon vorprogrammiert, gerade wenn diese Art der Kommunikation in emotional aufgeladenen Situationen zum Einsatz kommt. Vielleicht ist sie sogar gewollt, da der Sender im Nachgang immer sagen kann: „Das habe ich anders gemeint" – was den Empfänger durch die bewusste (!) Doppeldeutigkeit der Nachricht in eine sehr unsichere Position bringen kann. Deeskalierend oder in der Sache weiterführend ist sie sicherlich nicht.

28.6 Teamentwicklung

Wenn man sehen möchte, was Aufgabenteilung bedeutet, lohnt ein Blick in das Führungsverhalten von Einsatzleiter_innen bei Feuerwehr, Rettungsdienst oder Katastrophenschutz. Je größer und komplexer das Einsatzgeschehen ist, desto utopischer ist es, dass sich Einsatzleiter_innen um alles selbst kümmern können. Dann werden sie ihren Einsatzkräften eine Teilaufgabe übertragen (z. B. „Errichten Sie eine Notunterkunft für 500 Personen") und sich dann darauf verlassen, dass dieser Auftrag erfüllt wird. Wie genau die Aufgabe erfüllt wird, dürfen und müssen die Einsatzkräfte selbst entscheiden. Denn mit den zusätzlichen Kompetenzen geht immer auch Verantwortung einher. In den Einsatzdiensten spricht man hierbei von „Auftragstaktik" (Staatliche Feuerwehrschule Würzburg, 2004).

Grundsätzlich lässt sich diese „Führungstaktik" auch im Stationsalltag anwenden. Versteckt sich dahinter doch lediglich die Aufforderung an Führungskräfte, zwar das Ziel vorzugeben, jedoch den Mitarbeiter_innen Freiheit zu geben und sie selbst entscheiden zu lassen, wie sie dieses Ziel erreichen.

An dieser Stelle sei eine kurze Begriffsklärung erlaubt: Wer, wie beispielsweise der Wirtschaftspsychologe Becker, den Teambegriff eng definiert (Becker, 2016), wird zu dem Ergebnis kommen, dass sich die Pflegefachpersonen einer Station nicht als Team definieren lassen. Eine etwas weiter gefasste Definition wie jene von Möller (2010) ist in diesem Kontext zielführender. Sie benennt folgende Eigenschaften als definierend für ein Team:

- Es gibt mindestens zwei Teammitglieder.
- Es gibt ein gemeinsames Ziel, das alle Teammitglieder verfolgen und für das sie sich mit ihren jeweiligen Fähigkeiten einsetzen.
- Die Teammitglieder identifizieren sich mit dem Team.
- Das Team hat eine auf die Zielerfüllung ausgerichtete Struktur.
- Es sind teaminterne und -externe Kommunikationspfade definiert.
- Das Team hinterfragt sich regelmäßig selbst und reflektiert offen seine Arbeits- und Verhaltensweisen.

Wir wollen im Folgenden den Teambegriff im Sinne einer Gruppe mit besonderem Zusammengehörigkeitsgefühl verwenden.

Dieses auch als Kohäsion bezeichnete Zusammengehörigkeitsgefühl ist eben jener Faktor, der über den Erfolg von Gruppen und Teams entscheidet. Ist der Zusammenhalt zwischen den einzelnen Teammitgliedern hoch, steigert dies die Arbeitszufriedenheit. Dadurch kommt es zu weniger Krankheitsausfällen und die Personalfluktuation nehmen ab. Im Gegenzug nimmt die Leistungsfähigkeit der Gruppe und die Qualität ihrer Ergebnisse zu (Becker, 2016). Nun stellt sich die Frage, wie man eine starke Kohäsion erreicht.

Ein wichtiger Faktor für die Kohäsion ist die Teamgröße. Je mehr Mitglieder zu einem Team gehören, desto schwächer sind die sozialen Bindungen der Teammitglieder untereinander. Das führt auch dazu, dass die Teammitglieder sich weniger verantwortlich für die Gemeinschaft fühlen und entsprechend weniger Verantwortung für das gemeinsame Ziel übernehmen. Auch erscheint es logisch, dass es mit zunehmender Teamgröße schwieriger wird, einen gemeinsamen Kompromiss zu finden. Manche Kliniken installieren seit einigen Jahren Doppelstationen bzw. Tandemleitungen, bei denen eine Stationsleitung für zwei Stationen zuständig ist. Dabei wird gerne übersehen, dass mit zunehmender Größe eines Teams immer auch die Prozessverluste zunehmen. Doppelt so viele Teammitglieder bringen also mitnichten doppelt so viel Leistung.

Teamentwicklung muss grundsätzlich auf zwei Ebenen betrachtet werden:

- die individuelle Entwicklung der Teammitglieder
- die Entwicklung der Teamstrukturen und -prozesse.

Bei der Entwicklung der Teammitglieder ist wiederrum zwischen zwei Bereichen zu unterscheiden. Einerseits liegt hier die formale Qualifikation der Person im Fokus, andererseits deren Persönlichkeitsstruktur (Möller, 2010). Es wird auch zwischen den sogenannten Hard Skills und Soft Skills unterschieden. Erstere lassen sich durch Kurse, Aus- und Weiterbildungen erwerben und über Zeugnisse nachweisen. Komplizierter ist es mit den Soft Skills, für die es zwar auch zahllose Seminarangebote gibt, die jedoch deutlich schwerer zu lernen sind (Schenker-Wicki & Maiorano, 2008).

Reflexionsfragen

- Welche Führungsrollen definiert Isenschmitt (2020) ausgehend von der Positionierung und dem Verhalten einer Führungskraft?
- Wie ließe sich die Aufgabe der Stationsleitung auf verschiedene Schultern verteilen?
- Worin ist das Dilemma der Stationsleitung zu sehen?
- Welche Rolle spielt Kommunikation im Führungsprozess?

28.7 Literatur

Bach, N. (2014). Leadership in Change. In W. Krüger & N. Bach (Hrsg.), *Uniscope Publikationen der SGO Stiftung. Excellence in Change: Wege zur strategischen Erneuerung* (5. Aufl., S. 97–128). Springer Gabler. https://doi.org/10.1007/978-3-8349-4717-8_4

Becker, F. (2016). *Teamarbeit, Teampsychologie, Teamentwicklung: So führen Sie Teams.* Springer. https://doi.org/10.1007/978-3-662-49427-1

DBfK (Deutscher Berufsverband für Pflegeberufe). (2019). *Advanced Practice Nursing: Pflegerische Expertise für eine leistungsfähige Gesundheitsversorgung.* Verfügbar unter https://www.dbfk.de/media/docs/newsroom/publikationen/Advanced-Practice-Nursing-Broschuere-2019.pdf

Erger, R. (2012). *Teamarbeit und Teamentwicklung in sozialen Berufen – Sozialmanagement.* Cornelsen.

Hoffmann, C. & Pfister, A. (2019). Führen mit Zielen. In E.D. Lippmann, A. Pfister & U. Jörg (Hrsg.), *Handbuch Angewandte Psychologie für Führungskräfte: Führungskompetenz und Führungswissen* (5. Aufl., S. 675–722). Springer. https://doi.org/10.1007/978-3-662-55810-2_15

Isenschmid, J. (2020). *Kommunikation im Alltag: In der Familie – im privaten Netzwerk – im Unterneh-*

men (2. Aufl.). Springer. https://doi.org/10.1007/978-3-658-26636-3

Kernen, H., Meier, G., Negri, C. & Gundrum, E. (2019). Führung der eigenen Person. In E. D. Lippmann, A. Pfister & U. Jörg (Hrsg.), *Handbuch Angewandte Psychologie für Führungskräfte: Führungskompetenz und Führungswissen* (5. Aufl., S. 167–238). Springer. https://doi.org/10.1007/978-3-662-55810-2_7

Lippmann, E. D. (2019). Konfliktmanagement. In E. D. Lippmann, A. Pfister & U. Jörg (Hrsg.), *Handbuch Angewandte Psychologie für Führungskräfte: Führungskompetenz und Führungswissen* (5. Aufl., S. 763–808). Springer. https://doi.org/10.1007/978-3-662-55810-2_17

Möller, S. (2010). *Einfach ein gutes Team: Teambildung und -führung im Gesundheitswesen. Top im Gesundheitsjob*. Springer. https://doi.org/10.1007/978-3-642-12673-4

Möller, S. (2016). *Erfolgreiche Teamleitung in der Pflege* (2., aktualisierte Aufl.). Springer. https://doi.org/10.1007/978-3-662-50288-4

Schanz, B. (2002). Kommunikation im Team der Psychiatrie. *Psychiatrische Pflege Heute, 8*(1), 37–41. https://doi.org/10.1055/s-2002-19880

Schenker-Wicki, A. & Maiorano, M. (2008). *Soft Skills. Alpha*. Verfügbar unter https://www.zora.uzh.ch/id/eprint/10091/1/Schenker_Tages_Anzeiger_2008.pdf

Schulz von Thun, F. (2014). *Miteinander reden – Störungen und Klärungen*. Rowohlt.

Schuster, T., Kohorst, J. & Hassan, A. (2017). Change Management: So gelingt der Wandel: Veränderungsprozesse im Sozial- und Gesundheitswesen. *Pflegezeitschrift, 70*(9), 10–13. https://doi.org/10.1007/s41906-017-0195-9

Scupin, O. (2005). Gedanken zum Pflegemanagement – Ein praxisrelevanter Erweiterungsversuch. In A. Kerres & B. Seeberger (Hrsg.), *Gesamtlehrbuch Pflegemanagement* (S. 117–157). Springer.

Staatliche Feuerwehrschule Würzburg (Hrsg.). (2004). *Führung und Leitung im Einsatz – Führungssystem* (Feuerwehr-Dienstvorschrift). Verfügbar unter https://www.gesetze-bayern.de/Content/Resource?path=resources%2fBayVwV96946_BayVV2153-I-223-A001.PDF

Steinert, T., Brandecker, R. & Rieger, W. (2006). Duales Führungsmodell im Krankenhaus mit gemeinsamer therapeutisch-pflegerischer Leitung. *Krankenhauspsychiatrie, 17*(2), 62–67. https://doi.org/10.1055/s-2005-919077

von Au, C. (Hrsg.). (2017). *Eigenschaften und Kompetenzen von Führungspersönlichkeiten – Achtsamkeit, Selbstreflexion, Soft Skills und Kompetenzsysteme*. Springer. https://doi.org/10.1007/978-3-658-13031-2

Watzlawick, P., Beavin, J. H. & Jackson, D. D. (2016). *Menschliche Kommunikation: Formen, Störungen, Paradoxien* (13., unveränderte Aufl.). Hogrefe. https://doi.org/10.1024/85745-000

29 Vorbehaltsaufgaben gemäß § 4 PflBG in der psychiatrischen Akutversorgung

Thomas Klie und Markus Witzmann

Mit dem Pflegeberufegesetz (PflBG) wurden Vorbehaltsaufgaben für die Pflegefachperson eingeführt. Sie sind nicht auf Tätigkeiten bezogen, sondern auf die Verantwortung für den Pflegeprozess.

Gerade in der Psychiatrie haben sich inter- und multidisziplinäre Arbeitsweisen etabliert. Sie machen die besondere Qualität von Therapie und Begleitung sowie Behandlung psychiatrischer Patient_innen aus. Gute psychiatrische Versorgung beruht auf dem Ineinandergreifen ärztlicher, sozialarbeiterischer, pflegerischer und psychologischer Interventionen. Jede dieser Berufsgruppen verfügt über eine eigene Professionalität – im Sinne eigener Wissensbestände, einer eigenen Hermeneutik und souveräne Fachlichkeit ermöglichender Berufserfahrung.

Mit dem § 4 PflBG wurde den Pflegefachpersonen mit Einführung der generalistischen Ausbildung die Steuerung des Pflegeprozesses als absolut wirkende Vorbehaltsaufgabe übertragen. Passt das Verständnis von Vorbehaltsaufgaben für ein interdisziplinär geprägtes Arbeits- und Handlungsfeld der psychiatrischen Pflege? Das Konzept der Vorbehaltsaufgaben, das nachfolgend erläutert werden soll, ist insofern modern und nicht domäneorientiert, als es auf die Steuerung des Pflegeprozesses und nicht auf einzelne Handlungen und Tätigkeiten setzt. Insofern unterstützt es, wie näher auszuführen sein wird, interprofessionelle Aushandlungsformen zwischen den beteiligten Berufsgruppen und Disziplinen.

Die Pflege muss zur Geltung kommen mit ihrem eigenen Fachwissen und ihrer Erfahrung: Das ist die Kernaussage der Vorbehaltsaufgaben. Was ist nun unter Vorbehaltsaufgaben gemäß § 4 PflBG zu verstehen?

29.1 Regelungskonzept und Begründungszusammenhang

Insbesondere im Zusammenhang mit Einführung der Pflegeversicherung stellte sich die Frage nach einem eigenen und abgrenzbaren Verantwortungsbereich für die Pflege auch in Deutschland. Die „verantwortliche Pflegefachperson", die eigenständig, autonom für die Qualität der Pflege einstehen sollte, wurde im Sozialgesetzbuch XI geregelt (SGB XI, § 71). Nicht die Ärzt_innennähe, nicht die Beteiligung an Ärzt_innen zugeordneten Aufgaben der Diagnostik und Therapie („Behandlungspflege"), vielmehr die Verantwortung für den Pflegeprozess macht den Kern dessen aus, was die Profession der Pflege im Verhältnis zu den Patient_innen und im Konzert mit den anderen Gesundheitsberufen beiträgt. Bei der Pflegeverantwortung geht es darum, Gesundheit zu erhalten, wiederherzustellen, die Selbstpflegefähigkeit zu stärken und Menschen unter schwierigen Bedingungen chronischer Krankheit, von Pflegebedürftigkeit und Behinderung darin zu unterstützen, ein für sie gutes Leben zu führen. Das gilt nicht nur für die Langzeitpflege, sondern für alle pflegerischen Aufgabenfelder.

Mit der Reform des Krankenpflegegesetzes zum Gesundheits- und Krankenpflegegesetz Mitte der 1990er-Jahre ist ersteres gelungen: Der Pflegeprozess im Sinne der Weltgesundheitsorganisation (WHO) wurde dort und später im Altenpflegegesetz (Klie, 2001) zum verbindlichen Inhalt der Ausbildung gemacht. Was erst mit dem PflBG und der Einführung der generalistischen Ausbildung gelang, ist die gesetzliche Verankerung von Vorbehaltsaufgaben für die Pflegefachpersonen § 4 PflBG.

Das Pflegeprozessmodell fußt auf pflegetheoretischen Entwicklungen seit den 1950er-Jahren in den USA. Es wird auch als Problemlösungs- oder Beziehungsprozess beschrieben, in dem es nach Möglichkeit zur Vereinbarung von Zielen und Maßnahmen zwischen den Pflegenden und den zu pflegenden Menschen kommen soll (Weidner, 2021).

Die Durchführung und Übernahme von Pflegetätigkeiten gehört nicht zu den vorbehaltenen Aufgaben (Igl, 2019, § 4 Rz. 50). Nicht jede pflegerische Intervention verlangt den Einsatz von Fachkräften. An- und Zugehörige führen sie ebenso aus wie Assistenzkräfte. Auf die (materielle) Kompetenz der Handelnden kommt es an, auf den Patient_innenwillen und selbstverständlich darauf, dass die Verantwortung für den Pflegeprozess von Fachpersonen wahrgenommen wird. Die Gesamtverantwortung für den jeweiligen Pflegeprozess, ob in klinischen Kontexten, in der häuslichen Pflege oder in psychiatrischen Handlungsfeldern, liegt bei der Pflegefachperson.

Die gesetzliche Regelung von Vorbehaltsaufgaben für die Pflegefachperson in § 4 Abs. 2 PflBG kann als rechtlicher Meilenstein auf dem Weg der Professionalisierung der Pflege verstanden werden (Klie & Krautz, 2021). Das Recht mit seinen Regelungsanliegen und Instrumenten bietet einen verbindlichen Rahmen für die Entfaltung der Professionalität in der Pflege:

- *im Aufbau von Vertrauensbeziehungen zu Patient_innen*: Hier unterstützt die Einbeziehung der Pflegefachfrauen und -männer in die Schweigepflicht gemäß § 203 Strafgesetzbuch (StGB) das Diskretionsversprechen, das Pflegefachpersonen abgeben können und einhalten müssen.
- *im Handwerk und in der Methodik pflegerischen Handelns*: Hier gelten die etwa für die Langzeitpflege auch gesetzlich hinterlegten (§ 113a SGB XI) Pflegestandards als Maßstab für die einzulösende Sorgfaltspflicht.
- *in der Interaktion zwischen Pflegefachperson und Patient_in*, in der nicht nur das Würdepostulat aus Art. 1 Grundgesetz (GG) eingelöst wird, sondern auch die berufsethischen Grundsätze des International Council of Nurses (ICN) als verbindliche Orientierung gelten.
- *in der Gestaltung des Pflegeprozesses*, auf den sich die Ausbildung ebenso bezieht wie die hier diskutierten Vorbehaltsaufgaben.
- *in der Kooperation mit anderen Berufsgruppen*, in denen die eigene Fachlichkeit der Fachpflege ebenso anzuerkennen ist wie der Grundsatz der vertrauensgeprägten Zusammenarbeit, der bis ins Haftungsrecht hinein gilt.
- *in den Organisationen*, in denen Pflege stattfindet, die ihrerseits sicherstellen müssen, dass Pflegefachlichkeit stattfinden kann und dies ohne fachfremde Einflüsse – sei es durch andere Berufsgruppen oder hierarchische Vorgaben, die nicht pflegefachlich rückgebunden sind.

Das Recht unterstreicht überdies die Eigenverantwortung der Pflege. Pflegende sind stets für das eigene Tun und die Rechtmäßigkeit des eigenen Handelns (als Person) verantwortlich (Klie, 2021), sie tragen die Verantwortung für die Gestaltung des Pflegeprozesses und dafür, dass sie stets auf dem aktuellen Stand des Wissens und der pflegerischen Praxis ihre pflegerische Verantwortung in Institutionen und gegenüber den Patient_innen einlösen. In diesen größeren Zusammenhang ist die Regelung der Vorbehaltsaufgaben gestellt.

29.2 Definition

Vorbehaltsaufgaben sind Tätigkeiten und Aufgaben, die nur von Angehörigen bestimmter Berufe wahrgenommen werden dürfen. Sie wurden durch § 4 PflBG für die Pflegeberufe eingeführt. Sie sind in den anderen Gesundheitsberufen bekannt. Die vorbehaltenen Tätigkeiten gemäß § 4 PflBG beziehen sich auf berufliche Zusammenhänge und wirken nicht im Kontext ehrenamtlicher und privatgeprägter Pflegearrangements. Eine Verpflichtung zur Inanspruchnahme von Pflegefachpersonen gibt es nicht. Der Verstoß gegen die Beachtung der Vorbehaltsaufgaben in den beruflichen Kontexten wird allerdings als Ordnungswidrigkeit qualifiziert (§ 57 Abs. 1 Nr. 2 PflBG). Das gilt auch für die Akutpsychiatrie.

Vorbehaltsaufgaben stellen Eingriffe in die Berufsausübungsfreiheit anderer Berufe im Sinne des Art. 12 GG dar. Sie sind nur durch die besondere Bedeutung der geschützten Aufgaben zu rechtfertigen. Die Einräumung eines Ausübungsvorbehaltes für pflegerische Kernaufgaben dient damit allein dem Gesundheits- und Patient_innenschutz, nicht der Professionalisierung der Pflege als solcher, auch wenn er sich als Beitrag genau zu diesem Prozess darstellt. Den Hintergrund bildet die objektive Pflicht des Staates, den Bürger_innen Gesundheitsschutz zu gewährleisten. Gesundheitsschutz kommt, was nicht zuletzt in der Coronapandemie noch einmal in aller Deutlichkeit zum Ausdruck kam, Verfassungsrang zu.

Mit § 4 PflBG hat der Gesetzgeber anerkannt, dass ein wirksamer Gesundheits- und Patient_innenschutz die Eigenständigkeit der Pflege in ihren Kernaufgaben voraussetzt. Insofern ist in der gesetzlichen Regelung von Vorbehaltsaufgaben das gesellschaftliche und politische Anerkenntnis zu sehen, dass die Pflege als eigene Berufsgruppe mit ihren eigenen Wissensbeständen einen unverzichtbaren Beitrag zum Gesundheits- und Patientenschutz leistet.

Die Steuerung des Pflegeprozesses ist allen Pflegefachpersonen zugeordnet. Mit dem Abschluss der Pflegefachausbildung wird die Kompetenz zur Steuerung des Pflegeprozesses unterstellt. Es ist Aufgabe der jeweiligen Pflegedienstleitung, die Kompetenz zu überprüfen. Für die Steuerung von hochkomplexen Pflegeprozessen werden überdies Weiterbildungen und Qualifikationsniveaus (QN) über dem mit der Pflegefachausbildung erlangten QN 4 verlangt.

§ 4 PflBG überträgt Pflegefachpersonen exklusiv die Aufgaben der Pflegeprozesssteuerung. Sie werden hiermit in besonderer Weise berechtigt, aber auch verpflichtet, diese Aufgaben in arbeitsteiligen Prozessen der Gestaltung von Pflegeaufgaben wahrzunehmen. Mindestens so maßgeblich wie die Bedeutung der Vorbehaltsaufgaben für die einzelnen Berufsangehörigen ist die Bedeutung der Vorbehaltsregelung für die Arbeitgeber. § 4 Abs. 3 PflBG nimmt auch die Arbeitgeber in die Pflicht (Büscher et al., 2020a; Büscher et al., 2020b). Vorbehaltene Tätigkeiten dürfen weder in klinischen noch in Zusammenhängen der Langzeitpflege oder in der ambulanten Pflege von anderen beruflich Tätigen als die der Fachpflegepersonen übernommen werden.

Auch Fragen des Haftungsrechts bedürfen der Klärung. Was berufsrechtlich ggf. zulässig ist, befreit nicht zwingend von haftungsrechtlichen Fragen. Wenn etwa eine Krankenpflegerin nach altem Recht Kinder versorgt, und es entstehen Schäden, die auf fehlende Qualifikation zurückzuführen ist, kann die Krankenpflegerin ggf. in Regress genommen werden. Es zählt die materielle, die tatsächliche Qualifikation. Aus diesen Gründen ist eine enge berufsrechtliche Auslegung der Zuordnung von Vorbehaltsaufgaben zu besonderen und ehemaligen Abschlüssen geboten (Klie, 2023). Auch kann eine delegierende Pflegefachperson haftbar werden, so sie die Gesamtverantwortung im Sinne des § 4 Abs. 2 PflBG nicht wahrgenommen hat. Lässt sich ein Fehlverhalten von einer am Pflegeprozess beteiligten Assistenzkraft auf die fehlerhafte Pflegeprozesssteuerung zurückführen, haftet die Pflegefachperson für das Handeln von Erfüllungsgehilfen. Bei zunehmender Ausdifferenzierung der fachlichen Anforderungen an das Pflegefachpersonal, an die Zunahme von Wissensbeständen und die Ausdifferenzierung von Aufgaben und Verantwortungsbereichen ist das Konzept der Vorbehaltsaufgaben mit der Automatik der Zuordnung von Kompetenzen an die ausgebildete Pflegefachperson nicht hinreichend differenziert. Das Konzept der Qualifikationsniveaus hat sich in der Differenzierung von Verantwortungsbereichen in der Pflege und im Zusammenhang mit Weiterbildung und akademischen Qualifikationen herausgebildet. So sieht etwa das Qualifikationsniveau 4 die „Steuerung und Gestaltung des Pflegeprozesses" vor. Das Qualifikationsniveau 4 entspricht dem Niveau der Ausbildung zur Pflegefachfrau und dem Pflegefachmann. Das Qualifikationsniveau 5 „Steuerung und Gestaltung von komplexen Pflegeprozessen" setzt Weiterbildungen voraus. Insofern ist die Zuordnung von Kompetenzen zu Pflegefachkräften auch abhängig vom Komplexitätsniveau in der Pflege. Das Qualifikationsniveau 6 ist für die Leitung von Teams und hochkomplexen Pflegeprozessen vorgesehen. Insofern ist das Konzept der Vorbehaltsaufgaben hinsichtlich der Komplexitätsgrade im Anforderungsprofil an die Fachpflege noch einmal zu differenzieren (Jendrzej, 2020). Das gilt auch und gerade für die Akutpsychiatrie, in der sich sowohl auf die Patient_innen bezogen als auch mit Blick auf die anspruchsvolle interdisziplinäre Zusammenarbeit und die rechtlichen Anforderungen – Durchführung von Zwangsbehandlung, Unterbringungsmaßnahmen – regelmäßig eine hohe Komplexität der Aufgaben stellt. Sie setzt in der Regel Weiterbildungen für die Übernahme von Steuerungsfunktionen in der Pflege voraus.

Definitionen

Qualifikationsniveaus
Die Qualifikationsniveaus (QN) wurden im Deutschen Qualitätsrahmen (DQR) entwickelt. Der DQR ist ein Instrument zur Einordnung der Qualifikationen des deutschen Bildungssystems. Er soll zum einen die Orientierung im deutschen Bildungssystem erleichtern und zum anderen zur Vergleichbarkeit deutscher Qualifikationen in Europa beitragen. Um transparenter zu machen, welche Kompetenzen im deutschen Bildungssystem erworben werden, definiert er acht Niveaus, die den acht Niveaus des Europäischen Qualifikationsrahmens (EQR) entsprechen.

Würdepostulat
Art. 1 GG stellt die Menschenwürde – als unverletzlich – allen staatlichen Regelungen voran. Als Postulat bindet Art. 1 GG die gesamte Gesellschaft an Verwirklichung von Menschenwürde und die für sie konstitutiven Menschenrechte. Das gilt auch für alle Gesundheitsfachberufe.

Diskretionsversprechen
Helfende Berufe bauen auf Vertrauensbeziehungen. Vertrauen lebt (auch) von Diskretion – dem Versprechen, Anvertrautes für sich zu behalten. Die berufliche Schweigepflicht ist Ausdruck der (straf-)rechtlichen Anerkennung des von Diskretion getragenen Vertrauensverhältnisses.

29.3 Besonderheiten der psychiatrischen Pflege

Hinsichtlich der Vorbehaltsaufgaben gilt es die Besonderheiten für die psychiatrische Pflege zu konkretisieren, die auf die fachlich inhaltliche Gestaltung des Pflegeprozesses Einfluss nehmen. In psychiatrischen Settings stellen psychische und soziale Themen meist den primären Behandlungsauftrag oder den Pflegeanlass dar. Psychiatrische Pflege erfolgt überdies in der Regel kontextbezogen und lebensweltorientiert. Sowohl pflegerische, soziale, medizinische, psychologische und nicht-professionelle Hilfen können ineinander übergehen (Abderhalden et al., 2023; Schädle-Deininger & Wegmüller, 2017). In der Kinder- und Jugendpsychiatrie sind zusätzlich Entwicklungskrisen/-prozesse und die jeweiligen Lebensbedingungen der heranwachsenden Kinder bzw. Jugendlichen, auch im Miteinander mit ihren Eltern, Geschwistern und Angehörigen, zu berücksichtigen.

Pflege ist immer (auch) Interaktionskunst. Beziehungsgestaltung hat in der psychiatrischen Pflege einen besonderen Stellenwert. Die Beziehung zu sich selbst, die Wahrnehmung der eigenen Identität wie auch die Beziehung zu anderen können im Hilfeprozess durch Beziehungsarbeit und neue Beziehungserfahrungen beeinflusst werden. Kontaktaufbau und Beziehungsarbeit bilden die relevante Grundlage zur Gestaltung und Durchführung gelingender Pflegeprozesse in den psychiatrischen Settings. Dabei stehen neben der individuellen Stärkung und Unterstützung von Menschen mit psychischer Erkrankung bei der Bewältigung ihres Alltags, die (Weiter-)Entwicklung ihrer persönlichen Kompetenzen und ihrer Selbstmanagementfähigkeiten im Vordergrund; auch, wenn aufgrund sich stetig verkürzender Verweildauern in den Akutsettings dies erschwert wird. Die Interaktion mit Angehörigen und Bezugspersonen sowie deren Beteiligung am Begleit- und Genesungsprozess sind von Bedeutung.

In den Akutversorgungssettings gilt im Besonderen, frühzeitig im Rahmen des Pflegeprozesses/der Pflegeplanung die bedarfs- und lebensfeldbezogene Nachsorge bzw. Überleitung in eine nahtlose weiterführende ambulante Heilbehandlung, Rehabilitation, Pflege oder ggf. auch palliative Versorgung zu sorgen. Behandlungsabbrüche oder -lücken sollen bestmöglich aufgrund guter Entlassplanung vermieden werden.

Psychiatrische Pflege- und Förderbedarfe sind meist komplex und v.a. Menschen mit chronischen Krankheitsverläufen bedürfen oft einer längerfristigen Unterstützung, die in einem sozialpsychiatrischen, regional (am Lebensort der Person) etablierten Versorgungssystem bereitgestellt wird. Hier nimmt die pflegerische Begleitung von Menschen mit psychischen Erkrankungen im Rahmen von Rehabilitations- und Teilhabeprozessen eine wichtige Rolle ein. Dies erfordert auch Kompetenzen einer ICF-basierten Förder- und Teilhabeplanung (Witzmann et al., 2023). Auch die sich aufgrund bestehender Lebens-/Problemlagen der erkrankten Person mitunter ergebenden Berührungen zu verschiedenen Fürsorgesystemen, wie dem Wohnungslosenhilfe-, Kinder- und Jugendhilfe- sowie dem Suchthilfesystem, gilt es im Einzelfall im Rahmen des Pflegeprozesses in den Blick zu nehmen und erfordert Kenntnisse über die jeweiligen Systembedingungen bzw. deren Grundannahmen.

Von Bedeutung ist auch, den der Psychiatrie zugewiesenen Auftrag der forensisch-psychiatrischen Versorgung und das damit einhergehende Spannungsfeld von Sicherheit und Therapie bei der Behandlung und Deliktbearbeitung zu bedenken. Ebenso gilt es, die je nach Landesgesetzen über den Umgang mit psychisch erkrankten Menschen (PsychKHG) verankerte Funktion der klinisch stationären Psychiatrie im Rahmen öffentlicher Unterbringung und die eventuell damit einhergehende aktive Beteiligung der Pflege an der Durchführung von Diagnose- und Behandlungsmaßnahmen gegen den Willen oder ohne die Zustimmung der zu behandelnden Person (Zwangsmaßnahmen) zu beachten. Ähnliches gilt für die betreuungsrechtlichen Vorgaben und Maßstäbe in der Akutpsychiatrie, etwa hinsichtlich der Unterbringung, des Ergreifens unterbringungsähnlicher und ärztlicher Maßnahmen und deren Veranlassung durch Bevollmächtigte und gesetzliche Betreuer_innen sowie gerichtliche Genehmigungsbedürftigkeit, §§ 1829, 1831 BGB. Bei der Beurteilung der fachlichen Eignung, Erforderlichkeit und Vereinbarkeit mit den Zielen des behandlungs- und Pflegeprozesses sind Pflegefachpersonen zwingend einzubeziehen.

Unter Berücksichtigung der bereits erwähnten Besonderheiten gilt es seitens der psychiatrischen Pflege fachlich zu konkretisieren, wie ein gelingender, auf eigener Fachlichkeit gestützter Pflegeprozess in den jeweiligen Versorgungssettings etabliert und umgesetzt werden kann.

Für die weitere Ausgestaltung der Vorbehaltsaufgaben in der psychiatrischen Pflege folgen entsprechend Anforderungen, die sich ergeben aus:

- dem professionellen Verständnis der psychiatrischen Pflege,
- den jeweiligen Pflegesettings bzw. pflegespezifischen Anforderungen an die zu pflegende Zielgruppe (wie hier akutpsychiatrisch, pflegerische Versorgung),
- der Mehrdimensionalität und weiterer Merkmale psychischer Krisen/Krankheiten,
- den spezifischen, oft interprofessionellen Behandlungskonzepten der psychiatrischen Versorgung,
- einem hohen Grad an vernetztem, setting- und sektorenübergreifendem Handeln und
- den normativ übertragenen Besonderheiten des Versorgungs- und Ordnungsauftrages der Psychiatrie.

Es geht grundsätzlich darum, der Profession Pflege das ihr Gemäße und Spezifische in den jeweiligen Behandlungs-, Pflege- und Rehabilitationsplänen Geltung zu verschaffen. Nicht um (vorbehaltene) Tätigkeiten geht es, vielmehr darum, in die interdisziplinären Aushandlungsprozesse die spezifische Pflegeperspektive einzubringen – ohne Dominanz einer Berufsgruppe und stets orientiert am Willen und den Wünschen bzw. den Behandlungs- und Pflegezielen für die jeweiligen Personen mit psychischer Erkrankung. Die Kompetenzanforderungen an die psychiatrischen Pflegefachpersonen sind hoch und es ist Aufgabe der in der psychiatrischen Versorgung tätigen Pflegefachpersonen – aber auch des jeweiligen Pflegemanagements – für eine sachgerechte, rechtlich legitimierte und verantwortliche Umsetzung in der alltäglichen Praxis zu sorgen.

29.4 Ausblick

In der Praxis der psychiatrischen Pflege – inkl. der psychiatrischen Akutpflege im stationären und häuslichen Setting – ist das Thema Vorbehaltsaufgaben noch nicht angekommen. Es wird teilweise in einer konkurrenzorientierten Weise zwischen den Berufsgruppen diskutiert. Wem obliegt die Verantwortung für die Steuerung des Pflegeprozesses? Die hinter der Diskussion liegende Annahme, es handele sich im Wesentlichen um tätigkeitsbezogene Abgrenzung zwischen den Berufsgruppen, verkennt den Charakter von Vorbehaltsaufgaben, der bereits dar- und freigelegt wurde.

Im Kern geht es darum, dass sich Pflege qualifiziert in interprofessionelle Zusammenhänge einbringt. Insofern stellt das Konzept der Vorbehaltsaufgaben die verbreitete Praxis infrage, dass letztlich jede_r alles macht oder „wir" alles gemeinsam. Es darf nicht davon abhängen, in welcher Personenkonstellation pflegerische und therapeutische Aufgaben wahrgenommen werden. Es muss vielmehr darum gehen, dass jede Profession das ihr Gemäße und Spezifische in die interdisziplinären Aushandlungsprozesse einbringt. Hier muss dann die Pflege auch „liefern".

Die Steuerung des gesamten therapeutisch-pflegerischen oder pädagogischen Prozesses muss sicherstellen, dass alle relevanten Perspektiven zur Geltung kommen – eben sowohl ärztliche, sozialarbeiterische, psychologische als auch pflegefachliche. Das ist keineswegs immer und überall selbstverständlich. Auch gilt für die psychiatrische Pflege, dass die Geschwindigkeit der Professionalisierung der Pflege, zu der auch die Aufnahme des Konzepts der Vorbehaltsaufgaben in das Selbstverständnis und die organisatorische Wirklichkeit in den verschiedenen Feldern der Pflege gehört, sehr unterschiedlich ist. Insofern fordert das Konzept der Vorbehaltsaufgaben für die Pflegefachperson sowohl die Professionellen der Pflege selbst als auch den jeweiligen institutionellen Arbeitszusammenhang heraus, sich über Kompetenz und Aufgabenprofile und -verteilung (neu) zu verständigen. Dabei stellen sich auch mit den Vorbehaltsaufgaben verbundene rechtliche Fragen nach Zuständigkeiten und Kompetenzen. Das gilt etwa für die psychiatrische häusliche Krankenpflege für die Frage der Verordnung. Die HKP-Richtlinien gehen davon aus, dass allein Ärzt_innen die Verordnungsermächtigung zusteht. Verordnende Ärzt_innen haben bei der Verordnung die pflegefachliche Verantwortung für die Pflegeprozesssteuerung in der psychiatrischen häuslichen Krankenpflege mit zu beachten (Büscher et al., 2020a). Das Konzept der Vorbehaltsaufgaben führt auch zu Revisionserfordernissen in den Richtlinien zur häuslichen Krankenpflege.

Weitere rechtliche Fragen stellen sich im Zusammenhang mit betreuungs- und unterbringungsrechtlichen Konstellationen und im Maßregelvollzug, wenn es etwa darum geht, die Erforderlichkeit einer freiheitsentziehenden Maßnahme herzuleiten: Ergibt sich die Erforderlichkeit aus dem Pflegeprozess oder aber ist eine Fixierungsmaßnahme medizinisch indiziert? Auch wenn im Betreuungsrecht weitgehend ein ärztliches Zeugnis oder ein Sachverständigengutachten verlangt wird, wenn es um die Begründung der Erforderlichkeit einer freiheitsentziehenden Maßnahme geht, wird man berufsrechtlich differenzieren müssen: Es sind häufig pflegefachliche Fragen, die sowohl gegen als auch im Ausnahmefall einmal für eine Fixierungsmaßnahme sprechen können. In jedem Fall sind die negativen Auswirkungen von Fixierung (auch) unter pflegefachlichen Gesichtspunkten zu reflektieren (vgl. Ritzi, 2023; Ritzi & Klie, 2021).

Es soll bei diesen ausgewählten rechtlichen Fragestellungen bleiben, die deutlich machen, welche relevanten Fragestellungen mit dem Thema Vorbehaltsaufgaben in der psychiatrischen Pflege verbunden sind. Schließlich fordert das Konzept der Vorbehaltsaufgaben die Pflege immer wieder neu auf, sich mit den jeweiligen professionellen Beiträgen der anderen Disziplinen und Professionen auseinanderzusetzen. Das gilt allerdings auch vice versa. Die Pflege muss sich qualifiziert einbringen. Dies tut sie alltäglich, dies tut sie aber nicht immer und überall in der Konsequenz, die mit dem Anliegen der Professionalisierung der Pflege verbunden sein sollte. Insofern ist der Prozess der Umsetzung der Vorbehaltsaufgaben wie der der Professionalisierung der Pflege auch in dem besonders durch Interdisziplinarität gekennzeichneten Feld der psychiatrischen Versorgung ein wichtiger und langwieriger.

Reflexionsfragen

- Was wir unter Vorbehaltsaufgaben nach § 4 PflBG' verstanden?
- Wie tragen diese zur Professionalisierung der Pflege bei?
- Welche rechtlichen Fragestellungen sind damit verbunden?
- Welche psychiatrisch pflegerischen Besonderheiten sind bei der weiteren Ausgestaltung der Vorbehaltsaufgaben zu berücksichtigen?
- Wie wirken sich die Vorbehaltsaufgaben auf die Umsetzung inter- und multidisziplinärer Arbeitsweisen psychiatrischer Diagnose- und Behandlungsprozesse aus?
- Welche Rolle spielt die pflegefachliche Einschätzung bei der Entscheidung über Zwang- und unterbringungsähnliche Maßnahmen?

29.5 Literatur

Abderhalden, C., Needham, I., Wolff, S. & Sauter, D. (2023). Auffassung von Pflege. In D. Sauter, C. Abderhalden, I. Needham & S. Wolff (Hrsg.), *Lehrbuch Psychiatrische Pflege* (4. Aufl., S. 58–67). Hogrefe.

Büscher, A., Igl, G., Klie, T., Kostorz, P., Kreutz, P., Weidner, F., Weiß, T. & Welti, F. (2020a). Probleme bei der Umsetzung der Vorschrift zur Ausübung vorbehaltener Tätigkeiten (§ 4 Pflegeberufegesetz) – Anmerkungen und Lösungsvorschläge. *GuP Gesundheit und Pflege – Rechtszeitschrift für das gesamte Gesundheitswesen*, *10*(1), 20–23. https://doi.org/10.1007/s00350-020-5511-5

Büscher, A., Igl, G., Klie, T., Kostorz, P., Weidner, F., Weiß, T. & Welti, F. (2020b). Stellungnahme: Probleme bei der Umsetzung der Vorschrift zur Ausübung vorbehaltener Tätigkeiten (§ 4 Pflegeberufegesetz) – Anmerkungen und Lösungsvorschläge. *Die Schwester – Der Pfleger, 59*(2), 66–69. https://doi.org/10.1007/s00350-020-5511-5

Igl, G. (2019). *Gesetz über die Pflegeberufe (Pflegeberufegesetz – PflBG): Pflegeberufe-Ausbildungs- und -Prüfungsverordnung (PflAPrV), Pflegeberufe-Ausbildungsfinanzierungsverordnung (PflAFinV).* Praxiskommentar (2. Aufl.). medhochzwei.

Jendrzej, B. (2020). Kompetenz statt Quote. *Altenheim, 59*(1), 22–26.

Klie, T. (2001). *Altenpflegegesetz: Einführung, Gesetzestexte, Materialien.* Vincentz Network.

Klie, T. (2021). *Rechtskunde: Das Recht der Pflege alter Menschen* (12. Aufl.). Vincentz Network. https://doi.org/10.1515/9783748604235

Klie, T. (2023). Vorbehaltsaufgaben gemäß § 4 Pflegeberufegesetz – Geschichte, Konzeption und Implikationen. *NDV Nachrichtendienst des Deutschen Vereins für öffentliche und private Fürsorge, 102*(4), 171–179.

Klie, T. & Krautz, B. (2021). Vorbehaltsaufgaben für die Pflege gemäß § 4 Pflegeberufegesetz: pflegerechtlicher Meilenstein auf dem Weg der Professionalisierung? – Teil 1. *PflegeRecht, 25*(7), 419–425.

Ritzi, S. (2023). *Freiheitseinschränkende Maßnahmen bei Menschen mit Demenz in professionellen Sorgebeziehungen.* Springer. https://doi.org/10.1007/978-3-658-39761-6

Ritzi, S. & Klie, T. (2021). Freiheitsentziehende Maßnahmen bei Menschen mit Demenz im Krankenhaus: Eine kritische Bestandaufnahme aus pflegefachlicher und juristischer Perspektive. *BtPrax, 30*(2), 58–61.

Schädle-Deininger, H. & Wegmüller, D. (2017). *Psychiatrische Pflege* (3. Aufl.). Hogrefe. https://doi.org/10.1024/85611-000

Weidner, F. (2021). Vorbehaltsaufgaben in der Praxis: Thinktank erarbeitet Vorschläge zur Umsetzung. *Die Schwester – Der Pfleger, 60*(12), 20–25.

Witzmann, M., Kraus, E. & Keller, K. (Hrsg.). (2023). *ICF-basierte Förder- und Teilhabeplanung für psychisch kranke Menschen: Wissen und Kontroversen zu ICF mit Beispielen aus der Praxis* (2. Aufl.). Hogrefe. https://doi.org/10.1024/86267-000

Weiterführende Literatur

Brühl, A. (2020). Mehr Fachkräfte führen zu differenzierterer Pflege: Erste Ergebnisse des Projekts „Innovationen in Qualität bei variierender Fachkraftquote“ (InQuaFa). *CAREkonkret, 25*(20), 6. https://doi.org/10.5771/9783748926290-25

Büscher, A., Igl, G., Klie, T., Kostorz, P., Kreutz, P., Weidner, F., Weiß, T. & Welti, F. (2019). *Probleme bei der Umsetzung der Vorschrift zur Ausübung vorbehaltener Tätigkeiten (§ 4 Pflegeberufegesetz) – Anmerkungen und Lösungsvorschläge.* Verfügbar unter https://www.dip.de/fileadmin/data/pdf/Aktuelles/Stellungnahme_zu_vorbehaltenen_T%C3%A4tigkeiten_2019-12-13_Version_final.pdf https://doi.org/10.1007/s00350-020-5511-5

Hermanns, H. (1989). Spezialisierung und Hierarchisierung durch Qualifizierung? Eine berufssoziologische Betrachtung altenpflegerischer Arbeit. In A. Hoffmann & T. Klie (Hrsg.), *Schriftenreihe der Hamburger Arbeitsgemeinschaft für Fortbildung in der Altenhilfe: Bd. 2, Geronto-psychiatrische Qualifikation in der Altenpflege: Dokumentation der HAFA Fachtagung vom 25.-27.01.1988 in Hamburg* (S. 69–93). Hamburger Arbeitsgemeinschaft für Fortbildung in der Altenhilfe. Verfügbar unter http://www.hermanns.it/publication/hermanns_spezialisierung_hierarchisierung.pdf

Orlando, I. J. (1961). *The dynamic nurse-patient relationship: Function, process, and principles.* G.P. Putnam‘s Sons.

Teil V:
Perspektiven nach der stationären Akutversorgung

30
Wenn der Weg nach draußen geht

Markus Witzmann und Christoph Müller

Psychiatrische Akutversorgung findet nicht nur in der Klinik statt. Auch im ambulanten Setting oder konsiliarisch bekommen Menschen mit seelischen Erkrankungen medizinische und pflegerische Unterstützung. Es muss Aufgabe jeder Versorgung sein, Perspektiven mit Betroffenen zu erarbeiten, um ein selbstbestimmtes Leben bestmöglich zu erhalten oder wiederherzustellen. Akute psychiatrische Krisensituationen sollen, soweit der Situation angemessen, im Sozial-/Lebensraum der Betroffenen behandelt werden. Nur dort ist eine gute Einbindung der vorhandenen Ressourcen aus dem persönlichen Umfeld des Betroffenen möglich.

Erfolgt die Akutversorgung in der Klinik, ist eine frühzeitige Entlassungsplanung erforderlich. Nur so kann gewährleistet werden, dass eine betroffene Person wieder gut in ihren persönlichen Sozial-/Lebensraum zurückkehren kann. Sollte dies nicht möglich sein, weil z.B. ein anhaltender Bedarf an intensiven Assistenz- und Pflegeleistungen besteht, dann gilt es entsprechende Angebote für die betroffene Person zu erschliessen, wie «betreutes Wohnen» oder ambulante psychiatrische Pflege oder eine ambulante oder teilstationäre Rehabilitation im Rahmen einer Rehabilitation psychisch Kranker (RPK). Wo sich einmal eine Tür geschlossen hat, dort öffnet sie sich auch wieder.

31 Akute psychiatrische Phänomene in der somatischen Pflege

Carla Cristiana Marques de Freitas Korus

Gesundheit ist ein individuell empfundener körperlicher und seelischer Zustand. Das akute Auftreten einer seelischen Erkrankung in der somatischen Versorgung passiert sehr häufig und ist eine große Herausforderung für Pflegende und alle weiteren Beteiligten. Pflegefachpersonen sind die Gesundheitsakteur_innen, die am meisten Zeit mit den Menschen auf der Station verbringen. Sie haben eine privilegierte und somit eine höhere Verantwortung in der Beobachtung, Anerkennung und Versorgung der Patient_innen. Gezielt eingesetzte pflegerische Maßnahmen sowie Haltung und Empathie der Pflegenden können den Erfolg stark beeinflussen. In diesem Kapitel liegt der Fokus auf den psychischen/psychiatrischen Krisen bei stationären Patient_innen.

31.1 Fachliche Kompetenzen, Sensibilität und Teamarbeit

„Das Krankenhaus macht krank!" – dies ist ein alltäglicher Spruch, in dem sich viel Wahrheit versteckt. Eine einheitliche Definition von Gesundheit gibt es nicht. Laut Weltgesundheitsorganisation (WHO) ist Gesundheit „ein Zustand vollständigen körperlichen, seelischen und sozialen Wohlbefindens und nicht nur das Freisein von Krankheit oder Gebrechen" (Weltgesundheitsorganisation & Regionalbüro für Europa, 2013, S. 206). Gesundheit ist der Zustand des Körpers und der Seele, sowohl physisch als auch psychisch.

Aber können Patient_innen mit physischer Krankheit auch psychische Erkrankungen haben? Welche Auswirkungen haben körperliche Krankheiten auf die Seele? Wie kann eine holistische Versorgung in einer somatisch ausgerichteten Einrichtung gelingen? Welche Rolle hat die Pflege für die Gesundheit? Und welche Kompetenzen benötigen Pflegefachkräfte für die Bewältigung psychiatrischer Krisen in der Somatik? Psychiatrische Krisen werden leider oft nicht ausreichend erkannt. Ein großer Anteil von psychiatrischen Krisen findet außerhalb der psychiatrischen Einrichtungen statt. Die Erfahrung, der subjektive Eindruck, Beobachtungsfähigkeit und Kenntnisse der Untersuchenden beeinflussen die Erkennung von psychiatrischen Krisen (Pajonk et al., 2020). Pflegefachpersonen sollen speziell auf solche Krisen achten. Außerdem habe die medizinische Entwicklung zu einer zunehmenden Überlebenswahrscheinlichkeit von Patient_innen nach schweren Unfällen geführt. Hingegen bleiben Funktionsdefizite und Einschränkungen. Dies führte zu einer Zunahme des Rehabilitationsbedarfs, hinsichtlich sozialer Teilhabe und Lebensqualität (Gutenbrunner et al., 2002).

Auf der anderen Seite zeigt die aktuelle Evidenz, dass Patient_innen mit psychischen Problemen schlechtere körperliche Gesundheitsergebnisse erzielen, eine höhere Sterblichkeit aufweisen und bei Operationen und Einweisungen schlechter versorgt werden. Probleme im Zusammenhang mit mangelnder Ausbildung, stigmatisierenden Haltungen, Angst oder Hoffnungslosigkeit können dazu beitragen, diese schlechten Ergebnisse zu verstehen (Foye et al., 2020). In den unterschiedlichen Settings und physischen Erkrankungen tritt eine Vielfalt an psychischen Krisen auf. In der Praxis lässt sich dies unabhängig vom Alter, sozialen Status oder Geschlecht beobachten.

In der somatischen Behandlung kennt sich das Versorgungspersonal normalerweise nicht gut mit psychiatrischen Problemen aus. Dies gilt umgekehrt für Pflegende in der Psychiatrie hinsichtlich der somatischen Versorgung. Daraus resultieren **Überwachungs- und Versorgungsprobleme** (Pajonk et al., 2020).

In Behandlung und Management von psychiatrischen Notfällen sollte das gesamte Team über bestimmte Kompetenzen und Fähigkeiten verfügen (Pajonk & D'Amelio, 2008).

- Sicherheit in psychodiagnostischen Standards und psychopathologischer Diagnostik
- ausreichende somatomedizinische Kenntnisse
- Kenntnisse in verbaler Krisenintervention
- Sicherheit im Umgang mit Notfallmedikamenten
- Kenntnisse der wichtigsten juristischen Rahmenbedingungen
- eingespielte und geübte Strategien im Team zur Bewältigung von Notfällen und Krisen
- Sicherheitstraining zum Eigenschutz.

Es ist sicherzustellen, dass der Erfolg einer Behandlung an der individuellen Gesundheit gemessen wird. Der Zustand des Körpers beeinflusst den Zustand der Seele. Pflegefachpersonen in der Somatik müssen sensibel für psychiatrische Krisen sein, denn sie sind privilegierte Akteur_innen in der Versorgung, weil sie mehr Zeit mit den Patient_innen verbringen. Sie bemerken Auffälligkeiten schnell und können mit individuellen Interventionen reagieren. Allerdings ist intra- und interdisziplinäre Teamarbeit ein wesentlicher Teil einer erfolgreichen Behandlung.

31.2 Psychiatrischer Notfall in der Notaufnahme

Das nachfolgende Praxisbeispiel beschreibt einen typischen psychiatrischen Fall in der Notaufnahme, der Ärztinnen und Ärzte in der Erstbegutachtung vor Probleme stellen kann.

Praxisbeispiel

Herr M., 52 Jahre alt, wurde vom Rettungsdienst und der Polizei in der Nothilfe um 23 Uhr eingewiesen. Er wurde in einer akuten Symptomatik aufgefunden. Herr M. war im Stadtzentrum und hat ziellos die Passant_innen angeschrien. Die Polizei wurde verständigt. Als die Beamt_innen den Mann ansprechen, antwortet er unverständlich und verhält sich teilweise aggressiv. Darauf haben sie sich dazu entschieden, den Rettungsdienst zu rufen und den Mann in die Klinik zu bringen. Der diensthabende Arzt erhebt den folgenden Befund: Patient ist wach und antwortet, aber unverständlich. Aus diesem Grund ist die Anamnese erschwert. Äußerlich ist Herr M. gepflegt. Orientierung, Denkleistung und kognitive Leistung sind nicht beurteilbar. Herr M. dreht sich ständig nach rechts und redet mit der Wand. Dieses Verhalten spricht für eine Halluzination. Als der Pfleger versucht, ihm einen venösen Zugang zu legen, reagiert er aggressiv. Kontakt mit Angehörigen und die Erfassung der Vorgeschichte sind nicht möglich.

Das Praxisbeispiel aus der Notaufnahme charakterisiert diverse Probleme:

- Der neurologische Zustand des Patienten lässt keine ausführliche Anamnese zu.
- Für eine Diagnosestellung sind weitere Untersuchungen erforderlich (wie Blutentnahme, Drogenscreening, Elektrokardiogramm, Computertomographie, usw.).
- Mangelnde Compliance des Patienten erschwert diesen Prozess.
- Fremdanamnese ist nicht möglich.
- Zeitmangel in der Notfallversorgung.

Da es sich jedoch um einen Notfall handelt, benötigt Herr M. eine sofortige Behandlung. Zuerst soll der Patient stabilisiert werden, bis eine ausführliche Anamnese und Diagnostik möglich sind. Danach folgt eine spezifische Therapie. Es können jedoch unterschiedliche Verdachtsdiagnosen gestellt werden (z. B. Demenz, Intoxikation, Schizophrenie, Schädel-Hirn-Trauma, Schock usw.).

Aktuell sind nur wenige Arbeiten verfügbar, die sich mit psychiatrischen Phänomenen in der Nothilfe oder allgemein in der somatischen Versorgung befassen. Bezüglich spezifischer psychiatrischer Erkrankungen ist die Lage besser. Nur wie soll das Versorgungspersonal einen allgemeinen Überblick über die psychiatrische Versorgung in der Somatik gewinnen?

Ein medizinischer Notfall wird als „akuter, lebensbedrohlicher klinischer Zustand durch Störung der Vitalfunktionen oder Gefahr plötzlich eintretender, irreversibler Organschädigung infolge Trauma, akuter Erkrankung oder Intoxikation“ definiert (Schindler, 2016, o. S.). Eine weitere verbreitete Definition mit Ansatz auf unmittelbare Organschädigungen, wie bei psychiatrischen Notfällen, ist leider nicht vorgesehen.

In der Praxis ist der Unterschied zwischen Krise und Notfall nicht eindeutig. In einem Notfall leiden die Patient_innen unter Hilflosigkeit, physischer und psychischer Symptomatik, Beeinträchtigung der Motorik sowie der Lebensqualität und sozialer Teilhabe am Leben. Dies führt oft zu großer Belastung auf der individuellen Ebene für die Familie und Gesellschaft. Beispiele sind der plötzliche Tod eines nahestehenden Menschen oder andere unerwartete schwere Ereignisse, wie Naturkatastrophen (AWMF, 2019; Pajonk et al., 2020).

Die psychiatrischen Notfälle in der präklinischen Notfallmedizin schätzen einen erfolgten Suizidversuch als absolute Notfallindikation ein (Bundesärztekammer, 2014). Analog kann ein psychiatrischer Notfall als bedrohlicher akuter Zustand oder Krise gesehen werden. Psychiatrische Notfälle sind ein akutes Ereignis oder die akute Phase einer Krankheit und benötigen deswegen eine akute Behandlung und Überwachung, wie auf Intensivstation oder Intermediate-Care-Station (Pajonk et al., 2020). Der vorher beschriebene Praxisfall ist aufgrund seines akuten Zustandes ein Notfall.

Psychiatrische Notfälle sind oft eine Entwicklung der Symptomatik, die zu einer plötzlichen und dramatischen Folge führen können, z. B. zu Suizidalität oder Erregung. Nach Pajonk und Mitautoren (2020) ist es wichtig, gegenüber den Verhaltensauffälligkeiten der Patient_innen und Störungen des soziales Umfelds aufmerksam zu bleiben oder den psychopathologischen Befund zu erfassen.

31.3 Multidisziplinäres Team und Schnittstellenprobleme

Das multidisziplinäre Team sei ein wichtiger Teil für die Rehabilitation der Patient_innen; Ärzt_innen, Physiotherapeut_innen, Pflegefachperson usw. seien die Hauptakteur_innen in diesem Prozess (BAR, 2019). Für einen fließenden Rehabilitationsprozess dürfen Leistungen nicht auf die nächste Rehabilitationsphase verschoben werden. Nach dem SGB IX § 1 sind in jeder Phase die Leistungserbringer verantwortlich (SGB IX, § 9), damit einen Menschen die Teilhabe am Leben in der Gesellschaft möglich ist (§ 1 SGB IX). Der erste Schritt im Rehabilitationsprozess ist die frühzeitige und individuelle Bedarfserkennung. Diese Aufgabe obliegt allen Rehabilitationserbringer_innen und ist Pflicht für alle Hauptakteur_innen in diesem Prozess (SGB IX, § 3). Wichtig ist dabei, dass alle an der Versorgung der Patient_innen Beteiligten miteinander auf ein gemeinsames Ziel hinarbeiten. Gemeint ist die intra- und interdisziplinäre Zusammenarbeit für eine erfolgreiche Versorgung von Menschen in einer psychiatrischen Krise. Im Mittelpunkt stehen die Patient_innen und ihre Angehörigen.

Wenn bei einer akuten Erregung Patient_innen mit Polizei oder Rettungsdienstbegleitung in eine Klinik gebracht werden, ist zu analysieren, ob deren Hilfe weiterhin benötigt wird. Dies kann ein Stressfaktor für die Patient_innen sein. Deshalb weist Neu (2016) darauf hin, dass die Anamnese und Behandlung in einer ruhigen Atmosphäre stattfinden sollten.

Die Schnittstellenprobleme zwischen Einrichtungen, Behörden und versorgenden Fachpersonen hemmen eine fließende und oft erfolgreiche Behandlung. Das Versorgungsteam steht unter Zeit- und Ressourcendruck. Maßnahmen gegen den Willen der Patient_innen (wie Klinikeinweisungen, Fixierung oder Medikamente) können als letztes Mittel angewendet werden. In dieser schwierigen Situation müssen die Würde und Selbstständigkeit der Betroffenen wahrgenommen werden (Pajonk et al., 2020).

31.4 Symptomatik und Versorgung

Das Praxisbeispiel von Herrn M. verdeutlicht, wie wichtig das multidisziplinäre Team ist. Die Übergabe von Polizei und Rettungsdient liefert den Mitarbeitenden in der Notaufnahme einen ersten Überblick zur Situation, die das Klinikpersonal in die weiteren Diagnose- und Behandlungsprozesse einbeziehen kann.

Nur leider werden nicht alle psychiatrischen Erkrankungen sofort erkannt, weil sie unspezifisch sind oder anderen Erkrankungen ähneln. Körperliche Symptome wie Sprachstörung, Desorientierung oder Lethargie können oft zusammen auftreten. Nur wo ist der psychiatrische Dienst in der Notaufnahme? Es sieht so aus, dass eine dort mitarbeitende Psychiater_in sinnvoll wäre, doch leider ist eine psychiatrische Ärzt_innenbreitschaft schwer zu verwirklichen. Einer Differenzialdiagnostik kommt somit große Bedeutung zu. Die behandelnden Ärzt_inen sollen in der Lage sein, einen Befund zu identifizieren. Pflegende haben in diesem Sinn eine große Verantwortung bei der Anamnese, weil sie mit den Patienten_innen am meisten Zeit verbringen. Die Abläufe von der Anamneseerhebung bis hin zur (Verdachts-)Diagnose nach Tonn und Autorenteam (2008) zeigt **Abbildung 31-1**.

Bei der Pflegeübergabe ist die genaue Beschreibung der Anamnese das Mosaik des psy-

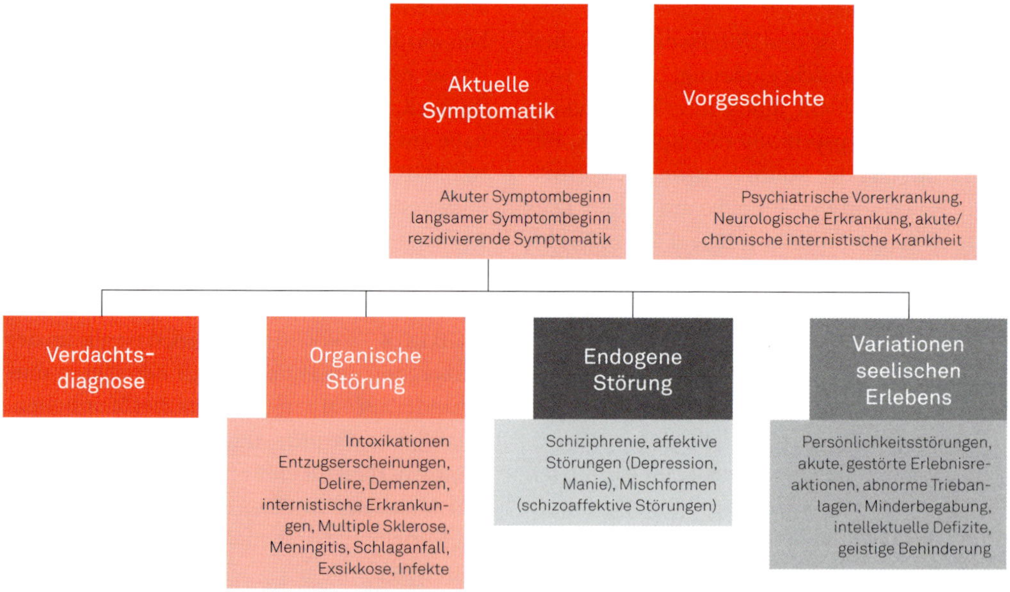

Abbildung 31-1: Ablauf der psychiatrischen Diagnose in der Notaufnahme (Eigendarstellung in Anlehnung an Tonn et al., 2008, S. 538)

chiatrischen Befundes (**Abb. 31-2**, S. 276). Der psychische Befund unterscheidet vier Ebenen: Bewusstsein, Affektivität, Denk- und Wahrnehmungsleistungen und kognitive Leistungen. Das Bewusstsein ist in quantitatives und qualitatives Bewusstsein aufgeteilt. Hier wird beurteilt, wie wach und orientiert Patient_innen sind. In dem Befund Affektivität werden die Stimmung und der Antrieb evaluiert. Bei den Denk- und Wahrnehmungsleistungen wird das Denkvermögen eingeschätzt um zu klären ob verminderte, verstärkte, verzögerte oder fehlende sensorische Fähigkeiten vorliegen. Bei der kognitiven Leistung werden das Gedächtnis und die Kognition der Patient_innen überprüft (Tonn et al., 2008).

Allerdings ist eine sichere Diagnose mit der wenigen Zeit in der Nothilfe und ohne psychiatrische Erfahrung schwer abzuleiten. Ärzt_innen des psychiatrischen Dienstes sollten eingebunden werden.

„Gefühlsarbeit beschreibt eine Haltung und einen Weg, wie Pflegende und Betreuende durch gelungene Beziehungsarbeit Ressourcen aller am Pflegeprozess Beteiligten mobilisieren" (Neumann-Ponesch, 2017, S. 188). Die Pflegenden müssen sich gefühlsmäßig öffnen, um mit Hilfe von gegenseitiger empathischer Beziehung eine Chance für Vertrauen und Tiefe zu geben (Neumann-Ponesch, 2017). Nach Steinhausen und Autorenteam (2014) fördert ein empathischer Ansatz den empfundenen Erfolg einer Behandlung für Patient_innen.

Angehörige können in kritischen Phasen den Patient_innen Nähe, Intimität, emotionale Wärme und Schutz geben. Nach Schnepp (2002) können Pflegende mit Hilfe von Angehörigen Ängste, Reaktionen und Sorgen ihrer Patienten_innen besser verstehen.

31.5 Posttraumatisches Belastungssyndrom auf der Intensivstation

Laut den NANDA-I-Pflegediagnosen (2018-2020) befindet sich die Pflegediagnose „00145 Risiko eines posttraumatischen Syndroms", in der Domäne 9. Coping/Stresstoleranz, Klasse 1. Posttraumatische Reaktion (Herdman & Kamitsuru, 2019, S. 372). Die Definition lautet „Anfälligkeit für eine anhaltende, maladaptive Reaktion auf ein traumatisches, überwältigendes Ereignis, welche die Gesundheit beeinträchtigen könnte" (Herdman & Kamitsuru, 2019, S. 372). Nach einer näheren Betrachtung und Analyse der Risikofaktoren und Risikopopulation ist es nachvollziehbar, dass Patient_innen in der somatischen Versorgung vulnerabler für dieses Phänomen sind. Das Erlebnis eines traumatischen Ereignisses, das Überleben, die verminderte Ich-Stärke, Isolation und fremdes Umfeld sind übergreifende Risikofaktoren für die Patient_innen im Krankenhaus.

Das Erlebte bei ehemaligen Intensivpatient_innen führt häufig zu physischen und psychischen Beeinträchtigungen. Jeder/jede dritte bis vierte Patient_in weist in den ersten sechs Monaten nach einer Intensivbehandlung Symptome von Depression, Angst und Flashbacks auf. Bis ca. ein Jahr nach einer Intensivbehandlung wird bei bis zu 62 % der Intensivpatient_innen eine Posttraumatische Belastungsstörung (PTBS) diagnostiziert. Das Erleben dieser Krisensituation führt häufig dazu, dass Angehörige ähnliche Symptome aufweisen (Nydahl et al., 2019). Viele Faktoren beeinflussen das Krankheitserleben eines Menschen. Bei der stationären Versorgung werden die Angehörigen schnell zu Mitbetroffenen. Die Patient_innen stehen mit ihren Angehörigen in einer Beziehung. Das soziale Umfeld der Patient_innen und das Erleben der Angehörigen müssen daher berücksichtigt und einbezogen werden (Schnepp, 2002).

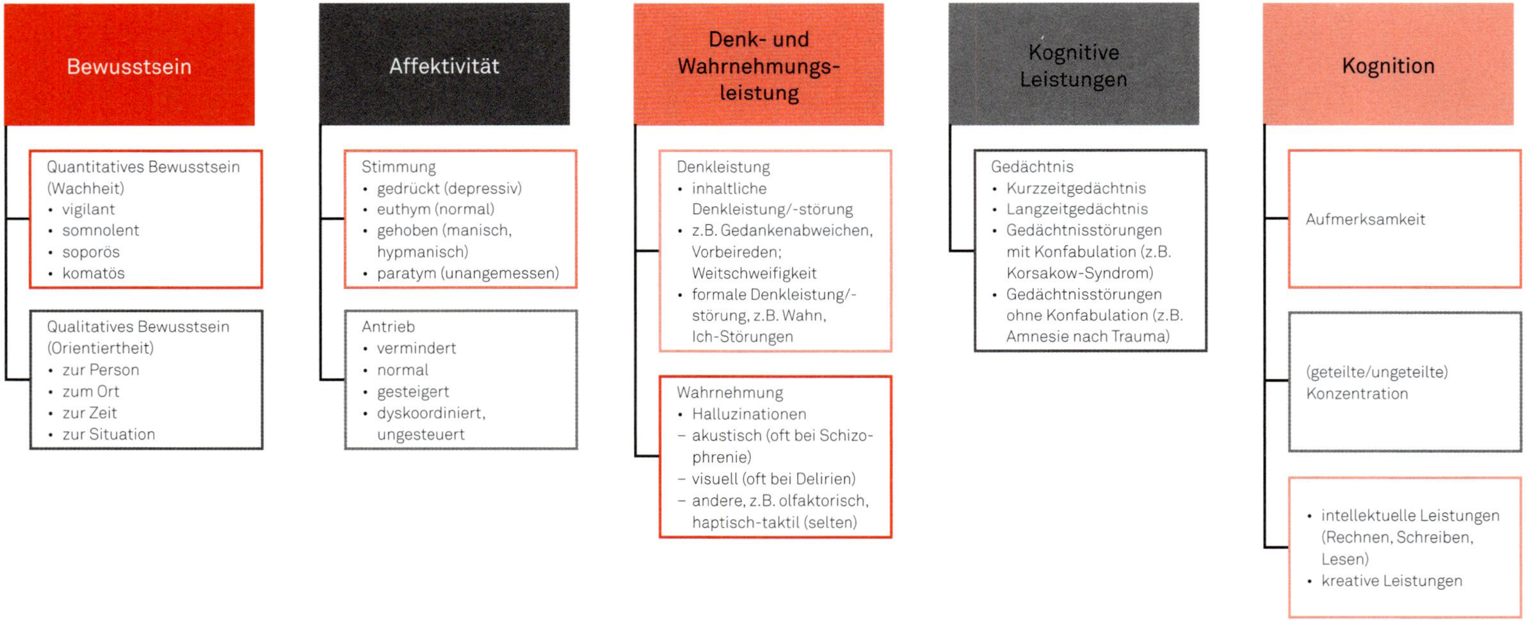

Abbildung 31-2: Das Mosaik des psychiatrischen Befundes (Eigendarstellung in Anlehnung an Tonn et al., 2008, S. 538–540)

Solch eine Krisensituation kann zu einem sogenannten *Post intensive Care Syndrom – Family* (PICS-F) führen. Diesem Syndrom sind Symptome wie Angststörungen, Depression oder komplizierte Trauer zugeordnet (Davidson et al., 2017). Auch in der Palliativversorgung können Emotionen wie Angst, Trauer, Unsicherheit und Hilflosigkeit bei Angehörigen von sterbenskranken Menschen identifiziert werden (Schnepp, 2002).

Nach einem Myokardinfarkt haben Patient_innen mit komorbider Depression ein mehr als zweifaches Risiko eines vorzeitigen Todes (Meijer et al., 2011; van Melle et al., 2004). Eine Metanalyse von Rutledge und Kollegen (2013) zeigte, dass psychologische Behandlungen und auch kardiologische Rehabilitation Depressionen und KHK-Ereignisse verringern, während die kardiologische Rehabilitation das Gesamtmortalitätsrisiko besser senkt. Psychosoziale Behandlungen spielen eine wichtige Rolle, weshalb psychosoziale Fachkräfte bei der kardiologischen Rehabilitation einbezogen werden sollten (Rutledge et al., 2013).

Oft werden Patient_innen als „unkooperativ" oder „faul" adjektiviert. Hier ist ein Screening von Depressionen im Rahmen der somatischen Versorgung angezeigt. Menschen mit depressiven Erkrankungen können eine Selbstvernachlässigung und unbehandelte somatische Erkrankungen haben (Burnett et al., 2006).

Wie gelingt es, das Risiko einer PTBS zu reduzieren? Eine familienzentrierte Pflege ist ein Ansatz, in der die Bedürfnisse und Werte der Patient_innen und der Angehörigen respektiert werden und darauf eingegangen wird (Davidson et al., 2017). Eine familienfreundliche Station sorgt für Unterstützung, nicht nur für die Patient_innen, sondern auch für das gesamte Team (Davidson et al., 2017). Pflegefachpersonen sollen die Risikofaktoren identifizieren und das individuelle Erleben berücksichtigen. Die Pflegepriorität liegt bei diesen Patient_innen und deren Angehörigen bei der Unterstützung in dieser Situation, denn es ist Aufgabe von Pflegenden, für Wohlbefinden zu sorgen. Ein wesentlicher Teil ist die Schulung und Reflexion. Pflegefachpersonen sollen auf psychische (z. B. Wut, Angst, Verwirrtheit, Weinen) und physische (z. B. Kopfschmerzen, Übelkeit, Herzklopfen) Begleitsymptome achten. Die Umgebung soll ruhig und sicher sein. Zuhören und Unterstützen sind wichtige Maßnahmen (Bulechek et al., 2016). Doch dabei dürfen die eigenen Grenzen nicht vergessen werden. Das Einbeziehen von weiteren Gesundheitsberufen wie Seelsorger_innen oder Psychiater_innen in die Behandlung ist ein notwendiger Schritt.

31.6 Angst

Der Duden beschreibt die Bedeutung von Angst: „mit Beklemmung, Bedrückung, Erregung einhergehender Gefühlszustand [angesichts einer Gefahr]; undeutliches Gefühl des Bedrohtseins" (Dudenredaktion, o. J. b). „Angst haben" ist eine primitive grundlegende Emotion des Menschen. Dies ist ein normalpsychologisches Phänomen. „Angst" ist ein Warnsignal, welches bei einem Risiko auftritt. Die Differenzierung zwischen Wahrnehmung und kognitiver Bewertung von Gefahr ist ein Lernprozess. Die unterschiedlichen Angstniveaus sind individuell und dienen als Schutzsysteme. Wenn dieses Ausmaß persistent, unrealistisch und unverhältnismäßig stark ist, verbunden mit einem hohen Leiden und einer Behinderung, die die Teilhabe am Leben nimmt, reden wir über eine Angststörung. Relevant zu unterscheiden ist zwischen „Furcht" und „Angst". Furcht ist eine Reaktion auf eine realistische externe Gefahr. Angst ist eine Reaktion auf eine innere Gefahr (Möller et al., 2017).

Laut den NANDA-I-Pflegediagnosen ist Furcht eine „Reaktion auf eine wahrgenommene Bedrohung, die bewusst als Gefahr erkannt wird", während Angst ein „unbestimmtes Gefühl des Unbehagens oder der Bedrohung, das von einer autonomen Reaktion begleitet wird (häufig unbestimmte oder dem Individuum unbekannte Quelle); eine Besorgnis, die durch die vorweggenommene Gefahr hervorgerufen wird.

Es ist ein Warnsignal für drohende Gefahr und ermöglicht dem Individuum, Maßnahmen zum Umgang mit dieser Gefahr einzuleiten" (Herdman & Kamitsuru, 2019, S. 378).

Risikofaktoren und Ursachen

Angstbedingte beeinflussende Faktoren entstehen durch eine akute Veränderung oder Krise, wie Bedrohung des aktuellen Status, Tod, Ansteckung, Konflikte, Stressoren, Substanzen, unbefriedigte Bedürfnisse und Konflikte. Zu der Risikopopulation gehören Menschen mit Angststörungen in der familiären Vorgeschichte, mit Exposition zu Toxinen, die große Veränderungen oder Krisen erlebt haben (Neu, 2016). Auch jüngere Menschen mit Erkrankungen haben Angst und soziale Phobien (Klieger & Johnson, 2007). In diesem Sinn kann ein Erlebnis in der somatischen Versorgung nicht ohne Angst für die Patient_innen und Angehörigen gesehen werden.

Angst manifestiert sich mit sehr allgemeinen Symptomen. Auf die folgenden Zeichen soll geachtet werden:

- vegetativ: gerötetes oder bleiches Gesicht; Händezittern; Schwitzen; Kurzatmigkeit; Anspannung; erhöhte Herzfrequenz und Blutdruck; Herzklopfen; oberflächliche Vasokonstriktion; Pupillenerweiterung; Diarrhö, Schwäche; erhöhte Atemfrequenz und trockener Mund (Herdman & Kamitsuru, 2019; Neu, 2016)
- Verhaltensweise: Ruhelosigkeit; Nervosität; überprüfendes besorgtes Verhalten; Hypervigilanz, Insomnie; verminderter Blickkontakt; reduzierte Leistungsfähigkeit (Herdman & Kamitsuru, 2019; Neu, 2016).

Die Untersuchung soll mit einem Gespräch als „Aufwärmung" begonnen werden. Im Anschluss folgt die körperliche Untersuchung. Bei Angst können, neben den ärztlich angeordneten medikamentösen Therapien, unterschiedliche Pflegemaßnahmen für eine ruhige und entspannte Atmosphäre eingesetzt werden, z. B. Aromatherapie, Raumgestaltung und Zuhören. Diese Maßnahmen beruhigen und lenken Patient_innen ab. Ein Notfalllabor (Blutbild, Entzündungsparameter, Elektrolyte, Transaminasen, Kreatin, Glukose und Drogenscreening) sowie andere apparative Diagnostik (Elektrokardiogramm, Temperatur, Blutdruck und Herzfrequenz) gehören zur standardmäßigen Untersuchung und helfen bei der Ausschließung von nichtpsychiatrischen Ursachen der Angst- oder angstähnlichen Symptomatik.

Zu den nichtpsychiatrischen Ursachen der Angst- oder angstähnlichen Symptomatik gehören (Neu, 2016, S. 42):

- „kardiovaskuläre Ursachen: Angina Pectoris, Koronarinsuffizienz, Arrhythmien, Myokardinfarkt, Hypertonus, Herzklappenerkrankungen, Herzinsuffizienz
- pulmonale Ursachen: Asthma bronchiale, chronische obstruktive Lungenerkrankung (COPD), Pneumothorax, Lungenembolie, Lungenödem
- metabolische Ursachen: Hypoglykämie, Hyperthyreose, Phäochromozytom, Karzinoid, Insulinom, akute intermittierende Porphyrie, Elektrolytveränderung, Morbus Cushing
- neurologische Ursachen: Encephalitis disseminata, Raumförderung, Anfallsleiden, vestibuläre Störung, Enzephalopathie, Morbus Wilson".

Corona-Pandemie und Angststörung

Die Corona-Pandemie brachte neue Herausforderungen für Menschen mit Angststörungen. Aus Angst vor dem Virus Sars-CoV-2/Covid-19 verließen viele Menschen die Wohnung nicht mehr (Stöcker, 2020). Die soziale Teilhabe und Teilhabe am Leben waren bei diesen Menschen stark eingeschränkt. Ein weiteres Problem: Menschen suchten die Nothilfe nicht mehr auf aus Angst vor dem Virus Sars-CoV-2/Covid-19.

Manchmal kann es bei einem Hilfebedarf zu spät sein, bis die Hausärzt_innen einen Termin frei haben oder die Symptome werden unterschätzt. Es ist nicht zu leugnen, dass das Leben sich durch diese Pandemie stark verändert hatte und auch heute für einige Menschen noch

Folgen hat, was viele Fragen mit sich bringt: Wird sich das Leben nach so einer Pandemie jeweils wieder normalisieren? Wann kommt zukünftig die nächste Welle? Wird man dann selbst oder werden nahestehende Menschen betroffen? Angst kann eine schützende Funktion haben, aber sie kann pathologisch werden. Wichtig ist, dies zu unterscheiden.

31.7 Delir

Praxisbeispiel

Frau K. ist 80 Jahre alt. Sie wird vom Rettungsdienst nach einem Sturz zuhause in die Klinik gebracht. Der Unfallchirurg hat nach einer Computertomografie die aktuelle Diagnose Schenkelhalsfraktur rechts festgestellt. Neurologische Untersuchung, Blutlabor und EKG zeigen keine Auffälligkeit. Sie liegt aktuell auf der Intermediate Care Station (IMC) und wird vor der Operation überwacht. Geplant ist nach der Operation die Verlegung auf die normalchirurgische Station. Als Vorerkrankung ist eine arterielle Hypertonie bekannt. Frau K. zeigt ein gepflegtes äußeres Erscheinungsbild. Sie ist sehr kooperativ und freundlich mit allen. Nachmittags wird Frau K. operiert. Als die Anästhesie für die Übergabe anruft, berichten die Kolleg_innen über eine erfolgreiche und komplikationslose OP. Allerdings scheint sie im Aufwachraum verwirrt zu sein. Sie ist nur zur eigenen Person orientiert. Sie verweigert alle Therapien und ist teilweise aggressiv. Aus diesem Grund wird sie zurück auf die IMC verlegt.

Bei einer Analyse des Praxisbeispiels von Frau K. kann über die Verdachtsdiagnose Postoperatives Delir gesprochen werden. In diesem Fall ist ein hyperaktives Delir deutlich. Der aktuelle Zustand ist ein Zusammenkommen von unterschiedlichen Auslösern für Delir: Alter, Operation, Polypharmazie, Schmerzen und fremde Umgebung. Der aktuelle Zustand von Frau K. verlangt den Ausschluss anderer Diagnosen. Da sie allein wohnt und die Anamnese eingeschränkt war, müssen andere Diagnosen in Betracht gezogen werden, z.B. Demenz. Die kontinuierliche Überwachung, speziell die Erfassung und Beurteilung eines Delirs, ist von großer Bedeutung. Die Haltung und Versorgung der unterschiedlichen Gesundheitsfachpersonen ist für den Erfolg ihrer Therapie entscheidend.

Symptomatik und Epidemiologie

Ein Delir ist eine akute fluktuierende Veränderung der Bewusstseinslage. Die Symptome eines Delirs können sehr unterschiedlich sein. Am häufigsten zeigt sich ein Delir mit fluktuierenden Störungen der Aufmerksamkeit, der Wahrnehmung und Orientierung und Defiziten auf der kognitiven Ebene (Möller et al., 2017). Eine Verschleierung der Kognition und Aufmerksamkeit innerhalb von ein paar Tagen deutet auf ein Delir hin und sollte innerhalb weniger Wochen (maximal sechs Monate) verschwinden (Möller et al., 2017). Ein Delirzustand verlangt eine kontinuierliche Überwachung (Striebel, 2020).

In der somatischen stationären Versorgung leiden ca. 30 % aller über 70-jährigen Patient_innen unter Delir (Siddiqi et al., 2006). Diese Zahlen schwanken stark bis zu 70 %. Eine größere Operation oder Behandlung auf der Intensivstation erhöht die Wahrscheinlichkeit, ein Delir zu haben (Dyer et al., 1995). Nicht diagnostizierte Delire liegen bei circa 72 % (Collins et al., 2010). Eine große Zahl bleibt somit unbehandelt. Dies kann Konsequenzen für den Erfolg der aktuellen Behandlung haben und zu Folgen im Leben der Betroffenen führen. Für Pflegefachpersonen und das behandelnde Team bedeutet dies, dass dieses Phänomen öfter auftritt, speziell bei geriatrischen Patient_innen. Während ein hyperaktives Delir mit Überaktivität und Aggressivität schnell identifiziert werden kann, bleiben die Patient_innen mit hypoaktivem Delir, mit Antriebslosigkeit oft unbemerkt. Patient_innen können in diesem akuten Zustand sich selbst oder andere gefährden. Die Rechtmäßigkeit einer Fixierung oder einer Zwangsmedikation soll nur nach ausführlicher

Erörterung der rechtlichen Grundlagen dieser Maßnahmen stattfinden (Neu, 2016).

Die Angehörigen sind oft verzweifelt, wenn sie ihre Geliebten in diesem Zustand sehen. Pflegefachpersonen sollen dafür sensibilisiert bleiben und eine achtsame und professionelle empathische Haltung anstreben. Es ist wichtig, verletzende Wörter oder aggressives Verhalten nicht persönlich zu nehmen. Die zuständigen Ärzt_innen sollen informiert und ein psychiatrisches Konsil angefordert werden.

Ein Screening für ein Delir scheint die richtige Überwachungsmaßnahme bei bestimmten Patient_innengruppen zu sein, um ein Delir zu identifizieren. Ein weitverbreitetes und validiertes schnelles Instrument für die Erfassung und Beurteilung eines Delirs auf der Intensivstation ist die „Confusion Assessment Method for the intensive care unit" (CAM-ICU) (Ely et al., 2001)

Risikofaktoren, Prävention und Therapie

Ein Delir hat viele Ursachen. Auslöser ist die Summe von verschiedenen Faktoren. Eine Operation, Hyperthermie, Schmerzen, Medikamente sowie Demenz, Suchterkrankungen oder ein Entzug sind typische Auslöser (Möller et al., 2017). Auch externe Faktoren können Auslöser sein, aber auch als präventive Maßnahmen dienen. Zu den Auslösern gehören z. B. eine unruhige und reizvolle Umgebung, Beleuchtung, fehlende Seh- oder Hörhilfsmittel, invasive Maßnahmen, Immobilisation oder eine Fixierung, Verlegungen und Zimmerwechsel oder Störungen der Schlaf-Wach-Muster. Alle diese Faktoren sind oft nicht vermeidbar in der Klinik. Besonders gefährdet sind die Patient_innen auf der Intensivstation (McCusker et al., 2001). Umstritten ist die Präsenz von Angehörigen. Dies kann negativ auf delirante Patient_innen wirken und den Schweregrad der Delirsymptome erhöhen. Diese können beunruhigend und belastend für die Familie und das Klinikpersonal sein (McCusker et al., 2001). Allerdings zeigen andere Untersuchungen, dass eine effektive Einbeziehung und Edukation von Angehörigen in der Pflege die Symptome des Delirs verringern können (Davidson et al., 2017). Ein Delir verschlechtert die Prognose, erschwert die Behandlung und verlängert einen Krankenhausaufenthalt (Pajonk et al., 2020).

Die **Abbildung 31-3** bietet einen Überblick über die häufigsten Risikofaktoren eines Delirs und die Auslöser und **Tabelle 31-1** über die präventiven Maßnahmen.

Die Prävention, Diagnostik und Therapie eines Delirs sind vielfältig und komplex. Zum Delirmanagement gehört als Erstes, sensibel für das Phänomen zu bleiben, Haltung, professionelle Empathie, die Prävention, frühes Screening, Teamarbeit und auf die eigenen Grenzen zu achten. Pflegefachpersonen haben eine besonders wichtige Rolle beim Delirmanagement. Die pflegerische Versorgung soll auf Delirprävention abzielen und die Auslöser minimieren. Dafür ist eine detaillierte Pflegeanamnese von großer Bedeutung, um Maßnahmen individuell abzuleiten und durchzuführen. (Wesch et al., 2010; Rahman, 2024).

Hinweis

Weitere Informationen zu diesem Phänomen: S3-Leitlinie „Analgesie, Sedierung und Delirmanagement in der Intensivmedizin" (DAS-Leitlinie 2020) (AWMF, 2020)

NICE Guidelines: Delirium: Diagnosis, prevention and management, (NICE, 2010)

Delir und Verwirrtheitszustände inklusive Alkoholentzugsdelir (Kommission Leitlinien der Deutschen Gesellschaft für Neurologie, 2020)

31.8 Suizidalität

In Deutschland begehen jährlich ca. 10 000 Personen einen Suizid (Statistisches Bundesamt, 2021). In der Notfallversorgung sind 22 % aller psychiatrischen Notfälle suizidale Patient_innen (Pajonk et al., 2001). Jeder begangene Suizid betrifft ca. 135 Personen (Cerel et al., 2019). Die Implikationen dieses Phänomens und sein Erle-

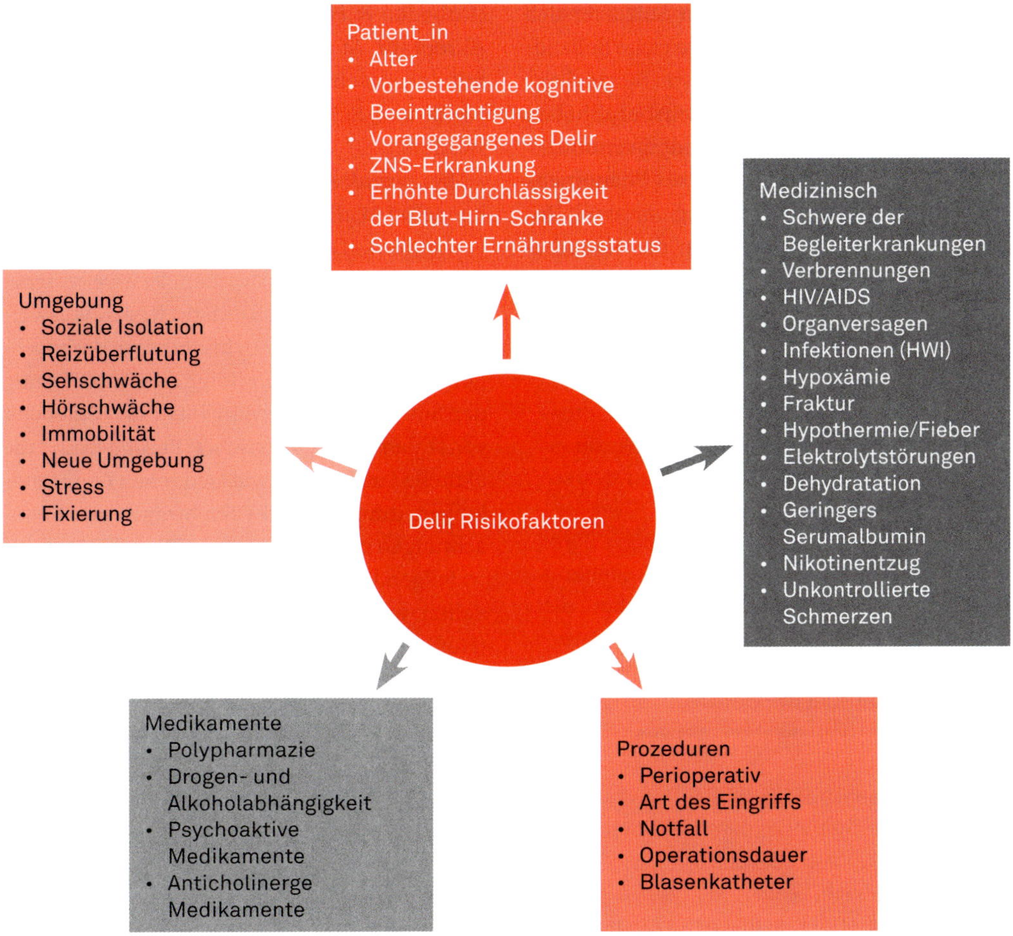

Abbildung 31-3: Risikofaktoren von Delir (Eigendarstellung in Anlehnung an Hasemann et al., 2010, S. 96)

Präventive Maßnahmen von Delir
• Fördern der Wahrnehmung (z.B. erforderliche Brille, Hörgeräte anwenden) • Fördern der Kommunikation (z.B. Kommunikationshilfsmittel Block, Alphabet einsetzen) • Fördern der Orientierung (z.B. Uhr und Kalender im Blickfeld positionieren) • Schmerzbehandlung (Schmerzerfassung, Visual Analog Scale Score 3 anstreben) • Ausreichende Sauerstoffversorgung (z.B. O_2-/Atemtherapie nach Bedarf) • Stabile Herz-Kreislauf-Situation • Ausgleichen des Nährstoffhaushalts (z.B. Substition von Elektrolyten nach Bedarf, Überwachung der Nahrungsaufnahme) • Stressreduktion (z.B. niedrige Umgebungslautstärke, angepasste Lichtverhältnisse) • Fördern eines normalen Schlaf-Wach-Rhythmus (z.B. Nachtruhe einhalten, Einschlafhilfen) • Mobilität/Frühmobilisation (z.B. Mobilisation so viel wie möglich, Selbstpflege fördern) • Miteinbezug und Information der Angehörigen (z.B. Information über die Delir-Prävention, zu Besuchen ermuntern, in die Pflege einbeziehen) • Vermeidung von Infektionen und Fieber (z.B. überflüssige Katheter entfernen, Kontroller aller Einstichstellen, Behandeln von Fieber und Ausgleich von Flüssigkeitsverlusten)

Tabelle 31-1: Delirprävention (Eigendarstellung in Anlehnung an Schubert et al., 2010, S. 321)

ben sind weit verbreitet. Beim Suizidversuch gibt es eine Chance für die erfolgreiche Behandlung und somit die Prävention von Suizidalität. Die Akteur_innen im Gesundheitsberuf haben eine wichtige Rolle bei der Suizidprävention.

Für die Verständlichkeit dieses Phänomens scheint eine Begriffserklärung sinnvoll. Im nachstehenden Kasten werden die Hauptbegriffe, sowie ihre Anwendung und Unterschiede erklärt.

Definitionen

- **Suizidalität** ist ein umfassender Hauptbegriff für die „Suizidgedanken, Suizidankündigung, Suizidpläne und Suizidversuche" (DGKJP, 2016, S. 7).
- **Suizid** kommt aus der lateinischen Sprache: „sui" und „caedere" und bedeutet „das Töten seiner selbst" (Dudenredaktion, o.J. a). Ein Suizid ist der bewilligte und irreversible Terminus des eigenen Lebens.
- **Suizididee** sind die Gedanken an die Beendigung des eigenen Lebens (DGKJP, 2016).
- **Suizidplan** ist die Formulierung einer bestimmten Methode, durch die man sterben will (Nock et al., 2008).
- **Suizidversuch** bezieht sich auf die Ausübung potenziell selbstverletzenden Verhaltens, bei dem zumindest die Absicht besteht, zu sterben (Nock et al., 2008).

Klinisch relevante Faktoren in der somatischen Versorgung

In der somatischen Pflege spielt die frühe Erkennung von Suizidalität eine wichtige Rolle. Somatische Erkrankungen und Schmerzen erhöhen das Suizidrisiko (Crump et al., 2014). Das Behandlungspersonal fühlt sich oft hilflos gegenüber suizidalen Patient_innen und deren Angehörigen. Die Sensibilisierung und das Verständnis des Behandlungspersonals für Krisen und standardisierte Abläufe spielen eine wesentliche Rolle bei der Erkennung und Behandlung. Hierzu kann frühzeitig ein konsiliarpsychiatrischer Dienst einbezogen werden (Imboden & Hatzinger, 2015). Empathie und Akzeptanz ist die Grundhaltung im Umgang mit suizidalen Menschen. Vorwürfe, Ängste, Kritik und Schuldgefühle sollten vermieden werden.

Bei suizidalen Menschen müssen alle Behandelnden alles unternehmen, um die Tat zu verhindern. Dafür können unterschiedliche Maßnahmen ergriffen werden. Passive-resignative Haltungen müssen juristisch geahndet werden (Möller et al., 2017). Im Rahmen der psychiatrischen Anamnese erfolgt die Einschätzung der Suizidalität. Allerdings soll die Erhebung von früheren psychiatrischen Befunden und die aktuelle Suizidalität, wie Gedanken und Handlungen, durch gezieltes Nachfragen und Beobachtungen ermittelt werden (Neu, 2016).

Folgende Erkrankungen können eine Suizidalität zur Folge haben: depressive Episode (Hoffnungslosigkeit und Gedanken über Suizid), psychotische Störungen (Ängste, Halluzinationen), Alkohol- oder Drogenabhängigkeit (verbunden mit depressiver Stimmung), Borderline-Persönlichkeitsstörung, Persönlichkeitsstörung, PTBS, dissoziative Störungen (Anspannung, extreme Emotionen, Konflikte) und narzisstische Persönlichkeitsstörung und narzisstische Persönlichkeitszüge. (Neu, 2016)

Allerdings sind nicht nur psychische Komorbiditätsstörungen Risikofaktoren für eine akute Suizidalität. Suizidalität kann nach einem schwierigen Ereignis auftreten. In der Somatik können der Erhalt einer schwierigen medizinischen Diagnose, wie Karzinom oder HIV, Schuldgefühle wie Schädigung von Dritten nach einem Verkehrsunfall oder Körperverletzungen, Suizidgedanken verursachen (Neu, 2016). Zu den weiteren Risikofaktoren für Suizidalität gehören: Impulsivität, Alkohol- und Drogenkonsum, Beziehungsprobleme, bedeutender Verlust, soziale Isolation, gesundheitliche Probleme, Schmerzen, Schlafstörungen, Schamgefühle, Ängste sowie juristische und finanzielle Probleme (Neu, 2016). Viele dieser Risikofaktoren sind auf der Somatik nicht fremd. Es ist somit von großer Bedeutung, für die klinischen Symptome von Patient_innen und Angehörigen aufmerksam zu bleiben.

Ebenso wichtig ist das Eruieren von protektiven Faktoren (z.B. Werte, Religion, wichtige Bezugspersonen, Haustiere und Lebensziele) und deren Einbezug im therapeutischen Verlauf (Neu, 2016). Pflegefachpersonen haben die Pflicht, protektive Faktoren zu schützen und zu stärken.

31.9 Aggressivität

Alle zuvor beschriebenen Krankheitsbilder können aggressives Verhalten auslösen. Als Pflegefachperson ist es wichtig, präventive Maßnahmen einzusetzen und mit aggressiven Patient_innen richtig umzugehen.

Die S3-Leitlinie Notfallpsychiatrie (AWWF, 2020) stellt als wesentliche Aspekte bei der Prävention aggressiven Verhaltens dar: die Einnahme einer freundlichen und empathischen Haltung, die Sicherung von potenziell gefährlichen Gegenständen, das Erfragen von aggressiven Impulsen, das Setzen von Grenzen, die Vermeidung von engen Räumen, die Ermöglichung von Rückzug und Ausgängen sowie körperliche Bewegung, Personalschutz und nach ärztlicher Anordnung die Therapiegabe als Teil der Behandlung der Psychopathologie. Freiheitsentziehende Maßnahmen sollen als Mittel der letzten Wahl angesetzt werden. Dies soll unter Beachtung der Würde des Menschen und so kurz wie möglich durchgeführt werden. Eine ärztliche Anordnung muss vorliegen. Pflegefachpersonen sollen die Fixierung sachgerecht durchführen und regelmäßig kontrollieren. Fixierte Patient_innen müssen dauerhaft überwacht werden und Pflegefachkräfte die Fixierung sorgfältig dokumentieren.

Wie kann eine Pflegefachperson in der somatischen Versorgung dazu beitragen, dass Körper und Seele der Patient_innen und ihrer Angehörigen gesund werden? Eine intra- und interdisziplinäre Arbeit ist von Bedeutung für eine erfolgreiche Behandlung. Die eigenen Grenzen zu erkennen und den Menschen als Ganzes zu versorgen, sind grundlegende Voraussetzungen für eine erfolgreiche Behandlung. Eine reflektive, achtsame, empathische und professionelle Haltung in der Pflegepraxis ist die Voraussetzung für eine respektvolle, ethische und erfolgreiche Erreichung des Gesundheitszustandes des Menschen.

Reflexionsfragen

- Warum sollte eine Notfallversorgung bzw. die Versorgung von Patient_innen in der Notaufnahme über ein multiprofessionelles Team erfolgen?
- Welche akut-psychiatrischen Phänomene im Rahmen einer somatisch-klinischen Akutversorgung kennen Sie?

31.10 Literatur

AWMF (Arbeitsgemeinschaft der Wissenschaftlichen Medizinischen Fachgesellschaften). (2019). *S2k-Leitlinie Notfallpsychiatrie*. Verfügbar unter https://register.awmf.org/assets/guidelines/038-023l_S2k_Notfallpsychiatrie_2019-05_1-abgelaufen.pdf

AWMF (Arbeitsgemeinschaft der Wissenschaftlichen Medizinischen Fachgesellschaften). (2020). *S3-Leitlinie Analgesie, Sedierung und Delirmanagement in der Intensivmedizin (DAS-Leitlinie 2020)*. Verfügbar unter https://register.awmf.org/assets/guidelines/001-012l_S3_Analgesie-Sedierung-Delirmanagement-in-der-Intensivmedizin-DAS_2021-08.pdf

BAR. (2019). *Reha-Prozess: Gemeinsame Empfehlung zur Zuständigkeitsklärung, zur Erkennung, Ermittlung und Feststellung des Rehabilitationsbedarfs (einschließlich Grundsätzen der Instrumente zur Bedarfsermittlung), zur Teilhabeplanung und zu Anforderungen an die Durchführung von Leistungen zur Teilhabe gemäß § 26 Abs. 1 i. V. m. § 25 Abs. 1 Nr. 1 bis 3 und 6 und gemäß § 26 Abs. 2 Nr. 2, 3, 5, 7 bis 9 SGB IX*. Verfügbar unter https://www.bar-frankfurt.de/fileadmin/dateiliste/_publikationen/reha_vereinbarungen/pdfs/GEReha-Prozess.BF01.pdf

Bulechek, G.M., Butcher, H.K., Dochterman, J.M. & Wagner, C.M. (Hrsg.). (2016). *Pflegeinterventionsklassifikation (NIC)*. Hogrefe.

Bundesärztekammer. (2014). *(Muster-)Kursbuch Notfallmedizin.* Verfügbar unter https://www.bundesaerztekammer.de/fileadmin/user_upload/_old-files/downloads/pdf-Ordner/Weiterbildung/_Muster-Kursbuecher/MKB_2003/20140117_MKB-Notfallmedizin.pdf

Burnett, J., Coverdale, J.H., Pickens, S. & Bitondo Dyer, C. (2006). What is the association between self-neglect, depressive symptoms and untreated medical conditions? *Journal of elder abuse & neglect, 18*(4), 25–34. https://doi.org/10.1300/J084v18n04_04

Cerel, J., Brown, M.M., Maple, M., Singleton, M., van de Venne, J., Moore, M. & Flaherty, C. (2019). How Many People Are Exposed to Suicide? Not Six. *Suicide & Life-threatening Behavior, 49*(2), 529–534. https://doi.org/10.1111/sltb.12450

Collins, N., Blanchard, M.R., Tookman, A. & Sampson, E.L. (2010). Detection of delirium in the acute hospital. *Age and Ageing, 39*(1), 131–135. https://doi.org/10.1093/ageing/afp201

Crump, C., Sundquist, K., Sundquist, J. & Winkleby, M.A. (2014). Sociodemographic, psychiatric and somatic risk factors for suicide: a Swedish national cohort study. *Psychological Medicine, 44*(2), 279–289. https://doi.org/10.1017/S0033291713000810

Davidson, J.E., Aslakson, R.A., Long, A.C., Puntillo, K.A., Kross, e.K., Hart, J., Cox, C.E., Wunsch, H., Wickline, M.A., Nunnally, M.E., Netzer, G., Kentish-Barnes, N., Sprung, C.L., Hartog, C.S., Coombs, M., Gerritsen, R.T., Hopkins, R.O., Franck, L.S., Skrobik, Y., ... Curtis, J.R. (2017). Guidelines for Family-Centered Care in the Neonatal, Pediatric, and Adult ICU. *Critical Care Medicine, 45*(1), 103–128.

DGKJP (Deutsche Gesellschaft für Kinder- und Jugendpsychiatrie, Psychosomatik und Psychotherapie). (2016). *Leitlinie Suizidalität im Kindes- und Jugendalter: S2k-Leitlinie 028/031.* Verfügbar unter https://register.awmf.org/assets/guidelines/028-031l_S2k_Suizidalitaet_KiJu_2016-07_01-abgelaufen.pdf

Dudenredaktion. (o.J. a). Suizid. *Duden Online.* Abgerufen am 25. Oktober 2021, verfügbar unter https://www.duden.de/rechtschreibung/Suizid

Dudenredaktion. (o.J. b). Angst. *Duden Online.* Abgerufen am 25. Oktober 2021, verfügbar unter https://www.duden.de/rechtschreibung/Angst

Dyer, C.B., Ashton, C.M. & Teasdale, T.A. (1995). Postoperative delirium. A review of 80 primary data-collection studies. *The Archives of Internal Medicine, 155*(5), 461–465. https://doi.org/10.1001/archinte.1995.00430050035004

Ely, E.W., Margolin, R., Francis, J., May, L., Truman, B., Dittus, R., Speroff, T., Gautam, S., Bernard, G.R. & Inouye, S.K. (2001). Evaluation of delirium in critically ill patients: validation of the Confusion Assessment Method for the Intensive Care Unit (CAM-ICU). *Critical Care Medicine, 29*(7), 1370–1379. https://doi.org/10.1037/t28618-000

Foye, U., Simpson, A. & Reynolds, L. (2020). „Somebody else's business": The challenge of caring for patients with mental health problems on medical and surgical wards. *Journal of Psychiatric and Mental Health Nursing, 27*(4), 406–416. https://doi.org/10.1111/jpm.12596

Gutenbrunner, C., Stucki, G. & Smolenski, U.C. (2002). Recent challenges and chances of rehabilitation medicine. *Physikalische Medizin, Rehabilitationsmedizin, Kurortmedizin, 12*(3), 127–128. https://doi.org/10.1055/s-2002-32715

Hasemann, W., Hafner, M., Kressig, R.W. & Spirig, R. (2010). Delirprävention – das Basler Modell. *Therapeutische Umschau, 67*(2), 95–99. https://doi.org/10.1024/0040-5930/a000019

Herdman, H.T. & Kamitsuru, S. (2019). *Pflegediagnosen: Definitionen und Klassifikation* 2018–2020. RECOM.

Imboden, C. & Hatzinger, M. (2015). Suizidalität im somatischen Spital – Perspektive der Konsiliar- und Liaisonpsychiatrie. *Therapeutische Umschau, 72*(10), 637–642. https://doi.org/10.1024/0040-5930/a000730

Klieger, D.M. & Johnson, H.K. (2007). The social phobia and anxiety inventory: problem of underlying medical conditions. *Psychological Reports, 101*(3 Pt 1), 697–706. https://doi.org/10.2466/pr0.101.3.697-706

Kommission Leitlinien der Deutschen Gesellschaft für Neurologie (Hrsg.). (2020). *Delir und Verwirrtheitszustände inklusive Alkoholentzugsdelir.* Verfügbar unter https://register.awmf.org/assets/guidelines/030-006l-S1_Delir-und-Verwirrtheitszustaende-Alkoholentzugsdelir_2022-01.pdf

McCusker, J., Cole, M., Abrahamowicz, M., Han, L., Podoba, J.E. & Ramman-Haddad, L. (2001). Environmental risk factors for delirium in hospitalized older people. *Journal of the American Geriatrics Society, 49*(10), 1327–1334. https://doi.org/10.1046/j.1532-5415.2001.49260.x

Meijer, A., Conradi, H.J., Bos, E.H., Thombs, B.D., van Melle, J.P. & de Jonge, P. (2011). Prognostic association of depression following myocardial infarction with mortality and cardiovascular events: a meta-analysis of 25 years of research. *General Hospital Psychiatry, 33*(3), 203–216. https://doi.org/10.1016/j.genhosppsych.2011.02.007

Möller, H.-J., Laux, G. & Kapfhammer, H.-P. (2017). *Psychiatrie, Psychosomatik, Psychotherapie: Band 1: Allgemeine Psychiatrie 1, Band 2: Allgemeine Psychiatrie 2, Band 3: Spezielle Psychiatrie 1, Band 4: Spezielle Psychiatrie 2* (5. Aufl.). Springer. https://doi.org/10.1007/978-3-662-49295-6

Neu, P. (2016). *Akutpsychiatrie: Das Notfall-Manual* (3. Aufl.). Schattauer.

Neumann-Ponesch, S. (2017). *Modelle und Theorien in der Pflege* (4. Aufl.). Facultas.

NICE (National Institute for Health and Care Excellence). (2010). *Delirium: prevention, diagnosis and management in hospital and long-term care.* Verfügbar unter https://www.nice.org.uk/guidance/cg103/resources/delirium-prevention-diagnosis-and-management-in-hospital-and-longterm-care-pdf-35109327290821

Nock, M.K., Borges, G., Bromet, E.J., Cha, C.B., Kessler, R.C. & Lee, S. (2008). Suicide and suicidal behavior. *Epidemiologic Reviews, 30*, 133–154. https://doi.org/10.1093/epirev/mxn002

Nydahl, P., Fischill, M., Deffner, T., Neudeck, V. & Heindl, P. (2019). Intensivtagebücher senken Risiko für psychische Folgestörungen: Systematische Literaturrecherche und Metaanalyse. *Medizinische Klinik, Intensivmedizin und Notfallmedizin, 114*(1), 68–76. https://doi.org/10.1007/s00063-018-0456-4

Pajonk, F.-G.B. & D'Amelio, R. (2008). Psychosozialer Notfall-Erregungszustände, Aggression und gewalttätiges Verhalten im Notarzt- und Rettungsdienst. *Anasthesiologie, Intensivmedizin, Notfallmedizin, Schmerztherapie, 43*(7–8), 514–521. https://doi.org/10.1055/s-0028-1083093

Pajonk, F.-G.B., Grünberg, K.A., Paschen, H.R. & Moecke, H. (2001). *Psychiatrische Notfälle im Notarztdienst einer deutschen Großstadt. Fortschritte der Neurologie-Psychiatrie, 69*(4), 170–174. https://doi.org/10.1055/s-2001-12692

Pajonk, F.G.B., Messer, T. & Berzewski, H. (2020). *S2k-Leitlinie Notfallpsychiatrie.* Springer. https://doi.org/10.1007/978-3-662-61174-6

Rahman, S. (2024). *Delir kompakt. Delirmanagement bei akut neurokognitiv beeinträchtigten Personen.* Hogrefe. https://doi.org/10.1024/86160-000

Rutledge, T., Redwine, L.S., Linke, S.E. & Mills, P.J. (2013). A meta-analysis of mental health treatments and cardiac rehabilitation for improving clinical outcomes and depression among patients with coronary heart disease. *Psychosomatic Medicine, 75*(4), 335–349. https://doi.org/10.1097/PSY.0b013e318291d798

Schindler, E. (2016). *Medizinischer Notfall: Terminologie, historische Fachbegriffe und Arzneimittel.* Verfügbar unter https://www.pschyrembel.de/Medizinischer%20Notfall/K0FF1

Schnepp, W. (2002). *Angehörige pflegen. Familienpflege.* Hans Huber.

Schubert, M., Massarotto, P., Wehrli, M., Lehmann, A., Spirig, R. & Hasemann, W. (2010). Entwicklung eines interprofessionellen Behandlungskonzepts „Delir" für eine medizinische und eine chirurgische Intensivstation. *intensiv, 18*(6), 316–323. https://doi.org/10.1055/s-0030-1268019

Siddiqi, N., House, A.O. & Holmes, J.D. (2006). Occurrence and outcome of delirium in medical inpatients: a systematic literature review. *Age and Ageing, 35*(4), 350–364. https://doi.org/10.1093/ageing/afl005

Statistisches Bundesamt. (2021). *Suizide in Deutschland.* Verfügbar unter https://www.destatis.de/DE/Themen/Gesellschaft-Umwelt/Gesundheit/Todesursachen/Tabellen/suizide.html

Steinhausen, S., Ommen, O., Thüm, S., Lefering, R., Koehler, T., Neugebauer, E. & Pfaff, H. (2014). Physician empathy and subjective evaluation of medical treatment outcome in trauma surgery patients. *Patient Education and Counseling, 95*(1), 53–60. https://doi.org/10.1016/j.pec.2013.12.007

Stöcker, M. (2020). Wie wirkt sich die Corona-Pandemie auf Angst- und Zwangsstörungen aus? *Psychiatrische Pflege Heute, 26*(4), 172–179. https://doi.org/10.1055/a-1160-3069

Striebel, H.W. (2020). *Anästhesie, Intensivmedizin, Notfallmedizin* (10. Aufl.). Thieme. https://doi.org/10.1055/b000000059

Tonn, P., Reuter, S., Gerlach, N., Dahmen, N. & Pajonk, F.-G.B. (2008). Psychiatrische Patienten in der Notaufnahme. *Notfall + Rettungsmedizin, 11*(8), 537–546. https://doi.org/10.1007/s10049-008-1075-z

van Melle, J.P., de Jonge, P., Spijkerman, T.A., Tijssen, J.G.P., Ormel, J., van Veldhuisen, D.J., van den Brink, R.H.S. & van den Berg, M.P. (2004). Prognostic association of depression following myocardial infarction with mortality and cardiovascular events: a meta-analysis. *Psychosomatic Medicine, 66*(6), 814–822. https://doi.org/10.1097/01.psy.0000146294.82810.9c

Weltgesundheitsorganisation & Regionalbüro für Europa. (2013). *Gesundheit 2020: Rahmenkonzept und Strategie der Europäischen Region für das 21. Jahrhundert*. WHO Regional Office for Europe. Verfügbar unter https://iris.who.int/bitstream/handle/10665/326433/9789289000420-ger.pdf?sequence=1&isAllowed=y

Wesch, C., Massarotto, P. & Schubert, M. (2010). Akutspital. Wirksame pflegerische Delirprävention. *Krankenpflege Soins infirmies, 3*, 26–27.

32 Ambulante psychiatrische Akutversorgung

Ruth Jordan und Achim Richter

In diesem Kapitel stellen wir die Aufgaben der ambulanten psychiatrischen Pflege (APP) vor. Es werden die gesetzlichen Grundlagen aufgezeigt und die Tätigkeit bei und mit den Klient_innen, die Zusammenarbeit mit Mitbehandelnden und Angehörigen und die Ziele der APP beschrieben. Anhand von Praxisbeispielen werden die Aufgaben transparent gemacht.

Die ambulante psychiatrische Pflege ist eine individuelle, aufsuchende pflegerische Behandlung, um Klient_innen mit speziellen psychiatrischen Diagnosen (s. „verordnungsfähige Diagnosen", HKP-Richtlinie) im häuslichen Umfeld ressourcenorientiert beim Alltagsmanagement zu unterstützen (Gemeinsamer Bundesausschuss, 2022). Dies erfolgt zur Sicherstellung der ambulanten Behandlung nach einem stationären Aufenthalt oder zur Vermeidung einer stationären Behandlung aus dem ambulanten Setting heraus. Die ambulante psychiatrische Pflege kann von festgelegten Berufsgruppen – gemäß der Richtlinie der häuslichen Krankenpflege – für vier Monate verordnet werden. Eine zeitgleiche Behandlung neben einem voll- oder teilstationären Aufenthalt ist nicht möglich. Dies gilt auch für eine soziotherapeutische Behandlung.

Im Sozialgesetzbuch V sind die gesetzlichen Vorgaben und der Anspruch der Versicherten auf die ambulante psychiatrische Pflege in den Paragrafen 132a, 37, 61 und 92 festgelegt. Für die APP ist eine gesetzliche Zuzahlung durch den Versicherten zu leisten, sofern keine Zuzahlungsbefreiung vorliegt. In Ergänzung gilt die Richtlinie der häuslichen Krankenpflege (HKP) des Gemeinsamen Bundesausschusses über die Verordnung von häuslicher Krankenpflege.

32.1 Die Aufgaben der APP

Da die APP eine individuelle Einzelbehandlung im häuslichen Umfeld der Klient_innen ist, liegt der Schwerpunkt der Behandlung im Alltagsmanagement der Klient_innen. Die Notwendigkeit der Akutversorgung ergibt sich u. a. aus der Angabe des GAF-Wertes (Global Assessment of Functioning) auf der Verordnung (s. HKP-Richtlinien) (Gemeinsamer Bundesausschuss, 2022). Die Verordnung kann nach oder anstelle von einer stationären Behandlung zur Sicherstellung der ambulanten Behandlung erfolgen. Für die Prüfung der Kostenübernahme muss der Verordnende zusätzlich einen Behandlungsplan mit Angabe der Fähigkeitsstörungen und der Behandlungsziele erstellen. Die Erstverordnung (gem. Richtlinie für die ersten 14 Tage) dient der Auftragsklärung und dem Beziehungsaufbau.

Gemeinsam mit den Klient_innen werden Unterstützungsmöglichkeiten erarbeitet, Ressourcen ermittelt und Handlungsmöglichkeiten aufgezeigt. Ziel der Behandlung ist immer, die größtmögliche Eigenständigkeit der Klient_innen zu erreichen. Wenn z. B. die Klient_innen in der Lage sind, mit Hilfe eines Wochendispensers ihre Medikamente eigenständig einzunehmen, werden sie beim Richten der Dispenser bedarfsgerecht unterstützt und psychoedukativ über die Wichtigkeit der Medikamenteneinnahme aufgeklärt.

Da die Behandlungsbereitschaft der Klient_innen für die APP alternativlos ist, sind die Unterstützenden auf die Akzeptanz der Maßnahme durch die Klient_innen angewiesen. Wenn ein entsprechender Auftrag formuliert werden kann (Pflegeplanung), wird die Behandlung im Rahmen einer Folgeverordnung fortgesetzt. Diese Verordnung muss aus dem ambulanten Bereich (niedergelassene Psychiater_innen/psychologische Psychotherapeut_innen oder psychiatrische Institutsambulanzen) ausgestellt werden.

Beim Ersttermin werden die Klient_innen nochmals auf die gesetzliche Zuzahlung hingewiesen, sofern die Klient_innen keine Zuzahlungsbefreiung haben, da der Gesetzgeber für die APP eine verhältnismäßig hohe Zuzahlung vorsieht (10 Euro pro Verordnung und 10 % der anfallenden Kosten für max. 28 Behandlungstage).

32.2 Pflegeprozess

In der Regel haben Klient_innen eine feste Bezugsperson. Nur in Urlaubs- oder Krankheitsfällen wird die Bezugsperson vertreten, sofern die Klient_innen dies akzeptieren können oder eine dringende Behandlungsnotwendigkeit vorliegt. Gemeinsam mit den Klient_innen wird die Anamnese erhoben und die Pflegeplanung erstellt. Hierbei kommen Pflegediagnosen zum Einsatz. Die Pflegeplanung wird unter Anwendung des Pflegemodells AEDL (Aktivitäten und existenzielle Erfahrungen des Lebens) nach Monika Krohwinkel erstellt (Krohwinkel, 2013). Bei der Ermittlung der Behandlungsziele werden auch die Angaben und Einschätzungen von Angehörigen berücksichtigt, wenn die Klient_innen dem zustimmen. Wichtig ist hierbei immer zu klären, wer welches Anliegen hat. In erster Linie sind die Interessen unserer Klient_innen maßgebend.

APP-Mitarbeitende sind zu Gast bei den Klient_innen. Diese Einstellung ist für die Zusammenarbeit wichtig und verbessert die Behandlungsbereitschaft bei den Klient_innen.

32.3 Leistungsdokumentation

Jeder Klient_innentermin wird im Dokumentationssystem als Bericht notiert. Hierbei ist wichtig, dass rechtliche Aspekte beachtet werden. Wenn z. B. von Klient_innen Suizidgedanken geäußert werden, muss die Bündnisfähigkeit geklärt und dokumentiert sein. Desgleichen ist die Informationsweitergabe an behandelnde Psychiater_innen zu vermerken. Ansonsten muss sich der Bericht mit den geplanten Maßnahmen decken und vom Umfang her angemessen sein. Um die erbrachten Leistungen mit Kostenträgern abrechnen zu können, müssen die Termine auf einem Leistungsnachweis von den Klient_innen mit Unterschrift bestätigt werden.

32.4 Schwierigkeiten der Alltagsbewältigung

Viele Probleme und Schwierigkeiten der Klient_innen liegen im häuslichen Umfeld. Daher können in stationären Settings viele Themen nicht angegangen werden oder werden dort auch nicht deutlich.

Oft werden erst durch die Alltagsbegleitung diese Themen auffällig und akut. So können dann auch zeitnah gemeinsame Gespräche z. B. mit Angehörigen zielführend sein. Dabei ist oft auch eine Aufklärung über die jeweilige Erkrankung erforderlich. Über die Akzeptanz der Erkrankung können bei Klient_innen oder ihren Angehörigen oftmals günstigere Bedingungen für die Krankheitsbewältigung erreicht werden.

Praxisbeispiel

Die 85-jährige Klientin (mobil mit Rollator), beeinträchtigt durch Depression und Vergesslichkeit, ist kürzlich aus dem Krankenhaus entlassen worden und kommt in ihr kleines Apartment zurück. Aus Kostengründen hat sie gegenüber dem Sozialdienst der Beauftragung eines Pflegedienstes für die Unterstützung bei der Körperpflege nicht zugestimmt. Aus denselben Gründen möchte sie keine Reinigungshilfe für die Wohnung haben.

Bei dem Erstgespräch riecht es in der Wohnung sehr stark nach Urin. Die schmutzige Wäsche aus dem Krankenhaus häuft sich auf dem Badezimmerboden, in der Küche stapelt sich das dreckige Geschirr.

Ein Gespräch über die psychischen Einschränkungen ist erst einmal nicht möglich. Die psychiatrische Fachpflegeperson kann kurz die APP vorstellen und ein „Kennenlerngespräch" führen. Die Klientin beklagt vor allem eine Überforderung mit dem Haushalt und ist sehr darauf eingeengt. Sie wisse sich nicht zu helfen. Darum sortieren wir gemeinsam die Wäsche, die Klientin kann die Wäsche selbstständig in der Waschmaschine waschen. Wir spülen zusammen Geschirr, dazu stelle ich ihr neben ihr Sofa einen Beistelltisch und stelle das gespülte Geschirr darauf, welches sie dann sitzend abtrocknet.

Im Nachgang besprechen wir, ob es nicht besser wäre, einer professionellen Unterstützung bei der Körperpflege zuzustimmen und auch einer Haushaltshilfe. Die Klientin ist nun für diese Themen zugänglicher, da sie direkt damit konfrontiert war und verspricht, mit ihrer Bevollmächtigten darüber zu sprechen.

Im Verlauf der ersten Woche konnte dies umgesetzt werden. Der Stressfaktor Körper- und Wohnungspflege wurde dadurch stark reduziert. Eine möglichst hohe Selbstständigkeit wurde erhalten und gesichert. Im weiteren Verlauf der vier Monate konnten wir über die Beeinträchtigungen durch die psychiatrische Erkrankung sprechen, Lösungen erörtern und umsetzen, ohne durch Haushaltsthemen blockiert zu sein.

Je nach stationärem Setting unterliegen die Klient_innen während einer Krankenhausbehandlung auch oft zusätzlichen Belastungen durch Mitpatient_innen – besonders auf geschlossenen Stationen. Auch dadurch kann die Behandlung im häuslichen Umfeld, statt im teilweise eskalierendem Stationsklima, besser auf die Bedürfnisse der Klient_innen abgestimmt werden.

Fallbeispiel

Die 72-jährige Klientin verarbeitet ihren männlichen Nachbarn sexualisiert wahnhaft (Kinderschänder, Nuttentreiber, Vergewaltiger) und fühlt sich von ihm beobachtet. Im Vorfeld kam es zu Handgreiflichkeiten seitens der Klientin. Ein Krankenhausaufenthalt hat eine vorübergehende Entspannung gebracht. Nun wird die Klientin psychiatrisch-ärztlich von einer Gerontoambulanz versorgt, die eine APP verordnet.

Die Klientin nimmt die APP-Hausbesuche dankbar an. Sie schimpft im Gespräch über ihren Nachbarn. Mit der Bezugsperson unternimmt sie lange Spaziergänge, während derer sie weiterhin wüste Beschimpfungen über diesen Nachbarn vor sich hinmurmelt und nur schwer abzulenken ist.

Ruhe findet sie beim Besuch von sakralen Gebäuden (Kirchen, Kapellen). Ihre Medikamente nimmt sie nur sporadisch. Im Arztgespräch mahnt die Psychiaterin Kontinuität in der Einnahme an und verbindet dies mit der Auflage, einen Pflegdienst extra zum Verabreichen der Tabletten zu bestellen. Die Klientin erfasst die Situation erst im Nachgespräch mit der Bezugsperson. Einen zusätzlichen Medikamentendienst will sie unbedingt vermeiden. Es werden Möglichkeiten zur Lösung des Problems eruiert und beide – Klientin und Bezugsperson – einigen sich auf das Erlernen des selbstständigen Herrichtens eines Wochendispensers. Die Klientin lässt sich in mehreren Wiederholungen anleiten und stellt nach einiger Zeit unter Aufsicht den Wochendispenser eigenständig.

Der Medikamentenspiegel hat sich bei der nächsten Blutentnahme sehr verbessert. Die

Aggressivität im Verhalten lässt langsam nach. Einzig mit der Abendmedikation hat die Klientin noch Schwierigkeiten, diese bleibt häufig im Dispenser zurück. Auf Nachfragen berichtet die Klientin, dass sie sehr früh (18.00 Uhr) einschlafe und dann gegen 02.00 wach werde, dann traue sie sich nicht mehr, ihre Abendmedikation von 20.00 Uhr einzunehmen.

Die Klientin findet schließlich, unterstützt durch ein entsprechendes psychoedukatives Bezugspersonengespräch, die Lösung selbst: Sie stellt sich den Wecker ihres Handys auf 19.00 Uhr, um die Medikation nicht zu vergessen. Im weiteren Verlauf gibt es keine Übergriffe mehr auf den männlichen Mietshausbewohner. Von ihrer beeinflussenden Wahrnehmung nimmt sie schließlich etwas Abstand. Ein erneuter Krankenhausaufenthalt wurde vermieden.

32.5 Abholen, wo sich jemand befindet

Für viele Probleme gibt es Lösungen. Da über die Jahre oft auch ähnliche Problemstellungen bei den Klient_innen auftauchen, ist es nicht zielführend, fertige Lösungen zu präsentieren. Für eine nachhaltige Verbesserung ist es sinnvoll, den Lösungsprozess immer wieder neu mit den Klient_innen zu erarbeiten, zumal Klient_innen individuelle Bedingungen haben, die bei der gemeinsamen Erarbeitung Berücksichtigung finden können.

Fallbeispiel

Eine 53-jährige, seit 35 Jahren an einer bipolaren Störung leidende Klientin stimmt in der Klinik der APP zu. Zum Zeitpunkt der Klinikaufnahme war sie in einer hochmanischen Phase, aktuell befindet sie sich in einer depressiven Phase.

Im APP-Erstgespräch hat sie große Pläne was die Umstrukturierung und Bewältigung ihres Haushalts betrifft. Sie möchte das Zimmer neu gestrichen haben, da sie die rote Farbe an den Wänden zu sehr an die Manie erinnert. Sie will Vorhänge vor das Fenster ihres Apartments hängen. Aber bereits bei der täglichen Arbeit im Haushalt, wie Abspülen, Müll entsorgen, Boden fegen oder Wischen/Fegen, Bad reinigen, Wäsche waschen und aufräumen etc., fühlt sie sich komplett überfordert und ist erschöpft. Es kommt zu Unstimmigkeiten zwischen Bezugsperson und Klientin, die ihre Kraftlosigkeit nach der Manie nicht akzeptieren kann und von sich selbst erwartet, „dass alles so wird wie früher."

Von der Bezugsperson erwartet sie mehr Unterstützung in Form von Aktivität im Haushalt. In einem langen Gespräch kann geklärt werden, dass die Erkrankte ihren Haushalt auch dann selbstständig führen sollte, wenn die APP-Maßnahme beendet ist. Dass sie sich kleine Ziele setzen und nicht mit der Renovierung ihres Apartments beginnen soll.

Ein entscheidender Punkt ist die Selbstakzeptanz ihrer Rekonvaleszenz. Hier bedarf es mehrerer Gesprächstermine, damit die Klientin erkennt, wie wichtig Ruhepausen, Spaziergänge und Entspannungstraining für ihre seelische und auch körperliche Gesundheit sind.

Mit einem Wochenplan lernt sie, ihren Alltag und Haushalt in kleinen Schritten zu strukturieren und auch die Ruhepausen mit einzuplanen.

32.6 Wünsche versus Realität

Viele der Klient_innen haben ein hohes Alter und benötigen nach einer stationären Behandlung oder aufgrund reduzierter Alltagsbewältigungsmöglichkeiten Unterstützung im häuslichen Umfeld. Ein Umzug in ein adäquates Heim ist teilweise, auch aus finanziellen Erwägungen, keine Alternative.

In diesen Fällen kann es auch die Aufgabe der APP sein, einen Realitätsbezug für die Klient_innen und deren Angehörige herzustellen. Dabei geht es in erster Linie darum, eine aktuelle oder potenzielle Gefährdung abzuschätzen.

Oft bemühen sich die Angehörigen nach Kräften, die Versorgung der Klient_innen zu sichern und überfordern sich dabei. Diese Überforderung wird auch den Klient_innen meistens deutlich und belastet sie zusätzlich. Hier sind psychoedukative Angehörigengespräche sinnvoll, damit auch das Wissen über die Erkrankung der Klient_innen verbessert wird. Auch den Klient_innen kann dabei verdeutlicht werden, wie es den Angehörigen im Umgang mit der Erkrankung geht. Da die Angehörigen eine wichtige Ressource in der Alltagsbewältigung der Klient_innen sind, kann über die Gespräche viel erreicht werden.

32.7 Akzeptanz und Abgrenzung der Pflegenden

Es kann vorkommen, dass wir im Klient_innen-interesse Ziele anvisieren, die die Klient_innen nicht erreichen möchten oder können. Nur Ziele, die die Klient_innen realisieren wollen, sind erreichbar. Es kann versucht werden, die Klient_innen zu motivieren. Es muss jedoch akzeptiert werden, wenn die Vorstellungen der Klient_innen nicht den Vorstellungen der helfenden Menschen entsprechen.

Fallbeispiel

Ein 36-jähriger Klient mit einer paranoiden Schizophrenie. Nach erfolgreichem Studienabschluss und dem Tod seiner Mutter hat der Klient eine Psychose entwickelt. In akuten Stadien ist es wiederholt zu stationären Behandlungen gekommen. Eine geplante berufliche Rehabilitationsmaßnahme hat den Klienten so stark belastet, dass es wieder – im Rahmen einer Psychose – zu einer akuten Selbstgefährdung gekommen ist. Nach einem weiteren stationären Aufenthalt wurde die APP verordnet. Bei dem Klienten imponiert ein großes Ruhe- und Schlafbedürfnis.

Eine partnerschaftliche Beziehung besteht aktuell nicht – ein entsprechendes Bedürfnis verspürt der Klient nicht. Sein einziges Interesse besteht darin, sich seinen Phantasievorstellungen zu widmen, die oft psychotische Inhalte haben. Eine antipsychotische Medikation erhält er aktuell in Form eines 14-tägigen Depots. Neben der ambulanten Behandlung bei seinem Psychiater hat der Klient seit mehreren Jahren eine Psychotherapeutin. Das vorrangige Ziel ist, den Klienten für einen neuen Versuch in der beruflichen Rehabilitationsmaßnahme mit der Steigerung der Aktivitäten vorzubereiten. In den Gesprächen mit der Bezugsperson zeigt sich der Klient damit einverstanden, durch die Erstellung von Wochenstrukturplänen sein Antriebsdefizit zu überwinden und seine Wochentage mit geplanten Tätigkeiten und Aktivitäten zu planen.

Die Umsetzung funktioniert dann aktuell nur sehr eingeschränkt, da der Klient aufgrund seines großen Schlafbedürfnisses kaum ausreichendes Interesse für die geplanten Maßnahmen entwickeln kann.

Zur Abklärung einer somatischen Ursache seines Antriebdefizites wurde eine internistische Vorstellung vereinbart. Aufgrund seiner unausgewogenen Ernährungsgewohnheiten wurde bei den Laborwerten lediglich eine Erhöhung der Cholesterinwerte festgestellt. Daraufhin wurde gemeinsam eine Ernährungsoptimierung geplant, deren Umsetzung allerdings auch nur sporadisch vom Klienten erfolgt.

Dem Klienten ist es bewusst, dass er durch sein Verhalten riskiert, dass die geplante Reha-Maßnahme durch seine Passivität wiederholt gefährdet ist. In den Bezugspersonengesprächen wird stets versucht, die Compliance für die geplanten Aktivitäten zu steigern, indem der Klient für Teilerfolge positiv verstärkt wird. Die Gefahr der weiteren Zunahme der psychotischen Symptomatik ist dem Klienten bewusst – mit ihm wurde ein Krisenplan erstellt, deren Anwendungsmöglichkeiten wiederholt mit dem Klienten thematisiert wird.

32.8 Multiprofessionelles Behandlungsteam

Für den Behandlungsprozess ist eine Abstimmung mit den psychiatrisch behandelnden Ärzt_innen erforderlich. Wenn es aus unserer professionellen Einschätzung wichtig ist, werden nach Rücksprache mit den Klient_innen zeitnah Termine bei einem Psychiater oder einer Psychiaterin vereinbart, um einer Verschlechterung der Symptomatik vorzubeugen. Zudem ist eine Vernetzung mit anderen Leistungserbringer_innen erforderlich, so dass oftmals – durch Einbeziehung externer Behandler_innen – multiprofessionell zusammengearbeitet wird, sofern die Klient_innen entsprechend von der Schweigepflicht entbinden. Da die APP nur für einen Zeitraum von vier Monaten vorgesehen ist, wird mit den Klient_innen auch eine Bedarfsanalyse gemacht, um zeitnah entsprechende Hilfsangebote zu installieren. Hier kann es um die Anbindung an Tagesstätten, die Alten-Service-Zentren oder die sozialpsychiatrischen Diensten gehen.

Wenn ein dauerhafter Unterstützungsbedarf ermittelt werden kann, ist ggf. eine Begutachtung durch den Medizinischen Dienst der Krankenkassen (MDK) zu beantragen oder ein Antrag auf ein betreutes Einzelwohnen erforderlich. Zur weiteren Stabilisierung und zur Vermeidung eventueller Rückfälle besteht auch die Möglichkeit, über die Anbindung an eine psychiatrische Institutsambulanz regelmäßig aufsuchende Hilfen zu installieren. In begründeten Einzelfällen kann die APP auch über die vier Monate hinaus verordnet werden. Da die Gefahr einer „ambulanten Hospitalisierung“ besteht, ist eine Verlängerung der Maßnahme kritisch zu sehen.

32.9 Erreichbarkeit

Während der Versorgungszeit durch die APP können die Klient_innen uns bei krisenhafter Zuspitzung jederzeit telefonisch kontaktieren. Da alle Mitarbeitenden jederzeit die Klient_innendokumentation einsehen können, ist eine adäquate Krisenintervention gewährleistet, zumal im Rahmen der Behandlung mit den Klient_innen ein Krisenplan erstellt wird. Wenn es erforderlich ist, können die Klient_innen auch im Rahmen der Rufbereitschaft aufgesucht werden. Ggf. wird auch der ärztliche Bereitschaftsdienst hinzugezogen.

Die Inanspruchnahme des Krisendienstes Psychiatrie sollte während der APP-Behandlung nicht erfolgen. Hierauf werden die Klient_innen im Rahmen des Erstgespräches hingewiesen. Die regulären Klient_innentermine finden montags bis freitags in der Zeit von 8:00 Uhr bis 16:30 Uhr (außer an Feiertagen) statt.

Die Möglichkeit der ambulanten psychiatrischen Pflege ist ein wichtiger Baustein in dem psychiatrischen Vorsorgungsangebot und wird von Klient_innen und Mitbehandler_innen positiv angenommen. Dies wird regelmäßig im Rahmen von Klient_innenbefragungen und über Befragungen interessierter Parteien validiert. Die Mitarbeiter_innen treffen sich zum gegenseitigen Austausch in regelmäßigen Abständen zu Teamsitzungen und Supervisionen.

Reflexionsfragen

- Wo finden sich die gesetzlichen Grundlagen der APP?
- Welche Berufsgruppen können APP verordnen?
- Über welchen Zeitraum kann APP verordnet werden?
- Wie sehen sich APP-Mitarbeitende bei den Klient_innen?
- Was ist die wichtigste Aufgabe der APP? Siehe auch Fallbeispiele.
- Welches Risiko kann sich bei Verlängerung der APP entwickeln?

Weiterführende Literatur

Bayrische Gesellschaft für psychische Gesundheit. (o. J.). *Betreutes Einzelwohnen*. Verfügbar unter https://www.die-bayerische.de/angebote/betreutes-einzelwohnen.html

DGPPN (Hrsg.). (2019). *S3-Leitlinie Psychosoziale Therapien bei schweren psychischen Erkrankungen. S3-Praxisleitlinien in Psychiatrie und Psychotherapie* (2. Aufl.). Springer. Verfügbar unter https://register.awmf.org/assets/guidelines/038-020l_S3_Psychosoziale_Therapien_bei_schweren_psychischen_Erkrankungen_2019-07.pdf

Gemeinsamer Bundesausschuss (G-BA). (2022). *Richtlinie des Gemeinsamen Bundesausschusses über die Verordnung von häuslicher Krankenpflege (Häusliche Krankenpflege-Richtlinie).* Verfügbar unter https://www.g-ba.de/richtlinien/11/

Krohwinkel, M. (2013). *Fördernde Prozesspflege mit integrierten ABDELs – Forschung, Theorie und Praxis.* Hans Huber.

Tschinke, I., Finklenburg, U., Gähler, B. & Konhäuser, T. (2022). *Lehrbuch ambulante psychiatrische Pflege.* Hogrefe. https://doi.org/10.1024/85691-000

Tschinke, I., Radisch, J., Giersberg, S., Karsten, A., Trombach, F., Kropp, V., Koch, C., Harnau, B. & Kopke, K. (2012). *Bezugspflege in der ambulanten psychiatrischen Pflege.* Leuphana Universität Lüneburg. Verfügbar unter https://www.bapp.info/archiv/BezugspflegeAPP-Leuphana_lang.pdf

33 Stationsäquivalente Behandlung

Johannes Kirchhof

Psychiatrische Akutbehandlung im häuslichen Umfeld der Betroffenen ist seit einigen Jahren gesetzlich verankert. Doch bisher bieten nur wenige Krankenhäuser, die an der Regelversorgung beteiligt sind, diese neue Behandlungsform an. Unklarheiten bei der Finanzierung und der erforderliche Aufbau neuer Strukturen scheinen die Hemmnisse zu sein. Auf Seiten der Betroffenen ist das Interesse jedoch sehr groß und es gibt auch viele Hinweise, dass die Behandlung in der Lebenswelt mindestens so wirksam und vermutlich auch nachhaltiger ist als die Behandlung in einem Krankenhaus.

33.1 Vorgeschichte

In Deutschland ist die medizinische und pflegerische Versorgung der Bevölkerung sehr stark auf die Behandlung im Krankenhaus ausgerichtet. Dies gilt traditionellerweise auch für die Psychiatrie: Die „armen verwirrten Seelen“ sollten sich in ländlicher Abgeschiedenheit erholen können. So entstanden Ende des 19. Jahrhunderts in ehemaligen Klöstern die Heil- und Irrenanstalten, die sich die Verwahrung und Sicherung psychisch Kranker zur Aufgabe gemacht hatten. Während der Zeit des Nationalsozialismus (1933–1945) beteiligten sich die Verantwortlichen und die Mitarbeiter_innen dieser Anstalten zunächst an Zwangssterilisationen, später hunderttausendfach an der Ermordung psychisch kranker und behinderter Menschen, die ja aus der damaligen Sicht unheilbar waren und somit eine Belastung der Volksgesundheit darstellten. Nach Ende des Zweiten Weltkriegs wurden wenige Verantwortliche zur Rechenschaft gezogen.

Das Versorgungssystem der verwahrenden Psychiatrie überdauerte in Deutschland in Vergleich zu anderen Ländern weitere Jahrzehnte. Erst mit der Einberufung einer Untersuchungskommission im Auftrag des Bundestages (Psychiatrie-Enquete) in den 1970er-Jahren wurden die unhaltbaren Zustände öffentlich und das Bemühen um eine Gleichstellung psychisch Kranker gegenüber körperlich Kranken schritt voran. Im gleichen Maße, in dem die Betten in den Anstalten reduziert wurden, wuchs die Anzahl der Heimplätze für geistig behinderte und psychisch kranke Menschen in meist großen Einrichtungen der Behindertenhilfe an. Eine gemeindenahe Versorgung ist in vielen Regionen bis heute nicht erreicht worden. Erst 2003 wird mit dem Paragraphen 64b SGB V die gesetzliche Grundlage für eine settingübergreifende Behandlung, einschließlich einer akutambulanten und aufsuchenden Versorgung im häuslichen Umfeld geschaffen. Globale Behandlungsbudgets können als Selektivvertrag mit einzelnen Krankenkassen oder als regionales Psychiatriebudget (RPB) mit allen in einer Region vertretenen Krankenkassen verhandelt werden (Schwarz et al., 2022). Der Anreiz liegt bei diesen Modellprojekten darin zu erreichen, dass die zu versorgenden Gruppen (Patient_innen) möglichst wenig Zeit in der teuren stationären Behandlung verbringen, also

Krankenhauseinweisungen vermieden oder Krankenhausaufenthalte verkürzt werden. Die Leistungsanbieter_innen (Einrichtungen) verdienen also erstmals an Stabilität, an Gesundung, statt an den Tagen in Krankheit oder Krise in einem stationär klinischen Setting. Diese neuen Anreize führten in vielen Fällen dazu, dass stationäre Betten reduziert und tagesklinische Plätze und aufsuchende Behandlung ausgebaut wurden. Dies trägt zur Stärkung eines dem SGB V innewohnenden Prinzip „ambulant vor stationär“ bei und fördert die regionale, gemeindenahe Versorgung, bestmöglich am eigenen Lebensort (also daheim).

Als eine der ersten Kliniken in Deutschland hat das Alexianer-Krankenhaus in Krefeld psychiatrisches Home Treatment in die Regelversorgung integriert. Unter der Bezeichnung „Integrative Psychiatrische Behandlung“ werden seit der Jahrtausendwende Patient_innen in ihrem Lebensumfeld behandelt. In einer vergleichenden Studie (Bechdolf et al., 2011) wurde belegt, dass diese Behandlung der stationären gegenüber mindestens ebenbürtig ist. In zahlreichen Modellprojekten wurden weitere Umsetzungsmöglichkeiten erprobt, die aber durch unterschiedliche Ausgangslagen und Ausgestaltung nur bedingt vergleichbar waren.

Regularien

Eine bundesweit einheitliche Regelung zum psychiatrischen Home Treatment im Rahmen der „stationsäquivalenten Behandlung“ (StäB) wurde erst Ende 2017 mit dem Gesetz zur Versorgung und Vergütung in der Psychiatrie, Kinder- und Jugendpsychiatrie und Psychosomatik geschaffen (§ 115 d SGB V). Der Widerstand gegen die Einführung von Fallpauschalen für die Psychiatrie und veränderte Rahmenbedingungen (Deutsches Institut für Menschenrechte, 2018) mündeten in einer Gesetzesinitiative, die überraschenderweise psychiatrische Akutbehandlung im Lebensumfeld zur Regelversorgung deklarierte (Kirchhof, 2021). Im Katalog der Operationen und Prozeduren (OPS, 2022) wird detailliert beschrieben, welche Voraussetzungen erfüllt sein müssen und welche Mindestmerkmale die stationsäquivalente Behandlung kennzeichnen:

- Die stationsäquivalente Behandlung umfasst eine psychiatrische Behandlung im häuslichen Umfeld des/der Patient_innen. Sie stellt bei Bedarf neben der aufsuchenden Behandlung auch die Nutzung weiterer Ressourcen der psychiatrischen Abteilung oder des psychiatrischen Krankenhauses für ergänzende Diagnostik und Therapie sicher. Voraussetzung für die stationsäquivalente Behandlung ist das Vorliegen einer psychischen Erkrankung und einer Indikation für eine stationäre Behandlung.
- Strukturmerkmale: Mobiles multiprofessionelles Team mit Behandlungsleitung durch Fachärzt_innen, pflegerische Mitarbeiter_innen und Vertreter_innen einer weiteren Berufsgruppe, z. B. Psycholog_innen, Sozialarbeiter_innen oder Spezialtherapeut_innen (Ergotherapie, Physiotherapie, Logopädie, Kreativtherapie). Erreichbarkeit mindestens eines Mitglieds des Behandlungsteams werktags im Rahmen des üblichen Tagesdienstes (Rufbereitschaft), darüber hinaus 24 Stunden an sieben Tagen in der Woche, jederzeitige ärztliche Eingriffsmöglichkeit; Möglichkeit zur umgehenden vollstationären Aufnahme bei kurzfristiger Zustandsverschlechterung.
- Mindestmerkmale: Durchführung einer wöchentlichen ärztlichen Visite im direkten Patient_innenkontakt, in der Regel im häuslichen Umfeld. Der fachärztliche Standard ist zu gewährleisten. Durchführung einer wöchentlichen multiprofessionellen Fallbesprechung zur Beratung des weiteren Behandlungsverlaufs. Behandlung auf der Grundlage eines individuellen Therapieplans, orientiert an den Möglichkeiten und dem Bedarf der Patient_innen. Es erfolgt mindestens ein direkter Patient_innenkontakt durch mindestens ein Mitglied des multiprofessionellen Teams pro Tag. Kommt ein direkter Kontakt nicht zustande aus Gründen, die Patient_innen zu verantworten haben, zählt der unter-

nommene Kontaktversuch dennoch als direkter Patient_innenkontakt.

33.2 Die Sicht der Patient_innen

Für die Behandlung im häuslichen Umfeld ist die Zustimmung aller erwachsenen Mitbewohner_innen im gemeinsamen Wohnraum einzuholen. Es muss die Möglichkeit zu einem Vier-Augen-Gespräch gegeben sein und schließlich darf das Kindeswohl nicht gefährdet werden. Ein besonders wichtiger Aspekt, wenn z. B. gerade junge Mütter mit postpartalen Depressionen eine Behandlung im häuslichen Umfeld der stationären Behandlung vorziehen. Gerade diese Gruppe von Patientinnen profitieren vom neuen Behandlungsangebot sehr, da sie zuhause die Mutterrolle mit der Patientinrolle verbinden können. Im stationären Setting sei man 24 Stunden am Tag Patientin und von den eigenen Kindern getrennt, wie eine Befragung von StäB-Patient_innen in der Uniklinik Köln (Kirchhof, 2021) ergab. Ein weiteres Motiv, nicht in der Klinik behandelt werden zu wollen, war die Missachtung der Selbstbestimmung. Dies hatten die Befragten in vorherigen stationären Aufenthalten in unterschiedlicher Weise über sich ergehen lassen müssen. Diese Erfahrung reichte von der ungefragten Medikamentenverordnung über die Zuteilung zu bestimmten Therapien, bis hin zur Zwangsmedikation und Fixierung. In der stationsäquivalenten Behandlung sei man dagegen der „Hausherr", man begegne sich hierdurch auf Augenhöhe. Die Belastung durch Mitpatient_innen entfalle, man könne sich jederzeit zurückziehen oder sich so beschäftigen, wie man es möchte. Man werde zu nichts gezwungen. Die Gespräche mit den Behandler_innen seien tiefergehend, weil man mehr Zeit hätte und niemand stören würde. So entstehe größeres Vertrauen. Es wäre dann aber besser, wenn es keinen Wechsel bei den Pflegepersonen gäbe und man sich so nicht immer wieder auf neue Gesprächspartner_innen einstellen müsse. Alle Berufsgruppen bezögen die Angehörigen mit in die Gespräche ein, in der Klinik gebe es nur selten die Möglichkeit, als Angehörige mit dem Arzt/der Ärztin zu sprechen. Schließlich kritisierten die Befragten noch die strengen Regularien: Zum einen, dass es überhaupt einer stationären Behandlungsbedürftigkeit bedarf, dass man nicht früher, bevor es kritisch werde, in die Behandlung kommen könne, zum anderen, dass es zu unflexibel sei, tägliche Kontakte könnten zum Ende der Behandlung zu viel sein, besser wäre ein Ausschleichen mit geringerer Frequenz an Hausbesuchen.

Implikationen

Die Befragung zu den Motiven und Erfahrungen der StäB-Patient_innen fand im Rahmen der Evaluation der Pilotphase der Einführung von StäB in der Uniklinik Köln statt. Sie ist nicht repräsentativ und die Ergebnisse können nicht pauschal auf alle Standorte mit StäB-Behandlung übertragen werden. Die Eindeutigkeit der Aussagen im Hinblick auf die Missachtung der Selbstbestimmung im stationären Rahmen und das positive Erleben der veränderten Rollen in der Behandlung zuhause sollten dennoch in der Gestaltung des Behandlungskonzeptes von StäB-Teams Beachtung finden:

1. Der Behandlungsplan muss die Erfahrungen und Bedürfnisse der Betroffenen berücksichtigen.
2. Die Kontinuität der betreuenden Personen muss gewahrt sein.
3. Der Einbezug der Angehörigen durch alle Berufsgruppen ist obligat.

33.3 Die praktische psychiatrische Pflege „Zuhause"

In der stationsäquivalenten Behandlung sind Patient_innen „Hausherr_in" und Gastgeber_in. So ist beim ersten Hausbesuch zunächst zu klären, ob man beim Betreten der Wohnung die Schuhe anlassen kann oder ob es aus hygienischen oder kulturellen Gründen erwünscht ist, die Straßenschuhe vor der Tür abzustreifen. Dieses Beispiel klingt profan, symbolisiert aber sehr gut die veränderten Rollen, die man im Home Treatment einnimmt. So ist auch bei der Planung der Zeiten der Hausbesuche und möglichen Teilnahmen an Therapien in der Klinik zu verfahren. Als Gast in der Häuslichkeit der Betroffenen sollten die Gewohnheiten und Vorlieben berücksichtigt werden. So können schon auf diesem Weg Wertschätzung und Verständnis entgegengebracht werden und die Basis für eine konstruktive, partnerschaftliche Zusammenarbeit ist gegeben.

Der Gesetzgeber fordert ohnehin eine Behandlung auf der Grundlage eines individuellen Therapieplans, orientiert an den Möglichkeiten und dem Bedarf des Patienten/der Patientin. Der objektive Bedarf wird von den sich aus der Erkrankung ableitenden Erfordernissen gebildet und entspricht somit der medizinischen Perspektive. Der subjektive Bedarf wird von den persönlichen Wünschen und Bedürfnissen der Betroffenen gebildet und entspricht somit der Perspektive der Pflege. Diese ist ja weniger auf die Erkrankung als auf die Überwindung der Krankheitsfolgen bzw. der Integration der Beeinträchtigungen in den Alltag ausgerichtet. „Menschen in seelischer Krise oder Erkrankung haben ihre Präferenzen aber nicht abfragbar parat. Sie müssen sie sich selbst erst bilden. Es hat etwas Zynisches, ihnen in dieser Situation einfach eine Checklist vorzulegen und sie zu bitten, ihre Präferenzen anzugeben. Es muss sich jemand mit ihnen hinsetzen, der alle Ergebnisse aus der externen Evidence kennt und bereit ist, ihnen in ihren Ängsten und Versuchen beizustehen, sich über sich selbst und ihre Ziele, Optionen und Entscheidungen klar zu werden“ (Behrens, 2019).

Im Unterschied zur ambulanten psychiatrischen Pflege handelt es sich bei der Pflege im Rahmen der stationsäquivalenten Behandlung um psychiatrische Akutbehandlung von Menschen mit einer Indikation zur stationären Behandlung. Hier erleben die Betroffenen sehr häufig Ohnmacht und Resignation, fühlen sich bedroht und sind akut suizidal. In dieser Situation ist es dann ungleich schwieriger, die eigenen Präferenzen, also Wünsche und Bedürfnisse, zu formulieren. Eine recovery-orientierte Haltung und ein strukturiertes Vorgehen, wie es das Assessment des Gezeitenmodells von Barker und Buchanan-Barker (2020) vorsieht, ermöglicht hier der Pflege, die Betroffenen zielgerichtet in ihrer Selbsterkundung zu unterstützen. So erkennen beide Seiten, worauf der Fokus zu richten ist und was höchste Priorität besitzt. Die Arbeit mit dem Gezeitenmodell ist nicht speziell für psychiatrisches Home Treatment entwickelt worden, lässt sich aber im häuslichen Rahmen noch wirkungsvoller entfalten. Während auf der ersten Seite des Assessments die Entstehung der Problematik erörtert wird, geht es auf den folgenden um die Bedeutung und die Priorisierung. Mit den Fragen nach den Ressourcen wird das positive emotionale Gedächtnis aktiviert, eine ideale Vorbereitung für die sich anschließende Zielformulierung. Diese gemeinsame Arbeit, der Prozess der Klärung mit abschließendem Blick in eine mögliche Zukunft, ist häufig die Voraussetzung dafür, Menschen mit akuter Suizidalität überhaupt zuhause behandeln zu können. Wenn Betroffene Hoffnung schöpfen und daran glauben, dass Veränderung möglich ist, ist gleichzeitig schon ein entscheidender Teil der Behandlung geglückt. Der große Vorteil der Zuhause-Behandlung liegt darin, dass längere und ungestörte Zusammenarbeit möglich ist. So kann in der einen Stunde, die im Durchschnitt die unmittelbare tägliche Kontaktzeit beträgt, ein Bündnis geschmiedet werden, das auch für Schwerkranke tragfähig ist. Nur selten werden mehrere Kontakte am selben Tag durchgeführt, von abendlichen Telefonkontakten abgesehen. Nach der ersten Phase des Kennenlernens und der Klärung stehen dann die konkreten Schritte an, die man gemeinsam vereinbart hat. Hier gibt es ein vielfältiges Spektrum, dass ungleich stärker auf die reale Lebenswelt zugeschnitten ist als es im künstlichen Schonraum der Klinik möglich wäre. Ob es darum geht, in der Wohnung Ordnung zu schaffen, die Außenorientierung zu stärken und gemeinsame Spaziergänge durchzuführen oder anstehende Besorgungen oder Behördengänge – alles, was der Genesung förderlich ist, ist auch durchführbar. Die Pflegepersonen können hier viel freier agieren und entscheiden, da sie ja nicht gleichzeitig noch die Mitpatient_innen und den Stationsablauf im Auge haben müssen. Sie können aber in schwierigen Momenten, suizidalen oder psychosozialen Krisen, auch nicht unmittelbar Hilfe aus dem Team hinzuziehen. In der Regel werden die Hausbesuche allein durchgeführt, wenn nach dem ersten Kennenlernen und der Abstimmung der Behandlungsstrategie die Weichen für Therapie und Pflege gestellt wurden. Sollte es aber aus Unklarheit über die Verfassung der betroffenen Person ratsam erscheinen, zu zweit den anstehenden Hausbesuch durchzuführen, kann dies natürlich jederzeit aus Gründen der Sicherheit oder besseren interdisziplinären Abstimmung so gehandhabt werden. Auch wenn Gespräche mit Mitbewohner_innen und Angehörigen geplant sind, kann es von der Dynamik her sinnvoll sein, diese mit zwei Personen des StäB-Teams durchzuführen. Häufig ergeben sich solche Gespräche aber auch spontan durch zufällige Begegnung, was gerade einen großen Vorzug der Behandlung im Lebensumfeld ausmacht. Das Miteinander, die Interaktion zwischen den Patient_innen und Angehörigen, ist für die Behandlung unter Umständen sehr aufschlussreich. Diese Gespräche können dann im Sinne der Psychoedukation geführt werden, oder als beiderseitiger Informationsaustausch. Die Angehörigen berichten überwiegend sehr positiv über diese Möglichkeit, unmittelbar Unterstützung und Entlastung zu finden.

Teamarbeit, wie oben unter den Strukturmerkmalen StäB dargestellt, ist die stationsäquivalente Behandlung, definiert als multiprofessionelle Behandlung durch mindestens drei verschiedene Berufsgruppen, geleitet durch Fachärzt_innen für Psychiatrie. Wie im stationären Rahmen auch, werden die ersten Tage der Behandlung von Diagnostik und Erstellung der Behandlungspläne geprägt. Die Pflegefachpersonen erheben den Pflegebedarf, indem sie sich spezifischer Assessmentverfahren bedienen. Die Pflegeziele und Maßnahmen orientieren sich an den Wünschen und Bedürfnissen der Betroffenen, während der Blick der Ärzt_innen und Therapeut_innen eher auf die aus der jeweiligen Erkrankung resultierenden Erfordernisse gerichtet ist. Idealerweise ist so eine umfassende, bedarfsorientierte Behandlung gewährleistet. Durch die besondere Motivationslage der StäB-Patient_innen scheuen sie zu Beginn der Behandlung häufig die Teilnahme an ergo-, sport- und psychotherapeutischen Gruppentherapien in der Klinik. Durch die positiven Erfahrungen im Verlauf lassen sich aber die allermeisten Patient_innen darauf ein, an psychoedukativen und weiteren Gruppenangeboten teilzunehmen. So profitieren sie dann auch von den Angeboten der Spezialtherapeut_innen und dem Austausch mit den stationären Mitpatient_innen. Sie erweitern ihr spezifisches Wissen über Erkrankung und Genesung und erproben sich in der Entwicklung neuer Fertigkeiten. Hier kann dann das psychiatrische Home Treatment anknüpfen und den Transfer in das häusliche Umfeld unterstützen. Durch den teaminternen Austausch sind alle Fachpersonen über Inhalt und Stand der Psychotherapie informiert. Jetzt können die erarbeiteten neuen Betrachtungs- und Umgangsweisen in der realen Lebenswelt verstetigt werden, statt, wie so häufig bei der stationären Behandlung, mit der Rückkehr in das alte Umfeld auch in die alten Muster zurückzufallen. Die vorgeschriebene wöchentliche Fallbesprechung bietet die Möglichkeit, sich intensiv über den jeweiligen aktuellen Behandlungsstand auszutauschen und so die einzelnen Ansätze miteinander zu verzahnen. Tägliche Übergabezeiten haben für die Pflegenden in der stationsäquivalenten Behandlung eine besondere Bedeutung: Da man in der Regel die Hausbesuche allein durchführt, ist der Bedarf an Austausch und Rückhalt durch das Team besonders hoch. Der Abgleich der Einschätzung der Akuität und der Umgang mit

Gefährdungssituationen kann somit zeitnah erfolgen und wirkt sich für alle Teammitglieder entlastend aus. Eine regelmäßige Supervision ermöglicht zusätzlich den Austausch über die gemeinsame Arbeit und gehört zum selbstverständlichen Repertoire psychiatrischen Arbeitens.

33.4 Besondere Kompetenzen

Da die Hausbesuche in der Regel von nur einer Person durchgeführt werden, bedarf es einer gewissen Erfahrung und Sicherheit, selbstständig mit dem ganzen Spektrum an psychiatrisch-pflegerischen Herausforderungen umgehen zu können. Umgang mit Suizidalität und Impulsivität sind sicherlich zwei der häufigsten Problemkonstellationen. Krisenpläne und abgestimmtes Vorgehen helfen auch in kritischen Zeiten, Ruhe und Besonnenheit zu bewahren. Eine recovery-orientierte Haltung und ein Repertoire von spezifischen Interventionen schafft Sicherheit für die Betroffenen und das Team. Kenntnisse aus der Sozialraumorientierung und Ansätze systemischer Therapie ermöglichen ein tieferes Verständnis der Dynamik der sozialen Interaktion und erleichtern die Moderation von Gesprächen mit Angehörigen und Betroffenen. Entscheidend für das Gelingen der gemeinsamen Arbeit sind aber auch im psychiatrischen Home Treatment die zugewandte, partnerschaftliche Haltung, Kreativität und der Wille, Verantwortung zu übernehmen. So kann die pflegerische Arbeit in der realen Lebenswelt betroffene Menschen zielgerichteter und nachhaltiger unterstützen.

33.5 Fazit

Krankheitsauslösende oder -erhaltende Faktoren, wie auch persönliche oder soziale Ressourcen können im Lebensumfeld der Betroffenen leichter erkannt und in der Behandlung berücksichtigt werden. Die anerkannten Wirkfaktoren therapeutischer Interaktion kommen unmittelbarer zur Entfaltung. Dennoch wird die Behandlung im häuslichen Umfeld die stationäre Behandlung niemals gänzlich ersetzen können. Viele Menschen benötigen gerade den Wechsel aus ihrer momentanen Lebenssituation, um sich stabilisieren und erholen zu können. Das große Problem aber bleibt hierbei, die erreichten Fortschritte in den Alltag der Betroffenen zu überführen. Insbesondere bei Erkrankungen, in denen die Symptomatik unmittelbar mit der Lebenswelt verknüpft ist, wie zum Beispiel bei Angst- und Zwangserkrankungen, bedeutet die Möglichkeit der stationsäquivalenten Behandlung einen großen Fortschritt, um nachhaltigere Veränderungen erzielen zu können. Häufiges Motiv, nicht stationär behandelt werden zu wollen, ist die erfahrene Missachtung der Selbstbestimmung. Hier gilt es also besonders behutsam vorzugehen und nicht einfach die gängige stationäre Praxis in der Zuhause-Behandlung fortzusetzen. Für die psychiatrische Pflege ist die stationsäquivalente Behandlung ein neues Tätigkeitsfeld, in dem Kreativität und Verantwortung gefragt sind. Wer sich dem stellen möchte, findet dann aber auch Rahmenbedingungen, die weit über den stationären Rahmen hinaus Möglichkeiten zur Erprobung und Entwicklung bieten und zu einer größeren beruflichen Zufriedenheit führen können.

Reflexionsfragen

- Auf welchen Erfahrungen basiert die Einführung der StäB als Regelversorgung?
- Was sind die besonderen Motive der Menschen, die eine Behandlung in ihrem häuslichen Umfeld bevorzugen?
- Inwieweit unterscheidet sich die Rolle der Pflegenden in der StäB von der stationären Behandlung?

33.6 Literatur

Barker, P. & Buchanan-Barker, P. (2020). *Das Gezeitenmodell* (2. Aufl.). Hogrefe. https://doi.org/10.1024/86034-000

Bechdolf, A. Skutta, M. & Horn, A. (2011). Psychiatrische Akutbehandlung ohne Krankenhausbett – Klinische Wirksamkeit von „Home Treatment" am Beispiel der „Integrativen Psychiatrischen Behandlung (IPB)" am Alexianer-Krankenhaus Krefeld. *Fortschritte in Neurologie und Psychiatrie, 79*(1), 26–31. https://doi.org/10.1055/s-0029-1245595

Behrens, J. (2019). *Theorie der Pflege und der Therapie*. Hogrefe. https://doi.org/10.1024/85916-000

Deutsches Institut für Menschenrechte. (2018). *Übereinkommen über die Rechte von Menschen mit Behinderungen*. Verfügbar unter https://www.institut-fuer-menschenrechte.de/das-institut/monitoring-stelle-un-brk/die-un-brk

Kirchhof, J. (2021). Psychiatrische Pflege im Home Treatment – neue Rollen? In S. Weinmann, A. Bechdolf & N. Greve (Hrsg.), *Psychiatrische Krisenintervention zu Hause* (S. 140–151). Psychiatrie-Verlag. https://doi.org/10.5771/9783966050883-140

OPS. (2022). *Stationsäquivalente psychiatrische Behandlung bei Erwachsenen*. Verfügbar unter https://www.icd-code.de/suche/ops/code/9-701.html

Schwarz, J., Ignatyev, Y., Baum, F., Neumann, A., Soltmann, B., Pfennig, A., Timm, J., Heinze, M. & von Peter, S. (2022). Settingübergreifende Behandlung in der Psychiatrie: Umsetzung spezifischer Versorgungsmerkmale an Kliniken der Modell- und Regelversorgung (PsychCare-Studie). *Der Nervenarzt, 93*, 476–482. https://doi.org/10.1007/s00115-021-01238-2

Weiterführende Literatur

Längle, G., Holzke, M. & Gottlob, M. (2021). *Psychisch Kranke zu Hause versorgen: Handbuch zur Stationsäquivalenten Behandlung (StäB)*. Kohlhammer. https://doi.org/10.17433/978-3-17-041143-2

Weinmann, S., Bechdolf, A. & Greve, N. (2021). *Psychiatrische Krisenintervention zu Hause*. Psychiatrie-Verlag. https://doi.org/10.5771/9783966050883

34 Rechtliche Kontexte: Betreuung, Unterbringung, Behandlung

Rolf Marschner

In diesem Kapitel geht es um die rechtlichen Folgen, wenn psychisch erkrankte oder in einer akuten Krise befindliche Menschen krankheitsbedingt die erforderlichen Entscheidungen nicht mehr oder nicht mehr ohne Unterstützung treffen können. Dies kann alle Lebensbereiche betreffen. Im Vordergrund stehen die Aufenthaltsbestimmung und die Behandlung im Rahmen einer Unterbringung in einem psychiatrischen Krankenhaus. Unter engen Voraussetzungen sind auch Entscheidungen gegen den Willen der Betroffenen möglich. Dabei kann es sich um die Betreuer_innenbestellung, die Unterbringung, Fixierungsmaßnahmen oder eine Zwangsbehandlung handeln.

Das seit 1992 geltende Betreuungsrecht wurde durch das Gesetz zur Reform des Vormundschafts- und Betreuungsrechts vom 4. Mai 2021 vollständig überarbeitet. Dabei wird insbesondere den Vorgaben der UN-Behindertenrechtskonvention (Deutsches Institut für Menschenrechte, 2018) und dem darin verankerten Prinzip der unterstützten Entscheidungsfindung Rechnung getragen. Der folgende Text legt das Betreuungsrecht in der ab dem 1. Januar 2023 geltenden Fassung zugrunde (Brosey et al., 2022).

34.1 Betreuungsrecht

Viele psychisch erkrankte Menschen bedürfen längerfristiger Unterstützung und Hilfe, unabhängig davon, ob sie in Einrichtungen, mit der Familie oder selbstständig in einer eigenen Wohnung leben. Soweit Betroffene nicht selbst für sich handeln können, kommt die Bestellung rechtlicher Betreuer_innen in Betracht, um die krankheitsbedingten Handlungsdefizite auszugleichen und die Betroffenen zu befähigen und zu unterstützen, ihre Rechte und Interessen in den jeweiligen Lebensbereichen wahrzunehmen und durchzusetzen (Art. 12 Abs. 2 bis 4 UN-BRK). Im Rahmen des Betreuungsrechts geht es in erster Linie um Unterstützung der Betroffenen. Nur ausnahmsweise kommen stellvertretendes Handeln oder Zwang in Betracht, wenn die Betroffenen mit der Bestellung eines rechtlichen Betreuers oder dessen Entscheidungen nicht einverstanden sind.

34.2 Bestellung rechtlicher Betreuer_innen

Die Bestellung rechtlicher Betreuer_innen setzt voraus, dass volljährige Betroffene auf Grund einer Krankheit oder Behinderung sich nicht oder nur teilweise um ihre Angelegenheiten kümmern können und deswegen für bestimmte Aufgabenbereiche der Unterstützung durch einen rechtlichen Betreuer bedürfen (§ 1814 Abs. 1 BGB). Gegen den freien Willen der Betroffenen dürfen Betreuer_innen nicht bestellt werden (§ 1814 Abs. 2 BGB). Die Bestellung von Betreuer_innen kommt also nur in Betracht, wenn und solange damit nicht einverstandene

Betroffene ihren Willen aufgrund einer in der Regel psychischen Krankheit oder einer seelischen Behinderung nicht frei bestimmen können. Dies gilt auch bei schubförmig verlaufenden Krankheiten. Weil die Betreuer_innenbestellung mit einem Eingriff in die Grundrechte, insbesondere in das Selbstbestimmungsrecht der Betroffenen, verbunden ist, entscheiden Betroffene zunächst selbst, ob sie die Bestellung der Betreuer_innen wünschen oder nicht. Nur bei Aufhebung der freien Willensbestimmung ist die Betreuer_innenbestellung auch gegen den freien Willen der Betroffenen im Sinne einer Zwangsbetreuung zulässig. In diesem Fall muss die Betreuung aber wieder aufgehoben werden, wenn die Betroffenen ihren Willen wieder frei bestimmen können. Die Betreuer_innen müssen die entsprechenden Umstände von sich aus dem Betreuungsgericht mitteilen (§ 1864 Abs. 2 BGB). Eine sogenannte Vorratsbetreuung ist nicht zulässig. Die Betreuung darf also in der Regel nicht mit dem Argument aufrechterhalten werden, dass es bei einem erneuten Krankheitsschub sinnvoll wäre, wenn Betreuer_innen mit entsprechendem Aufgabenkreis bestellt sind. Vielmehr ist ggf. zu prüfen, ob erneut Betreuer_innen bestellt werden müssen. Bei psychiatrischen Krisen genügen aber häufig Maßnahmen nach dem PsychKHG, ohne dass es zu einer Betreuer_innenbestellung kommt.

34.3 Erforderlichkeit der Betreuung

Eine Betreuung ist nur erforderlich, wenn die in Betracht kommenden Angelegenheiten der Betroffenen nicht von Bevollmächtigten oder durch andere Hilfen, bei denen keine gesetzliche Betreuer_innen bestellt werden, ebenso gut von einem/r Betreuer_in geregelt werden können (§ 1814 Abs. 3 Satz 2 BGB). Zu den anderen Hilfen gehören insbesondere die im Bereich der psychiatrischen Versorgung bestehenden Hilfen. Diese müssen – wie alle verfügbaren sozialen Rechte – vorrangig in Anspruch genommen werden, bevor es zu einer rechtlichen Betreuung kommt.

Der Erforderlichkeitsgrundsatz wirkt sich außerdem auf den Umfang der Aufgabenbereiche aus. Wegen des mit der Betreuerbestellung verbundenen Grundrechtseingriffs sind die Aufgabenbereiche, die Betreuer_innen übertragen werden, so eng wie möglich zu fassen. Besteht Handlungsbedarf bei einer psychischen Krankheit, ist der Aufgabenbereich auf die Gesundheitsfürsorge im psychiatrischen Bereich zu begrenzen, wenn der Betroffene nicht gleichzeitig an körperlichen Erkrankungen leidet, die er oder sie wegen seiner psychischen Krankheit nicht behandeln lässt. Soll durch die Betreuung die Unterbringung des/der Betroffenen in einem psychiatrischen Krankenhaus oder in einer geschlossenen Einrichtung ermöglicht werden, muss dem Betreuer der Aufgabenbereich der mit Freiheitsentziehung verbundenen Unterbringung übertragen sein (§ 1815 Abs. 2 BGB). Im Übrigen können die Aufgabenbereiche alle Lebensbereiche betreffen (Vermögenssorge, Geltendmachung von Sozialleistungsansprüchen, Wohnungsangelegenheiten, Übersiedlung ins Heim). Soweit möglich, ist eine Differenzierung vorzunehmen. Die Entscheidung über die Telekommunikation und die Entgegennahme, das Öffnen und das Anhalten der Post ist wegen der Schwere des Grundrechtseingriffs nur ausnahmsweise zulässig und immer ausdrücklich als Aufgabenbereich anzuordnen (§ 1815 Abs. 2 BGB). Eine Übertragung aller Aufgabenbereiche ist nicht mehr möglich.

34.4 Auswahl der Betreuer_innen

Als rechtliche Betreuer_innen kommen ehrenamtlich tätige Personen oder berufliche Betreuer_innen infrage. Zu den beruflichen Betreuer_innen gehören auch die Mitarbeiter_innen eines Betreuungsvereins oder der Betreuungsbehörde. Bei den ehrenamtlichen Betreuer_innen handelt es sich ganz überwiegend um Personen aus der Familie oder dem sozialen Umfeld der Betroffenen. Allerdings ist der Anteil der psychisch erkrankten Menschen, die von beruflichen Betreuer_innen betreut werden, deutlich höher als im Durchschnitt aller Betreuten, weil Angehörige als Betreuer_innen nicht in Betracht kommen oder nicht zur Verfügung stehen.

Die Auswahl der Betreuer_innen obliegt zwar dem Betreuungsgericht, Betroffene haben aber ein weitgehend verbindliches Vorschlagsrecht (§ 1816 Abs. 2 BGB). Für die Ausübung des Vorschlagsrechts genügt der sogenannte natürliche Wille, es sind weder Geschäftsfähigkeit noch ein besonderer Grad an Einsichtsfähigkeit erforderlich. Der Vorschlag der Betroffenen, der auch vorab schriftlich in einer Betreuungsverfügung niedergelegt sein kann, darf nur übergangen werden, wenn die als Betreuer_in vorgeschlagene Person ungeeignet ist. In der Regel nicht zum Betreuenden bestellt werden dürfen Personen, die in einem Abhängigkeitsverhältnis oder einer engen Beziehung zur/zum Anbieter_in der Versorgungsleistungen für den Betroffenen stehen (§ 1816 Abs. 6 BGB). Es kann daher niemand Pflegefachperson im Krankenhaus oder Bezugstherapeut_in im Betreuten Wohnen und gleichzeitig rechtliche Betreuer_in sein.

Konflikte im psychiatrischen Bereich können entstehen, wenn die Betroffenen eine Angehörige oder andere nahestehende Personen als Betreuer_innen vorschlagen. Diese werden von behandelnden Psychiater_innen teilweise als ungeeignet angesehen, weil sich die Betreuer_innentätigkeit negativ auf die Beziehung zum Betroffenen und damit auch auf dessen Krankheitsbild auswirken würde oder Angehörige dazu neigen würden, die Wünsche der Betroffenen bezüglich der Behandlung unreflektiert zu übernehmen. Dies gilt entsprechend für den Fall, dass die Betroffenen ihren Angehörigen eine Vorsorgevollmacht erteilt haben. Haben Betreuer_innen bzw. Bevollmächtigte eine kritische Einstellung gegenüber der gebotenen psychiatrischen Behandlung des Betroffenen, bedeutet dies aber nicht unbedingt, dass sie ungeeignet sind, die Interessen der Betroffenen wahrzunehmen. Nach der Rechtsprechung des Bundesverfassungsgerichts ist hier das Grundrecht des Art. 6 GG (Schutz der Familie) zu beachten (Bundesverfassungsgericht, 2021a). Vielmehr haben nach § 1821 Abs. 2 BGB Betreuer_innen und Bevollmächtigte die Wünsche der Betroffenen weitgehend zu beachten. Die Eignung fehlt nur dann, wenn aufgrund nachprüfbarer Tatsachen das Verhalten des Betreuenden (oder Bevollmächtigten) zu einer gesundheitlichen Schädigung des Betroffenen führt. Im vermögensrechtlichen Bereich können Interessenkonflikte zu einer fehlenden Eignung des Betreuenden führen. Ein Interessenkonflikt besteht auch, wenn Kinder und mögliche Erben der Betroffenen ihre Entscheidungen an eigenen finanziellen Interessen ausrichten und nicht an den Interessen des oder der Betroffenen.

34.5 Aufgaben und Pflichten rechtlicher Betreuer_innen

Aufgabe der Betreuer_innen ist die rechtliche Besorgung der Angelegenheiten des Betroffenen (§ 1821 Abs. 1 BGB). Betreuer_innen handeln grundsätzlich selbstständig und frei von Weisungen, soweit er oder sie nicht die Genehmigung des Betreuungsgerichts benötigt, z. B. bei einer Unterbringung oder freiheitsentziehenden Maßnahmen sowie bei ärztlichen Zwangsmaßnahmen. Zur rechtlichen Besorgung gehört auch der erforderliche persönliche Kontakt (§ 1821 Abs. 5 BGB).

Rechtliche Betreuer_innen haben die Aufgabe, Betroffene bei ihrer Lebensgestaltung und der notwendigen Versorgung zu unterstützen und dazu beizutragen, dass diese ihre Angelegenheiten wieder selbst regeln können (§ 1821 Abs. 1 und 6 BGB). Eine Vertretung im Außenverhältnis kommt nur ausnahmsweise in Betracht, wenn dies unbedingt erforderlich ist (z. B. Einwilligung in ärztliche Behandlung bei Einwilligungsunfähigkeit der Betroffenen, Sicherstellung der Antragstellung und Mitwirkung bei der Geltendmachung sozialer Ansprüche).

Gerade im Bereich der psychiatrischen Versorgung kann es zu Überschneidungen und Abgrenzungsproblemen zwischen den Aufgaben der rechtlichen Betreuung und den Aufgaben psychiatrischer Einrichtungen kommen. Soziale Betreuung ist z. B. Aufgabe der Assistenzleistungen im Rahmen der Eingliederungshilfe nach dem SGB IX und gehört auch zu den gesetzlichen Aufgaben von stationären Pflegeeinrichtungen nach dem SGB XI. Überschneidungen sind ebenso denkbar mit den Tätigkeitsfeldern der Soziotherapie und der häuslichen Krankenpflege oder des Krankenhaussozialdienstes im Rahmen des Entlassmanagements. Die Gesundheitsämter und Sozialpsychiatrischen Dienste haben beratende und unterstützende Aufgaben im Rahmen der PsychKHG. Zu den Aufgaben der sozialen Betreuung gehört es immer, die Betroffenen zu befähigen, ihre Angelegenheiten so weit wie möglich selbst zu regeln. In diesem Sinn gehen die sozialen Hilfen der rechtlichen Betreuung vor (so jetzt ausdrücklich § 17 Abs. 4 Satz 2 SGB I). Es gehört damit zu den Aufgaben der rechtlichen Betreuung, diese unter Nutzung der Ressourcen der psychiatrischen Versorgung überflüssig zu machen und die Betreuung so früh wie möglich zu beenden.

Im Innenverhältnis sind Betreuer_innen weitgehend an die Wünsche der Betroffenen gebunden. Die Angelegenheiten sind so zu führen, dass Betreute ihr Leben im Rahmen ihrer Möglichkeiten nach eigenen Wünschen gestalten können (§ 1821 Abs. 2 BGB). Wünsche der Betroffenen dürfen nur dann übergangen werden, wenn dadurch eine erhebliche Gefährdung (z. B. für die Gesundheit oder das Leben) eintreten würde, die die Betroffenen krankheitsbedingt nicht erkennen können bzw. nicht nach dieser Einsicht handeln können oder wenn sie dem Betreuenden nicht zuzumuten sind (§ 1821 Abs. 3 BGB). Alle wichtigen Angelegenheiten müssen persönlich besprochen werden. Die Wünsche der Betroffenen müssen nicht auf einer freien Willensbestimmung beruhen. Die Beachtlichkeit der Wünsche der Betroffenen betrifft alle denkbaren Aufgabenbereiche, also auch die Aufenthaltsbestimmung und die ärztliche Behandlung. So können Betroffene wünschen, zu Hause zu leben statt in einer besonderen Wohnform, in einer bestimmten Einrichtung zu leben statt in einer anderen oder mit einem bestimmten Medikament behandelt zu werden, oder sie können eine medikamentöse Behandlung ganz ablehnen. In allen genannten Fällen ist es zunächst Aufgabe rechtlicher Betreuer_innen, den Willen der Betroffenen als deren gesetzliche Vertreter_innen auch zur Geltung zu bringen und durchzusetzen (siehe § 1827 BGB). Dies gilt insbesondere auch im Rahmen der psychiatrischen Behandlung gegenüber den behandelnden Ärzt_innen. Nur unter den oben genannten Voraussetzungen dürfen Betreuer_innen sich ausnahmsweise über den Willen der betroffenen Person hinwegsetzen und z. B. die Einwilligung in eine ärztliche Behandlung erteilen. Zwangsbefugnisse sind damit aber nicht automatisch verbunden. Rechtlichen Betreuer_innen kommt gerade bei chronisch psychisch erkrankten Menschen eine wichtige gestaltende Funktion im Rahmen der psychiatrischen Versorgung und Behandlung zu. Von Betreuer_innen hängt es entscheidend ab, inwieweit der Wille der Betroffenen beachtet wird und inwieweit diese in die Entscheidungsprozesse einbezogen werden. Die starke rechtliche Stellung der Betreuer_innen kann auch zu Konflikten mit anderen psychiatrisch tätigen Personen, insbesondere Ärzt_innen führen. Eine Einwilligungsunfähigkeit des/der Betroffenen führt eben nicht dazu, dass die Behandlung jetzt ohne Einwilligung des/der Betroffenen zwangsweise durchgeführt werden kann, sondern nur dazu, dass ggf. Betreuer_innen eine stellvertretende Einwilligung erteilen können oder auch nicht, wenn der/die Betroffene die Behandlung ablehnt und eine Gefahr für die Gesundheit nicht erkennbar ist. In Zweifels- oder Konfliktfällen sollten rechtliche Betreuer_innen eine zweite psychiatrische Meinung einholen.

34.6 Unterbringung und Freiheitsentziehung durch rechtliche Betreuer_innen

Zu den Aufgaben der Betreuer_innen gehört auch die Unterbringung in einem psychiatrischen Krankenhaus oder in einer geschlossenen Einrichtung, wenn ihnen der diesbezügliche Aufgabenbereich übertragen wurde. Die Unterbringung bedarf der vorherigen Genehmigung des Betreuungsgerichts. Nur bei Gefahr im Verzug kommt eine Unterbringung ohne vorherige gerichtliche Genehmigung in Betracht. Die Genehmigung ist in diesem Fall unverzüglich nachzuholen (§ 1831 Abs. 2 BGB). Gewalt dürfen Betreuer_innen in diesem Fall aber nicht anwenden. Die Unterbringungsvorschriften gelten entsprechend für eine/n Bevollmächtigten, soweit eine entsprechende Befugnis schriftlich niedergelegt wurde (§ 1831 Abs. 5 BGB).

Das Unterbringungsverfahren ist wie das Verfahren der öffentlich-rechtlichen Unterbringung in den §§ 312ff. FamFG geregelt. An die Stelle des Antrags der zuständigen Behörde tritt der Antrag des Betreuenden an das Betreuungsgericht auf Genehmigung der Unterbringung.

34.7 Unterbringungsgründe

Eine Unterbringung durch Betreuer_innen ist nur im Interesse der Betroffenen zulässig. Daraus ergibt sich, dass eine Unterbringung durch den/die Betreuer_in im Interesse Dritter, insbesondere zur Abwehr von Gefahren für Dritte, unzulässig ist. In diesen Fällen kommt ausschließlich eine Unterbringung nach den Vorschriften des öffentlichen Unterbringungsrechts in Betracht.

Die Unterbringungsgründe sind in § 1831 Abs. 1 BGB konkretisiert. Danach ist eine Unterbringung zulässig entweder, weil

- die Gefahr besteht, dass der/die Betreute sich aufgrund seiner/ihrer psychischen Krankheit oder seelischen Behinderung selbst tötet oder erheblichen gesundheitlichen Schaden zufügt (Nr. 1), oder
- weil zur Abwendung eines drohenden erheblichen gesundheitlichen Schadens eine Untersuchung, Heilbehandlung oder ein ärztlicher Eingriff notwendig ist, der ohne Unterbringung nicht durchgeführt werden kann, soweit der/die Betroffene krankheitsbedingt die Notwendigkeit dieser Maßnahme nicht einsehen bzw. nicht nach dieser Einsicht handeln kann (Nr. 2).

Im erstgenannten Bereich der Selbstgefährdung besteht eine Überschneidung mit dem öffentlichen Unterbringungsrecht. Sobald ein/e Betreuer_in bestellt ist und eine Unterbringung nach § 1831 Abs. 1 Nr. 1 BGB veranlasst wurde, ist diese gegenüber der öffentlich-rechtlichen Unterbringung vorrangig. Im Übrigen – insbesondere bei akuten Krisen – ist die öffentlich-rechtliche Unterbringung, bei der kein/e Betreuer_in bestellt wird, vorrangig.

Bei chronisch psychisch erkrankten, insbesondere dementen Menschen kann eine Selbstgefährdung z. B. auch dadurch entstehen, dass diese die Nahrungsaufnahme oder die Einnahme lebenswichtiger Medikamente verweigern oder sich durch planloses Umherlaufen im Straßenverkehr gefährden. Bei suchtkranken Menschen, soweit eine Betreuung in Betracht kommt, kann eine Gefahr auch durch rauschbedingte Stürze und die damit verbundenen Verletzungen entstehen.

Im Bereich der oben aufgeführten Nr. 2 des § 1831 Abs. 1 BGB geht es zunächst um die Sicherstellung notwendiger ärztlicher Maßnahmen bei Erkrankungen, die nicht Grundlage der Betreuerbestellung sind, die Betroffene aber aufgrund ihrer psychischen Krankheit ablehnen. Daneben geht es in engen Grenzen auch um die Behandlung der psychischen Krankheit selbst. Auch hier ist die Abwendung eines erheblichen gesundheitlichen Schadens Voraussetzung der Unterbringung. Die Verweigerung der Behandlung allein genügt nicht.

Problematisch ist die zivilrechtliche Unterbringung durch Betreuer_innen, soweit es um die Gefahrenabwehr in akuten Krisen geht. Da Betroffene hier in aller Regel keine Betreuer_innen benötigen, ist die Unterbringung in diesen Fällen entgegen der Praxis in Teilen Deutschlands ggf. nach öffentlichem Unterbringungsrecht durchzuführen. Zwar kann nach § 1867 BGB der Betreuungsrichter ausnahmsweise vor Bestellung eines Betreuers oder einer Betreuerin eine Unterbringung nach § 1831 BGB anordnen. Dies ist aber nur zulässig, wenn erkennbar ist, dass die betroffene Person längerfristig auf die Unterstützung von Betreuer_innen angewiesen ist und für ihn daher unverzüglich zumindest eine vorläufige Betreungsperson bestellt wird, welche die Verantwortung für die weitere Unterbringung übernimmt (Bundesgerichtshof, 2002). Eine ärztliche Zwangsmaßnahme können Betreuungsrichter_innen nicht nach § 1867 BGB anordnen.

Problematisch ist die zivilrechtliche Unterbringung durch Betreuer_innen aber auch dann, wenn chronisch psychisch erkrankte Menschen für längere Zeit in psychiatrischen Krankenhäusern oder in geschlossenen Wohnformen oder Heimen untergebracht werden. Denn auch die Unterbringung durch Betreuer_innen ist auf den kürzestmöglichen Zeitraum zu begrenzen und umgehend zu beenden, wenn die Voraussetzungen der Unterbringung weggefallen sind (§ 1831 Abs. 3 BGB). Diese Verpflichtung obliegt nicht nur Betreuer_innen, sondern auch der Einrichtung. Je länger die Unterbringung andauert, umso strenger sind die Voraussetzungen für die Anordnung und die Fortdauer des Freiheitsentzugs. Bei längerfristigen Unterbringungen steht immer die Gefahr im Raum, dass zumindest teilweise Defizite im Bereich der Versorgung von chronisch psychisch erkrankten Menschen kompensiert werden. Auch die zivilrechtliche Unterbringung ist nur zulässig, soweit sie erforderlich ist und keine Alternativen bestehen, die ohne Freiheitsentziehung auskommen.

34.8 Freiheitsentziehende Maßnahmen

Der Unterbringung durch Betreuer_innen (oder Bevollmächtigte) gleichgestellt werden die freiheitsentziehenden Maßnahmen nach § 1831 Abs. 4 BGB. Auch hier sind die Unterbringungsvoraussetzungen des § 1831 Abs. 1 BGB zu prüfen und bedarf der/die Betreuer_in (außer bei Gefahr im Verzug) der vorherigen Genehmigung des Betreuungsgerichts (§ 1831 Abs. 2 BGB). Es handelt sich bei den freiheitsentziehenden Maßnahmen einerseits um Fixierungen in der Psychiatrie, andererseits um die typischen Sicherungsmaßnahmen in Heimen. Hierzu zählen mechanische Vorrichtungen (Bettgitter, Leibgurte), Medikamente oder Trickschlösser, soweit sie über einen längeren Zeitraum oder regelmäßig angewendet werden. Bei Medikamenten ist immer die Indikation zu hinterfragen. Steht die therapeutische Zielsetzung und nicht die Sedierung im Vordergrund, benötigen Betreuer nach überwiegender Auffassung keine Genehmigung nach § 1831 Abs. 4 BGB, aber ggf. nach § 1829 BGB.

Bei freiheitsentziehenden Maßnahmen während einer geschlossenen Unterbringung durch Betreuer_innen bedarf es einer zweiten gerichtlichen Genehmigung. Der Hauptanwendungsbereich liegt aber im Bereich der offenen Einrichtungen. Hierzu zählen auch Allgemeinkrankenhäuser. Wie im Fall der Unterbringung durch den Betreuenden sind freiheitsentziehende Maßnahmen zur Abwehr von Gefahren für Dritte nicht genehmigungsfähig. Auch diese sind nur im Rahmen einer öffentlich-rechtlichen Unterbringung auf der Grundlage der jeweiligen landesrechtlichen Regelungen zulässig.

In akuten Gefahrensituationen kann eine Freiheitsentziehung auch nach § 34 StGB gerechtfertigt sein. Dies gilt aber nur so lange, bis die erforderliche rechtliche Grundlage für die Freiheitsentziehung herbeigeführt werden kann. § 34 StGB ist ein strafrechtlicher Rechtfertigungstatbestand, aber keine Rechtsgrundlage für eine Freiheitsentziehung. Dies wird teilweise in sogenannten Fixierungsrichtlinien verkannt.

Mitarbeiter_innen von Einrichtungen sind außer in Notstandssituationen aus eigenem Recht zu keinen freiheitsentziehenden Maßnahmen befugt. Vielmehr sind immer rechtliche Betreuer_innen zu befragen, ob sie eine freiheitsentziehende Maßnahme durchführen wollen. Lehnen diese die Maßnahme (z. B. unter Verweis auf Alternativen) ab, kommt eine freiheitsentziehende Maßnahme nicht in Betracht. Stimmen sie zu, bedarf er der betreuungsgerichtlichen Genehmigung, die das Betreuungsgericht nach Durchführung eines mit allen Verfahrensgarantien ausgestatteten Unterbringungsverfahrens dann ggf. erteilt. Bei freiheitsentziehenden Maßnahmen ohne Einwilligung des/der Betroffenen oder seines Betreuers bzw. seiner Betreuerin und der erforderlichen betreuungsgerichtlichen Genehmigung besteht die Gefahr der Strafbarkeit wegen Freiheitsberaubung nach § 239 StGB.

34.9 Unterbringung nach PsychK(H)G

Alle Psychisch-Kranken-(Hilfe-)Gesetze der Bundesländer regeln die Voraussetzungen der Unterbringung in einem psychiatrischen Krankenhaus in akuten Gefahrensituationen. Traditionell wurde die Unterbringung psychisch kranker Menschen als Maßnahme des Polizeirechts verstanden, die eng mit dem Begriff der öffentlichen Sicherheit und Ordnung verbunden war. Durch die Einbeziehung der einer Unterbringung vorausgehenden Hilfen und Maßnahmen wurde die Unterbringung Teil einer Gesamtregelung für psychisch kranke Menschen im Sinne des Gesundheitsrechts. Unterbringung ist danach ein Instrument der Krisenintervention in einem Gesamtkonzept psychiatrischer Hilfen und Maßnahmen. Da es sich um einen massiven Grundrechtseingriff handelt, ist die Unterbringung durch entsprechende Behandlungsmaßnahmen auf die kürzestmögliche Zeit zu begrenzen. Bei einer Fixierung während der Unterbringung bedarf es einer weiteren gerichtlichen Entscheidung, wenn die Fixierung mindestens eine halbe Stunde dauert (Bundesverfassungsgericht, 2018).

34.10 Voraussetzungen einer Unterbringung

Die Voraussetzungen einer Unterbringung sind mehrstufig geregelt. Neben dem Vorliegen einer psychischen Krankheit ist Voraussetzung die erhebliche gegenwärtige Gefahr für die Betroffenen selbst oder die Rechtsgüter anderer (Selbst- oder Fremdgefahr).

Im Einzelnen unterscheiden sich die Formulierungen der Gesetze, wobei hinsichtlich der Fremdgefahr teilweise von der Gefährdung besonders bedeutender Rechtsgüter Dritter gesprochen wird (z. B. § 15 Abs. 2 BerlPsychKG). Weitere Voraussetzung für eine Unterbringung ist, dass Betroffene aufgrund der psychischen Krankheit ihren Willen nicht frei bestimmen können. Die Unterbringung einer Person, die ihren Willen frei bestimmen und ihre Grundrechte freiverantwortlich ausüben kann, ist unzulässig. Dies führt insbesondere dazu, dass bei suchtkranken Menschen eine Unterbringung nur im Ausnahmefall in Betracht kommt.

Eine erhebliche gegenwärtige (konkrete) Gefahr liegt vor, wenn mit der Rechtsgütergefährdung jederzeit mit hoher Wahrscheinlichkeit gerechnet werden muss. Nach der Formulierung der meisten PsychK(H)G liegt eine gegenwärtige Gefahr im Sinne des Unterbringungsrechts auch dann vor, wenn sich die Krankheit so auswirkt, dass ein schadenstiftendes Ereignis unmittelbar bevorsteht oder sein Eintritt zwar unvorhersehbar, wegen besonderer Umstände jedoch jederzeit zu erwarten ist (z. B. § 11 Abs. 2 NRWPsychKG).

Diese Formulierung ist problematisch, weil vorausgesetzt wird, dass mit dem Vorliegen einer psychischen Krankheit grundsätzlich eine Gefahr verbunden ist. Zwar kann aufgrund der vorliegenden Erkenntnisse zur Gefährlichkeit psychisch kranker Menschen bei bestimmten Krankheitsbildern ein erhöhtes Risiko der Selbst- oder Fremdgefährdung bestehen. Erforderlich ist aber eine einzelfallbezogene Prognoseentscheidung. Es ist immer zu prüfen, aufgrund welcher zusätzlichen Umstände aus der Vorgeschichte, aus der aktuellen Befindlichkeit sowie aus der sozialen Situation der Betroffenen von ihnen zum gegenwärtigen Zeitpunkt eine Gefahr ausgeht. Dies kann z.B. der Fall sein bei Drohungen mit Suizid oder Gewalttaten, soweit diese ernstlich sind, oder bei einem krankheitsbedingten Verlust der Handlungskontrolle unter Hinzutreten einer sozialen Isolation und fehlender Kontrollmöglichkeiten Dritter. Dabei können die psychische Krankheit selbst und ein früheres (gefährliches) Verhalten Indizien für eine Gefährlichkeit im Rahmen einer Gesamtwürdigung der aktuellen Situation der Betroffenen sein. Dies gilt auch für die Beurteilung der Suizidalität.

Neben der Suizidgefahr kommt als Unterbringungsgrund die Gefährdung der eigenen Gesundheit in Betracht. Auch insoweit muss es sich um eine erhebliche oder ernstliche Gefahr für die Gesundheit handeln. Dafür genügt die Verweigerung einer ärztlichen, insbesondere psychiatrischen Behandlung oder die Verweigerung der Einnahme für notwendig erachteter Medikamente nicht. Die meisten PsychKHG beinhalten ausdrücklich, dass die fehlende Bereitschaft, sich behandeln zu lassen, eine Unterbringung nicht rechtfertigt (z.B. § 11 Abs. 1 NRWPsychKG).

Insbesondere darf die Unterbringung nicht zur Erzwingung einer nicht vorhandenen Krankheitseinsicht oder Behandlungsbereitschaft benutzt werden. Die Nichtbehandlung muss vielmehr zu einer Lebensgefahr oder einer dauernden Behandlungsbedürftigkeit im Sinn einer Chronifizierung führen. Dies kann auch bei einer akuten Alkoholintoxikation oder in Verbindung mit einem Alkoholdelirium der Fall sein. Eine Gefahr für das eigene Vermögen rechtfertigt keine Unterbringung. Ggf. ist ein Betreuer zu bestellen und ein Einwilligungsvorbehalt anzuordnen.

Im Bereich der Fremdgefährdung kommen in erster Linie Gefahren für Leben und Gesundheit Dritter als Unterbringungsgrund in Betracht. Gefahren für Sachgüter können nur ausnahmsweise eine Unterbringung rechtfertigen. Belästigungen und querulante Verhaltensweisen psychisch erkrankter Menschen reichen wegen der Schwere des Grundrechtseingriffs für eine Unterbringung nicht aus.

Die Unterbringung muss nicht zwangsläufig auf einer geschlossenen Station erfolgen. Zwar werden in den PsychK(H)G der Bundesländer die Einrichtungen, in denen die Unterbringung erfolgt, festgelegt. Aber fast alle Gesetze sehen die Möglichkeit des offenen Vollzugs oder der offenen Unterbringung vor. Dies bedeutet, dass eine Freiheitsentziehung nicht nur auf geschlossenen Stationen, sondern auch auf offenen Stationen durchgeführt werden kann, wenn auf andere Weise Vorkehrungen gegen Entweichungen getroffen werden. Die insoweit erforderlichen Maßnahmen (Ausgangsverbote, Überwachungen) sind im Einzelfall je nach Gefährdungssituation festzulegen. Der Vorteil der Unterbringung auf offenen Stationen besteht in der Möglichkeit der gemeinsamen Behandlung von freiwilligen und untergebrachten Patient_innen, was sich positiv auf das therapeutische Klima der Einrichtung auswirkt und eine weitergehende Etikettierung der untergebrachten Patient_innen vermeidet. Bei einer Fixierung während der Unterbringung ist eine 1:1-Betreuung durch pflegerisches oder therapeutisches Personal sicherzustellen (Bundesverfassungsgericht, 2018).

34.11 Grundlagen der Behandlung

Jede ärztliche Behandlung ist nach deutschem Rechtsverständnis eine Körperverletzung im Sinn des § 223 StGB bzw. § 823 Abs. 1 BGB, die in der Regel deswegen nicht zur Strafbarkeit oder Schadensersatzpflicht der behandelnden Personen führt, weil eine wirksame Einwilligung der Patient_innen vorliegt. Dies gilt auch für die psychiatrische Behandlung und insbesondere die Behandlung mit Psychopharmaka unabhängig von der Art der Verabreichung. Es kann aber auch ein Behandlungsfehler mit den vorgenannten rechtlichen Folgen vorliegen, wenn die Behandlung nicht den allgemein anerkannten fachlichen Standards entspricht. In besonderen Fällen kann auch das Unterlassen einer Behandlung rechtliche Folgen haben. Die anerkannten fachlichen Standards ergeben sich nicht nur, aber in erster Linie aus den Leitlinien der medizinischen Fachgesellschaften und der Fachliteratur. Dies gilt für die verschiedenen Krankheitsbilder auch bei der Behandlung mit Psychopharmaka. Daneben sind die Indikationsstellungen und Dosierungsanleitungen der Arzneimittelhersteller zu beachten.

Für die Behandlung gilt der Grundsatz der Freiwilligkeit. Danach haben Patient_innen das Recht zu entscheiden, ob und wie sie behandelt werden wollen. Dies beinhaltet neben der Einwilligung in die Behandlung auch das Recht der Ablehnung einer Behandlung und ist Ausdruck des im Grundgesetz verankerten Selbstbestimmungsrechts (Art. 2 Abs. 1 GG). Ausnahmen müssen gesetzlich geregelt werden.

Grundlage für die ärztliche Behandlung ist daher zunächst die rechtswirksame Einwilligung der Betroffenen. Die wirksame Einwilligung setzt die vorherige Aufklärung über

- die vorliegende Erkrankung (Diagnose),
- die in Betracht kommenden Behandlungsmaßnahmen, ihre Notwendigkeit und ihre Erfolgsaussichten einschließlich möglicher Alternativen sowie
- die mit der Behandlung verbundenen Gefahren (Risiken und Nebenwirkungen) voraus (§ 630e Abs. 1 BGB).

Anders können die Betroffenen nicht in Ausübung ihres Selbstbestimmungsrechts entscheiden, ob sie die angebotene Behandlung durchführen (also in diese einwilligen) oder ablehnen wollen. Psychisch erkrankte Menschen sind unabhängig von einer eventuell bestehenden Einwilligungsunfähigkeit aufzuklären (§ 630d Abs. 5 BGB). Allerdings setzt eine wirksame Einwilligung in die Behandlung Einwilligungsfähigkeit voraus (§ 630d Abs. 1 Satz 2 BGB).

34.12 Einwilligungsfähigkeit

Der Begriff der Einwilligungsfähigkeit ist unabhängig von dem Begriff der Geschäftsfähigkeit zu bestimmen, weil es nicht um Rechtsgeschäfte, sondern den tatsächlichen Eingriff in geschützte Rechtsgüter geht. Daher können auch nicht geschäftsfähige Menschen bezogen auf einen konkreten ärztlichen Eingriff einwilligungsfähig sein, wenn sie verstehen, welche Konsequenzen mit dem Eingriff verbunden sind.

Üblicherweise wird davon ausgegangen, dass eine Beeinträchtigung der freien Willensbestimmung vorliegt, wenn jemand krankheitsbedingt Art, Bedeutung und Tragweite seines Handelns und ggf. erforderlicher Maßnahmen nicht verstehen bzw. seinen Willen nicht danach bestimmen kann. Nach der Definition von Amelung (1995) ist einwilligungsunfähig, wer aufgrund seiner Krankheit oder Behinderung

- den Wert der von der Entscheidung berührten Güter und Interessen,
- die der Entscheidung zugrunde liegenden Tatsachen,
- die sich aus der Entscheidung ergebenden Folgen und Risiken sowie
- die Mittel, die zur Erreichung des angestrebten Zwecks zur Verfügung stehen, ihn aber weniger belasten,

nicht erfassen kann bzw. sein Verhalten nicht nach dieser Einsicht richten kann.

Für die Beurteilung des Wertes der maßgeblichen Güter und Interessen ist dabei das subjektive Wertesystem des Betroffenen, nicht ein objektiv vernünftiges Wertesystem maßgeblich. Die Autonomie der Willensentscheidung ist zu respektieren, solange keine krankhafte Verzerrung des Wertsystems vorliegt. Dies bedeutet, dass bei psychisch kranken Menschen genau zu hinterfragen ist, inwieweit die Handlungen und Entscheidungen auf der Grundlage eines subjektiven Wertesystems und Erfahrungshintergrunds getroffen werden. Dabei sind insbesondere frühere Erfahrungen mit psychiatrischen Behandlungen zu berücksichtigen. Im Regelfall geht man von einer autonomen Entscheidung und damit von Selbstbestimmung aus. Ein psychisch erkrankter Mensch darf somit Behandlungen ablehnen, soweit er einwilligungsfähig ist. Unzulässig aus rechtlicher Sicht ist es, aus der Ablehnung einer Behandlungsmaßnahme auf die fehlende Einwilligungsfähigkeit zu schließen.

Liegt Einwilligungsfähigkeit nicht vor, können Betroffene nicht wirksam in die Behandlung einwilligen. Dies bedeutet zunächst aber auch, dass die Behandlung nicht durchgeführt werden kann, es sei denn, eine rechtliche Betreuungsperson mit dem entsprechenden Aufgabenbereich erteilt unter Berücksichtigung der Wünsche des/der Betroffenen (§ 1821 Abs. 2 BGB) stellvertretend die Einwilligung (§ 630d, Abs.1, Satz 2 BGB) oder es liegt eine Rechtsgrundlage vor, die ausnahmsweise eine Zwangsbehandlung gestattet. Sind Betreuer_innen mit dem entsprechenden Aufgabenkreis bestellt, kann er oder sie die Einwilligung des Betroffenen aber nur ersetzen, soweit dieser einwilligungsunfähig ist. Anderenfalls entscheidet trotz bestehender Betreuung der Betroffene allein. Es können also nur die/der Betreute oder Betreuer_innen einwilligen. Bei Zweifeln kann es aus Sicht des behandelnden Arztes sinnvoll sein, sowohl die Einwilligung des Betreuten als auch der Betreuer_innen einzuholen, damit in jedem Fall eine wirksame Einwilligung vorliegt.

Für die Behandlung mit Psychopharmaka gelten die zuvor dargestellten allgemeinen Regeln des Arztrechts. Bei der Aufklärung ist besonders darauf zu achten, dass Betroffene über die Erfolgsaussichten der Behandlung einerseits, über die Risiken und Nebenwirkungen andererseits informiert werden. Dabei spielen die konkrete Symptomatik mit ihren Auswirkungen auf die Lebenssituation der Betroffenen sowie die möglichen Verlaufsformen der Erkrankung mit oder ohne Behandlung sowie die Wünsche der Betroffenen hinsichtlich der erreichbaren Ziele eine entscheidende Rolle.

34.13 Genehmigungspflicht nach § 1829 BGB

Ist der/die Betroffene nicht einwilligungsfähig, kommt eine stellvertretende Einwilligung der rechtlichen Betreuer_innen mit entsprechendem Aufgabenbereich oder eines Bevollmächtigten, wenn die Vollmacht diesen Bereich umfasst, in Betracht. Diese stellvertretende Einwilligung beinhaltet noch nicht das Recht, die Behandlung auch zwangsweise gegen den natürlichen Willen des/der Betroffenen durchzusetzen. Bei gefährlichen Behandlungsmaßnahmen benötigen Betreuer_innen bzw. Bevollmächtigte für die Wirksamkeit der Einwilligung die Genehmigung des Betreuungsgerichts nach § 1829 Abs. 1 BGB, es sei denn, die beabsichtigte Behandlung duldet keinen Aufschub, ohne das Leben oder die Gesundheit des/der Betroffenen zu gefährden (§ 1829 Abs. 1 Satz 2 BGB), oder sie entspricht nach übereinstimmender Meinung von Ärzt_innen und Betreuer_innen dem nach § 1827 BGB festgestellten Willen des Betroffenen (§ 1829 Abs. 4 BGB).

Voraussetzung für die Genehmigungspflicht durch das Betreuungsgericht ist die begründete Gefahr, dass der/die Betreute auf Grund der Behandlungsmaßnahme stirbt oder einen schweren und länger dauernden gesundheitlichen Schaden erleidet (§ 1829, Abs. 1 BGB). Eine begründete Gefahr liegt vor bei einer konkreten und naheliegenden Möglichkeit des Schadenseintritts. Es kommt auf die Schwere der Beeinträchtigung der alltäglichen Lebensführung infolge der Behandlung im Vergleich zu einem gesunden Menschen an (Landgericht Berlin,

1993). Als länger dauernd wird der Zeitraum von mindestens einem Jahr angenommen, bei besonders schweren Gesundheitsschäden kommen auch kürzere Zeiträume in Betracht. Auch psychische Schäden kommen in Betracht, z.B. eine Abhängigkeit oder Selbsttötungsgefahr als Folge von Medikamenteneinnahmen. Es ist immer eine Abwägung im Einzelfall geboten. Grundsätzlich kann eine Genehmigungspflicht auf Grund der bekannten Nebenwirkungen bei der Behandlung mit Psychopharmaka bestehen. Informationen zu Wirkungen und Alternativen psychopharmakologischer Behandlung bieten Aderhold und Crefeld (2010), Greve (2010) sowie Dörner et al. (2017). Allerdings gibt es hierzu relativ wenig Rechtsprechung und Literatur.

34.14 Zwangsbehandlung

Das Recht auf körperliche Unversehrtheit ist eines der zentralen Grundrechte, in das nur aufgrund eines Gesetzes eingegriffen werden darf (Art. 2 Abs. 2 Satz 1 und 3 GG). Ebenso gewährleistet Art. 17 UN-BRK die körperliche und seelische Unversehrtheit.

Dies bedeutet, dass eine psychiatrische Behandlung, in deren Rahmen Zwang angewendet werden soll, nur ausnahmsweise unter gesetzlich ausdrücklich normierten Voraussetzungen zulässig ist. Aus dem verfassungsrechtlichen Grundsatz der Verhältnismäßigkeit ergibt sich außerdem, dass Zwangsbehandlungen nur in Betracht kommen, wenn alle anderen Behandlungsmöglichkeiten und Alternativen ausgeschöpft sind, die ohne Zwang auskommen.

In den letzten Jahren hat sich die Rechtsprechung des Bundesverfassungsgerichts und des Bundesgerichtshofs in einer Vielzahl von Entscheidungen mit der psychiatrischen Zwangsbehandlung beschäftigt. Den Entscheidungen lagen ganz überwiegend Konstellationen zugrunde, in denen es um die Behandlung mit Psychopharmaka, meistens Neuroleptika, im Rahmen einer Unterbringung im Maßregelvollzug oder in der Allgemeinpsychiatrie ging. Das Bundesverfassungsgericht hat für eine Zwangsbehandlung folgende Grundsätze aufgestellt (Bundesverfassungsgericht, 2011):

- Bei der medizinischen Zwangsbehandlung eines/r Untergebrachten mit Neuroleptika handelt es sich um einen besonders schweren Eingriff in das Grundrecht der Freiheit der Person sowie das allgemeine Persönlichkeitsrecht.
- Als Rechtfertigung für einen derart schweren Grundrechtseingriff kommt aber nicht der Schutz Dritter, sondern nur das grundrechtliche Freiheitsinteresse des/der Betroffenen selbst in Betracht, wenn diese/r zur Einsicht in die Schwere seiner Krankheit und die Notwendigkeit von Behandlungsmaßnahmen oder zum Handeln gemäß solcher Einsicht krankheitsbedingt nicht fähig ist. In diesen Fällen kann es ausnahmsweise zulässig sein, die tatsächlichen Voraussetzungen freier Selbstbestimmung des Untergebrachten wiederherzustellen. Dies eröffnet aber keine Vernunfthoheit des Staates insbesondere in den Fällen, in denen der/die Betroffene eine aus ärztlicher Sicht erforderliche Behandlung ablehnt, ohne dass seine Entscheidungsfähigkeit krankheitsbedingt aufgehoben ist.
- Der Grundsatz der Verhältnismäßigkeit gebietet, dass Zwangsmaßnahmen nur eingesetzt werden dürfen, wenn sie im Hinblick auf das Behandlungsziel Erfolg versprechen und mildere Mittel keinen Erfolg versprechen, d.h. eine weniger eingreifende Behandlung aussichtslos ist.
- Vor einer Zwangsbehandlung muss – unabhängig von der Einwilligungsfähigkeit des/der Betroffenen – ernsthaft, mit dem nötigen Zeitaufwand und ohne Druck versucht werden, die Zustimmung des/der Betroffenen, die auf Vertrauen gegründet ist, zu erreichen.
- Die Zwangsbehandlung darf für den Betroffenen nicht mit unverhältnismäßigen Belastungen verbunden sein. Dies ist dann der Fall, wenn die Behandlung mit einem nicht vernachlässigbaren Restrisiko irreversibler Gesundheitsschäden verbunden ist.

- Der/Die Betroffene muss Gelegenheit haben, vor Schaffung vollendeter Tatsachen eine gerichtliche Entscheidung herbeizuführen, und zwar auch in den Fällen, in denen die Einwilligung des gesetzlichen Vertretenden vorliegt. Wegen der Schwere des Grundrechtseingriffs sind besondere Sicherungen des gerichtlichen Verfahrens vorzusehen.

Von besonderer Bedeutung ist der sogenannte Überzeugungsversuch. Bevor es zu einer Zwangsmaßnahme kommt, muss immer erst das auf vertrauensvolle Zustimmung gerichtete Gespräch mit den Betroffenen gesucht werden. Dabei ist auch nach Alternativen zu der beabsichtigten Medikation hinsichtlich der Auswahl des Medikaments und der Dosierung zu suchen. Außerdem sind Therapiemaßnahmen, die die Anwendung von Zwang von vornherein vermeiden, sowie deeskalierende Maßnahmen vorrangig verfassungsrechtlich geboten.

34.15 Zwangsbehandlung im Betreuungsrecht

Umstritten war lange Zeit, ob auch das Betreuungsrecht eine gesetzliche Grundlage für eine Zwangsbehandlung enthält. Das Betreuungsrecht geht grundsätzlich davon aus, dass rechtliche Betreuer_innen Aufgaben im Dialog mit dem/der Betroffenen und ohne Zwangsbefugnisse erfüllen. Der Bundesgerichtshof hat daher konsequenterweise schon im Jahr 2000 entschieden, dass das Betreuungsrecht keine Rechtsgrundlage für eine ambulante Zwangsbehandlung enthält und es daher nicht zulässig ist, Betroffene alle zwei Wochen regelmäßig mit Gewalt zur Verabreichung der Dauermedikation mit Neuroleptika in eine psychiatrische Klinik zu bringen (Bundesgerichtshof, 2001). Auch von Seiten der Psychiatrie wurde überwiegend die Auffassung vertreten, dass eine rechtliche Grundlage für eine ambulante Zwangsbehandlung nicht erforderlich sei. Andererseits hat das Bundesverfassungsgericht aus Art. 2 Abs. 2 Satz 1 GG abgeleitet, dass auch eine staatliche Schutzpflicht bestehen kann, wenn die Betroffenen nicht entscheidungsfähig sind und krankheitsbedingt eine Behandlung ablehnen (Bundesverfassungsgericht, 2016).

Der Gesetzgeber hat die Voraussetzungen für die Einwilligung des Betreuenden in eine ärztliche Zwangsmaßnahme in § 1832 BGB entsprechend den engen Vorgaben des Bundesverfassungsgerichts geregelt. Danach können rechtliche Betreuer_innen in eine ärztliche Zwangsmaßnahme nur einwilligen, wenn

- die ärztliche Zwangsmaßnahme notwendig ist, um einen drohenden erheblichen gesundheitlichen Schaden abzuwenden,
- der oder die Betreute auf Grund einer psychischen Krankheit oder einer geistigen oder seelischen Behinderung die Notwendigkeit der ärztlichen Maßnahme nicht erkennen oder nicht nach dieser Einsicht handeln kann,
- die ärztliche Zwangsmaßnahme dem nach § 1827 BGB beachtlichen Willen des Betroffenen entspricht,
- zuvor versucht wurde, den/die Betreute/n von der Notwendigkeit der ärztlichen Maßnahme zu überzeugen,
- der erhebliche gesundheitliche Schaden durch keine andere dem/der Betreuten zumutbare Maßnahme abgewendet werden kann und
- der zu erwartende Nutzen der ärztlichen Zwangsmaßnahme die zu erwartenden Beeinträchtigungen deutlich überwiegt,
- die ärztliche Zwangsmaßnahme im Rahmen eines stationären Aufenthalts in einem Krankenhaus, in dem die gebotene medizinische Versorgung des/der Betreuten einschließlich einer erforderlichen Nachbehandlung sichergestellt ist, durchgeführt wird.

Eine ambulante Zwangsbehandlung zuhause oder in einer besonderen Wohneinrichtung oder im Heim ist nach der gesetzlichen Neuregelung weiterhin nicht möglich.

Die Einwilligung in die ärztliche Zwangsmaßnahme bedarf der vorherigen Genehmigung des Betreuungsgerichts (§ 1832 Abs. 2 BGB). Das Verfahren der Genehmigung der Einwilligung in eine ärztliche Zwangsmaßnahme ist wie das Unterbringungsverfahren in §§ 312ff. FamFG geregelt. Sachverständiger darf aber in der Regel nicht der/die zwangsbehandelnde Arzt_in sein (§ 321 Abs. 1 Satz 5 FamFG). Den Betreuer_innen (bzw. Bevollmächtigten) kommt bei der Einwilligung in eine ärztliche Zwangsmaßnahme eine besondere Bedeutung zu. Im Rahmen der Entscheidung des Betreuungsgerichts muss die beabsichtigte Behandlung hinsichtlich Arzneimittel, Wirkstoff, Dosis und Verabreichungshäufigkeit konkret festgelegt werden (Bundesgerichtshof, 2006).

34.16 Zwangsbehandlung bei Unterbringung nach PsychK(H)G und im Maßregelvollzug

Rechtliche Grundlagen für eine Zwangsbehandlung gegen den ausdrücklichen Willen und Widerstand des/der Betroffenen während einer Unterbringung in der Akutpsychiatrie oder im Maßregelvollzug finden sich in allen Psychisch-Kranken-(Hilfe-)Gesetzen (PsychK(H)G) sowie Maßregelvollzugsgesetzen der Bundesländer. Die gesetzlichen Regelungen zur Zwangsbehandlung in diesen Gesetzen entsprechen im Wesentlichen den Vorgaben des Bundesverfassungsgerichts und den Regelungen des § 1832 BGB. Eine Behandlung ist ohne oder gegen den Willen des/der Betroffenen danach nur in Fällen von Lebensgefahr oder erheblicher Gefahr für die eigene Gesundheit zulässig. Außerdem muss die freie Willensbestimmung des/der Betroffenen krankheitsbedingt aufgehoben sein. Alle Alternativen müssen ausgeschöpft sein und die Behandlung darf nicht zu irreversiblen Folgen führen.

Umstritten ist, ob anders als im Betreuungsrecht eine Zwangsbehandlung auch zur Abwehr für Gefahren für Dritte (insbesondere Pflegepersonal und Mitpatient_innen) zulässig ist. Nach einer aktuellen Entscheidung des BVerfG ist dies zumindest im Maßregelvollzug der Fall (Bundesverfassungsgericht, 2021b). Von ärztlicher Seite wird eine Zwangsbehandlung bei Gefahren für Dritte abgelehnt, weil insoweit eine medizinische Indikation fehlt und der Gefahr für Dritte bereits durch die Unterbringung selbst begegnet wird oder ggf. freiheitsentziehende Maßnahmen zu ergreifen sind (Bundesärztekammer – Zentrale Ethik-Kommission, 2013).

34.17 Patientenverfügung und Behandlungsvereinbarung

Entscheidungen über die Behandlung können auch vorab getroffen werden, also zu einem früheren Zeitpunkt als dem der konkreten Behandlung. Aus Sicht der/des Betroffenen geht es um die Wahrung der Selbstbestimmung auch in psychiatrischen Krisen.

Der Gesetzgeber hat durch die Vorschriften über die Patient_innenverfügung im Betreuungsrecht (§ 1827 BGB) die grundsätzliche Verbindlichkeit eines in einer Patient_innenverfügung niedergelegten Willens festgelegt und damit das Selbstbestimmungsrecht von Patient_innen bestätigt. Das ist auch dann noch zu respektieren, wenn der/die Betroffene zu einer eigenverantwortlichen Entscheidung nicht (mehr) in der Lage ist. Bei der Patient_innenverfügung werden von dem Betroffenen Entscheidungen zu einem Zeitpunkt, in dem Entscheidungsfähigkeit besteht, für einen späteren Zeitpunkt getroffen, in dem dies nicht der Fall ist. Soweit Betreuer_innen bestellt sind, müssen sie gegenüber Ärzt_innen und Pflegefachpersonen dem Patient_innenwillen Ausdruck und Geltung verschaffen (§ 1827 Abs. 1 Satz 2 BGB). Nach überwiegender Auffassung sind Ärzt_innen aber auch unmittelbar (also auch wenn keine Betreuer_innen bestellt sind) an den in der Patient_innenverfügung niedergelegten Willen gebunden.

Die Vorschriften über die Patient_innenverfügung gelten auch für die psychiatrische Behandlung (§ 1827 Abs. 3 BGB). Auch hier geht es um Willensäußerungen, die zu einem früheren Zeitpunkt für den Fall der späteren Einwilligungsunfähigkeit in einer psychiatrischen Krise formuliert werden. Allerdings ist auch hier Voraussetzung, dass Betroffene bei Abgabe ihrer Willensäußerung in einer Patient_innenverfügung einwilligungsfähig sind und dass sie sich eine hinreichend konkrete Vorstellung über die Behandlung gemacht hat, in die sie vorab einwilligen oder die sie vorab ablehnen möchten. Insoweit kann man auf frühere positive oder negative Erfahrungen mit psychiatrischen Behandlungen und insbesondere Psychopharmaka zurückgreifen.

Der in einer Patient_innenverfügung niedergelegte Wille der Betroffenen kann auch im Rahmen einer Unterbringung nicht übergangen werden. Dies ist nunmehr in fast allen PsychK(H)G bzw. Maßregelvollzugsgesetzen ausdrücklich geregelt. Teilweise wird eine Einschränkung bei erheblicher Fremdgefährdung vorgenommen. Aber auch in diesen Fällen ist im Rahmen der Verhältnismäßigkeitsprüfung soweit wie möglich der Wille der Betroffenen zu berücksichtigen, wenn es z.B. um die Wahl zwischen mehreren Medikamenten oder zwischen einer Zwangsmedikation und einer Fixierung geht.

Aus rechtlicher Sicht besteht kein Unterschied zwischen einer (einseitig erstellten) Patient_innenverfügung und einer (in Absprache mit den behandelnden Institutionen erstellten) Behandlungsvereinbarung, weil es sich bei der Einwilligung in bzw. Ablehnung von Behandlungsmaßnahmen nicht um einen Vertrag, sondern um eine einseitige Willenserklärung handelt. Dennoch ist der Abschluss einer Behandlungsvereinbarung schon deswegen sinnvoll, weil durch die Beteiligung der behandelnden Ärzte von der Einwilligungsfähigkeit des Betroffenen zum Zeitpunkt des Abschlusses der Behandlungsvereinbarung ausgegangen werden kann und weil Betroffene in aller Regel von der Akzeptanz ihres in der Behandlungsvereinbarung niedergelegten Willens ausgehen können.

Liegen die vorgenannten Voraussetzungen vor, sind die behandelnden Ärzt_innen in der Psychiatrie wie rechtliche Betreuer_innen und Bevollmächtigte an den in der Patient_innenverfügung oder Behandlungsvereinbarung niedergelegten Willen gebunden. Dies gilt auch für die Ablehnung der Behandlung (Landgericht Berlin, 2020; zum Maßregelvollzug: Bundesverfassungsgericht, 2021b).

Umstritten und gerichtlich noch nicht geklärt ist die Frage des Widerrufs einer Patient_innenverfügung. Nach der überwiegenden Auffassung ist ein Widerruf nicht möglich, wenn Betroffene nicht (mehr) einwilligungsfähig sind. Nach anderer Ansicht ist der aktuelle Wille unabhängig von der Einwilligungsfähigkeit immer vorrangig. Betroffene fürchten aber in diesem Fall, von den behandelnden Ärzt_innen unter Druck gesetzt zu werden, um doch noch eine Einwilligung in die Behandlung zu erteilen. Daher sollte auch dieser Fall in der Patient_innenverfügung bedacht und geregelt werden.

Patient_innenverfügung und Behandlungsvereinbarung sind somit geeignete Instrumente der Selbstbestimmung und Vermeidung von Zwang in der Psychiatrie. Ihre Akzeptanz ist am größten, wenn sich beide Seiten – wie bei der Behandlungsvereinbarung – auf die durchzuführenden Maßnahmen verständigen können.

34.18 Patient_innenrechte

Betroffene haben grundsätzlich ein Akteneinsichtsrecht in ihre Krankenakten. Dieses ergibt sich aus § 630g BGB. Dabei handelt es sich nicht um eine bloße Obliegenheit oder Verpflichtung des Arztes bzw. des Krankenhauses, sondern um ein in dem Recht auf informationelle Selbstbestimmung verankertes, jederzeit geltend zu machendes und einklagbares Recht. Patient_innen muss danach auf Verlangen Einsicht in die vollständige, sie betreffende Patient_innenakte gewährt werden. Dies gilt grundsätzlich auch für psychiatrische Krankenakten. Die Dokumentation ist deshalb ohne stigmatisierende oder diskriminierende Elemente so abzufassen, dass sie dem/der Betroffenen ohne Bedenken überlassen werden kann. Das Akteneinsichtsrecht beinhaltet das Recht, Abschriften in Papierform oder in elektronischer Form zu erhalten. Entgegen § 630g Abs. 2 Satz 2 BGB darf auf Grund der Vorschriften der Datenschutz-Grundverordnung keine Kostenerstattung verlangt werden.

Eine Einschränkung der Akteneinsicht ist nur möglich, wenn erhebliche therapeutische Gründe oder erhebliche Rechte Dritter entgegenstehen. Dabei kann es sich um die begründete Gefahr einer erheblichen Verschlechterung des Gesundheitszustandes der Patient_innen oder um eine begründete Gefahr für Dritte (z. B. Angehörige) handeln, die Auskunft über Patient_innen erteilt haben. Grundsätzlich gilt aber auch für psychisch erkrankte Menschen das Recht auf informationelle Selbstbestimmung. Diese müssen wissen, was in den Krankenunterlagen enthalten ist, um selbstbestimmte Entscheidungen über die Behandlung treffen zu können. Das Akteneinsichtsrecht ist in noch stärkerem Maß bedeutsam während einer Unterbringung und im Maßregelvollzug.

Um die Rechte in Einrichtungen durchzusetzen, gibt es die Möglichkeit, sich an die hierfür eingerichteten Kontrollinstanzen, z. B. die Patient_innenfürsprecher_innen und die Besuchskommissionen für den Bereich psychiatrischer Krankenhäuser zu wenden oder professionelle Hilfe in Anspruch zu nehmen.

Die Krankenhausgesetze der meisten Bundesländer sehen die Bestellung von Patient_innenfürsprecher_innen für den Bereich der Krankenhäuser vor. In einigen Bundesländern ist die Einsetzung von Patient_innenfürsprecher_innen auch im PsychK(H)G geregelt. Patient_innenfürsprecher_innen haben jederzeit Zugang zu allen Räumen der geschlossenen Stationen und Betreuungsbereiche. Die Patient_innenfürsprecher_innen prüfen Wünsche und Beschwerden der Patient_innen. Bei Anregungen oder Beanstandungen beraten sie die Mitarbeiter_innen der Einrichtungen. Werden schwerwiegende Mängel bei der Unterbringung oder Behandlung festgestellt, informiert die/der Patient_innenfürsprecher_in hierüber die ärztliche Leitung der Einrichtung und die Aufsichtsbehörde (§ 25 ThürPsychKG).

Die meisten PsychK(H)G sehen außerdem die Einrichtungen von Besuchskommissionen vor, die regelmäßig die Einrichtungen, in denen psychisch erkrankte Menschen untergebracht werden, besuchen und die Unterbringungsbedingungen überprüfen. Es besteht auch die Möglichkeit, sich – soweit vorhanden – an eine unabhängige Beschwerdestelle zu wenden, die eine unabhängige Information der Betroffenen und eine nachhaltige Interessenvertretung bieten soll.

Die Krankenkassen sollen ihre Mitglieder bei Behandlungsfehlern unterstützen, insbesondere durch die Aufklärung über Möglichkeiten zur Durchsetzung von Rechten bei ärztlichen Pflichtverletzungen (§ 66 SGB V). Teilweise bieten auch Verbraucherzentralen sowie die an einigen Orten bestehenden Patient_innenstellen Information und Unterstützung an.

Da Betroffene in Betreuungs- und Unterbringungsverfahren häufig nicht über einen eigenen Rechtsanwalt verfügen, sieht das Gesetz die Bestellung von Verfahrenspfleger_innen vor, soweit dies zur Wahrnehmung der Interessen der Betroffenen im Betreuungsverfahren (§ 276 FamFG) und im Unterbringungsverfahren (§ 317 FamFG) erforderlich ist. Bei einer Betreuer_innenbestellung gegen den Willen der Betroffenen sowie bei Unterbringungen und Zwangsmaßnahmen ist dies regelmäßig der Fall. Die Bestellung von Verfahrenspfleger_innen ist grundsätzlich nicht notwendig, wenn der oder die Betroffene selbst einen Verfahrensbevollmächtigten (z. B. Rechtsanwalt) beauftragt hat. Aufgabe des Verfahrenspflegers (bzw. Rechtsanwalts) ist es, Betroffenen im Betreuungs- bzw. Unterbringungsverfahren rechtliches Gehör zu verschaffen und deren eigene Wünsche und Sichtweisen in das Verfahren einzubringen. Eine wichtige Voraussetzung für eine effektive Interessenvertretung durch Verfahrenspfleger_innen ist, dass sie rechtzeitig bestellt werden, damit ein schneller Kontakt zu den Betroffenen hergestellt werden kann.

Reflexionsfragen

- Welche Aufgaben und Pflichten haben rechtliche Betreuungspersonen?
- Welche Unterbringungsgründe konkretisiert das Bürgerliche Gesetzbuch (BGB)?
- Was versteht man unter «Einwilligungsfähigkeit»?
- Welche Grundsätze hat das Bundesverfassungsgericht für eine Zwangsbehandlung aufgestellt?
- Welche Patient_innenrechte kennen Sie?

34.19 Literatur

Aderhold, V. & Crefeld, W. (2010). Neuroleptika zwischen Nutzen und Schaden. *Betreuungsrechtliche Praxis, 19*(2), 58–62.

Amelung, K. (1995). Probleme der Einwilligungsfähigkeit. *Recht & Psychiatrie, 13,* 20.

Brosey, D., Lesting, W., Loer, A. & Marschner, R. (2022). *Betreuungsrecht kompakt* (9. Aufl.). C.H. Beck.

Bundesärztekammer – Zentrale Ethik-Kommission. (2013). Zwangsbehandlung bei psychischen Erkrankungen. *Deutsches Ärzteblatt, 110*(26). Verfügbar unter https://www.zentrale-ethikkommission.de/fileadmin/user_upload/_old-files/downloads/pdf-Ordner/Zeko/ZwangsbehandlungPsych2013.pdf

Bundesgerichtshof. (2001). Bundesgerichtshof vom 11.10.2000 – XII ZB 69/00. *Recht & Psychiatrie, 19,* 46.

Bundesgerichtshof. (2002). Bundesgerichtshof vom 13.03.2002 – XII ZB 191/00. *Recht & Psychiatrie, 20,* 177.

Bundesgerichtshof. (2006). Bundesgerichtshof vom 01.02.2006 – XII ZB 236/05. *Recht & Psychiatrie, 24,* 141–144.

Bundesverfassungsgericht. (2011). Bundesverfassungsgericht vom 23.03.2011 – 2 BvR 882/09. *Recht & Psychiatrie, 29,* 168–177.

Bundesverfassungsgericht. (2016). Bundesverfassungsgericht vom 26.07.2026 – 1 BvL 8/15. *Recht & Psychiatrie, 34,* 245–258.

Bundesverfassungsgericht. (2018). Bundesverfassungsgericht vom 26.07.2018 – 2 BvR 309/15. *Recht & Psychiatrie, 36,* 236–248.

Bundesverfassungsgericht. (2021a). Bundesverfassungsgericht vom 31.03.2021 – 1 BvR 413/20. *Recht & Psychiatrie, 39,* 171–176.

Bundesverfassungsgericht. (2021b). Bundesverfassungsgericht vom 08.06.2021 – 2 BvR 1866/17. *Recht & Psychiatrie, 39,* 236–246.

Deutsches Institut für Menschenrechte. (2018). *Übereinkommen über die Rechte von Menschen mit Behinderungen.* Verfügbar unter https://www.institut-fuer-menschenrechte.de/das-institut/monitoring-stelle-un-brk/die-un-brk

Dörner, K., Plog, U., Bock, T., Brieger, P., Heinz, A. & Wendt, F. (2017). *Irren ist menschlich – Lehrbuch der Psychiatrie und Psychotherapie* (24. Aufl.). Psychiatrie-Verlag.

Greve, N. (2010). Therapeutische Alternativen und Ergänzungen zur psychopharmakologischen Therapie. *Betreuungsrechtliche Praxis, 19*(2), 62–65.

Landgericht Berlin. (1993). Landgericht Berlin vom 05.11.1992 – 83 T 426/92. *Recht & Psychiatrie, 11,* 39.

Landgericht Berlin. (2020). Landgericht Berlin vom 16.04.2020 – 88 T 97/18. *Recht & Psychiatrie, 38,* 246–247.

Weiterführende Literatur

Marschner, R., Lesting, W. & Stahmann, R. (2019). *Freiheitsentziehung und Unterbringung* (6. Aufl.). C.H. Beck.

Müller, J.L. & Nedopil, N. (2017). *Forensische Psychiatrie* (5. Aufl.). Thieme. https://doi.org/10.1055/b-0037-147038

35 Fragmente historischer Entwicklung

Hilde Schädle-Deininger

In diesen kurzen Ausführungen soll die psychiatrische Akutpflege, insbesondere im deutschsprachigen Raum im Kontext von Eckpfeilern der Psychiatrieentwicklung der jüngeren Geschichte betrachtet und verortet werden.

35.1 Entwicklung des Anstaltswesens

Erst am Ende des 18. Jahrhunderts werden die „Irren" als Patient_innen wahrgenommen, für die eigene Behandlungseinrichtungen benötigt werden, um auch sie einer Heilbehandlung zuzuführen, medizinisch zu kurieren und zu betreuen. „Nachdem um 1800 die Versorgung psychisch Kranker Anliegen der Ärzte und der Gesellschaft geworden war und man die Unterbringung der Patienten in eigenen Institutionen, die Asyle, Irrenhäuser oder Anstalten genannt wurden, allgemein gefordert hatte, entwickelte sich das Anstaltswesen in den einzelnen Ländern sehr unterschiedlich" (Schott & Tölle, 2006, S. 252).

So entstand erst in der Zeit der Aufklärung die Devise „Irre sind heilbar". Gleichzeitig zeigte sich sehr rasch, dass unterschiedliche Konzepte entwickelt werden mussten, denn die Krankheitsverläufe waren sehr abweichend, oft waren sie langwierig und manche Erkrankte erholten sich nur teilweise und konnte nicht entlassen werden. Dadurch vergrößerten sich die Anstalten. Infolge wurde die Unterscheidung in „heilbar" und „unheilbar" psychisch Erkrankte getroffen. Diese „Differenzial-Diagnose" erschwerte die Situation in den „Heil- und Pflegeanstalten".

Wilhelm Griesinger ersetzte „heilbar und „unheilbar" durch „kurze und lange stationäre Behandlungen" und forderte bereits in der zweiten Hälfte des 19. Jahrhunderts, die ländlichen Anstalten durch zentral gelegene Stadtasyle zu ersetzen. Er plädierte außerdem dafür, das Anstaltswesen hinsichtlich seiner Zwangsbehandlungen zu reformieren. Diese Ansätze Griesingers setzten sich nicht durch, da das konventionelle Anstaltswesen Widerstand leistete, denn sie sahen keine Veränderungs- oder Entwicklungsnotwendigkeiten.

Zudem klassifizierte Emil Kraepelin erst um die Jahrhundertwende 1899/1900 psychische Erkrankungen, deren Verlauf und Prognose in zwei Stränge und vollzog eine Abgrenzung zwischen der „Dementia praecox" und dem „Manisch-depressiven Irresein", also den Psychosen aus dem schizophrenen Formenkreis und den affektiven Störungen.

Anzumerken ist in diesem Kontext auch, dass 1904 der Begriff Sozialpsychiatrie erstmals in der zu diesem Zeitpunkt neugegründeten Zeitschrift „Soziale Medizin" durch den Leiter der Königlich sächsischen Heilanstalt Großschweidnitz Georg Ilberg aufgetaucht ist (Hoffmann-Richter et al., 1997, S. 27). Der Artikel trug den Titel „Soziale Psychiatrie" und definierte dies folgendermaßen: „Die Lehre von den für die geistige Gesundheit der Gesamtheit verderblichen Umständen und zu deren Abwehr nützlichen Maßregeln wollen wir soziale Psychiatrie nennen. Die soziale Psychiatrie ist ein weites Gebiet. Je weitere Fortschritte die Psychiatrie machen wird, namentlich auch die Lehre von den Ursachen der Geisteskrankheiten, umso mehr wird sich, so steht zu hoffen, der besondere Zweig der sozialen Psychiatrie entfalten" (Finzen, 1998, S. 20).

Deutlich wird bei allen unterschiedlichen Betrachtungsweisen der Psychiatrie, dass bei näheren Überlegungen sich in besonderer Weise das Denken in Widersprüchen vollzieht und letztendlich auf übergreifende Zusammenhänge abzielen muss, die ethische Dimensionen in den Mittelpunkt stellen.

35.2 Ausgewählte Personen

Wenn wir kurz zurück in die Zeit des Beginns der Reform-Psychiatrie blicken, zeigt sich, dass die großen Veränderungen der 1960er-Jahre mit den Namen Erving Goffman, Ronald D. Laing, Thomas Szasz und Michel Foucault und ihrem Schaffen, Wirken und den Werken verbunden sind. Nachfolgend ein paar Anhaltspunkte.

Erving Goffmans (1922–1982) sozialpsychologische, anthropologische Arbeiten beschäftigten sich mit Mechanismen, Schwierigkeiten und Mustern der Interaktion oder in sozial abweichenden Verhaltensweisen. Er beschreibt die „Rollendistanz" als die Fähigkeit Normen und Rollenerwartungen wahrzunehmen, um die eignen Bedürfnisse in Situationen einbringen zu können. Bereits 1963 beschäftigte er sich mit „Stigma" und den Techniken der Bewältigung beschädigter Identität. Sein bekanntestes Buch „Asyle" ist in einer frühen Ausgabe im Literaturverzeichnis zu finden.

Ronald D. Laing (1927–1989) arbeitete in der britischen Armee, in der Zeit wurde sein Interesse für psychotische Patient_innen geweckt und er suchte im Sinne der „Verstehenden Psychologie" einen Weg, in Kontakt zu kommen, beeinflusst durch Harry Stack Sullivan, Frieda Fromm-Reichmann und Marguerite Sechehaye. 1965 gründete Laing, um psychisch erkrankten Menschen die Einweisung in die Psychiatrie zu ersparen, die „Philadelphia Association" und damit die Wohngemeinschaft „Kingsley Hall", dokumentiert in dem Film „Asylum" von Peter Robinson (1972). Empfohlen sei sein erstmals 1972 erschienenes Buch „Das geteilte Selbst" – Eine existenzielle Studie über geistige Gesundheit und Wahnsinn (Laing, 1972).

Thomas Szasz (1920–2012, geboren als Tamás István Szász in Budapest), emigrierte 1938 in die USA, arbeitete später als Psychoanalytiker. Zusammen mit der Scientology-Organisation gründete er die amerikanische CCHR (Citzens Commission on Human Rights), von der er sich später distanzierte. Er trat für eine strikte Trennung von Psychiatrie und Staat ein und wandte sich besonders heftig gegen die Zwangspsychiatrie, was er in seinem Werk „The Myth of Mental Illness" begründete (Szász, 1961, 2013). Beispielsweise führte er an, dass die Abgrenzung von Verrücktsein und Normalität dazu diene, eine gesellschaftliche Konformität zu erzwingen und dies als Machtmittel missbraucht werden könne. Seine Kritik an der Psychiatrie galt v. a. den moralischen und wissenschaftlichen Grundlagen. Diese hat die „Antipsychiatrie-Bewegung" aufgegriffen. Szász selbst wehrte sich gegen den Begriff der Antipsychiatrie, da er sich nur vehement gegen den Zwang wende und manchmal die Heilabsichten in Institutionen anzweifle. 1972 erschien „Geisteskrankheit – ein moderner Mythos – Grundzüge einer Theorie des persönlichen Verhaltens" (Szász, 1972).

Michel Foucault (1926–1984) widmete sich als Historiker und Philosoph in seinen philosophischen Anschauungen besonders der Genese des Gesundheitswesens, der Sexualität und dem Strafvollzug, angeregt durch Friedrich Nietzsche, Martin Heidegger, Karl Marx und Sigmund Freud. Er bezweifelte die Definition psychischer Erkrankungen und betonte, dass diese v. a. historisch bedingt ein Ergebnis sozialer, juristischer und politischer Entwicklungsstränge seien. Damit hatte Foucault wichtigen Einfluss auf die Antipsychiatrie-Bewegung der 1960er-Jahre. Die Einordnung als „psychisch krank" und der jeweilige Umgang damit führen zu Verfahren, die mit Macht einhergehen. Dies wiederrum führe zur Verdrängung, Ausgrenzung der als psychisch krank definierten Personen aus der Gesellschaft und begründe das wissenschaftlich legitimiert. Das beschreibt er zudem im Kontext, dass lange Zeit beispielsweise Homosexualität als behandlungsbedürftige psychische Erkrankung bzw. Störung gegolten hat. Immer wieder betont er, dass psychisch Erkrankung und besonders der Wahn für ihn eher eine eigene Sprache oder Art der Erkenntnis sei. Er erzählt die Geschichte vom 16. bis 18. Jahrhundert in „Wahnsinn und Gesellschaft – Eine Geschichte des Wahns im Zeitalter der Vernunft" (Foucault, 1973).

Wenn wir ins 19. Jahrhundert blicken, fällt auf, dass dies die Zeit mit mannigfaltigen Veränderungen im psychiatrischen Denken sowie theoretischer Ansätze war und infolge derer sich Psychiatrie und Pflege veränderte. Vor allem wurden Forschung und Wissenschaft ausgebaut und führten zur Erweiterung des Verständnisses und der Auswirkungen sowie deren Behandlungsmöglichkeiten. Die **Tabelle 35-1** soll einen Eindruck der vielfältigen Anstöße geben und zum weiteren Befassen mit geschichtlichen Begebenheiten anregen.

35.3 Pflege und Nationalsozialismus

Auch wenn in diesen Ausführungen das Thema nicht ausführlich beleuchtet werden kann, darf es nicht fehlen.

Tabelle 35-1: Geschichtliche Begebenheiten, Akteur_innen und zentrale Aspekte der Entwicklung psychiatrischer Grundlagen nach historischen Quellen (Rüller, 2015; Steppe, 1997; Schott & Tölle, 2006), (Eigendarstellung)

Name, Vorname	von bis	Zentrale Aspekte
Abendroth von, Erna	1887–1959	Die erste deutsche Pflegerin und Lehrerin, die zum Dr. phil. promovierte, trat ins Mutterhaus des Roten Kreuzes ein und konzipierte eine eher traditionell konservative Krankenpflegeausbildung, die Modelcharakter hatte, Nach Entlassung aus amerikanischer Kriegsgefangenschaft als DRK-Schwester 1945 war von Abendroth zeitweilig als Krankenschwester in der Nähe von Dresden tätig. 1946 leitete sie die Werner-Schule des Deutschen Roten Kreuzes in Göttingen.
Abraham, Karl	1877–1925	Er befasste sich als Psychoanalytiker mit Traumdeutung, aber auch mit Themen wie Hysterie, Zwangsneurosen und Aggressionen. Er gründete 1908 die Berliner Psychoanalytische Gesellschaft und 1920 gemeinsam mit Max Eitingon das Berliner Psychoanalytische Institut, in dem viele berühmte Analytiker ausgebildet wurden.
Adler, Alfred	1870–1937	Vor dem Hintergrund von Nietzsches Philosophie des Willens zur Macht entwickelte er sein Machtstreben, das verflochten ist mit Geltungsstreben und Selbstwerterleben, er entwickelte die Individualpsychologie.
Aichhorn, August	1878–1949	Wiener Psychiater, arbeitete hauptsächlich mit delinquenten Jugendlichen, Er gilt als Gründer der psychoanalytischen Pädagogik, war amtlicher Leiter der Wiener städtischen Fürsorgeanstalten, später Leiter der Wiener Psychoanalytischen Erziehungsberatung.

Tabelle 35-1: *Fortsetzung*

Name, Vorname	von bis	Zentrale Aspekte
Alzheimer, Alois	1864–1915	Er war ein äußerst vielseitiger Nervenarzt und Neuropathologe, weshalb ihm aufgrund seiner scharfen klinischen Beobachtungsgabe der Verfall und die rasche Verschlechterung von Auguste D. (Deter) auffielen, vor allem auch, dass diese klinischen Merkmale keiner der bekannten Krankheiten entsprachen, die Abnahme der Größe des Gehirns, die er erst nach dem Tod der Patientin nachweisen konnte, ist heute mit Computer- und Kernspintomografie nachweisbar, die Diagnostik hat sich seither in ihren Grundzügen nicht grundlegend geändert.
Balint, Michael	1896–1970	Ungarischer Psychoanalytiker, emigrierte nach Großbritannien,setzte sich intensiv mit dem Einfluss unbewusster Fantasien des Arztes gegenüber dem Patienten auseinander. Er zeigte auf, dass psychologische Komplexe unreflektiert auf den Patienten übertragen werden können und sowohl die Haltung als auch therapeutische Entscheidungen wesentlich mitbestimmen, er gründete Fallbesprechungsgruppen (Balintgruppen).
Bernheim, Hippolyte-Marie	1840–1919	Er entwickelte die Methode der Suggestion, er vertrat die Ansicht, das Unterbewusstsein sei die Brücke zwischen Arzt und Patient, wenn der Patient sich Krankheiten nur einbilde, er berichtet in seiner „Suggestiven Therapeutik" über ein erfolgreiches Beispiel.
Binswanger, Otto	1852–1929	Er hatte einen internationalen Ruf als Kliniker, auf dessen Anregung die Entwicklung einer eigenständigen Kinder- und Jugendpsychiatrie zurückgeht, er beschrieb die Binswanger-Krankheit (Morbus Binswanger oder Binswanger-Demenz) es handelt es sich um eine Form der Demenz, deren Hirnschädigung auf langjähriger arterielle Hypertonie und Arteriosklerose basiert.
Binswanger, Ludwig	1881–1966	Der Schweizer Psychiater war wohl der bekannteste der weitverzweigten Schweizer Psychiater-Familie, er begründete seine eigene Richtung der Daseinsanalyse, gab wichtige psychiatrische Impulse in der psychiatrischen Anthropologie, 45 Jahre leitete er, das von seinem Großvater Ludwig gegründete Kreuzlinger Sanatorium Bellevue, das auch international bekannt wurde.
Bleuler, Eugen	1857–1939	Er ging im Gegensatz vieler seiner Kollegen nicht von einer klaren Trennung zwischen geistiger Gesundheit und Krankheit aus, er bemühte sich um die Betrachtung jedes einzelnen Falls und der Entwicklung der Person des Kranken, setzte sich mit der Psychoanalyse von Sigmund Freud auseinander, er beschäftigte sich besonders mit den Wahnwelten und der realitätsbezogenen Auslegung der Äußerungen einzelner Erkrankter, ging davon aus, dass man Krankheiten nicht sofort mit blindem Aktionismus behandeln, sondern den Verlauf der Krankheit abwarten soll, da oft auch so eine Heilung erreicht wird, er prägte den Begriff der Schizophrenie, die zeitweise auch Morbus Bleuler genannt wurde.
Bonhoeffer, Karl Ludwig	1868–1948	Er hatte sich zum Ziel gesetzt, die Psychiatrie als eigenständige Fachrichtung innerhalb der Medizin zu etablieren und weiterzuentwickeln, er setzte sich dafür ein, dass Nerven- und Gemütsleiden auch ambulant behandelt werden, seine Begutachtungen in der Zeit des Nationalsozialismus sind auch weiterhin Gegenstand von Diskussionen.

Tabelle 35-1: *Fortsetzung*

Name, Vorname	von bis	Zentrale Aspekte
Brändström, Elsa	1888–1948	Rotkreuzschwester, bekam Ehrendoktortitel der Universität Uppsala und der Juristischen Fakultät Tübingen für ihren freiwilligen Einsatz für deutsche Kriegsgefangene in Sibirien während des ersten Weltkrieges, gegen Ende des zweiten Weltkrieges initiierte sie eine Hilfsaktion für notleidende Kinder in Deutschland, daraus entstanden namhafte Organisationen wie beispielsweise CARE.
Breuer, Josef	1842–1925	Seine Erfahrungen in der Behandlung von Bertha Pappenheim (Anna O.) bildeten die Grundlage für die gemeinsamen Studien mit Sigmund Freud über Hysterie und gilt als Wurzel und Ausgangspunkt der Psychoanalyse, von ihm wurde das Therapieverfahren „Kathartische Methode“ entwickelt.
Büchner, Luise	1821–1877	Frauenrechtlerin und Schriftstellerin. sie war sozusagen die erste Pflegemanagerin, sie unterstützte zusammen mit Prinzessin Alice von Hessen die berufliche Pflege, es entstand in Darmstadt eine Ausbildung für Krankenpflegerinnen, 1873 wurde sie als erste Frau gebeten, anlässlich einer Konferenz des preußischen Kultusministeriums zu den Unterrichts- und Erziehungsfragen in der Mädchenschulbildung eine Stellungnahme vorzulegen (sie war die Schwester des bekannten Dramatikers Georg Büchner).
Cauer, Marie	1861–1950	Krankenschwester, Hebamme und Volksschullehrerin, plädierte für das Beamtentum in der Pflege, verzichtete persönlich bewusst auf die Berufsbezeichnung „Schwester“ und befürwortete die Ablösung von den Mutterhäusern, wollte die Professionalisierung der Krankenpflege zu einem Thema der Frauenbewegung machen, dazu veröffentlichte sie Artikel in deutschen, französischen und Schweizer Fachzeitschriften. In der NS-Zeit passte sie sich jedoch den gefährlichen Fortschrittsideologien an und verfasste entsprechende Schriften.
Charcot, Jean-Martin	1825–1893	Er zählt zu den bedeutendsten Ärzten in der Geschichte des Hôpital de la Salpêtrière, 1882 etablierte er dort die erste eigenständige neurologische Abteilung in Europa, er grenzte die Multiple Sklerose und die Parkinson-Krankheit als eigenständige Krankheitsbilder voneinander ab, war Lehrer von Sigmund Freund.
Dunant, Jean Henry	1828–1910	Bankkaufmann, Begründer der Rotkreuz-Bewegung, sein Anliegen war freiwillige Krankenpflege im Sinne von praktischer Hilfe für Hungernde, Kranke und Alte, infolge kam es in Genf zur Gründung des Internationalen Komitees der Hilfsgesellschaften für die Verwundetenpflege, ab 1876 dann Internationales Komitee vom Roten Kreuz (IKRK), er erhielt 1901 den Friedensnobelpreis.
Feddern, Paul	1871–1950	Wiener Psychotherapeut, Schwerpunkt Objekt und Narzissmus, sein Hauptwerk „Zur Psychologie der Revolution: die vaterlose Gesellschaft“, Von 1924 bis 1938 war Federn als Vertreter Freuds Vizepräsident der Wiener Psychoanalytischen Vereinigung, er emigrierte 1938 in die USA, er ist Mitbegründer der „Ich-Psychologie“ und veröffentlichte Forschungsergebnisse.

Tabelle 35-1: *Fortsetzung*

Name, Vorname	von bis	Zentrale Aspekte
Ferenczi, Sándor	1873–1933	Ungarischer Psychoanalytiker experimentierte mit Hypnose, befasste sich mit Theorie und Technik der Psychoanalyse und begründete die Bioanalyse, er erarbeitete die Objektbeziehungstheorie und befasste sich mit Psychotraumatologie, er beschreibt 1932 den Abwehrmechanismus der Identifikation mit dem Aggressor, 1993 wurde zum Ferenczi-Jahr erklärt, im selben Jahr fand die erste IInternationale Ferenczi-Konferenz in New York statt.
Fliedner, Friederike Wilhelmine	1800–1842	Erzieherin und Stifterin der Kaiserswerther Diakonissen-Bildungsanstalt, hatte wesentlichen Anteil an der Anerkennung der Diakonissen-Schwesternschaft als Organisation qualifizierter beruflicher Krankenpflegerinnen, 1823 lernte sie Theodor Fliedner kennen, zahlreiche Pflegeeinrichtungen werden auch heute noch nach Friederike Fliedner benannt.
Fliedner, Georg Heinrich Theodor	1800–1864	Evangelischer Pfarrer, Hauslehrer, begründete mehrere soziale Einrichtungen in verschiedenen Ländern, besetzte 1864 mehr als 100 Einsatzorte mit ca. 430 Diakonissen, 1836 Eröffnung des Diakonissen-Mutterhauses, was als Beginn der neuzeitlichen Krankenpflege gewertet wird.
Forel, Auguste Henri	1848–1931	Schweizer Psychiater, seine Schwerpunkte waren das Gehirn und die Seele, das Gedächtnis und seine Abnormitäten sowie Hypnose, als Direktor des Burghölzli hatte er das Wohl der Geisteskranken sowie die Verhütung von Geisteskrankheiten im Blick, er entwickelte Arbeitstherapien und führte den Begriff der „verminderten Zurechnungsfähigkeit“ ein, um straffällige Kranke einer Heilanstalt statt einer Strafanstalt zuzuführen.
Freud, Anna	1895–1982	Österreichisch-britische Psychoanalytikerin, Lehrerin, emigrierte mit ihren Eltern (Tochter Sigmund Freuds) nach London, sie gilt neben Melanie Klein als Begründerin der Kinderpsychoanalyse, Schwerpunkt ihrer Therapien waren kriegstraumatisierte Kinder. Anna Freud war Lehranalytikerin der British Psycho-Analytical Society, 1945 gründete sie zusammen mit anderen die Zeitschrift *Psychoanalytic Study of the Child*.
Freud, Sigmund	1856–1939	Er deutete die Träume seiner Patient_innen und deren Assoziationen und analysierte diese, er entwickelte eine Technik, um zu klären, wie die menschliche Psyche funktioniert, aus Beobachtungen und Interpretationen entwickelte er die dreiteilige psychische Struktur (Ich – Überich – Es), er vertrat, dass die meisten menschlichen Entscheidungen aus dem Unbewussten und nur wenige Anteile aus dem Bewussten beeinflusst sind.
Fromm, Erich Pinchas	1900–1980	Psychoanalytiker, Philosoph und Sozialpsychologe, vertrat bereits in den 1920er-Jahren den humanistischen demokratischen Sozialismus, emigrierte in die USA, Mitglied der Frankfurter Schule, geht wie Freud davon aus, dass die wahren Motive des Handelns nicht bewusst sind, steht für den humanistischen Protest und liefert eine Analyse der Kultur seiner Zeit.
Fromm-Reichmann, Frieda	1889–1957	Psychoanalytikerin, emigrierte 1934 in die USA, Pionierin auf dem Gebiet der Psychotherapie schizophrener Patienten, Ihr letztes Projekt war eine von ihr konzipierte Forschungsgruppe zum Thema „Sprache und Psychotherapie“ in Buffalo, sie war mit Erich Fromm verheiratet.

Tabelle 35-1: *Fortsetzung*

Name, Vorname	von bis	Zentrale Aspekte
Griesinger, Wilhelm	1817–1868	Er wirkte in ganz unterschiedlichen Kliniken, ihm wird der Satz zugeschrieben, der in seinen Veröffentlichungen so nicht vorgekommen ist: „Geisteskrankheiten sind Hirnkrankheiten", er lehrte an unterschiedlichen Orten und nahm eine führende Rolle in der deutschsprachigen psychopathologischen Hirnforschung ein, 1845 erschien das Buch „Die Pathologie und Therapie der psychischen Krankheiten", 1864 erhielt er eine Professur an der Berliner Charité und wurde Direktor der psychiatrischen Klinik, erhielt einen Lehrstuhl für Psychiatrie und Neurologie, 1866 eröffnete er die erste neurologische Station in Deutschland.
Haase, Emma	1893–1984	Krankenschwester, KPD-Mitglied, in der NS-Diktatur verfolgt und verhaftet, führte ihre politische und gewerkschaftliche Arbeit in der Sowjetischen Besatzungszone fort, brachte die Nachfolgerin der „Sanitätswarte", die Zeitschrift „Heilberufe" auf den Weg, die DDR stiftete die „Emma-Haase-Ehrenmedaille" für verdiente Mitglieder der Krankenpflege.
Heinroth, Johann Christian August	1773–1843	Er ist der erste akademisch bestallte Professor für das Fach Seelen- und Nervenheilkunde 1811 an der Universität Leipzig, aufgrund der Ergebnisse seiner Forschungen veröffentlichte er das „Lehrbuch der Störungen des Seelenlebens oder der Seelenstörungen und ihrer Behandlung" in zwei Bänden, die als wissenschaftliches Gründungsdokument der Psychiatrie gelten, er ging in seinem Lehrbuch auf die Denkweise Goethes ein und gehörte zu den „Arzt-Freunden Goethes.
Hirsch, Minna	1860–1938	Krankenpflegerin, war Schwester Oberin des Vereins für jüdische Krankenpflegerinnen zu Frankfurt /Main und Oberin des Jüdischen Krankenhauses, ihr oblag die praktische Belehrung der Schülerinnen, zu den Aufnahmebedingungen der Schwesternschülerinnen gehörte, dass sie Angehörige der jüdischen Konfession, zwischen 21 und 36 Jahren alt sind, einen tadellosen Ruf haben, gesund und arbeitsfähig sind, mindestens Elementarschulkenntnisse und Erfahrung in Hausarbeit haben sollten, sie erhielt zahlreiche Auszeichnungen.
Hirschfeld, Magnus	1868–1935	Er war anerkannter Experte in Fragen der Sexualität und gemeinsam mit seinen politischen Mitstreitern des „Wissenschaftlich-humanitären Komitee" (WhK) an einer aufblühenden homosexuellen Subkultur beteiligt, Sexualwissenschaftler und Mitbegründer der ersten Homosexuellen-Bewegung, mit der Zerstörung des Instituts für Sexualwissenschaft durch die Nazis endete seine Karriere und er verließ Deutschland.
Hoche, Alfred Erich	1865–1943	Er verfasste zusammen mit dem Juristen Binding „Die Freigabe der Vernichtung lebensunwerten Lebens – ihr Maß und ihre Form", das zum Massenmord an psychisch erkrankten und behinderten Menschen in der NS-Zeit führte, war politisch national und konservativ eingestellt, außerdem war er ein ausgesprochener Kritiker von Emil Kraepelin und Sigmund Freud.

Tabelle 35-1: *Fortsetzung*

Name, Vorname	von bis	Zentrale Aspekte
Hoffmann, Heinrich	1809–1894	Psychiater und Lyriker, Kinderbuchautor, er betreute mit vier anderen Ärzten mittelose Patient_innen in Frankfurt und den umliegenden Dörfern, übernahm bis zu seiner Pensionierung die städtische Nervenanstalt für Irre und Epileptische in Frankfurt am Main, trat für eine humane Psychiatrie ein, auf sein Betreiben hin entstand 1859 bis 1864 ein moderner Neubau auf dem Affensteiner Feld im damals noch unbebauten nördlichen Frankfurter Westend, er gilt als erster Vertreter der Jugendpsychiatrie, als Psychiatriereformer.
Janet, Pierre	1859–1947	Französischer Philosoph, Psychiater, Psychotherapeut und Begründer der modernen dynamischen Psychiatrie, er entwickelte eine bis heute gültige Theorie über die Verarbeitungsprozesse traumatischer Erfahrungen und einen therapeutischen Ansatz einer phasenorientierten Behandlung zur kognitiven Reintegration der traumatischen Erinnerungen, bestehend aus Stabilisierung, Traumabearbeitung und -integration sowie die Verminderung von posttraumatischem Stress.
Jaspers, Karl	1883–1969	Deutscher Psychiater, Psychopathologe und Philosoph, hat grundlegend zur wissenschaftlichen Entwicklung der Psychiatrie und allgemeine Psychopathologie beigetragen. Seine Arbeit gilt als der Beginn einer methodisch reflektierten psychopathologischen Forschung. Begründer der Existenzphilosophie.
Jung, Carl Gustav	1875–1961	Seine Basisbausteine psychologischer Struktur- und Entwicklungslehre beruhen auf grundsätzlichen Funktionstypen und Einstellungen, dabei sind folgende Persönlichkeitsaspekte Grundlage: Persona, Anima/Animus, der Schatten sowie das Selbst, nur die Integration der Funktion des Schattens und der/des Anima/Animus kann zur Selbstfindung und Individuation führen.
Kahlbaum, Karl Ludwig	1828–1899	Er gliederte 1863 psychiatrische Erkrankungen neu und definierte erstmals die Krankheiten Hebephrenie und Katatonie, veröffentlicht unter „Die Gruppierung der psychischen Krankheiten und die Einteilung der Seelenstörungen“, gründete hier ein Erziehungshaus für psychisch auffällige Kinder und Jugendliche.
Karll, Agnes Caroline Pauline	1868–1927	Krankenschwester, gehörte freiberuflich zu den „Wilden Schwestern“, begründete die „Berufsorganisation der Krankenpflegerinnen Deutschlands“ (B.O.K.D.), später Agnes-Karll-Verband, heute DBfK, war national und international für den Pflegeberuf tätig (z.B. ICN, ANA), Präsidentin des ICN, setzte sich neben der Anerkennung des Berufsstandes für eine fundierte, dreijährige Ausbildung in der Krankenpflege ein, war Absolventin und Dozentin des Studiengangs für Leitungskräfte aus der Pflege an der Frauenhochschule Leipzig.
Klein, Melanie	1882–1960	Die bedeutende österreichisch-britische Pionierin der Kinderpsychoanalyse und Objektbeziehungstheorie praktizierte mit Hilfe von Spieltherapie, sie lenkte die Aufmerksamkeit verstärkt auf frühkindliche Entwicklungen und die Mutter-Kind-Interaktion.

Tabelle 35-1: *Fortsetzung*

Name, Vorname	von bis	Zentrale Aspekte
Kraepelin, Emil	1856–1926	Er gilt als Begründer der modernen empirisch orientierten Psychopathologie, erarbeitete die Grundlagen des heutigen Systems der Klassifizierung psychischer Störungen und führte Ansätze psychologischen Denkens durch experimentalpsychologische Methoden in die Psychiatrie ein, außerdem war er maßgebend für die Entwicklung moderner pharmakologischer Behandlung.
Kretschmer, Ernst	1888–1964	Begründer der Konstitutionslehre Körperbau und Charakter, er beschrieb Krankheitsbilder wie den Sensitiven Beziehungswahn und Hysterie, aber auch Reflex und Instinkt, entwickelte differenzialdiagnostische Aspekte zur Schizophrenie als Versuch einer multikonditionalen Betrachtung.
Kronfeld, Arthur	1886–1941	Psychotherapeut, Psychologe, Sexualwissenschaftler und Wissenschaftstheoretiker, politisch aktiv, jüdischer Abstammung, seine Veröffentlichungen zu psychologischen Erkenntnisweisen innerhalb der Psychiatrie und ihre Stellung zur klinisch-pathologischen Forschung fanden große Beachtung, er ging mit seiner Frau ins Exil nach Moskau als der Einmarsch der Deutschen ihr Leben bedrohte.
Lersner, Olga Freiin von	1897–1978	Beeinflusste die deutsche Krankenpflegeausbildung maßgeblich, war eine der Initiatorinnen und Leiterin der Schwesternschule der Universität Heidelberg, einer an universitären und an europäischen sowie internationalen Ansprüchen orientierten Modellschule, mit Unterstützung der Rockefeller-Stiftung absolvierte sie ein Stipendiat in den Vereinigten Staaten und Toronto, besuchte auch Pflegeschulen in Göteborg und Stockholm.
Lungershausen, Margarete	1892–1973	Krankenpflegerin und Hebamme, Mitglied der Berufsorganisation der Krankenpflegerinnen Deutschlands, geriet am Ende des Zweiten Weltkriegs in Dänemark in Gefangenschaft, wurde nach ihrer Rückkehr Schriftleiterin der Zeitschrift des Agnes-Karll-Verbandes und später Präsidentin, gründete eine zentrale Fortbildungsstätte für Krankenpflege.
Meyer, Adolf	1866–1950	Schweizerisch-US-amerikanischer Psychiater, prägte als Professor an der Johns-Hopkins-Universität entscheidend die amerikanische Psychiatrie und führte Kraepelins Krankheitslehre in den USA sowie die Psychohygiene ein.
Miller Beard, George	1839–1883	Er übernahm von einem älteren Kollegen die Anwendung der Elektrotherapie und begann mit ihr zu experimentieren, stellte ihre Wirksamkeit für eine Reihe nervöser Schwächezustände fest, wie Müdigkeit, Angst, Kopfschmerzen, Impotenz, Neuralgien und Depression, und fasste diese als Neurasthenie zusammen, er wandte sich zudem gegen die Todesstrafe für geistig kranke Straftäter.
Möbus, Paul Julius	1853–1907	Bedeutend sind seine Arbeiten zur Psychogenese psychischer und Nervenkrankheiten, so unter anderem zur Hysterie, er nahm erstmals für den deutschen Sprachraum psychologische Ursachen einer Krankheit an, er stellte überzeugend die suggestive Heilwirkung der Elektrotherapie heraus, eine sehr fragwürdige Ehre wurde ihm durch sein Pamphlet „*Über den physiologischen Schwachsinn des Weibes*“ zuteil.

Tabelle 35-1: *Fortsetzung*

Name, Vorname	von bis	Zentrale Aspekte
Morel, Bénédict Augustin	1848–1931	Französischer Psychiater, dessen Degenerationstheorie, die auf religiös-anthropologische Vorstellungen beruhte und sich rasch in der Wissenschaft verbreitete, aber auch in der Öffentlichkeit, jeder konnte sich auf die „natürlichen Gesetze" berufen und die progressive Degeneration wurde zu einer offenkundigen Tatsache, die auf Schritt und Tritt sichtbar war wie Alkoholismus, Armut, Kriminalität, volle Nervenheilanstalten.
Nussbaum, Sara	1868–1957	Deutsche Krankenschwester (Rot-Kreuz-Schwester) in der Jüdischen Gemeinde Kassel, nach der Machtergreifung wurde sie 1933 durch die Nationalsozialisten verhaftet, Überlebende des Konzentrationslagers Theresienstadt durch freiwilligen Dienst in der Typhusabteilung, wurde 1956 erste Ehrenbürgerin der Stadt Kassel.
Nutting, Mary Adelaide	1858–1948	Sie war die erste Professorin für Krankenpflege und die erste akademische pflegepädagogische Lehrerin und Pflegehistorikerin, ab 1910 Professorin für Nurses Education am Teacher College der Columbia University New York, sie hob die Krankenpflegeausbildung auf drei Jahre an, für ihre Verdienste um die Kriegskrankenpflege beider Weltkriege wurde sie mit der „Líberty Science Medal" ausgezeichnet.
Pawlow, Iwan Petrowitsch	1849–1936	Russischer Verhaltensforscher, bekannt durch den Pawlowschen Hund, er nahm an, dass Verhalten auf Reflexen beruht und entdeckte das Prinzip der klassischen Konditionierung, er hat zwischen unkonditionierten (auch natürlich genannten) und konditionierten Reflexen (die durch Lernen erworben werden) unterschieden, er entdeckte, wie Störungen im Nervensystem entstehen (z. B. konnte er bei Hunden experimentell Neurosen erzeugen und wieder heilen), er zog vor diesem Hintergrund eine Reihe Schlüsse und Erklärungen über psychische Erkrankungen und ihrer Heilung.
Perls, Friedrich Salomon (Fritz)	1893–1970	War deutsch-jüdischer Herkunft, über die Niederlande und Südafrika emigrierte er mit seiner Frau in die USA und gründete gemeinsam mit Laura Perls und Paul Goodmann die Gestalttherapie, beschäftigte sich mit existenzieller Psychiatrie und studierte in Japan Zen.
Prinzhorn, Hans	1886–1934	Auf sein erstes einflussreiches Werk „Bildnerei der Geisteskranken", in dem er sich mit den Gestaltungsmerkmalen psychisch Erkrankter befasste, reagierte die Fachwelt reserviert und Kunstexperten und Psychologen beeindruckt, heute ist die Prinzhornsammlung in Heidelberg zu sehen.
Reich, Wilhelm	1897–1957	Österreichisch-US-amerikanischer Psychoanalytiker und Soziologe, entdeckte Zusammenhänge zwischen psychischen und muskulären Panzerungen und entwickelte die Psychoanalyse zur Charakteranalyse und diese zur Vegetotherapie, die Grundlagen für Körpertherapien, parallel dazu führten mikrobiologischen Forschungen zur Entdeckung des „Orgons", einer „primordialen" Energie, deren Existenz außerhalb von Reichs Schülerkreis nicht anerkannt wurde.

Tabelle 35-1: *Fortsetzung*

Name, Vorname	von bis	Zentrale Aspekte
Reil, Johann Christian	1759–1813	Er gilt aufgrund seiner psychiatrischen Veröffentlichungen als „deutscher Pinel“, ihm wird der Begriff der Psychiatrie zugeschrieben, er wandte sich gegen die Missstände der Unterbringung psychisch erkrankter Menschen.
Roller, Christian Friedrich Wilhelm	1802–1878	Er verfolgte die konsequente Umsetzung seiner Vorstellung einer modernen Irrenanstalt, mit der Errichtung der Heil- und Pflegeanstalt Illenau in der ländlichen Idylle der Ortenau folgte er seiner Idee der „Isolierung“ der Kranken, seine Intention war nicht die Verbannung psychisch Kranker aus der Gesellschaft, vielmehr sah er die Heilungschancen in der Trennung aus der gewohnten Umgebung durch die Unterbringung in einem „Landasyl“, im Gegensatz zum „Stadtasyl“, das die Professoren an den Universitäten vertraten.
Rüdin, Ernst	1874–1952	Führender Repräsentant der Psychiatrie im Nationalsozialismus, war maßgeblich beteiligt am Gesetz zur Verhütung erbkranken Nachwuchses.
Salomon, Alice	1872–1948	Sie setzte sich für die Berufsarbeit der Wohlfahrtspflege ein, gilt als Begründerin des sozialen Frauenberufs in Deutschland und eröffnete die erste soziale Frauenschule, Vorsitzende der Akademie für soziale und pädagogische Frauenberufe, emigrierte während der NS-Zeit.
Scholz, Ludwig	1868–1918	Psychiater, baute die Anstalt Obrawalde/Meseritz auf, bekannt wurde er durch den „Leitfaden für Irrenpfleger“, später Leitfaden für Geisteskrankenpfleger“, dessen Zuschlag er durch ein Preisausschreiben bekommen hatte.
Schultz, Johannes Heinrich	1884–1970	Er war Schulen-unabhängiger Psychotherapeut, wurde durch die Entwicklung des Autogenen Trainings weltberühmt, Grundlage war seine Hypnoseforschung, auch im Selbstversuch und die Auseinandersetzung mit Fragen der Psychotherapie und Neurosenlehre.
Simon, Hermann	1862–1947	Begründer der modernen, psychiatrischen Arbeitstherapie, dadurch sollten die gesunden Anteile gefördert werden, er richtete sich gegen die untätige Verwahrung psychisch Kranke er, unterstützte die ambulanten Konzepte der „offenen Fürsorge“ in der Weimarer Republik und trat für die Verbesserung der Behandlung ein.
Spitz, René Arpad	1887–1974	Österreichisch-US-amerikanischer Psychoanalytiker, Säuglingsforscher und Entwicklungspsychologe, bekannt durch seine empirischen Untersuchungen zu gestörten Mutterbeziehung bei Säuglingen durch inkohärente Stimuli.
Stein, Edith	1891–1942	Philosophin, Mitglied im Karmeliterorden, Katholikin jüdischer Herkunft, widersetzte sich der Unterdrückung der Frau und forderte ihre Eingliederung ins Berufsleben, wurde in Auschwitz ermordet.

Tabelle 35-1: *Fortsetzung*

Name, Vorname	von bis	Zentrale Aspekte
Steiner, Rudolf	1861–1925	Begründer der Anthroposophie, er geht von einem viergliedrigen Menschenbild aus: physischer Leib, Lebensleib, Seele und Individualität, weitere Mosaiksteine seiner Lehre sind u.a. die Wechselbeziehung von Rhythmen zu erfassen in welcher der Mensch, das Tier und die Pflanzen eingebettet sind oder die bio-psycho-soziale Daseinsweise und der anthroposophische Erkenntnisweg.
Sullivan, Harry Stack	1892–1949	US-amerikanischer Psychiater und Vertreter der Neopsychoanalyse, er nahm den Begriffsrahmen der modernen Physik (Feldtheorie), außerdem das Entwicklungsprinzip ins Zentrum, verstand menschliches Verhalten als Abfolge von Prozessen, die sich aus der Interaktion verschiedenen Kräfte im Kontext ergeben.
Taylor, Euphemia Jane	1874–1970	Genannt Effie, kanadische Krankenschwester, 1937 bis 1947 Präsidentin des International Council of Nurses (ICN), 1937 erste Professorin für Psychiatrische Pflege in Yale, USA.
Wagner von Jauregg, Julius	1857–1940	Österreichischer Psychiater und Begründer der Fiebertherapie, er erkannte bei Patienten mit unheilbaren geistigen Erkrankungen eine vorübergehende Besserung des Zustands nach fiebrigen Krankheiten, weitere Erfolge hatte er in der Erblichkeitslehre, der forensischen Psychiatrie und im Ausbau der somatischen Symptomatologie und der Pathogenese vieler Psychosen, politisch war er Befürworter des Nationalsozialismus.
Wahle, Richard	1857–1935	Österreichischer Philosoph, Pädagoge und Psychologe, entwickelte eine physiologische Beschreibung menschlichen Denkens, in diesem Kontext ordnete er das Denken den psychischen Erscheinungen zu und somit dem kleinen Fleckchen der jeweiligen Welt Einzelner (Denken = Geist oder geistiges Leben), es gälte sich zu verabschieden von der Erforschung jahrtausendealter Ideen wie Materie und Seele, Außen und Innen, Sein und Wissen, das sei für eine vorurteilslose Untersuchung des Denkens unerlässlich, Die Psychologie sei deshalb rein beschreibend-analytisch; erklären könne sie nur durch Beziehung der psychischen Geschehnisse auf physiologische Prozesse.
Wernicke, Carl	1848 -1905	Er war einer der bedeutendsten Vertreter der Neuropsychiatrie im 19. Jahrhundert, die psychische Krankheiten auf Schädigungen bestimmter Hirnareale zurückführten, viele seiner Erkenntnisse und Konzepte erwiesen sich als wegweisend, wie Merkfähigkeit, der Erklärungswahn oder die überwertige Idee gehen auf Wernicke zurück, aber auch Wernicke-Enzephalopathie, Wernicke-Aphasie oder Wernicke-Mann-Lähmung.

Die psychiatrische Pflege hat sich nach dem Zweiten Weltkrieg lange Zeit schwergetan, sich mit den verheerenden Nachwirkungen der Zeit des Nationalsozialismus auseinanderzusetzen.

Diese Auseinandersetzung ist jedoch wesentlicher Bestandteil, um Ausgrenzung und Stigmatisierung entgegenzuwirken. Vor allem die Forschungen und Aufarbeitungen der letzten Jahre zeigen, dass das Ausmaß des Massenmordes an psychisch kranken und geistig behinderten Menschen weitaus größer war als bisher angenommen wurde. In den psychiatrischen Einrichtungen änderte sich in der Zeit Entscheidendes, die Heil- und Pflegeanstalten verwahrten und behandelten psychisch erkrankte Menschen nicht mehr, sondern verlegten sie als „unheilbar" und „Ballastexistenzen" in Zwischen- und Mordanstalten. Später dann starben sie an Vergiftungen oder verhungerten.

„Es ist davon auszugehen, dass in der Regel Schwestern und Pfleger weder sadistisch noch sonstwie bösartig waren. Sie waren getrieben von der Vorstellung und dem Enthusiasmus, dass die Gesellschaft und der Einzelne von Leiden befreit werden kann" (Schädle-Deininger & Wegmüller, 2017, S. 133).

Deshalb muss es gerade in Zeiten ungleich verteilter und knapper Ressourcen um Solidarität und Wachsamkeit gehen, damit nicht Begriffe wie „Wert" und „Würde" gleichgesetzt werden. Es gilt in besonderer Weise, die angeborenen Würde eines Menschen in den Blick zu nehmen und die angeborene Würde zu verteidigen!

35.4 Ein Blick in die Landeskrankenhaus- und Universitätspsychiatrie

Die Universitätspsychiatrie stand meist für „Akutpsychiatrie", die Personalsituation war in allen Berufsgruppen wesentlich entspannter. „Langzeitpatient_innen" kamen in psychiatrische Landeskrankenhäuser, wo wenig ärztliche und ausreichend qualifizierte pflegerische Mitarbeitende zugegen waren, geschweige denn andere Berufsgruppen, z. B. aus der Ergotherapie oder Sozialarbeit

„Die Hochschulpsychiatrie schloss sich vielfach von den praktischen Bedürfnissen des psychiatrischen Fachgebietes ab, versorgte in ihren relativ kleinen Einrichtungen fast ausschließlich Akutkranke und verlor mit dem breiten Spektrum chronisch Kranker einen wesentlichen Forschungsgegenstand aus dem Gesichtsfeld. Die Anstaltspsychiatrie, von der zunächst der große Aufschwung der Psychiatrie getragen worden war, verarmte an Forschungsimpulsen und wurde wegen der immer vorhandenen latenten Ablehnung chronisch Kranker durch die Öffentlichkeit und die Behörden – vor allem nach dem Ersten Weltkrieg – nicht mehr so stark gefördert" (Deutscher Bundestag, 1975, S. 61).

Diese Ungleichheit wurde in den 1960er-Jahren zunehmend wahrgenommen und publik. Frank Fischer (1969) beschrieb in seinem Buch „Irrenhäuser – Kranke klagen an" die Zu- und Umstände der psychiatrischen Anstalten und stellte fest, dass eine Veränderung und „rückhaltlose Bloßstellung" der Zustände in den Anstalten nur von einem Laien, einem Außenstehenden geleistet werden könne. Er hielt beispielsweise fest:

„Universitätspsychiatern aber ist das besondere Spannungsfeld Anstalt eher aus der amerikanischen Fachliteratur als aus der deutschen Praxis bekannt. Die Realität des Begriffes ‚Hospitalismus', mit dem sie operieren, bleibt blaß und kaum faßbar" (Fischer, 1969, S. 12).

Fischer beschreibt, dass beiden Gruppen etwas Entscheidendes gefehlt habe, nämlich die präzise Kenntnis dessen, was sich in ihrer Abwesenheit auf den Stationen oder sonst in der Einrichtung ereignet:

„Da erst entblößt die Anstalt ihren wahren Charakter; die Visiten und Berichtsbücher spiegeln nichts davon wider. Sie sind vielmehr die Kulissen, zwischen denen das echte Stück gespielt wird" (Fischer, 1969, S. 13).

Frank Fischer, Germanist und Historiker, nahm zum Ausgangspunkt seiner Recherchen, dass hunderttausend Bürger_innen der (damaligen) Bundesrepublik in Anstalten lebten, die gemeinhin als Irrenhäuser bezeichnet wurden. Um das Dasein der „Insassen" aus eigener Anschauung beschreiben zu können, arbeitete er fast ein Jahr in sieben verschiedenen Anstalten als Pflegehelfer. Das aus diesen Erlebnissen entstandene Buch war ein zentraler Meilenstein und Anstoß zu Psychiatriereformen. In den Reihen der in der Psychiatrie Tätigen aller Berufsgruppen wurden zunehmend die Zu- und Umstände der Alltagsbedingungen als unmenschlich betrachtet (Schädle-Deininger, 2021).

In diesem Zusammenhang ist es deshalb nicht verwunderlich, dass die Identität und damit verbundene Professionalisierung der psychiatrischen Pflege unterschiedlich ausgeprägt waren, je nach institutionellem Arbeitshintergrund.

35.5 Unvollständige Einblicke in die jüngere Geschichte

Die psychiatrische Entwicklung und die Professionalisierung der Pflege in Europa hat verschiedene Wege genommen, was an dieser Stelle nicht weiter ausgeführt werden kann. Es lohnt sich jedoch immer wieder, die vorhandenen Materialien und Veröffentlichungen heranzuziehen. Nachfolgend werden unterschiedliche Aspekte in den deutschsprachigen Ländern punktuell festgehalten.

35.5.1 BRD

In Deutschland blieb die die psychiatrische Versorgung lange Zeit anstaltsbezogen. Die Diskrepanz zwischen Landeskrankenhaus- und Universitätspsychiatrie schien lange Zeit das größte Hindernis zu sein. Walter Schulte in Tübingen sprach in diesem Zusammenhang von der „Kluft zwischen Erlahmung, Resignation und Bequemlichkeit auf der einen Seite und Aktivität auf der anderen Seite, die zwischen Saturiertheit, Alles- und Besserwisserei auf der einen Seite und immer wieder neuem Fragen, Zweifeln, ratlosem Durchforschen und somatopsychotherapeutischem Bemühen auf der anderen Seite entstanden seien“ (Schott & Tölle, 2006, S. 297).

„1970 erreichte die Aufbruchstimmung in der internationalen Psychiatrie endlich auch die Bundesrepublik. Der Deutsche Ärztetag und die Deutsche Gesellschaft für Psychiatrie und Nervenheilkunde (DGPN) machten psychiatrische Versorgungsprobleme zum Mittelpunkt ihrer Verhandlungen. Der Deutsche Bundestag führte eine erste Anhörung über die Lage der psychisch Kranken in der Bundesrepublik durch. Ansätze zu Landespsychiatrieplanen entstanden“ (Finzen, 1985, S. 9).

In diesem Kontext bildete sich der Mannheimer Kreis, aus dem sehr rasch die Deutsche Gesellschaft für Soziale Psychiatrie (DGSP) gegründet wurde. Es entstand die Aktion Psychisch Kranke (APK). Zeitschriften, die sich der psychiatrischen Versorgungsreform widmeten, wurden gegründet wie beispielsweise die „Sozialpsychiatrischen Informationen“, das „Spektrum für Psychiatrie und Nervenheilkunde“, die „Psychiatrische Praxis“ und auch die Reihe „Werkstattschriften zur Sozialpsychiatrie“. 1971 gab der Deutsche Bundestag dann einer Experten-Kommission die Psychiatrie-Enquete in Auftrag.

Erst mit Einsetzen der Psychiatrie-Enquete 1971 wurden die bereits begonnenen Vorbereitungen von Reformansätzen systematisch in den Blick genommen. Zu diesem Zeitpunkt verfügten die Heil- und Pflegeanstalten zu 80 % über fünfhundert bis tausend und zum Teil mehr Betten. Der Grundsatz der Enquete, dass psychisch erkrankte Menschen somatisch Erkrankten gleichgesetzt werden und die Behandlungsmöglichkeiten in erreichbarer Nähe sein sollten, wurde verfolgt. Dies hatte den Ausbau der Versorgungsstrukturen im ambulanten und komplementären Bereich zur Folge.

35.5.2 DDR

Gleich zu Beginn des Buches „Psychiatrie in der DDR“ ist zu lesen: „Patienten, die in der Leipziger Uniklinik behandelt wurden, haben bereits in den 70er Jahren Erfahrungen mit einer relativ offenen und liberalen DDR-Psychiatrie gemacht, deren wesentlichster Fortschritt, der einer anderen Grundhaltung gegenüber dem Patienten war, nämlich in seiner Welt-, Lebens-

und Behandlungserfahrung ernst genommen zu werden. Auch für diese Patienten war dann freilich die Konfrontation mit der Behandlungsrealität anderer Einrichtungen umso erschreckender und ernüchternder" (Müller & Mitzscherlich, 2006, S. 27). Weiter wird ausgeführt, dass das auf Ungewisse-Dauer-Eingesperrt-Sein, die fast völlige Abwesenheit nichtmedikamentöser Behandlungsansätze und eben auch die relative Rechtlosigkeit und Nicht-Achtung des Patienten auch in psychotischen Phasen wahrgenommen wurden.

Zudem wurde festgestellt, dass das Bezirkskrankenhaus Dösen der Entwicklung der benachbarten Universitätsklinik zumindest in den Akutbereichen Mitte der 1970er-Jahre folgte. Festgehalten wird jedoch auch, dass die geschlossenen Stationen und Langzeitbereiche in Rodewisch und Arnsdorf und auch später das in die Sektorisierung integrierte Krankenhaus Altscherbitz sowie andere kleinere Kliniken die Anstaltstradition in ihrer „eigenen Welt" fortführten, in denen sich der Patient unterordnen musste. Betont wurde, dass z. B. in Waldheim jeder Widerstand gewaltsam unterdrückt wurde.

In diesem Kontext ist zu erwähnen, dass die Rodewischer Thesen die Haltung der Professionellen geprägt haben, jedoch an den Patienten weitgehend vorbeigingen.

35.5.3 Österreich

Seit den 1970er-Jahren sind die psychiatrischen Betten in Österreich drastisch auf weniger als ein Drittel reduziert worden. Gleichzeitig wurde jedoch ein Anstieg der Betten beispielsweise in der Forensik verzeichnet.

In allen neun österreichischen Bundesländern wurde in den Jahren 1997/98 ein Bericht zur psychiatrischen Versorgung erstellt und in der Folge z. B. folgende Ziele angeregt: die Dezentralisierung der stationären psychiatrischen Versorgung und damit verbunden die Einrichtung von Abteilungen an Allgemeinkrankenhäusern sowie der Ausbau außerstationärer Angebote. Die Bettenmessziffer von 0,3 Betten pro 1000 Einwohner_innen sollte angestrebt werden.

Diese bundesweite Neustrukturierung des Gesundheitswesens hatte zur Folge, dass auch die psychiatrische Versorgungsplanung sich weg von Betten entwickelte, mit dem Ziel der personen- und lebensfeldzentrierten individuellen Behandlung. Damit wurden auch niederschwellige Leistungsangebote in den ambulanten Bereich verlagert, um bedürfnis- und bedarfsgerechte Hilfsangebote zu schaffen.

35.5.4 Schweiz

Die Entwicklung in der Schweiz war ähnlich wie in den anderen Ländern Europas. Zwei Besonderheiten sind jedoch zu verzeichnen. „Sie blieben zugleich Kantonskrankenhäuser, also für eine definierte Region zuständig, und als Universitätsklinik auch Lehr- und Forschungsanstalt" (Schott & Tölle, 2006, S. 263).

Die private Heilanstalt Bellevue in Kreuzlingen (nahe Konstanz), auf der Schweizer Seite des Bodensees, die von Ludwig Binswanger gegründet wurde, entstand etwa zur gleichen Zeit wie das Kantonsspital in Basel 1857. Das Burghölzli in Zürich übernahm ab den 1890er-Jahren dann die Führung der schweizerischen Psychiatrie. Die Klinik ist mit den Namen August Forel und Eugen Bleuler verbunden, außerdem wurde sie zur Zufluchtsstätte verfolgter Psychiater im Nationalsozialismus.

In der Heil- und Pflegeanstalt Waldau (Stadtgebiet Bern) lassen sich bekannte Personen unter den Patient_innen finden, wie Robert Walser, Friedrich Glauser und Adolf Wölfli. Der damalige Oberarzt Walter Morgenthaler fertigte Studien dazu an, wie wichtig Beschäftigung und Tätigsein bei psychiatrischen Patient_innen sei. Er unterstützte die Kreativität von Künstler_innen.

Die Schweiz hat auf die Bevölkerung bezogen heute eine der dichtesten patient_innennahe psychiatrische Grundversorgung durch den Ausbau von Tageskliniken und ambulanten Außenstellen.

35.6 Punktuelle Einordnung psychiatrischer Pflege

Die Pflege in der Psychiatrie hat im Kontext des Berufsbildes der professionellen Pflege eher eine untergeordnete Rolle gespielt. Im Gegensatz zur allgemeinen Krankenpflege, die als „weiblicher Beruf" wahrgenommen wurde, arbeiteten in der psychiatrischen Pflege überwiegend männliche Kollegen. Die Tradition der Wärter_innen und des Geisteskrankenpflegers sowie der geringeren Anzahl an Wärter_innen und Pfleger_innen machte sich in der pflegerischen Berufspolitik lange Zeit nicht bemerkbar. Sie wurden von Kolleg_innen aus der Somatik eher als „nicht vollwertige Pflegekräfte" wahrgenommen und angesehen.

Auch wenn sich der psychiatrischen Pflege bereits ab den 1960er-Jahren die Möglichkeit bot, sich auf dem „Internationalen Heidelberger Kongress" für Schwestern, Pfleger und Sozialarbeiter in der Nervenheilkunde mit Kolleg_innen aus den unterschiedlichsten Ländern neben dem Programm auszutauschen, waren es vergleichsweise wenige, die daran teilgenommen haben (Schädle-Deininger, 2021).

Die Fachgruppe Psychiatrie im Deutschen Berufsverband für Pflegeberufe und der Arbeitskreis Pflege in der Deutschen Gesellschaft für Soziale Psychiatrie griffen Ende der 1970er-Jahre durch engagierte psychiatrisch Pflegende die Thematik auf. Festzustellen ist jedoch, dass es keine „Massenbewegung" war.

Inzwischen haben sich mehrere psychiatrische Pflegeverbände gegründet und sich zum „Verbändedialog psychiatrische Pflege" zusammengeschlossen, wie in **Abbildung 35-1** dargestellt.

Die Ausdifferenzierung der psychiatrischen Pflege ist ein Teil der Diskussion der letzten ca. 40 bis 50 Jahre. Gleichzeitig wurde immer wieder festgestellt, dass es darum gehen muss, ein Gesamtkonzept der pflegerischen Differenzierung in den unterschiedlichen Tätigkeitsbereichen zu schaffen. Dazu gehört dann auch das pflegerische Bildungssystem von Grund auf zu erneuern und qualitätsgeprüfte Bildungsdurchlässigkeiten zu schaffen. Das würde den Pflegeberuf attraktiver machen und gleichzeitig andere Personen ermutigen, in einen helfenden Beruf zu arbeiten. Einige Ansatzpunkte von Qualifikationsgraden und Bildungsdurchlässigkeit sind in **Tabelle 35-2** aufgeführt.

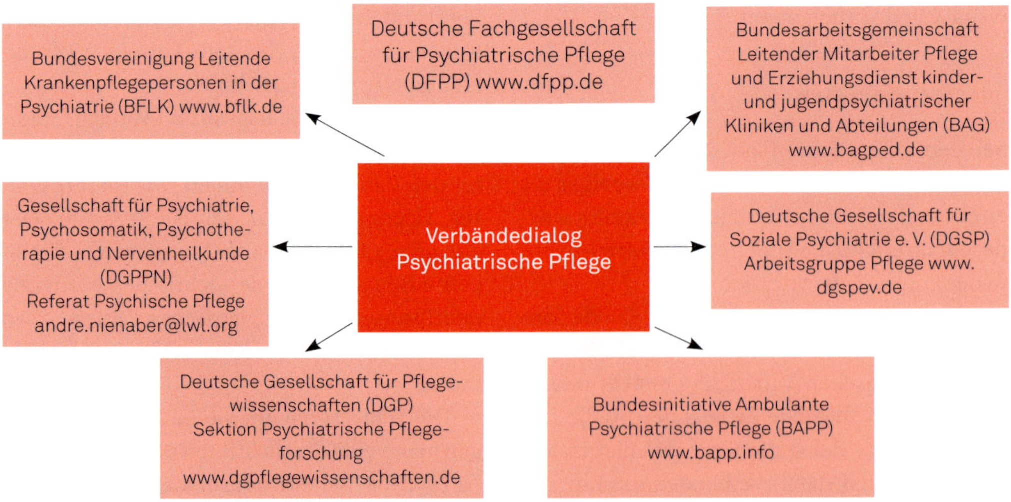

Abbildung 35-1: Übersicht der Mitglieder, Aufgaben und Schwerpunkte im Verbändedialog Psychiatrischer Pflege (Eigendarstellung)

Tabelle 35-2: Einige Ansatzpunkte von Qualifikationsgraden und Bildungsdurchlässigkeit (Eigendarstellung)

Qualifikationsgrad	Anforderung und Einsatz	Möglichkeiten der Entwicklung
Service- und Betreuungskräfte (unterschiedliche Angebote)	Nach Bedarf Angebote für verschiedene begrenzte Alltagsbereiche (z. B. Putz- und Einkaufdienste)	Keine besondere formale Qualifikation für diese Hilfestellungen, einfach Menschen, die zugewandt sind und Kontakt aufnehmen können
Assistenz und Alltagsbegleiter_innen	Peers, Angehörige, Bürgerhelfer_innen, andere Begleitende, die „Normalität" vermitteln und menschlich begleitend tätig sind	Peer- oder EX-IN-Ausbildung oder andere Grundlage der Auseinandersetzung mit Krankheit und psychosozialer Versorgung Fortbildungsangebot mit Zertifikat (ähnlich wie bei den Hospizhelfer_innen)
↓	Durchlässigkeit mit Abschluss bei entsprechenden Voraussetzungen (evtl. Schwerpunktsetzung bzw. Teilung, z. B. Sozialassistent_innen, Gruppen- oder Einzelangebote	↓
Pflegeassistent_innen	Erweiterte Kranken- oder Altenpflegehilfeausbildung Theorie-Praxis-Verknüpfung	Möglichkeit der Weiterqualifikation durch Schwerpunktsetzung in den unterschiedlichen Disziplinen
↓	Durchlässigkeit mit Abschluss bei entsprechenden Voraussetzungen (evtl. Schwerpunktsetzung bzw. Teilung Sozialassistent_innen	↓
Bacherlor of Nursing	Grundausbildung professioneller Pflege (generalistisch) auf wissenschaftlicher Basis, Theorie-Praxis-Verknüpfung	Um eine erweiterte Pflegekompetenz in einer Disziplin zu erlangen, sind ein Masterstudium oder gestufte qualitätsgesicherte Bildungsnachweise erforderlich
Master of Nursing	Weiterbildungsstudium in unterschiedlichen Bereichen und Schwerpunkten sowohl berufsgruppenübergreifend als auch berufsgruppenspezifisch	Pflegepädagogik, Management, Public Health, fachspezifische (z. B. Psychiatrie, Onkologie usw.) Pflegeexpert_innen in der Praxis, erweiterte Pflegekompetenz ANP (Advanced Nursing Practice)
Promotion – (Pflegewissenschaft und Forschung)	Wissenserweiterung, spezifische und übergreifende Forschung, systematische und statistische Grundlagen, Förderung der Praxis usw.	Pflegewissenschaftler_innen, die neue Erkenntnisse in der Praxis implementieren, ein vertiefendes Verständnis für den sozialen Kontext und Interaktionen vermitteln, die Qualität sichern usw.

35.7 Fazit

Diese fragmentarischen Ausführungen verdeutlichen im Ansatz, wie vielfältig die Entwicklung der psychosozialen Versorgung und der damit verbundenen Auswirkungen auf das Berufsbild der psychiatrischen Pflege ist.

Von daher lohnt es sich, die Geschichte und die immer wieder zu reflektierende Identität der psychiatrischen Pflege zu betrachten und zu bewerten, um den Beruf lebendig und zukunftsfähig zu erhalten. Dabei sind die Grundlagen zu festigen, die sich bewährt haben und die Basis des Berufes darstellen.

Gerade in der Arbeit mit akut psychisch erkrankten Menschengeht geht es darum, sich der Geschichte und der ständigen Entwicklungen und Veränderungen der Psychiatrie, der Behandlung und der Pflege bewusst zu sein. Dazu gehört auch, sich an dem neuesten Stand der Wissenschaft und Forschung zu orientieren sowie die erworbenen Kenntnisse in der Praxis zum Wohle der Personen, die auf pflegerische Hilfe angewiesen sind, anzuwenden.

Die Berufsgruppe der Pflegenden selbst muss sich mehr mit ihrem Profil und ihren spezifischen Inhalten einbringen, um nicht in der Bedeutungslosigkeit zu versinken. Dazu gehören ein selbstbewusster Umgang mit den eigenen Werten und eine den Anforderungen an den Beruf gemäße Bildung und die Verpflichtung zuständiger Aktualisierung von Wissen.

Reflexionsfragen

- Welche Verbände gehören dem Verbändedialog psychiatrischer Pflege an?
- Welche Qualifikationsgrade sieht die akademisierte Pflege vor?
- Bin ich als Pflegefachperson in einem Fachverband oder einer Pflegekammer/-selbstverwaltung Mitglied oder engagiert?

35.8 Literatur

Deutscher Bundestag. (1975). *Bericht über die Lage der Psychiatrie in der Bundesrepublik Deutschland – Zur psychiatrischen und psychotherapeutisch-psychosomatischen Versorgung der Bevölkerung (Psychiatrie-Enquete).* Drucksache 7/4200. Verfügbar unter https://www.dgppn.de/_Resources/Persistent/80a99fbacaed5e58ef5c0733bdf8af78f8017e3c/Psychiatrie_Enquete_WEB.pdf

Finzen, A. (1985). *Das Ende der Anstalt – Vom mühsamen Weg der Reform-Psychiatrie.* Psychiatrie-Verlag.

Finzen, A. (1998). *Das Pinelsche Pendel – Die Dimension des Sozialen im Zeitalter der biologischen Psychiatrie.* Psychiatrie-Verlag.

Fischer, F. (1969). *Irrenhäuser – Kranke klagen an.* Karl Desch.

Foucault, M. (1973). *Wahnsinn und Gesellschaft – Eine Geschichte des Wahns im Zeitalter der Vernunft.* Suhrkamp.

Hoffmann-Richter, U., Haselbeck, H. & Engfer, R. (Hrsg.). (1997). *Sozialpsychiatrie vor der Enquete.* Psychiatrie-Verlag.

Laing, R.D. (1972). *Das geteilte Selbst – Eine existenzielle Studie über geistige Gesundheit und Wahnsinn.* Kiepenheuer & Witsch.

Müller, T.R. & Mitzscherlich, B. (Hrsg.). (2006). *Psychiatrie in der DDR – Erzählungen von Zeitzeugen.* Mabuse.

Robinson, P. (Regie). (1972). *Asylum* (Dokumentarfilm). Peter Robinson Associates/Surveillance Films.

Rüller, H. (2015). *3000 Jahre Pflege – Lehrbuch für Berufe im Gesundheitswesen.* Prodos.

Schädle-Deininger, H. (2021). *Der Geschichte eine Zukunft geben – Psychiatrische Pflege 1960 bis 1990.* Psychiatrie-Verlag. https://doi.org/10.5771/9783966051354

Schädle-Deininger, H. & Wegmüller, D. (2017). *Psychiatrische Pflege – Kurzlehrbuch und Leitfaden für Weiterbildung, Praxis und Studium.* Hogrefe. https://doi.org/10.1024/85611-000

Schott, H. & Tölle, R. (2006). *Geschichte der Psychiatrie – Krankheitslehren, Irrwege, Behandlungsformen.* C.H. Beck.

Steppe, H. (1997). *„...Den Kranken zum Troste und dem Judenthum zur Ehre..." – Zur Geschichte der jüdischen Krankenpflege in Deutschland.* Mabuse.

Szász, T.S. (1961). *The myth of mental illness. Foundations of a theory of personal conduct.* Harper & Row.

Szász, T.S. (1972). *Geisteskrankheit - Ein moderner Mythos?*. Walter Verlag.

Szász, T.S. (2013). *Geisteskrankheit. Ein moderner Mythos. Grundlagen einer Theorie des persönlichen Verhaltens*. Carl Auer.

Weiterführende Literatur

Cooper, D. (1971). *Psychiatrie und Anti-Psychiatrie*. Suhrkamp.

Finzen, A. (1985). *Auf dem Dienstweg - Die Verstrickung einer Anstalt in die Tötung psychisch Kranker*. Psychiatrie-Verlag.

Finzen, A. & Hoffmann-Richter, U. (Hrsg.). (1995). *Was ist Sozialpsychiatrie - Eine Chronik*. Psychiatrie-Verlag.

Goffman, E. (1972). *Asyle - Über die soziale Situation psychiatrischer Patienten und anderer Insassen*. Suhrkamp.

Höll, T. & Schmidt-Michel, P.-O. (1989). *Irrenpflege im 19. Jahrhundert - Die Wärterfrage in der Diskussion der deutschen Psychiater*. Psychiatrie-Verlag.

Müller, C. (2005). *Abschied vom Irrenhaus - Aufsätze zur Psychiatriegeschichte*. Hans Huber.

Thom, A. & Wulff, E. (Hrsg.). (1990). *Psychiatrie im Wandel - Erfahrungen und Perspektiven in Ost und West*. Psychiatrie-Verlag.

36 Ausblick

Markus Witzmann und Christoph Müller

Unser Ziel war es, psychiatrisch-pflegerisch Tätigen in den stationären und ambulanten Settings ein Spektrum an wichtigen Texten bereitzustellen, um sie bei ihrem alltäglichen Pflegehandeln zu unterstützen. Die Texte geben die Erfahrungen und Kenntnisse der jeweiligen Autor_innen wieder, die als Pflegefachperson/-expert_innen in der Praxis, in der Lehre oder der Forschung tätig sind. Wir haben auch weitere Expert_innen eingeladen, an der Erstellung des Buches mitzuwirken, um eine breite Perspektivenvielfalt anzubieten. So z. B. Kolleg_innen aus der Medizin, der Soziologie, der Rechtslehre sowie Psychiatrieerfahrene und Angehörige. Wir verstehen unser Buch als praxisnahes Lehr- und Lesebuch für Pflegepersonen in den akutpsychiatrischen Settings bzw. für Interessierte, die sich diesem Praxisfeld widmen möchten.

Einigen Themen konnten wir uns in diesem Buch nicht mehr widmen, wie die gesellschaftliche Auseinandersetzung mit dem Recht auf selbstbestimmtes Sterben und dem Zugeständnis von Selbstbestimmung für psychisch kranke Menschen, der Einzug der Digitalisierung, Robotik und KI in das Gesundheitswesen und somit auch in die Pflege oder die Änderungen des BTHG und des Betreuungsrechts und deren Auswirkungen für eine gelingende Nachsorge/Rehabilitation. Auch Themen der kultursensiblen Pflege haben wir nicht detailliert aufgegriffen oder den allgegenwärtigen Pflegefachkräftemangel und die laufenden Reformen im SGB V zur Finanzierung der Akutversorgung mit einhergehenden Personalverordnungen. Aber wir werden die Themen weiter bearbeiten und bei einer möglichen Revision ggf. aufnehmen.

Uns ist es ein Anliegen, dass wir gemeinsam weiter an unserer Professionalisierung als psychiatrisch Pflegende arbeiten und unsere gewonnenen Erkenntnisse aus Praxis und Pflegewissenschaft in unser Handeln einbeziehen. Lassen Sie uns alle gemeinsam eine gute psychiatrische Pflegepraxis verwirklichen und zeigen, dass die psychiatrische Akutpflege ein tolles Praxisfeld ist. Wir als Pflegende fürchten nicht den Wandel, sondern wir wollen ihn mitgestalten für gute Rahmenbedingungen, die ein fürsorgliches, kompetentes und wertschätzendes pflegerisches Handeln ermöglichen.

Wir danken Ihnen als Autor_innen-Team für ihr Interesse an unserem Buch. Sollten Sie Anregungen haben, die wir bei der Revision der Texte berücksichtigen bzw. welche Themenfelder wir neu behandeln sollen, dann freuen wir uns als Herausgeber über Ihre Mitteilungen.

Bleiben Sie der psychiatrischen Pflege treu!
Ihre Herausgeber Markus Witzmann und Christoph Müller

Anhang

Herausgeber und Autor_innen

Herausgeber

Markus Witzmann hat die Ausbildung zum Krankenpfleger in einem psychiatrischen Klinikum absolviert, danach war er in verschiedenen Praxisfeldern (klinisch und außerklinisch) als Pflegeperson national als auch international tätig. Seine Berufspraxis umfasst auch leitende Tätigkeiten bei sozialpsychiatrischen Anbietern, einem Leistungsträger sowie einem psychiatrischen Klinikverbund. Neben seiner beruflichen Entwicklung absolvierte er die Studiengänge Betriebswirt mit Schwerpunkt Gesundheitswesen (B.B.A), Master Sozialmanagement (M.S.M), Master Politik, Philosophie, Wirtschaft (M.A.) und Master Medizinethik (M.A.); des Weiteren folgende Weiterbildungen als Gestalttherapeutischer Supervisor (AGS), Verwaltungsbetriebswirt (BVS), DIN-ISO-Auditor (TÜV), Ethikberater Gesundheitswesen (AEM) und Safewards-Trainer (IBevGe). Seit 2018 ist er als Pflegewissenschaftler an der staatlichen Hochschule München tätig und als Geschäftsführer der Autismuskompetenzzentrums Oberbayern gGmbH. Neben seinen publizistischen Tätigkeiten beschäftig er sich forschend mit den Schwerpunkten Gewaltprävention in der Pflege, sozialpsychiatrische Versorgung und der Teilhabe und Pflege von autistischen Personen. Er ist Mitglied der Bildungskommission der Krisendienste Bayern, der ARGE-Autismuszentren/-netzwerke Bayern, der Landesdekanekonferenz Pflegewissenschaft Bayern und der Ethikkommission der Hochschule München. Seit 2018 ist er Leiter des berufsbegleitenden, weiterbildenden Studiengangs Masters Mental Health und seit 2023 wissenschaftlicher Leiter des Weiterbildungszentrums der Hochschule München.

Kontakt: markus.witzmann@hm.edu

Christoph Müller ist psychiatrisch Pflegender mit langjährigen Erfahrungen in der Geronto-, in der Allgemein- und in der forensischen Psychiatrie in Deutschland, der Schweiz und in Österreich; Weiterbildungen zur Leitung einer Station (DKG), zum Praxisanleiter in der Pflege (DKG) und zum Qualitätsberater im Gesundheitswesen (DAA). Seit langen Jahren unterrichtet er nebenberuflich in der Aus-, Fort- und Weiterbildung von Pflegefachpersonen; im Rahmen von journalistischen und publizistischen Tätigkeiten ist er Redakteur der Zeitschrift „Psychiatrische Pflege“ (Hogrefe-Verlag, Bern, CH), Mitglied der Pflege-Redaktion bei der Zeitschrift „Dr. med. Mabuse“ (Mabuse-Verlag, Frankfurt am Main, D) und ständiger Mitarbeiter bei der Zeitschrift „Psychosoziale Umschau“ (Psychiatrie-Verlag, Köln, D). Er verfasste Beiträge in zahlreichen Zeitschriften- und Büchern zu den Themen Humor in der Pflege, herausforderndes Verhalten bei seelisch erkrankten Menschen und zu Pflegephänomenen in der psychiatrischen Pflege.

Kontakt: arscurae@web.de

Autor_innen

Thomas Auerbach, B. A., Pflegepädagoge, Safewards-Trainer (IBevGe), Strategische Praxis-Pflegeentwicklung, Mitarbeiter Stabsstelle Pflegedirektion des kbo-Isar-Amper-Klinikums München

Hanna Batzoni, Master of Science Advanced Nursing Practice, Dualer Bachelorstudiengang Pflege, examinierte Gesundheits- und Krankenpflegerin, Mitarbeiterin in der klinikinternen Krisenintervention der München Klinik, wissenschaftliche Mitarbeiterin a. D. Hochschule München im Rahmen des Projektes „Gesundheitsförderung und Gewaltprävention in Pflegeheimen", Doktorandin im Rahmen des Bayerischen Wissenschaftsforums (Universität Augsburg und Hochschule München)

Monika Brönner, Prof. Dr. med., Studium der Sozialpädagogik/-arbeit (Diplom) in München und Mumbai/Indien; Studium der Humanmedizin in Regensburg und München; Arbeits-Forschungsschwerpunkte: geistig behinderte Erwachsene, Erwachsenenpsychiatrie, Psychoedukation, INVADE (Risikofaktoren Demenz/Schlaganfall), SEEWOLF (psychische (und körperliche) Erkrankungen und Wohnungslosigkeit)

Sabine Brüchmann, B. A. Psychiatrische Pflege (FHdD), Fachkrankenschwester für Psychiatrie; Weiterbildungen zur Praxisanleiterin, Fachkraft Palliativ-Care und Supervisorin/Coachin; 2021 hat sie den Masterstudiengang Mental Health in München begonnen; seit ihrem Ausbildungsbeginn 1991 ist sie im ehemaligen Bezirkskrankenhaus Haar, den heutigen Kliniken des Bezirks Oberbayern – kbo-Isar-Amper Klinikum am Standort Haar, tätig; neben der fachlichen Entwicklung ist sie auch berufspolitisch engagiert; seit 2021 ist sie Mitarbeiterin der Stabsstelle Pflegewissenschaft/Pflegeentwicklung bei kbo IAK und Referentin der Pflegedirektion

Johannes Edel, Pflegefachmann ANP (M.Sc.), Pflegemanager (B. A.), kbo-Isar-Amper-Klinikum, Klinik f. Forensische Psychiatrie u. Psychotherapie, München

Saskia Flegel, Gesundheits- und Krankenpflegerin, B. A. Psychische Gesundheit/Psychiatrische Pflege (FHdD), Gesundheits- und Krankenpflegerin, wissenschaftliche Mitarbeiterin im Studiengang Psychische Gesundheitn/Psychiatrische Pflege an der Fachhochschule der Diakonie, Bielefeld

Andreas Fraunhofer, Prof. Dr. rer. cur., examinierter Gesundheits- und Krankenpfleger, Pflegepädagoge (B. A.) und Manager für Sozial- und Gesundheitsbetriebe (M. A.). Seine Dissertation zum Dr. rer. cur. an der PTH-Vallendar verfasste er zur Atmosphärenforschung in Langzeitpflegeeinrichtungen in Bezug auf das eigenleibliche Spüren. Nach seiner langjährigen Tätigkeit als Stabsstelleninhaber für Pflegeentwicklung und Wissenschaft am kbo-Isar-Amper-Klinikum bekleidet er neben seiner freiberuflichen Lehr- und Forschungstätigkeit eine Professur für klinische Pflegepraxis an der Hochschule München

Philipp Sören Gemes, Master Mental Health (MMH), Pflegefachmann (B. Sc.); Master Mental Health (MMH), ist als Gesundheits- und Krankenpfleger im kbo-Krisenzentrum Atriumhaus in München auf der Krisenstation tätig

Martin Girke, B. A. Psychiatrische Pflege (FHdD), examinierter Gesundheits-und Krankenpfleger, Bildungsreferent im Bildungswerk des Bayerischen Bezirketags, Deeskalationstrainer

Thomas Hax-Schoppenhorst, Lehrer, Sachbuchautor

Lena Heyelmann, M. A. Management von Sozial- und Gesundheitsbetrieben, B. A. Pflege-Management, examinierte Krankenschwester mit beruflicher Praxiserfahrung in der Psychiatrie, Lehrbeauftragte an der Katholischen Stiftungshochschule (KSFH) München; seit 2022 Direktorin des Pflege und Erziehungsdienstes des kbo-Heckscher-Klinikums, München

Ruth Jordan, Fachkrankenschwester Psychiatrie und Praxisanleitern; stellvertretende Pflegedienstleiterin von kbo-Ambulanter Psychiatrischer Pflegedienst in München

Johannes Kirchhof, M.A. Community Mental Health (FHdD), B.A. Psychiatrische Pflege (FHdD), Koordinator Psychiatrische Pflege an der Klinik für Psychiatrie und Psychotherapie der Uniklinik Köln, Dozent in der Fort- und Weiterbildung psychiatrisch Pflegender

Thomas Klie, Prof. Dr. habil. iur., Rechtswissenschaftler, Sozialexperte

Barbara Konstant, Studium der Sozialpädagogik an der Fachhochschule Landshut von 1986–1990, im Rahmen des Studiums erste Erfahrungen in der Gerontopsychiatrie Taufkirchen/Vils; arbeitet seit 1990 im kbo-Heckscher-Klinikum München, zunächst auf der Kinderstation, später als Leitung der Station der "älteren Kinder". Seit Oktober 2016 Mitgestaltung und Konzipierung einer offenen Krisenstation für Kinder- und Jugendliche aller Altersstufen. Neben der Praxisanleitung dual Studierender der Sozialen Arbeit, Erzieher_innen im Anerkennungsjahr und Pflegeschüler_innen leitet und organisiert sie seit 2018 den hausinternen zweijährigen Fachkurs für den Pflege- und Erziehungsdienst

Elisa Kutsch, Master Mental Health (MMH), Bachelor of Arts in Soziologie, examinierte Gesundheits- und Krankenpflegerin, Bildungsreferentin am Klinikum der Ludwig-Maximilians-Universität München

Norbert Liedtke, B.A. Psychiatrische Pflege (FHdD), examinierter Krankenpfleger, Pflege-Experte an der Klinik für Psychiatrie und Psychotherapie der Uniklinik Köln

Carla Cristiana Marques de Freitas Korus, M.Sc. Advanced Nursing Practice; akademisch qualifizierte Pflegefachkraft für Intermediate Care Pflege; in ihrer beruflichen Praxis arbeitet sie auf einer interdisziplinären Intermediate Care Station an einem Klinikum der Maximalversorgung

Rolf Marschner, Dr. iur., Rechts- und Fachanwalt für Sozialrecht mit dem Schwerpunkt Rechte behinderter Menschen und Dozent für Recht im Masterstudiengang Mental Health der Hochschule München

Anna Nosenko, M.SC. ANP, B.Sc.ist als akademisch qualifizierte Pflegefachkraft und Praxisanleiterin im kbo-Isar-Amper-Klinikum Atriumhaus (Krisenstation) in München tätig; zuvor mehrjährige Berufserfahrung auf einer geschützt geführten Akutaufnahmestation für Abhängigkeitserkrankungen; wissenschaftliche Mitarbeiterin und Tutorin an der Hochschule München

Esther Pausch, Fachkrankenschwester für Psychiatrie, Praxisanleiterin, B.A. Pädagogik für Gesundheitsfachberufe, M.Sc. Advanced Practice Nursing, seit dem Pflegeexamen im Jahre 1986 in der psychiatrischen Pflege tätig

Kerstin Redzinski, B.A. Psychiatrische Pflege (FHdD), Fach-Gesundheits- und Krankenpflegerin für Psychiatrie, Teamleitung einer Außenwohngruppe (in Geldern) der LVR-Klinik Bedburg-Hau

Achim Richter, Fachkrankenpfleger Psychiatrie und Pflegedienstleiter des kbo-Ambulanter Psychiatrischer Pflegedienst in München

Hilde Schädle-Deininger, Diplom-Pflegewirtin (FH), Fachkrankenschwester für Psychiatrie, Lehrerin für Pflegeberufe, Dozentin

Thomas Schneider, Autist und Experte in eigener Sache; versteht sich als Dolmetscher zwischen Menschen mit Autismus und dem nichtautistischen Teil der Gesellschaft (intermundos.de); Botschafter für Partizipation und einem Miteinander auf Augenhöhe; Referent und Berater zum Thema Autismus und stellvertretender Vorsitzender des Landesverbandes Autismus-Bayern e.V.

Hermann Stemmler, Dipl. Sozialpädagoge (FH), verschiedene (therapeutische) Zusatzqualifikationen; war sowohl als Psychiatriekoordinator beim Bezirk Oberbayern als auch später für die Koordination der psychiatrischen Selbsthilfe und Inklusion auf der Grundlage der Menschenrechtskonvention tätig. Er ist Gründungsmitglied verschiedener Selbsthilfeorganisationen Psychiatrie auf regionaler und überregionaler Ebene und war Vorstandsmitglied bei der Aktion Psychisch Kranke e.V.

Simon Stiehl, Examinierter Gesundheits- und Krankenpfleger, studierte von 2016 bis 2020 Pflege (dual) an der Hochschule Osnabrück (B.Sc.), externer Lehrbeauftragter an der Hochschule Osnabrück, Studierender der Humanmedizin (cand. med.)

Christian Zechert, Dipl.-Soziologe, von 1987 bis 2014 wissenschaftlicher Mitarbeiter in den von Bodelschwinghschen Stiftungen für den Bereich Dokumentation und Qualitätssicherung in der Akutpsychiatrie; zuvor war er im Westfälischen Landeskrankenhaus Lengerich, im Maßregelvollzug Moringen und als Leiter einer neu gegründeten Wohnstätte (Das Dach e.V.) in Detmold als Sozialarbeiter tätig; an den Fachhochschulen Hannover und Bielefeld (1998–2008) unterrichtete er Sozialarbeit mit dem Schwerpunkt Psychiatrie. Nach der Berentung 2014 war er noch für den Bundesverband der Angehörigen psychisch erkrankter Menschen (BApK) sowie die Aktion Psychisch Kranke in vom Bundesministerium für Gesundheit finanzierten Projekten bis 2019 tätig. Er verfasste Beiträge in zahlreichen Zeitschriften und Büchern zur Sozial- und Gemeindepsychiatrie; ehemaliges Mitglied der Redaktionen von „Soziale Psychiatrie“ und „Psychosoziale Umschau“. Er engagierte sich in der „Deutschen Gesellschaft für Soziale Psychiatrie“ (DGSP), dem „Dachverband Gemeindepsychiatrie“ (DVGP) und dem „Bundesverband der Angehörigen psychisch erkrankter Menschen“ (BApK); seine inhaltlichen Schwerpunkte lagen auf Fragen der Vernetzung stationärer und ambulanter Leistungen, der Prävention klinischer und häuslicher Gewalt sowie der Wahrnehmung der Perspektiven Angehöriger von Menschen mit psychischer Erkrankung; dauerhaft begleitet wurde seine Biografie von drei langjährigen Angehörigenerfahrungen (1970, 1988 und 2015); zeitweise Mitglied im Gemeinsamen Bundesausschuss (G-BA)

Sachwortverzeichnis

V

W

Z